高 等 医 学 院 校 系 列 教 材

供临床医学、预防医学、检验、影像、麻醉等专业使用

医学细胞生物学

杨保胜　丰慧根　主编

科 学 出 版 社

北　京

内 容 简 介

本教材集成和升华精品课程建设、国家级临床医学专业综合改革试点等高等教育质量工程建设和教学改革研究的新成果，将细胞生物学与医学知识有机地融合在一起，在叙述理论的同时注重引入临床病例分析作为延伸，进一步解释与人类疾病密切相关的分子细胞生物学过程。插入相应的临床相关知识，是本教材主要特色之一。按照“简明精练、好教易学、注重实践、特色鲜明、新颖实用，质量一流”的总体要求，严格把握内容深浅度，并适度反映细胞生物学领域的新知识、新成就。

本教材共15章，包括绪论，细胞的统一性与多样性，细胞膜与细胞表面，细胞连接、细胞黏附和细胞外基质，小分子物质的跨膜运输，胞质溶胶、蛋白酶体和核糖体，细胞内膜系统与囊泡运输，线粒体，细胞骨架，细胞核，细胞通信与信号转导，细胞增殖与细胞周期，细胞分化，细胞衰老与细胞死亡，干细胞与癌细胞。

本书可作为医学院校各专业本科生、研究生教材，也可作为师范、农学等相关专业本科生的教材，以及教师、临床医师获得细胞生物学系统知识的有益读物。

图书在版编目(CIP)数据

医学细胞生物学/杨保胜，丰慧根主编.—北京：科学出版社，2013
高等医学院校系列教材
ISBN 978-7-03-036006-9

Ⅰ.①医… Ⅱ.①杨…②丰… Ⅲ.①医学-细胞生物学-医学院校-教材
Ⅳ.①R329.2

中国版本图书馆CIP数据核字(2012)第267813号

责任编辑：席 慧 韩书云 / 责任校对：朱光兰
责任印制：张 伟 / 封面设计：迷底书装

科 学 出 版 社 出版
北京东黄城根北街16号
邮政编码：100717
http://www.sciencep.com

北京建宏印刷有限公司 印刷
科学出版社发行 各地新华书店经销

*

2012年11月第 一 版 开本：787×1092 1/16
2023年 2 月第十次印刷 印张：22
字数：551 000

定价：65.00元

(如有印装质量问题，我社负责调换)

编委会名单

主　编　杨保胜　丰慧根

编　委（按姓氏笔画排序）

丰慧根　王文锋　牛明福　左　伋

闫文义　李延兰　李照熙　杨保胜

杨康鹃　杨慈清　张　靖　张光谋

陈　辉　贺　颖

前　言

细胞生物学是医学的基础学科，是生命科学中发展迅速的重要学科之一，它是从显微、亚显微和分子三个水平对细胞的各种生命活动进行研究的学科。医学细胞生物学是以细胞生物学和分子生物学为基础，探讨研究人体细胞发生、发展、成长、衰老、死亡的生命活动规律与疾病的发生、发展、转归和防治的关系的学科。医学细胞生物学是现代医学教育中的一门必修基础课，其教学目的是使学生掌握人体结构和功能的基本单位——细胞的结构和生命活动的规律及其机制，了解本学科的主要新成就、新技术，为学习其他基础医学课程（组织胚胎学、生理学、药理学、病理学、医学遗传学等）、临床医学课程和医学实践打下必要的基础。

本教材集成和升华精品课程建设、国家级临床医学专业综合改革试点等高等教育质量工程建设和教学改革研究的新成果，结合作者多年教学研究，将细胞生物学与医学知识有机地融合在一起，按照“简明精练、好教易学、注重实践、特色鲜明、新颖实用，质量一流”的总体要求，在突出“三基”（即基础理论、基本知识和基本技能），体现“五性”（即思想性、科学性、先进性、启发性和实用性）的基础上，紧贴医学本科层次人才培养目标的需求，精心组织教材内容，使其与人才培养目标相一致，严格把握内容深浅度，并适度反映细胞生物学领域的新知识、新成就，力争讲清重点，化解难点，使教材好教易学，而不会让学生不堪负重或望而生畏。

本教材注重与临床结合，突出“医学”细胞生物学特点。在叙述理论的同时注重引入临床病例分析作为延伸，插入相应的临床相关知识（本教材主要特色），进一步解释与人类疾病密切相关的分子细胞生物学过程。但其目的不是描述大量疾病，与临床联系的目的只是举例说明某些异常的分子细胞生物学过程，激发医学专业学生学习该门课程的积极性，培养学生自主学习的兴趣和能力。

教材充分体现对学生独立获取知识和信息能力的培养，增加一些相关拓展链接来扩充学生的知识面；每章后列出复习题，以启发学生领会相关的理论概念，并用来分析、认识某些问题，是培养学生“能力”的一个重要方面；在书后列出参考文献和专业相关网址，以培养学生阅读参考文献的能力，有利于学生针对某些重要问题进一步进行探讨，使学生能从中汲取必要的信息和资料，总结出新的、更深入的认识。

本教材共十五章，包括绪论，细胞的统一性与多样性，细胞膜与细胞表面，细胞连接、细胞黏附和细胞外基质，小分子物质的跨膜运输，胞质溶胶、蛋白酶体和核糖体，细胞内膜系统与囊泡运输，线粒体，细胞骨架，细胞核，细胞通信与信号转导，细胞增殖与细胞周期，细胞分化，细胞衰老与细胞死亡，干细胞与癌细胞。

本书由新乡医学院、复旦大学、郑州大学、延边大学、河南大学、河南科技大学等院校长期工作在教学第一线的老师合作完成。这本教材汇集了他们多年的专业积累和教学经验，也有一些大胆的尝试和创新。在编写过程中采纳了不少读者的宝贵意见，引用和借鉴了国内外许多著作、教材和来自互联网的资料，新乡医学院各级领导和参编院校领导给予了大力支持和帮助，科学出版社的领导和责任编辑对教材的编写提出了建设性意见并做了大量细致的编校工作，这些对提高本教材的质量水平起到了重要作用，在此一并表示衷心感谢。

医学细胞生物学是一个不断发展的学科，其教学内容尚需深入探索和认真推敲。鉴于编者学术水平有限，虽经集体审稿和主编认真通稿审定，疏漏之处在所难免，衷心期待同行和读者给予批评和指正。

杨保胜　丰慧根

2012 年 10 月

目　　录

第一章 绪　　论

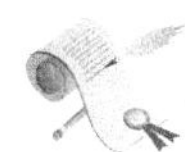

关键知识点

- 细胞生物学在分子、亚细胞、细胞和细胞社会的不同水平，用动态和系统的观点来探索和研究细胞形态结构与功能，细胞增殖、分化、衰老与凋亡，信号转导，基因表达与调控，细胞起源与进化等。
- 细胞是组成生物体的形态结构和生命活动的基本单位。细胞学说的提出对生命科学的发展具有重大意义，掀起了对多种细胞广泛地观察和研究的热潮。
- 医学细胞生物学是从医学的角度，在分子、亚细胞、细胞和细胞社会水平上研究细胞结构和功能与疾病关系的学科。
- 医学细胞生物学研究的热点包括：染色体及基因表达、生物膜与细胞器、细胞骨架体系、细胞增殖及其调控、细胞分化及其调控、细胞的衰老与凋亡、细胞信号转导等。
- 细胞生物学的许多新的发现和重要的进展，都是与不断创新的研究技术及工具分不开的。主要研究方法和技术包括：显微镜技术、细胞化学技术和分析细胞学技术、细胞培养与细胞显微操作技术、研究基因与蛋白质的技术等。

★关键词： 细胞学说；冷冻断裂蚀刻复型；免疫荧光技术；放射自显影术；细胞培养；细胞杂交；显微操作；荧光原位杂交；RNA 干扰；基因靶向技术

第一节　细胞生物学概述

细胞（cell）是生物体形态结构和生命活动的基本单位，要了解生物体的生命活动规律就必须从细胞入手。

一、细胞生物学及其研究内容

细胞生物学（cell biology）是研究细胞基本生命活动规律的科学，它以“完整细胞的生命活动”为着眼点，在分子、亚细胞、细胞和细胞社会的不同水平，用动态和系统的观点来探索和研究细胞形态结构与功能，细胞增殖、分化、衰老与凋亡，信号转导，基因表达与调控，细胞起源与进化等。

（一）细胞生物学的主要分支学科

与许多学科一样，随着学科的发展，细胞生物学也已形成了许多分支学科，概括起来主要有：①细胞形态学，着重于探讨亚细胞结构或细胞器的起源、形成机制及发展过程。②细胞生理学，着重于细胞生物学行为的探讨，如肌肉细胞收缩、腺细胞分泌等。③细胞化学，主要研究细胞结构化学成分的定位、分布及其生理功能。④细胞遗传学，是从染色体的结构、功能及染色体与其他细胞器的关系来研究遗传和变异规律的学科。⑤分子细胞学，从细胞遗传信息流的角度，研究细胞内基因组的结构及其表达的调控。⑥细胞社会学，从系统论的观点出发，研究整体和细胞群中细胞间的社会行为，包括细胞识别、通信及其相互作用对细胞生长、分化和死亡等活动的调控。⑦分子细胞生物学，是细胞生物学与生物化学、遗传学相结合，完整系统地从分子水平深入研究细胞的结构和功能的学科，分别从基因表达调控和蛋白质修饰、细胞信号转导和物质运输、细胞运动的分子基础、细胞增殖及其调控、细胞分化与干细胞和细胞凋亡等方面，结合最新研究发展动向，对细胞生物学的前沿领域进行系统地研究。

除上述分支学科外，细胞生物学还包括染色体生物学、膜生物学、细胞生态学、细胞能力学、细胞动力学、细胞工程学、基因组学和蛋白质组学等。按照所研究的细胞分类，又可分为癌细胞生物学、生殖细胞生物学、神经细胞生物学和干细胞生物学等。这些分支学科极大地丰富了细胞生物学的研究内容，促进了细胞生物学的发展。

（二）细胞生物学的研究内容

细胞是细胞生物学研究的对象。**细胞学**（cytology）是研究细胞的结构、功能及其生活史的科学。随着科学技术的进步，细胞生物学研究内容在不断扩展，主要表现在以下几个方面：①在细胞形态学方面，不再限于光学显微镜下可见的细胞显微结构的简单描述，而是观察和分析细胞内各部分的亚显微结构和分子结构。②在功能方面，不再限于细胞内各部分生理变化的纯粹描述，而是把代谢活动和形态结构结合起来探索细胞生命活动的过程。③在研究水平上，已从细胞整体和亚细胞水平深入到分子水平，而且将细胞的整体活动水平、亚细胞水平和分子水平三方面有机地结合在一起来研究。④在研究方法上，以动态的观点来探索细胞的各种生命活动，不仅仅是孤立地研究某个细胞器、生物大分子和小分子物质的单个生命活动现象，而是研究它们之间及其与环境间的整体发展变化过程。

二、细胞生物学发展简史

从发现细胞至今已有 300 多年的历史，在这期间人类对生物体的认识从宏观世界逐步进入到微观世界，这段历程可大致分为四个历史性阶段。

（一）细胞发现与细胞学说的建立时期

1665 年，英国的物理学家 R. Hooke 用自己设计并制造的显微镜观察栎树软木塞切片时发现其中有许多小室，状如蜂窝，称为“cella”，这是人类第一次发现细胞，不过 R. Hooke 发现的只是死的细胞壁。1831 年，R. Brown 从兰科植物的叶片表皮细胞中发现了细胞核。

1835 年，有人在低等动物根足虫和多孔虫的细胞中发现细胞的内含物细胞质。这样，细胞的基本结构和形态逐渐为人所知。

在总结前人工作的基础上，德国植物学家 M. Schleiden 结合自己的研究成果，于 1838 年发表了著名论文《论植物的发生》，指出细胞是一切植物结构的基本单位。1839 年，T. Schwann 发表了名为《动植物结构和生长一致性的显微研究》的论文，明确指出，动物及植物结构的基本单位都是细胞。1858 年，R. Virchow 提出"细胞来自细胞"，也就是说，细胞只能来源于细胞，而不能从无生命的物质自然发生。这是细胞学说的一个重要发展，也是对生命的自然发生学说的否定。1880 年，A. Weissmann 更进一步指出，所有现在的细胞都可以追溯到远古时代的一个共同祖先，这就是说细胞是连续的、历史性的，是进化而来的。**细胞学说**（cell theory）至此而产生，其主要内容概括起来有以下几点：①生物都是由细胞和细胞产物所组成；②新细胞只能由原来的细胞经分裂而产生；③所有细胞在结构和化学组成上是基本相同的；④生物体是通过其细胞的活动反映其功能。细胞学说的提出对生命科学的发展具有重大意义，恩格斯把细胞学说、能量转化与守恒定律和生物进化论誉为 19 世纪自然科学上的三大发现。

（二）细胞学的经典时期

细胞学说的建立，掀起了对多种细胞广泛地观察和描述的热潮，同时，一些主要的细胞器和细胞分裂活动相继被发现，这一时期（1875～1900）习惯上被称为细胞学的经典时期。

1840 年 J. E. Purkinje 和 1846 年 H. von Mohl 首次分别将动物和植物细胞的内含物称为"原生质"。1861 年 M. Schultze 提出原生质理论，认为有机体的组织单位是一小团原生质，这种物质在一般有机体中是相似的。

1841 年 R. Remak 发现鸡胚血细胞的直接分裂，其后 W. Flemming 和 E. Strasburger 分别在动物细胞中和植物细胞中发现有丝分裂；1883 年 E. van Beneden 和 1886 年 E. Strasburger 分别在动物与植物细胞中发现减数分裂，至此发现了细胞分裂的主要类型。这一时期一些重要细胞器也相继被发现，如 1883 年 E. van Beneden 和 T. Boveri 发现中心体，1894 年 R. Altmann 发现线粒体，1898 年 C. Golgi 发现了高尔基体等。

（三）实验细胞学时期

实验细胞学时期（1900～1953）是从 O. Heriwing 和 R. Heriwing 兄弟的工作开始的。他们用实验的方法发现了动物的受精现象，此后，人们广泛应用实验的手段研究细胞的特性、形态结构及功能，使细胞生物学有了前所未有的发展，随之产生了细胞遗传学、细胞生理学及细胞化学等分支学科。

在前人发现受精现象的基础上，1883 年 E. van Beneden 发现了蛔虫的卵和精子的染色体数只有体细胞的一半，由此推测染色体与遗传有关。1910 年 T. H. Morgan 证明基因是决定遗传性状的基本单位，而且其直线排列在染色体上，建立了基因学说。至此，细胞学与遗传学结合起来，奠定了细胞遗传学的基础。

20 世纪初 R. Harrison 和 A. Carrel 创立了组织培养技术，为细胞生理学的研究开辟了一条重要途径。1943 年 A. Claude 用高速离心机从活细胞内把核和各种细胞器（如线粒体、叶绿体）分离出来，分别研究它们的生理活性，这对研究细胞器的功能和化学组成及酶在各种细胞器中的定位起了很大的作用。从此，细胞生理学逐步发展起来。

1924 年 J. Feulgen 用 DNA 的特殊染色方法——Feulgen 反应结合显微分光测定的方法开始对细胞的 DNA 进行定量分析。其后，1940 年 J. Bracket 用甲基绿-派洛宁染色方法测定细胞中的 RNA，T. Casperson 用紫外光显微分光光度法测定 DNA 在细胞中的含量。这些结合放射自显影术、超微量分析的方法对细胞内核酸和蛋白质代谢活动的研究起了很大促进作用，细胞化学的研究也迅速发展起来。

（四）分子生物学的兴起和细胞生物学的诞生

20 世纪 50 年代以来，电子显微镜与超薄切片技术相结合，对细胞的认识从宏观进入到微观，1953 年 J. D. Watson 和 F. H. C. Crick 等提出 DNA 分子双螺旋结构模型，并于 1962 年赢得了诺贝尔奖。F. Crick 于 1953 年又提出了遗传中心法则，标志着分子生物学这一新兴学科的问世。分子生物学、生物化学、遗传学等学科的概念和技术与细胞学之间相互渗透与结合，使人们对细胞结构与功能的研究水平达到了新的高度。20 世纪 70 年代以后，细胞生物学这一学科得以形成并确立。

20 世纪 70 年代转基因技术和单克隆抗体技术的建立、80 年代各种模式生物的确立及对其大量突变株的分析、90 年代以来基因靶向技术的广泛应用及 DNA 测序技术与生物芯片技术的快速发展，都极大地促进了人们在分子水平上对细胞基本生命活动规律的探索。特别是人类基因组计划（HGP）及随后“组学”的兴起和快速发展，拓展了对生物分子进行研究的视野，使人们能够“认识”并能以实验手段加以研究的基因和蛋白质的种类增多，从而也使得对基因调控因子或信号通路的研究趋于迅速细化的网络式系统。自 20 世纪 80 年代以来，人们开始赋予细胞生物学以“分子细胞生物学”或“细胞分子生物学”等名称。综观近 50 多年来荣获诺贝尔生理学或医学奖与化学奖的课题内容，很多都是与细胞生物学密切相关（表 1-1）。

表 1-1 授予诺贝尔奖的细胞生物学及相关学科研究者

年份	获奖者	奖项	获奖者主要成就
1962	J. D. Watson，F. H. C. Crick，M. H. F. Wilkins	M&P	建立 DNA 的双螺旋结构模型
	M. F. Perutz，J. C. Kendrew	Chemistry	解析肌红蛋白和血红蛋白的三维结构
1963	J. C. Eccles，A. L. Hodgkin，A. F. Huxley	M&P	神经兴奋和传导机制的研究
1964	D. C. Hodgkin	Chemistry	有机复合物分子结构
1965	F. Jacob，J. Monod	M&P	提出“信使核糖核酸”和乳糖操纵子模型
	A. M. Lwoff		发现酶和细菌合成中的遗传调节机制
1966	P. Rous	M&P	致癌病毒的研究
1968	P. W. Holley	M&P	苯丙氨酸 tRNA 的序列、结构和反密码子
	H. G. Khorana，M. W. Nirenberg		遗传密码及其在蛋白质合成中的功能
1969	M. Delbruck，S. E. Luria，A. D. Hershey	M&P	对病毒遗传的复制机制和基因结构的研究
1970	B. katz，J. Axelrod，U S. von Euler	M&P	发现神经末梢传递物质及其储藏、释放失活机制
1971	E. W. Sutherland，Jr	M&P	发现环腺苷酸（cAMP）与激素作用的机制
1972	G. M. E，R. R. P	M&P	免疫球蛋白结构
	C. B. Anfinsen	Chemistry	蛋白质一级结构与四级结构的关系

续表

年份	获奖者	奖项	获奖者主要成就
	S. Moore, W. H. Stein		对核糖核酸酶序列和三维结构的研究
1974	A. Claude, C. de Duve, G. Palade	M&P	发现细胞内部组分的结构和功能
1975	R. D. Ulbecco, H. Temin, D. Baltimore	M&P	发现肿瘤病毒及 RNA 病毒的反转录酶
1976	D. C. Gajdusek, B. S. Blumberg	M&P	蛋白感染粒引起的疾病
1977	R. S. Yalow	M&P	发展放射免疫分析方法
	R. Guillemin, A. Schalley		发现大脑分泌的多肽类激素
1978	P. Mitchell	Chemistry	氧化磷酸化的化学渗透理论
	W. Arber, H. O. Smith, D. Nathans	M&P	用核酸内切酶技术研究遗传体系结构
1980	P. Berg, W. Gilbert, F. Sanger	Chemistry	重组 DNA 技术及发明 DNA 测序技术
	J. Dausset, B. Benacerraf, G. D. Snell	M&P	细胞表面调节免疫反应的遗传决定结构——主要组织相容复合物
1981	R. W. Sperry	M&P	大脑两半球功能分工的研究
	D. Hubel, T. N. Wiesel		视觉神经系统信息加工的研究
1982	A. Klug	Chemistry	创建电镜三维重建技术研究核小体等核酸蛋白复合物结构
1983	B. Mclintock	M&P	转位遗传因子的发现
1984	G. Kohler, N. K. Jerne, C. Milstein	M&P	免疫机制理论研究及创立单克隆抗体的杂交瘤技术
1985	M. Brown, J. Goldstein	M&P	胆固醇代谢与胞吞作用的关系及有关疾病的研究
1986	E. Ruska	Physics	设计第一台透射电镜
	G. Binning, H. Rohrer		设计第一台扫描隧道电子显微镜
1986	S. Cohen, R. Levi-Montalcini	M&P	发现神经生长因子和表皮生长因子
1987	S. Tonegawa（日，利根川进）	M&P	免疫球蛋白基因结构及抗体多样性的原理
1988	J. Black	M&P	冠心病药物研发相关原理
	G. Elion, G. Hitchings		抗癌药物研发相关原理
1989	T. R. Cech, S. Altman	Chemistry	发现 RNA 的生物催化作用（核酶）
	J. M. Bishop, H. E. Varmus	M&P	细胞内癌基因（原癌基因）研究
1991	R. Ernst	Chemistry	发展高分辨核磁共振波谱学
	E. Neher, B. Sakmann	M&P	膜片夹（钳）测定膜离子流量
1992	E. H. Fischer, E. G. Krebs	M&P	蛋白质可逆磷酸化与活性的关系
1993	K. B. Mullis	Chemistry	发明聚合酶链反应（PCR）技术
	M. Smith		发明寡聚核苷酸定点（向）突变
	R. J. Roberts, P. A. Sharp	M&P	割裂基因的发现
1994	A. Gilman, M. Rodbell	M&P	G 蛋白与细胞信号转导作用
1995	E. B. Lewis, C. Nusslein-Volhand, E. F. Wieschaus	M&P	果蝇早期胚胎发育的各种基因的表达调控
1996	P. C. Doherty, R. M. Zinkernagel	M&P	免疫系统对病毒感染细胞的识别
1997	J. C. Skou, P. D. Boyer, J. E. Walker	Chemistry	钠钾 ATP 酶和 ATP 合成机制
	S. B. Prusiner	M&P	蛋白感染粒构象的研究
1998	R. Furchgott, L. J. Ignarro, F. Murad	M&P	一氧化氮（NO）在心血管系统中的信使作用

续表

年份	获奖者	奖项	获奖者主要成就
1999	C. Blobel	M&P	发现蛋白质的内部信号决定蛋白质在细胞内的运输和定位（信号学说）
2000	A. Carlsson，P. Greengard，E. R. Kandel	M&P	神经细胞间特殊的信号转导形式
2001	L. H. Hartwell，R. T. Hunt，S. P. M. Narse	M&P	用酵母发现调节细胞周期的一类特异基因
2002	H. R. Horvitz，J. E. Sulston，S. Brenner	M&P	器官发育及程序性细胞死亡的基因调节
	J. B. Fenn，Koichi Tannka	Chemistry	生物大分子的质谱分析法
	K. Wuthrich		核磁共振测定生物大分子结构
2003	P. Agre，R. Mackinnon	Chemistry	发现水通道-钾离子通道的结构功能
2004	A. Ciechanover，A. Hershko，I. Rose	Chemistry	泛素介导的蛋白质降解途径
	R. Axel，B. Buck	M&P	编码决定气味分子受体的一个基因大家族
2005	B. J. Marshall，R. Warren	M&P	发现了导致胃炎和胃溃疡的幽门螺杆菌
2006	A. Z. Fire，C. C. Mello	M&P	RNA 干扰（RNAi）机制
	R. D. Kornberg	Chemistry	真核细胞转录的分子基础
2007	M，J. Evans，M. R. Capecchi，O. Smithies	M&P	胚胎干细胞研究与基因靶向技术
2008	F. Barre-Sinoussi，L. Montagnier	M&P	发现人类免疫缺陷病毒（HIV）
	H. zur Hausen		发现人乳头瘤病毒（HPV）引发宫颈癌
	O. Shimomura，M. Chalfie，钱永健	Chemistry	发现和发展绿色荧光蛋白（GFP）的应用
2009	E. H. Blackburn，C. W. Greider，J. W. Szostak	M&P	发现端粒和端粒酶保护染色体的机制
	V. Ramakrishnan，T. A. Steitz，A. E. Yonath	Chemistry	核糖体的结构和功能研究
2010	R. G. Edward	M&P	创立体外授精技术
2011	B. A. Beutler，J. A. Hoffmann，R. M. Steinman	M&P	发现免疫系统激活机制

人们对生命的认识过程是从个体→细胞→分子逐渐深入，这也是细胞生物学学科发展的基本趋势。但如果从生命的层次或从生物进化的角度来看，细胞则是产生和决定生命活动的枢纽层次。从 20 世纪 50 年代初 DNA 双螺旋模型的建立至 2003 年人类基因组计划的完成，分子生物学从建立发展到空前繁荣的程度。同时，也为深入了解细胞的生命活动打下了基础。而多莉羊的诞生、人胚胎干细胞的建系和诱导性多潜能干细胞技术的建立等，则可以看成是生命科学研究从分子水平回归到细胞水平、深入探索生命奥秘的几个最新的重要标志，显示出细胞生物学的发展进入了一个新的阶段。这个新阶段的基本特点可大致归纳如下。

1）以细胞（及其社会），特别是活体细胞为研究对象。

2）以细胞重大生命活动为主要研究内容。

3）在揭示细胞生命活动分子机制方面，以细胞信号调控网络为研究重点。

4）以在多层次上特别是纳米尺度上揭示细胞生命活动本质为目标。

5）多领域、多学科的交叉研究成为细胞生物学研究的重要特征。

总的特点是从细胞静态的分析到细胞生命活动的动态综合，这在很大程度上也反映了生命科学研究的趋势，因此从这个意义上讲，也许用“细胞科学”来描述细胞生物学的发展趋势会更恰当一些。

第二节 医学细胞生物学概述

医学细胞生物学研究内容与现代医学中许多问题有着密切的联系，如肿瘤的发生与转移、疾病状态下细胞的分子机制及细胞移植等，对这些问题的解决主要依赖于细胞生物学的不断发展。从医学的角度在分子、亚细胞、细胞和细胞社会水平上，主要以人体或医学为对象，研究细胞结构和功能与疾病关系的学科称为**医学细胞生物学**（medical cell biology）。另外，细胞识别、细胞免疫及细胞工程等也是近年来医学细胞生物学发展起来的新领域，是分子细胞生物学研究的重要内容，也是21世纪细胞生物学发展的主要方向。

一、医学细胞生物学研究的主要任务

细胞是人体结构和功能的基本单位，也是人体疾病的基本单位。医学细胞生物学所面临的主要任务是探索疾病发生的细胞和分子机制、疾病的诊断与治疗等。细胞生物学的研究成果已广泛地应用于疾病诊断和治疗，推动了现代医学蓬勃发展。

（一）疾病发生的机制

人体各种疾病是细胞病变的综合反映，都有相应的分子细胞基础。而细胞病变则是细胞在致病因素的作用下，组成细胞的若干分子相互作用的结果：外在的物理的、化学的或生物的致病因素和内在的遗传致病因素都可能通过这种或那种途径，影响到细胞内分子存在的时空性及其所形成的网络系统，而导致细胞发生分子水平上的变化，并进一步导致细胞和分子基础上的病变。人体的发育、分化是细胞中的DNA分子所携带的遗传信息依照精确的时空程序与环境相互作用，逐步表达的结果。当遗传信息改变其表达程序而出现错误或环境因素改变细胞内蛋白质修饰状态，进而改变细胞的功能状态时，就会导致人体某些器官结构和功能异常，发生疾病甚至死亡。绝大多数疾病的发病机制尚不清楚，目前还不能提出针对性的干预措施，相应地就不会有特效的临床治疗药物，因此从细胞和分子水平深入研究疾病的发病机制，对揭示疾病本质、探讨有效的预防和治疗方法具有重要的意义。而在细胞生物学水平上对这种机制的解释不会是通过单一分子、单一结构、单一通路、单一疾病的方式，而是多层次知识的系统组合。

（二）疾病的诊断

疾病的诊断除了对可能为感染性疾病的必要的病原学检查外，对大多数疾病而言，主要是运用医学基础理论、基本知识和基本技能，依据疾病所带来的异常特征进行诊断，即患者在个体和器官水平、细胞水平、生化水平或分子水平的变化等都可能是疾病诊断的依据。然而个体水平的变化，往往是细胞和组织器官已经发生了严重的，甚至是不可恢复的变化后才出现的，因此依靠这些特征进行诊断往往错过疾病的最佳治疗期，甚至无助于疾病的治疗；而细胞或分子水平的变化往往是在疾病早期，甚至是在尚未对细胞代谢产生某种影响的情况下就已经存在或已经发生，因此通过细胞或分子水平的变化可对疾病进行早期诊断，有利于疾病的早期治疗和预防。研究和探索亚健康或疾病状态下细胞及分子水平的变化是现代医学

中最令人鼓舞的领域，并因此诞生了分子诊断学这一前沿学科。通过细胞融合或细胞杂交技术生产某些生物大分子，后者可用于疾病的治疗和诊断，如应用单克隆抗体技术已研制出几百种体外诊断试剂盒，使很多疾病的诊断简单而精确，并使多种复杂疾病的治疗效果大大提高。

（三）疾病的治疗和预防

疾病的治疗有赖于对疾病发生机制的深入了解，只有这样才能研制出具有针对性的药物以获得最好的治疗效果，并最大限度地减少毒性和不良反应。在疾病的治疗方面，细胞治疗的时代已经到来。细胞治疗可分为体细胞治疗、干细胞治疗和基因治疗等。干细胞治疗可以治疗多种难治性疾病、多发病和常见病，如阿尔茨海默病、帕金森病、糖尿病、多发性硬化症、关节炎、各种血液疾病和心血管系统疾病等。基因治疗是建立在分子生物学特别是细胞生物学基础上的，用特定的细胞携带特定的基因转入特定的患者细胞中再回输入患者体内，弥补患者细胞基因表达上的缺陷，从而达到治疗目的。

作为生命科学领域的前沿学科和"重叠核心学科"之一，医学细胞生物学已处于探索和解决生命科学领域中所有重大问题的时代。21 世纪的医学也将全面走向**分子医学**（molecular medicine）的时代，疾病的诊断和防治都有赖于疾病细胞分子机制的最终揭示，其中细胞生物学的研究是不可缺少的。

（四）医学细胞生物学研究的热点

具体来讲，医学细胞生物学研究的热点主要有下列几个方面。

1. 细胞核、染色体及基因表达的研究

如染色体畸变可导致染色体病，我们曾发现一例核型为 46，XY，t(4；9)（q21；p11）的男士，导致其妻子自然流产 5 次。核基因突变可引起如苯丙酮尿症等 6000 多种单基因遗传病。

2. 生物膜与细胞器的研究

如肝细胞膜上 LDL 受体缺乏可导致家族性高胆固醇血症；细胞内囊泡运输障碍可导致许多重大疾病的发生，如白化病、精神分裂症、神经退行性疾病、糖尿病、肿瘤、感染与免疫缺陷等。

3. 细胞骨架体系的研究

如微丝不仅构成细胞的支架，而且参与细胞的运动、细胞分裂、肌肉收缩、受精作用和细胞内的物质运输和信号转导。肌球蛋白基因的不同突变可引起扩张性心肌病与家族性肥大性心肌病的发生，而肌钙蛋白亚基可作为心肌梗死诊断标志物。

4. 细胞增殖及其调控

胚胎发育时期细胞增殖异常可导致先天畸形，如并腿畸胎序列征表现为双下肢融合为一，生殖器、膀胱、直肠缺如，骨骼畸形等。

5. 细胞分化及其调控

细胞分化是一个同源细胞通过分裂逐渐产生结构和功能上有稳定性差异的细胞的过程。在多细胞生物中细胞分化可发生于整个生活史中，其中胚胎期是最重要的细胞分化期。**畸胎瘤**（teratoma）就是在异常环境下形成的一种畸胎，即动物的卵细胞偶尔可以未经排卵就被激活，在卵巢中进行异位发育，这时细胞的增殖和分化失控，已分化的毛发、牙、骨、腺上皮等和未分化的干细胞杂乱聚集成无组织的肿块，称畸胎瘤。

6. 细胞的衰老与凋亡

端粒酶与衰老细胞的凋亡和个体衰老密切相关。发育和衰老的分子细胞机制研究揭示，一些与疾病有关的物质，如阿尔茨海默病中的类淀粉样前体蛋白在衰老中起一定的作用。

7. 细胞信号转导

信号转导蛋白的量或结构改变，可导致信号转导的过强或过弱，并由此引起细胞机能和代谢的改变。如乙型肝炎、非胰岛素依赖性糖尿病、肿瘤等疾病和心肌肥大、心肌缺血/再灌注损伤、休克等病理过程的细胞信号转导障碍可涉及受体、胞内信号转导分子及转录因子等多个环节。细胞信号转导系统的某个环节原发性损伤引起某些疾病的发生；而细胞信号转导系统的改变也可以继发于某种疾病或病理过程，其功能紊乱又促进了疾病的进一步发展。

8. 细胞的起源与进化

细胞的起源与进化一直是人们研究的重点。据化石资料表明，在距今 35 亿年前，地球上最早的细胞已经出现。有人把宇宙产生到现在比喻为一年，那么：大约 1 月 1 日宇宙产生；5 月 1 日银河系产生；9 月 9 日太阳系出现；9 月 14 日地球产生；9 月 24 日原始生命出现；11 月 12 日绿色植物出现；12 月 26 日哺乳动物出现；31 日 22 时 30 分原始人出现；31 日 23 时 46 分北京猿人出现；31 日 23 时 59′56″为古罗马时期；31 日 23 时 59′58″为玛雅文明时期；23 时 59′59″为欧洲文艺复兴时期。细胞的进化过程包括从分子到原始细胞、从原始细胞到真核细胞，以及从单细胞生物到多细胞生物三个发展阶段。人类有些疾病与细胞的进化有关，如部分糖尿病和肥胖与一种基因的突变相关，而这是人类进化上的一个缺陷。人类之所以容易肥胖并患上糖尿病是因为在进化的过程中人们丢失了一种被称为“*CMAH*”的基因。

9. 细胞工程

利用细胞工程技术可生产医用蛋白质，如生产单克隆抗体和复杂的人体蛋白质；应用克隆羊和克隆牛及转基因动物等技术，可得到大型转基因动物，作为动物生物反应器或疾病动物模型等。基于细胞工程的细胞治疗也有着广泛的应用前景。

二、医学细胞生物学在现代医学教育中的地位

回顾医学发展史，可以清晰地看到，医学的发展和生物学的发展是相互依赖的。细胞生物学是现代生命科学最重要的基石，也是医学的重要基础。现代医学所取得的重大成就，其直接根源往往是在生物学上对某个问题认识的深化。重大医学前沿课题的研究，如肿瘤的发生与发展、思维与记忆的奥秘、生殖与胚胎发育、器官移植、新药研制与开发等都离不开细胞生物学的研究，近代细胞与分子生物学的研究已经为整个医学科学的理论与实践开拓出前所未有的广阔前景。就目前来说，细胞生物学已经成为医学科学的重要基础，而且也是医学科学水平发展的理论支持和技术平台。

医学细胞生物学是医学院校临床医学专业及相关医学专业学生的重要的基础医学课程之一。它既是临床医学的基础，也与基础医学的其他学科，特别是人体胚胎学、生理学、生物

化学、医学遗传学、病理学、病理生理学、免疫学、药理学和分子生物学等课程的关系非常密切。对医学生来说，学好医学细胞生物学，掌握与医学相关的细胞生物学基础理论、基本知识和相关的基本技能，不仅为进一步学好其他基础医学课程和临床各学科课程奠定基础，而且有助于培养学生的科研思维习惯和科学素养，有利于在今后的临床工作中不断发现问题、研究问题和解决问题。

细胞生物学在现代医学中的地位和作用也可以从诺贝尔奖的颁发情况中反映出来。诺贝尔奖是世界上公认的对推动科学发展有重大作用的科研成果的一种肯定，同时也是对作出杰出贡献的科学家的嘉奖。从 1962 年首次给分子细胞生物学方面的科研成果（DNA 双螺旋结构的发现）颁奖到 2011 年诺贝尔奖揭晓，颁发的 50 次奖中，细胞生物学及相关的学科成果获生理学或医学奖（M&P）43 次（占 86%），化学奖（Chemistry）8 次，物理学奖（Physics）1 次（表 1-1）。从获奖的次数来看，这是任何生物医学学科所属的单一学科所不能比拟的。这一事实充分反映了细胞生物学在现代生物医学领域中的地位是十分重要的。

第三节　细胞生物学的主要研究技术与方法

细胞的体积很小，而且非常复杂。因此，研究其形态、结构、组成及其功能活动必须借助一定的仪器设备，并通过一定的实验方法才能进行。细胞生物学的许多新的发现和重要的进展，都是与不断创新的研究技术与工具分不开的。光学显微镜的问世，使人们发现和认识了细胞；随着电子显微镜技术的成熟与改进，人们对细胞的观察进入到超微结构与分子水平，从而开辟了生物超微结构学或显微形态学这一新领域。由于超速离心技术与放射性核素示踪技术的应用，人们可以对细胞成分与代谢过程进行更精确的定性定量分析，并为生化细胞学、分子细胞生物学奠定了基础。分子杂交技术的应用，为基因表达、定位调控、基因治疗提供了可能。因此，要学好细胞生物学，有必要对细胞生物学研究中最主要和最常用的技术和方法进行了解。细胞生物学的研究内容很多，涉及的技术方法也很多，下面扼要介绍比较常用的一些基本研究技术及其原理和应用范围，以期有助于后续内容的理解。同时，也希望为以后的实验研究奠定基础。

一、显微镜技术

显微镜技术是细胞学和细胞生物学得以建立和发展的重要工具。**光学显微镜**（light microscope）和**电子显微镜**（electron microscope）是进行细胞形态结构观察研究的主要工具，分别用于细胞的显微结构和亚显微结构层次的研究。另外，随着光电理论和技术的发展，新型的显微镜技术，如扫描探针显微镜也逐步发展起来。

（一）光学显微镜技术

光学显微镜技术是根据不同的研究目的，利用不同类型的光学显微镜进行细胞显微结构研究的技术。光学显微镜的主要组成部分包括：①光学放大系统，为由目镜与物镜组成的两组玻璃透镜；②照明系统，包括光源（可见光与紫外光）、折光镜与聚光镜，有时另加各种滤光片，以限制光的波长范围；③机械和支架系统，主要是保证光学系统的准确配置和灵活调控。在各类光学显微镜中，上述系统各有不同。例如，相差显微镜主要是改变了光学放大系统；暗视野显微镜和荧光显微镜主要是改变了照明系统；倒置显微镜则主要是改变了支架系统。但它们的基本成像原理相似。它们的基本原理是，来自光源的光线被聚光器收集，照射到标本上，透过标本的光线经物镜汇聚第一次成像，这个物像又通过目镜进一步放大，最终在观察者眼睛的视网膜上形成实像。下面介绍几种目前常用的显微镜。

1. 普通光学显微镜

一般指**明视野显微镜**（bright-field microscope），这类复式显微镜分为单筒目镜和双筒目镜。光线通过聚光镜汇聚到样品上，因而形成一个锥形的明亮光束并通过样品进入物镜的显微镜。用于观察经过染色或本身具备颜色的细胞、组织切片等标本。是最常用的显微镜，并且在将来一段时间内仍会是这样，因为其结构简单、观察方便，而且有利于获得细胞整体水平的概念。有效放大倍数为几十倍到1000倍。

2. 暗视野显微镜

暗视野显微镜（dark-field microscope）是一种利用丁道尔效应，能使观察标本和背景形成明暗对比度的显微镜。利用被检物所反射或衍射的光线观察标本。适用于观察0.1～0.2μm的活细菌或原生动物及其运动状态，但不能观察细胞内部的精细结构。暗视野照明可通过中央遮光和暗视野聚光两种方法形成暗视野，而被检物则为明亮的像。

3. 荧光显微镜

荧光显微镜（fluorescence microscope）是选择采用高压汞灯或类似光源发射的强光，经激发滤片过滤，形成一定波长的激发光（如紫外光、蓝紫光等），以激发标本内天然物质或结合的荧光物质，发射出不同颜色的荧光，观察细胞某种特异成分的分布状态的显微镜。也可进行定量和定性测定。因为荧光显微镜技术染色简便、敏感度高而且图像色彩鲜明，所以它是目前特异性蛋白质等生物分子定性、定位的有力工具。

4. 相差显微镜

相差显微镜（phase contrast microscope）是利用光的衍射和干涉现象将透过标本的光线光程差或相位差转换成肉眼可分辨的振幅差的显微镜。即利用光线通过不同的物质所形成的反差来观察标本。其原理是在物镜后装有一块“相差板”，偏转的光线分别通过相差板的不同区域，由于相差板上部分区域涂有吸光物质，所以又使得两组光线之间产生新的光程差，从而提高了密度不同物质图像的明暗区别，可用于观察未经染色的活细胞的微细结构和变化。

5. 倒置显微镜

倒置显微镜（inverted microscope）是照明系统置于载物台的上面，物镜置于镜台下方的光学显微镜。适于培养细胞的观察和显微操作。一般的相差显微镜都为倒置显微镜。倒置显微镜利用柯勒照明原理，光源经隔热玻璃、光源聚光镜、滤色片后成像于孔径光阑，再经长工作距离或超长工作距离聚光镜成平行光均匀照亮标本，视场光阑经长工作距离或超长工作距离聚光镜成像于标本处。

6. 微分干涉相差显微镜

微分干涉相差显微镜（differential-interference contrast microscope）是利用平面偏振光，并根据Nomarski设计的光学显微镜成像原理制作的显微镜，又称Nomarski相差显微镜，其优点是能显示结构的三维立体投影影像。可使样品厚度的微小差异转变为细微明暗差别，增强立体感，能使细胞核及较大的细胞器，如线粒体等具有较强的立体感。目前多用于核移植、基因注入、转基因动物等的显微操作。该显微镜接上录像机，还可以观察活细胞内的细胞器及颗粒物质的运动。

7. 激光扫描共聚焦显微镜

激光扫描共聚焦显微镜（laser scanning confocal microscope，LSCM）是利用激光点作为荧光的激发光并通过扫描装置对标本进行连续扫描，并通过空间共轭光阑（针孔）阻挡离焦平面光线而成像的一种新型显微镜。是当今世界最先进的细胞生物学分析仪器，可对各种细胞和组织内结构和细胞内环境（如离子、pH 等）进行定性、定量、定时和定位测量。与普通光学显微镜和荧光显微镜相比，LSCM 有以下一些明显的优点：①LSCM 的光源为激光，可无损伤地对样品做不同深度的层扫描和荧光强度测量；②分辨率比普通光学显微镜提高 1.5 倍；③LSCM 的高灵敏度、高分辨率和高放大倍数，提供了普通光学显微镜无法显示的结构信息，并适用于达到毫秒级的快速变化监测。LSCM 最常用的功能是荧光检测、三维重建和显微操作（如细胞分选、捕获和固定，杀灭不需要的细胞，细胞膜打孔，以及对线粒体、溶酶体、染色体和神经元突起的显微切割等）。

（二）电子显微镜技术

电子显微镜技术（简称电镜技术）曾把细胞学推进到细胞生物学的新阶段。电镜技术不仅帮助人们发现了很多细胞结构，如内质网和核糖体、双层核膜及核孔复合体、溶酶体、细胞骨架系统等，而且还使人们弄清了一些已知细胞器的超微结构。现代电镜的分辨率已达到可以观察金属原子的水平。下面简要介绍电子显微镜和样品制备技术。

1. 电子显微镜

电子显微镜（electron microscope）简称电镜，是一类用电子束作光源，显示标本超微结构的显微镜。电镜的基本原理与光镜相同，但光源和透镜有所不同，电镜用电子束作光源，电磁透镜（聚光镜、目镜和物镜）使电子聚焦，因而最佳分辨率可达 0.08nm，放大倍率达 150 万倍。电镜分为透射电子显微镜和扫描电子显微镜等。

（1）透射电子显微镜

透射电子显微镜（transmission electron microscope，TEM）是在一个真空系统中，由电子枪发射电子束，穿过被研究的样品，经电子透镜聚焦放大，在荧光屏上显示出高倍放大的物像，还可进行摄片记录的一类最常见的电子显微镜。当电子束透射样品时，样品不同部位由于对入射电子具有不同的散射度，而形成不同电子密度的高度放大图像，最后显示在荧光屏上或记录在照相感光胶片上。因为电子波的波长远比光波短，所以电镜的分辨率比光学显微镜显著提高，目前已能在电镜照片上直接看到生物大分子的粗糙轮廓。透射电镜主要用于观察和研究细胞内部细微结构。透射电镜包括镜体系统、真空系统和电子线路系统三部分。其中镜体系统是电镜的主体，结构相当复杂，又分为照明系统、成像系统和观察记录系统。高压电子显微镜是一种电子束加速电压达 10^6V 的透射电镜，电子束可穿透 1μm 的切片。

（2）扫描电子显微镜

扫描电子显微镜（scanning electron microscope，SEM）应用电子束在样品表面扫描激发二次电子成像的电子显微镜。主要用于研究样品表面的形貌与成分，图像具有立体感。SEM中电子枪发射的电子束，经过磁透镜聚焦形成一束极细（约5.0nm）的电子探针，电子探针受扫描发生器控制，在样品表面进行“栅状扫描”，把样品表面的原子外层的电子击出，产生二次电子，二次电子产生的多少与电子束在标本表面的投射角有关，也与样品表面的起伏形态有关。与此同时，在观察的荧光屏上也在进行同步扫描。二次电子被收集并变成光信号，再经放大，样品产生二次电子越多的地方，在荧光屏上相应的点就越亮。SEM景深长，适宜观察复杂精细的立体表面结构。此外，在电子束轰击下，样品中的不同原子还会发出具有特定波长的X射线，若收集X射线的不同信号，还可以利用SEM对样品各个位区的元素进行分析。但扫描电镜具有分辨率较低（一般6～10nm）和不能观察样品的内部结构两个缺点。

2. 电镜样品制备技术

电镜样品制备技术比较复杂，种类也较多，分为普通样品制备和特殊样品制备技术。样品制备的方法主要有超薄切片技术、负染色技术、冷冻断裂蚀刻复型技术、组织分离法、细胞培养法、悬滴法和放射性同位素电镜自显影技术等。这里简介几种常用的样品制备技术。

（1）超薄切片技术

超薄切片技术（ultramicrotomy）是TEM样品制备方法中最基本的一种。步骤与显微切片技术基本相同，但一般用锇酸固定液固定、乙醇脱水、甲基丙烯酸甲酯和环氧树脂包埋，最后用超薄切片机切片，一般可切成厚度为20～80nm的**超薄切片**（ultrathin section），最薄可切5nm。冷冻超薄切片术是将低温冷冻标本在低温超薄切片机中制成供电镜观察使用的超薄切片的技术。

（2）负染色技术

负染色技术（negative stain technique）是TEM样品制备技术中的一种，是通过重金属盐（如磷钨酸钠、乙酸铀等）在样品四周堆积而加强样品外周的电子密度，使样品显示负反差，在电镜下观察时，被观察的对象为亮的，背景为暗的，衬托出样品中的生物分子及其复合物的形态和大小。

（3）冷冻断裂蚀刻复型技术

冷冻断裂蚀刻（freeze fracture etching）复型技术即先将样品用液氮进行快速超低温冷冻，防止形成冰晶。然后将冷冻的样品迅速转移到冷冻装置中，并迅速抽成真空。在真空条件下，用冰刀横切冷冻样品，使样品内层被分开，露出两个表面，以显示断面的精细结构。**冷冻蚀刻**（freeze etching）是利用特殊的断裂装置将冷冻后的样品骤然断开，断裂面的冰升华后，浮雕出细胞的超微结构。再喷镀铂与碳制作断面复型膜，最后在腐蚀液中除去生物材料，剩下的碳-铂膜就是复型膜，经重蒸水多次清洗后，打捞在铜网上作电镜观察。这一技术用于研究生物膜的镶嵌结构和核膜孔的三维结构，在投射电镜下观察，立体感强，图像清晰。

（4）放射性同位素电镜自显影技术

用放射性同位素（常用^{3}H）标记的化合物，通过不同途径掺入待观察样品中（见后述放射自显影术）。在此样品的超薄切片上，覆盖一层卤化银单晶体厚度的核子感光乳胶。经过一定时间的曝光，有放射性同位素掺入的地方就会使乳胶感光而产生黑色的银粒，即可根据这些银粒分布的部位和数量分析出标本中放射性示踪物的分布，以进行定位和定量的分析。

(5) 扫描电镜样品标本制备技术

该技术主要包括观察面的暴露、固定、脱水、干燥和导电等。采用戊二醛和锇酸双重固定，乙醇或丙酮脱水；多采用液体 CO_2 临界点干燥法，以保持细胞不收缩而呈现原有的形态。由于干燥样品不导电，因此需要在样品表面镀上一层薄薄的金属膜使样品导电，并增加图像的反差和立体感。

（三）扫描探针显微镜技术

扫描探针显微镜（scanning probe microscope，SPM）是一类新型的显微镜，它们都是基于近场扫描原理，利用带有超细针尖的探针在样品表面扫描，获得样品的微观信息如表面形貌、磁特性、电特性和柔韧性等，具有原子尺度的高分辨本领，其侧分辨率为 0.1～0.2nm，纵分辨率为 0.01nm。SPM 有很多种，主要包括**扫描隧道显微镜**（scanning tunneling microscope，STM）和**原子力显微镜**（atomic force microscope，AFM）。SPM 可连续动态地在各种环境（空气、液体和真空）中检测标本微观信息特征，在生物医药学领域，不仅可用于研究生物大分子（DNA 和蛋白质等）的结构与功能，而且可用于生物大分子之间的相互作用、生物结构的纳米操作、活细胞的结构等方面的研究。

二、细胞化学技术和分析细胞学技术

在研究细胞和亚细胞结构形态学的基础上，配合细胞组分的细胞化学测定、生化和物理学方法分析，是研究细胞生物学中结构和功能关系的重要手段。

1. 细胞化学与免疫细胞化学技术

细胞化学（cytochemistry）是在保持细胞结构完整的基础上，利用某些化学物质与细胞内某些成分（主要是生物大分子）发生化学反应，在局部范围形成有色沉淀物的原理，对细胞的成分在细胞活动过程中进行定性、定位和定量的研究，如 Feulgen 染色法，便是一种显示 DNA 特异性的细胞化学法。**免疫细胞化学法**（immunocytochemistry）是利用抗原与抗体结合的原理，以标记抗体作为探针来显示细胞内抗原成分，主要是多肽与蛋白质，对其进行定性、定位及定量的研究。常用的标记物有荧光素、酶、胶体金和亲和物质（如生物素-亲和素系统）。**免疫荧光技术**（immunofluorescence technique）是一种将免疫学方法（抗原抗体特异结合）与荧光标记技术结合起来研究特异蛋白在细胞内分布的方法。当用某种波长的入射光（如紫外光或 X 射线）照射某种物质时，这种物质吸收光能后进入激发态，会在极短的时间内发出比入射光的波长更长的光（通常在可见光波段），这种光称为荧光（一旦停止入射光，发光现象也随之立即消失）。细胞内少数物质具有自发荧光，大多数需外加荧光素以形成发荧光的络合物，进行特异性的显示。将荧光素标记在已知的抗体分子上，再用这种荧光抗体溶液浸染标本，使其与相应的抗原特异结合；在荧光显微镜下进行定位研究，可特异、灵敏而又直观地检测活细胞中某些大分子（激素、酶、受体及膜抗原）的浓度和变化。

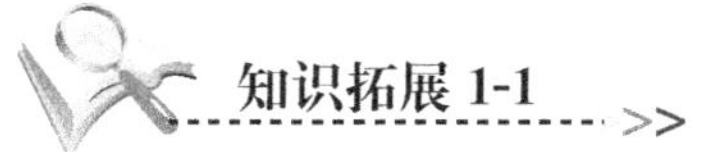

★绿色荧光蛋白与活细胞内分子示踪技术★

绿色荧光蛋白（green fluorescent protein，GFP）是从水母中分离的由 238 个氨基酸构成的天然荧光蛋白，其中第 65～67 位氨基酸残基形成荧光发色基团。在蓝色光源（450～490nm）的激发下能产生绿色荧光。GFP 蛋白没有毒性，利用 DNA 重组技术构建 *GFP* 基因与某一待定位蛋白质基因的融合蛋白表达载体，转染特定细胞，目的蛋白仍保持正常活性，GFP 能保持其荧光，因此借助荧光显微镜或激光共聚焦显微镜就可以通过监测 GFP 的荧光，跟踪目的蛋白的定位、移动及其他活动。通过对 *GFP* 基因的改造可获得多种 GFP 的突变体，包括青色荧光蛋白（cyan fluorescent protein，CFP）、黄色荧光蛋白（yellow fluorescent protein，YFP）及对来自珊瑚荧光蛋白改造后获得的红色荧光蛋白（red fluorescent protein，RFP）等，这些呈现多种颜色的荧光蛋白，大大推进了活细胞内分子探针技术的发展，主要用于在时间和空间上监控活细胞内的动态生理过程，包括基因表达、蛋白质定位和动力学、蛋白质相互作用、细胞内转运途径、染色体复制和调控、细胞分化、细胞器的发生和遗传等研究中。由于在发现、研究和发展 GFP 方面的贡献，2008 年，O. Shimomura、M. Chalfie 和钱永健共同获得了诺贝尔化学奖。

2. 流式细胞术

流式细胞术（flow cytometry，FCM）又称**荧光激活细胞分选法**（fluorescence-activated cell sorting，FACS）。即用荧光剂对细胞特定成分染色，利用流式细胞仪对处在快速、直线、流动状态中的单细胞或生物颗粒进行多参数、快速定量分析，并能对特定细胞和亚细胞结构群体加以分选的现代细胞分析技术。**流式细胞仪**（flow cytometer，FCM）是将流体喷射技术、激光技术、空气技术、γ 射线能谱术及电子计算机技术与显微荧光光度计密切结合的一种非常先进的检测仪器。通过测量细胞及其他颗粒的散射光和标记荧光强度，来快速分析颗粒的物理或化学性质，对细胞进行分类收集，高速分析细胞，可以每秒 2 万个以上的速度对细胞或染色体进行分选，其纯度可超过 95%，并能同时从一个细胞中测得多个细胞特征参数，进行定性或定量分析，具有速度快、精度高和准确性好等特点。利用 FCM 已可测量细胞的大小和体积，DNA、RNA 和总蛋白的含量，表面抗原、受体及染色体等参数。该技术已广泛用于细胞动力学、免疫学及肿瘤的诊断和治疗等领域。

3. 放射自显影术

放射自显影术（autoradiography）是将放射性同位素（^{3}H、^{14}C、^{32}P、^{125}I 等）标记的生物标本中的大分子或其前体物质引入细胞或机体中，使其参与细胞或机体的代谢过程。可将标本制成切片，通过光镜或电镜进行观察。因放射性同位素衰变放出射线，当射线通过感光乳胶时，被乳胶中的溴化银吸收而形成潜影。再经显影、定影作用，把潜影部分的溴化银还原为黑色的银颗粒，从而可借感光乳胶上银粒的所在部分和黑（灰）度，来判断样品中的放射性物质分布位置和强度，或通过银颗粒计数、光密度测定等进行相对定量分析，还能揭示细胞分子水平的动态变化。

4. 细胞器的分离与提纯

细胞器的提纯一般用**差速离心法**（differential centrifugation），即由低速到高速逐级沉降分离。用不同的转速将细胞匀浆中的细胞核、线粒体、溶酶体、微粒体等分级离心沉淀下来，进行粗分离。为得到更纯的细胞器与组分，常将差速离心分离的沉淀物进行密度梯度离心（density gradient centrifugation），通常是用浓度很大的蔗糖溶液或氯化铯做介质。先把介质从离心管底到管口制成几级不同浓度的区带，然后将粗分离得到的细胞器或组分（大小、形状与密度不同）加入管内。由于它们的沉降系数不同，在超速离心力的作用下，就会以不同的速度向管下移动，集中到某一浮力密度带中而得到分离，最后可从不同的区带里分别收集到纯度很高的细胞器与组分。

三、细胞培养与细胞显微操作技术

细胞培养、细胞融合和细胞显微操作在生物医学领域中具有非常重要的应用价值。

1. 细胞培养

细胞培养（cell culture）是指在体外条件下，用培养液维持细胞生长与增殖的技术。用直接取自生物体的细胞、组织和器官，在人工条件下培养使细胞生存并不断生长、繁殖的方法称为**原代培养**（primary culture）。即首次成功地传代培养之前的培养可以认为是原代培养。将细胞从一个培养瓶转移或移植到另一个培养瓶内进行的连续培养称为**继（传）代培养**（secondary culture，subculture）。将细胞从一个培养瓶转移到另一个培养瓶内的过程称为**传代**（passage）。培养细胞的“一代”，不表示细胞分裂一次，而是指培养细胞从接种到再次转移培养的过程。任何动物细胞的培养均须从原代细胞培养做起。原代细胞在良好的营养与无菌培养环境下，很快会贴壁，原来圆形的细胞一经贴壁会迅速铺展呈多形态，此后细胞开始有丝分裂，进入对数生长期，数天之内可形成致密的细胞单层。通过各种传代培养方法，可以得到各种细胞系、细胞株和克隆等培养物。培养物可用添加保护剂的培养液冻存在液氮中长期保存。

体外培养细胞的突出优点是：①能长时间地直接观察生活细胞的形态及生长活动，从而了解各类细胞维持一定的生理状态所需的各种条件及其反应；②可控制调节条件，简化了环境因素，排除了体内实验时一些复杂因素的影响，便于应用各种物理、化学和生物等外界因素探索和揭示细胞生命活动的规律；③研究的样本具有均一性，可同时提供大量生物性状相同的活细胞作为研究对象，可选择特定细胞对象，如某一种类型的细胞、正常或异常细胞、发育阶段不同的细胞、不同年龄的细胞等；④较经济，不仅耗费少，而且解决了不能用人做实验的问题；⑤重复性好，便于观察、检测和记录。细胞培养不仅可用于细胞结构和功能的研究，而且是细胞培养药物测试、细胞毒性实验、遗传疾病的产前检查、肿瘤细胞与癌基因研究、杂交瘤技术、细胞工程学的克隆技术、基因转移与重组等领域常用的基本技术。

现在人工模拟体内环境的技术已经很高，但细胞培养技术也存在着一定局限性，主要是：①细胞离体后失去与体内环境的密切联系，失去神经体液的调节和细胞间的相互作用，特定分化基因的差别表达减弱或停止，而进化中保守的细胞生长和增殖活动却可维持；②细胞失去原有组织结构和细胞形态，细胞趋向单一化。要正确认识体外培养细胞只是一种特定条件下生长的细胞群体，是与体内细胞有差异的，不能完全替代体内试验。

2. 细胞融合

细胞融合（cell fusion）是人工或自然发生的两个或两个以上的细胞合并形成一个多核细胞的现象。不同类型体细胞融合形成杂种细胞的技术称为**细胞杂交**（cell hybridization）。受精过程是在自然情况下细胞发生融合的现象。用人工方法在体外促使相同或不同的细胞间发生融合，称为人工诱导融合。常用的诱导细胞融合的因子包括生物的（如灭活的仙台病毒）、化学的（如聚乙二醇）和物理的（如电击融合）诱导因子等。细胞融合技术已成为研究细胞遗传、细胞免疫、肿瘤和培育生物新品种的重要手段。特别是利用细胞融合技术发展起来的杂交瘤（hybridoma）技术，为制备单克隆抗体开拓了新途径。

3. 显微操作

显微操作（micromanipulation）是在显微镜下，利用显微操作装置对细胞进行解剖手术和微量注射的技术。目前生产的显微操作装置的设计越来越精密，利用这种微动装置，可用于细胞核移植、核内基因注入、染色体微切割、胚胎切割等。显微操作技术在研究核质相互关系、基因表达、细胞内微区的作用及获得转基因动物等方面都有广泛的应用价值。例如，**显微注射**（microinjection）是在显微镜下操作的微量注射技术，可将细胞的某一部分（如细胞核、DNA 片段、mRNA、蛋白质等），通过玻璃毛细管拉成的细针，注射到细胞质或细胞核内，它是研究各种生物分子的作用，获得转基因动物、克隆动物的重要技术。

四、分子细胞遗传学技术

现代分子细胞生物学强调在基因和蛋白质等分子水平上理解细胞的功能。这里简要介绍目前在细胞生物学研究中常用的几种分子细胞遗传学技术。

1. 细胞原位分子杂交

分子杂交（molecular hybridization）是指不同来源或不同种类生物分子间相互特异识别而发生结合的过程。如核酸（DNA、RNA）之间、蛋白质分子之间、核酸与蛋白质分子之间及自组装单分子之间的特异性结合。存在互补序列的不同来源的核酸分子，以碱基配对方式相互结合形成 DNA-DNA 或 DNA-RNA 杂交体的过程，称为核酸分子杂交（molecular hybridization of nucleic acid）。核酸分子杂交技术通常都是微量操作，进行反应时需要用标记（放射性同位素或生物素等）的核酸分子探针，最后借放射性测量或其他检测手段进行识别、判断。原位杂交（*in situ* hybridization，ISH）技术是用标记的单链 DNA 或 RNA 探针通过杂交法对细胞中基因或 mRNA 分子在细胞涂片或组织切片上进行定位的方法。**荧光原位杂交**（fluorescence *in situ* hybridization）是用荧光素标记的探针研究一段 DNA 序列或一个基因在染色体上的位置的方法。通过放射自显影检测或荧光显微镜观察，可以对所用材料中被杂交的 DNA 分子进行定位、定量分析或观察基因表达（mRNA）的水平。

2. 聚合酶链反应

聚合酶链反应（polymerase chain reaction，PCR）是通过 DNA 互补双链解链、退火和聚合延伸的多次循环来扩增 DNA 特定序列的方法，又称无细胞克隆法。模拟体内条件下，在体外应用 DNA 聚合酶反应特异性扩增某一 DNA 片段。经过一个周期的变性-复性-延伸三步反应就可以产生倍增的DNA，理论上反复n个周期后能扩增为2^n倍。一般经过30～40个周期就能扩增100万倍以上。扩增产物经电泳、溴化乙锭染色，在紫外线灯照射下肉眼能见到扩增特异区段的DNA带。PCR技术具有快速、操作简便、准确、可靠、经济、特异性强等优点，能对混于大量DNA中的痕量靶DNA或RNA进行检测、基因突变分析及基因克隆，而且也是研究组织细胞中基因表达的常用方法。因此对来自一个细胞、一根头发、一块精斑或血斑，以及经固定液固定过或石蜡包埋的标本，采用PCR技术可进行遗传病的诊断及产前诊断、病原体检测、司法鉴定等。

3. RNA干扰技术

（1）反义技术

与有功能RNA（主要是mRNA）互补结合，并干扰其功能（阻断与其有互补序列的基因的表达）的RNA或DNA，称为反义核酸。与靶核酸（如mRNA或有义DNA）链互补的RNA分子，称为**反义RNA**（antisense RNA），可抑制靶核酸的功能。利用反义核酸影响相应的mRNA转录、翻译，进而改变细胞的生物学功能的技术称反义技术（antisense technique）。反义技术可用于①基因功能研究：通过转入反义核酸，可研究与其有互补序列的基因在细胞代谢、增殖、分化、发育等过程中的作用和功能。②作为药物：用反义核酸（RNA或DNA）治疗病毒性疾病，如用针对HIV mRNA序列的反义核酸，阻断HIV病毒蛋白的合成；用反义核酸还可杀死寄生虫等。③抑制癌基因：阻断癌细胞的增殖或抑制促进癌细胞侵袭转移的基因表达，从而抑制癌细胞的侵袭转移。

（2）RNA干扰

RNA干扰（RNA interference，RNAi）是引起基因沉默的一种技术，将根据基因序列制备的**双链RNA**（double-stranded RNA，dsRNA）注入体内，可引起该基因编码的mRNA降解，从而抑制了该基因的功能，又称为RNA干涉。与反义RNA技术相比，**RNAi**技术有更高的特异性、高效性和放大性，基本上对任何mRNA序列都有着非常高的成功率。每个细胞仅需几分子小干扰RNA（small interference RNA，siRNA）就可产生RNAi效应，并可达到缺失突变体表型的程度。siRNA又称干扰短RNA（short interference RNA），是受内源或外源（如病毒）双链RNA诱导后，细胞内产生的一种长22～24个核苷酸的双链小RNA分子。siRNA与细胞内的解旋酶和其他因子结合，形成**RNA诱导的沉默复合体**（RNA-induced silencing complex，RISC）。激活的RISC通过碱基配对定位到同源mRNA分子上，并在距离siRNA 3′端12个碱基的位置切割mRNA，使之不能翻译形成蛋白质，而其他基因不受任何影响。siRNA能够以序列同源互补的mRNA为靶点，引起特异的靶mRNA降解来高效、特异地阻断体内特定基因表达，以维持基因组稳定，保护基因组免受外源核酸入侵和调控基因表达。这种技术可使基因敲除、沉默或休眠。

RNAi技术主要应用于①基因功能的研究：由于RNAi能高效特异地阻断基因的表达，可针对胚胎发育、细胞分裂、性腺发育过程，筛选影响和参与其中的关键性基因。②基因敲除：用于特异性地降低或关闭某些基因的表达，产生基因功能缺失型或基因敲除型表型，如用RNAi实现小鼠种系细胞的基因敲除。③基因治疗的新策略：RNAi可用于基因表达异常增高引起的疾病，如恶性肿瘤、病毒感染等，其效果优于反义技术和核酶。④药物筛选：RNAi极大地缩短了从鉴定靶基因到认识其功能的时间，促进了药物发现过程中对已知靶基因功能的高通量分析。虽然，RNAi技术已在基因功能研究、基因敲除、基因治疗及药物筛选等领域显示了非常广阔的应用前景，但是要保证该技术取得成功，仍然有必要对 RNAi 技术进行不断地改进和完善。

4. 基因靶向技术

基因打靶（gene targeting）也称**基因敲除**（gene knock out），是通过一定的途径使特定的基因失活或者缺失的技术。首先在体外培养胚胎干细胞，并对胚胎干细胞内的目的基因进行突变，然后将突变后的胚胎干细胞注射到宿主的胚泡中，再植入代孕母体，使之发育成目的基因缺陷的杂合种系嵌合体，这样的嵌合体经杂交时，只有含有目的基因缺陷的组织细胞为生殖细胞时，才能传递给后代，从这样的后代中就可筛选出目的基因缺陷的纯合子，即为基因敲除动物。迄今通过该技术已经建立数百种基因敲除的动物疾病模型，这对疾病的分子机制研究和疾病的基因治疗来说具有重大意义。此外，通过对引起强烈免疫排斥反应的异源分子基因的敲除，将有助于提供廉价的异种移植器官，用于人类的疾病治疗。

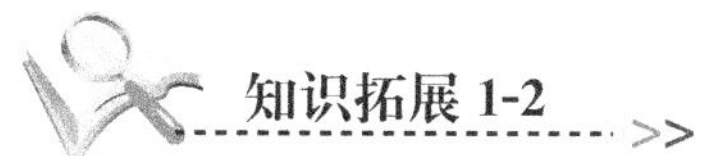

★转基因动物与疾病动物模型★

应用转基因结合克隆技术可构建疾病动物模型，以研究疾病的发病机制和防治措施。也可应用体细胞克隆技术和干细胞技术研究疾病基因组、功能基因组及基因的功能。

2010 年复旦大学发育生物学研究所建成了世界上规模最大的小鼠基因突变体库，包含 5000 余个基因的小鼠突变品系，覆盖近 20％的小鼠基因组。该库包括 280 种已知人类疾病基因相应突变体、447 种候选疾病基因突变体、10 个已确证的药靶基因突变体、24 个在研药靶基因突变体和大量候选药靶基因突变体、378 种重要信号转导途径相关基因，以及大量未知功能基因。该数据库的建立将为寻找、验证疾病和重要生理功能基因，研究相关生命活动机制，筛选生物标志物和药物靶标，发展创新预防、诊断和治疗方法提供巨大帮助。

复 习 题

1. 何谓细胞生物学，简述其与现代医药学的关系。
2. 通过对细胞的发现与细胞学说的形成的了解，你从中可得到哪些启发？
3. 试归纳细胞生物学的发展趋势。
4. 哪些显微镜技术可用于观察活细胞及活细胞内的生物大分子？
5. 为什么说细胞培养技术是医学领域实验研究的基本技术体系？
6. 简述研究基因与蛋白质的常用技术及其原理。

（复旦大学 左 伋）

第二章　细胞的统一性与多样性

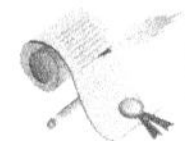

关键知识点

- 细胞所产生的各种复杂的生命现象，正是通过小分子和大分子物质的运动而表现出来的。
- 核酸包括核糖核酸（RNA）和脱氧核糖核酸（DNA）两类，核酸是储存生物信息的载体。
- 蛋白质的四级结构保证了蛋白质分子的活性中心能充分发挥生物效应。蛋白质的功能包括构成细胞的结构成分、调节功能运输和传导、收缩运动、免疫防御及作为生物催化剂等。
- 据推测，原始生命物质的化学演化过程可划分4个阶段：①从无机小分子物质生成有机小分子物质；②从有机小分子到生物大分子物质；③从生物大分子物质组成多分子体系；④从多分子体系演变为原始生命。进化是生命发展的全部历史，即生命从无到有、从少到多、从简单到复杂、从低级到高级的发展过程。
- 细胞是生物的基本结构单位、代谢和功能及遗传的基本单位、有机体生长与发育的基础，没有细胞就没有完整的生命。
- 作为生命活动基本单位的细胞，表现出一些共同的特性：①细胞都具有细胞膜；②细胞都具有DNA-RNA的遗传体系；③细胞都具有核糖体；④细胞都以生物催化剂催化各种代谢反应；⑤细胞都以ATP作为能量流通形式；⑥细胞都以一分为二的分裂方式自我增殖。
- 真核细胞在亚显微结构水平上可分为3个基本结构体系，即生物膜系统、遗传信息表达系统和细胞骨架系统。

★关键词： 生物大分子；DNA双螺旋模型；单顺反子；多顺反子；反密码子；小RNA；核酶；生命起源；原核细胞；真核细胞；古核细胞

细胞作为生命活动的基本单位，在结构和功能上表现出明显的统一性，如相似的化学组成、基本结构要素、遗传信息储存和表达方式、生命活动及其调控机制等。同时，细胞又表现出绝对的多样性，细胞种类繁多、大小不一、形态各异、功能多样，但所有细胞都遵循形态结构与功能相统一的基本原则，这是生物长期进化的结果。

第一节　细胞的分子基础

生命是物质的。生物体是由细胞构成的，而细胞又是由无生命的化学物质构成的。不同细胞的分子组成虽有差异，但其化学元素组成基本相同。细胞的各种分子由50多种化学元素组成，其中主要的是C、H、N、O 4种（约占90%），其次是Na、Mg、P、S、Cl、K、Ca、Fe，这12种元素约占99.9%，其余0.01%为微量元素，包括Cu、Zn、Mn、Mo、Co、Cr、Si、F、Br、I、Li、Ba等，这些元素虽然含量很少，但都是正常生命活动不可缺少的。元素相互结合组装成分子，一个典型细胞中约有1000多种不同的分子，可分为小分子和大分子两类。细胞所产生的各种复杂的生命现象，正是通过小分子和大分子物质的运动而表现出来的。

一、细胞的小分子物质

细胞的小分子物质主要包括水、无机盐等无机化合物和单糖、脂肪酸、氨基酸、核苷酸等有机化合物。

（一）水和无机盐

水是生命的摇篮，生命离不开水。水是细胞中含量最多的成分，占细胞总量的70%左右。水是良好的溶剂，细胞中大多数代谢反应是在水溶液中进行的。细胞中的水绝大部分以游离形式存在，少量以氢键与蛋白质结合，形成结合水，成为细胞结构的组成成分。水分子具有较强的极性，细胞中的糖、DNA、RNA和大部分蛋白质带有电荷，能与水分子形成氢键而溶于水；疏水性分子不带电荷，不易与水形成氢键而不溶于水。膜脂分子为双亲性分子，独特的膜脂双层结构是膜脂分子与水作用的结果。

无机盐在细胞中均以离子状态存在，是维持细胞生存不可缺少的物质。阳离子有Na^+、K^+、Ca^{2+}、Fe^{2+}、Mg^{2+}等，阴离子有Cl^-、SO_4^{2-}、PO_4^{3-}、HCO_3^-等。这些无机离子在参与细胞代谢反应、维持细胞内外液的渗透压和酸碱平衡及组成具有特定功能的结合蛋白质等方面起着重要的作用。

（二）有机小分子

细胞中的有机小分子分子质量为100～1000Da，约占细胞有机物总量的10%。它们既是细胞代谢的中间产物，也是构成生物大分子的基本单位。细胞中主要的有机小分了有4类：单糖、脂肪酸、氨基酸和核苷酸。

1. 单糖

单糖（monosaccharide）是多糖的基本结构单位，结构通式为$(CH_2O)_n$，n为3～7的正整数。有些单糖如葡萄糖、半乳糖和甘露糖，它们的分子式相同，均为$C_6H_{12}O_6$，但结构不同，这些单糖称为异构体。细胞中最重要的单糖是葡萄糖和核糖（ribose）。葡萄糖是机体生命活动的主要能源物质，核糖是核苷酸的组成成分。所有的糖均含有羟基和醛基（或酮基)。一个单糖的羟基可与另一个单糖的醛基或酮基结合，脱水形成双糖，更多的单糖以相同的方式聚合形成几千个单糖单位的多糖。

2. 脂肪酸

体内大部分脂肪酸（fatty acid）存在于三酰甘油、磷脂和糖脂等脂质中，少数以游离形式存在。脂肪酸的分子通式为 $CH_3(CH)_nCOOH$，结构上有两个明显不同的区域：疏水性的长的碳氢链和亲水性的羧基。细胞内的脂肪酸分子可通过羧基与其他分子共价相连。脂肪酸分饱和脂肪酸和不饱和脂肪酸，烃链中不含双键的为饱和脂肪酸，含双键的为不饱和脂肪酸。脂肪酸最重要的功能是构成细胞的膜相结构。

3. 氨基酸

氨基酸（amino acid）是蛋白质的基本结构单位。存在于自然界中的氨基酸有 300 多种，但组成人体蛋白质的氨基酸只有 20 种，且均属 L-α-氨基酸（甘氨酸除外）。这 20 种氨基酸的结构特征是都含有一个碱性的 α-氨基（$—NH_2$）、一个酸性的 α-羧基（—COOH）和一个结构不同的 α-侧链（—R）。各种氨基酸的结构和理化性质不同，这取决于其 R 基团的差异（图 2-1）。根据 R 基团的结构和理化性质，可将氨基酸分为 4 种类型：酸性氨基酸、碱性氨基酸、极性中性氨基酸和非极性疏水氨基酸。酸性氨基酸的 R 基团含有羧基，解离后使分子带负电荷；碱性氨基酸的 R 基团含有氨基或其他碱性基团，解离后使分子带正电荷；极性中性氨基酸的 R 基团具有极性，但不能解离，易溶于水；非极性疏水氨基酸不溶于水。氨基酸是蛋白质合成的亚基。蛋白质是通过一个氨基酸的羧基与另一个氨基酸的氨基之间的肽键（peptide bond）首尾相连形成的长的线性多聚体（图 2-1）。

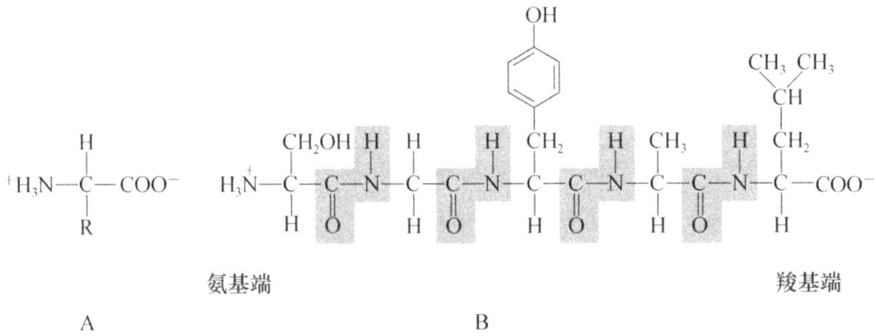

图 2-1 氨基酸分子结构（A）及蛋白质分子中氨基酸的连接（B）

4. 核苷酸

核苷酸（nucleotide）是组成核酸（nucleic acid）的基本结构单位，由磷酸、戊糖和碱基组成。戊糖有核糖（ribose）和脱氧核糖（deoxyribose）两种；碱基有嘧啶（pyrimidine）及嘌呤（purine）两种。嘧啶包括胞嘧啶（cytosine，C）、胸腺嘧啶（thymine，T）和尿嘧啶（uracil，U）三种，都是单环；嘌呤有腺嘌呤（adenine，A）和鸟嘌呤（guanine，G）两种，都是双环（图 2-2）。碱基和戊糖脱水缩合形成核苷（nucleoside），核苷再与一分子磷酸结合形成单核苷酸。单核苷酸还可进一步与磷酸结合形成二磷酸核苷和三磷酸核苷。三磷酸核苷是合成核酸的原料，其中的三磷酸腺苷（ATP）是细胞能量的转换分子，参与细胞内各种反应之间的能量传递。

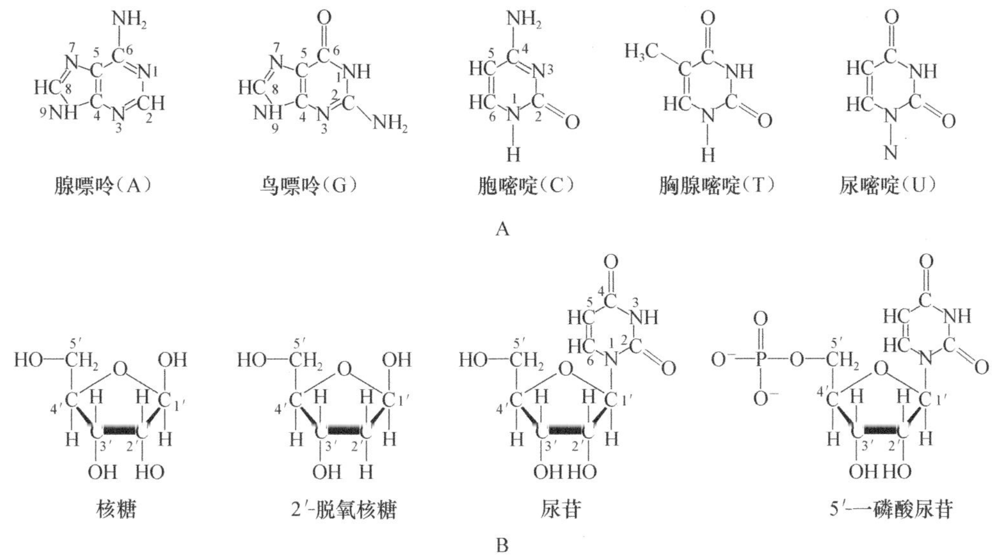

图 2-2　5 种碱基（A）及核糖、脱氧核糖、核苷和核苷酸（B）

二、细胞的大分子物质

细胞中主要的物质是生物大分子，相对分子质量一般为 10 000～1 000 000。小分子组装成大分子，不仅体现在分子大小和结构的变化，更为重要的是赋予了大分子更为复杂多样的生物学特性。细胞内主要的生物大分子包括蛋白质、核酸、多糖和脂质。以下仅介绍蛋白质和核酸，因为二者是最核心的生命物质，对其结构和功能的研究是探讨生命现象本质的中心。

（一）蛋白质

蛋白质（protein）是构成细胞的主要成分，占细胞干重的 50%以上。蛋白质不仅决定细胞的形态结构，而且还担负着广泛和重要的生理功能。蛋白质是生命活动的物质基础，没有蛋白质就没有生命。

1. 蛋白质的结构

蛋白质分子是由许多氨基酸通过肽键首尾相连形成的生物大分子，氨基酸的组成和排列顺序是蛋白质的结构基础。由氨基酸的排列顺序及肽链的空间排布等所构成的蛋白质分子结构，即蛋白质的三维结构才是蛋白质个性的体现者，蛋白质的三维结构是其线性多肽链的有序折叠形成的，是各种蛋白质具有独特生理功能的结构基础。

根据蛋白质折叠程度的不同，蛋白质的分子结构可分为四级，蛋白质的一级结构是其基本结构，二、三、四级结构是其空间结构。并非所有的蛋白质都有四级结构，由一条多肽链形成的蛋白质只有一级、二级和三级结构，由两条或两条以上多肽链形成的蛋白质才可能有四级结构。

蛋白质的**一级结构**（primary structure）是指多肽链中氨基酸的种类、数目和排列顺序。一级结构中的化学键以肽键为主，有些蛋白质还包括由两个半胱氨酸巯基脱氢氧化形成的二硫键。一级结构是蛋白质的基本结构，它在很大程度上决定着蛋白质的空间结构。如果蛋白质的一级结构发生改变，即使只有一个氨基酸的变化，有时也会改变蛋白质的空间结构，形成结构异常的蛋白质，严重影响蛋白质的性质和生物学活性，甚至产生严重的生物学效应。例如，人血红蛋白分子β链中第6位谷氨酸被缬氨酸取代，可造成镰状细胞贫血症。

蛋白质的**二级结构**（secondary structure）是多肽链局部区域的氨基酸残基之间相互作用，靠氢键维系的空间结构。蛋白质的二级结构有两种主要形式，即α螺旋和β片层。α螺旋是肽链以右手螺旋盘绕而成的空心筒状构象，是多肽链最稳定的构象，主要存在于球形蛋白分子中。β片层是多肽链来回折叠而成的平行排列构象（图2-3），靠链间形成氢键维持稳定，形状类似于多重折叠又松开的纸片。β片层结构主要存在于纤维状蛋白中。在大部分蛋白质中α螺旋和β片层两种结构同时存在。

在二级结构的基础上按一定方式进一步折叠，形成蛋白质的**三级结构**（tertiary structure）。三级结构是指整条多肽链中全部氨基酸残基的相对空间位置，也就是整条多肽链所有原子在三维空间的排布位置（图2-3）。三级结构的形成主要是多肽链中不同侧链间相互作用的结果。三级结构中的疏水侧链常位于分子内部，而亲水侧链位于分子表面，这对发挥蛋白质功能起重要作用。稳定三级结构主要靠次级键，包括疏水键、离子键、氢键和范德华力。由一条多肽链组成的蛋白质，只有在三级结构水平上才具有生物学活性。

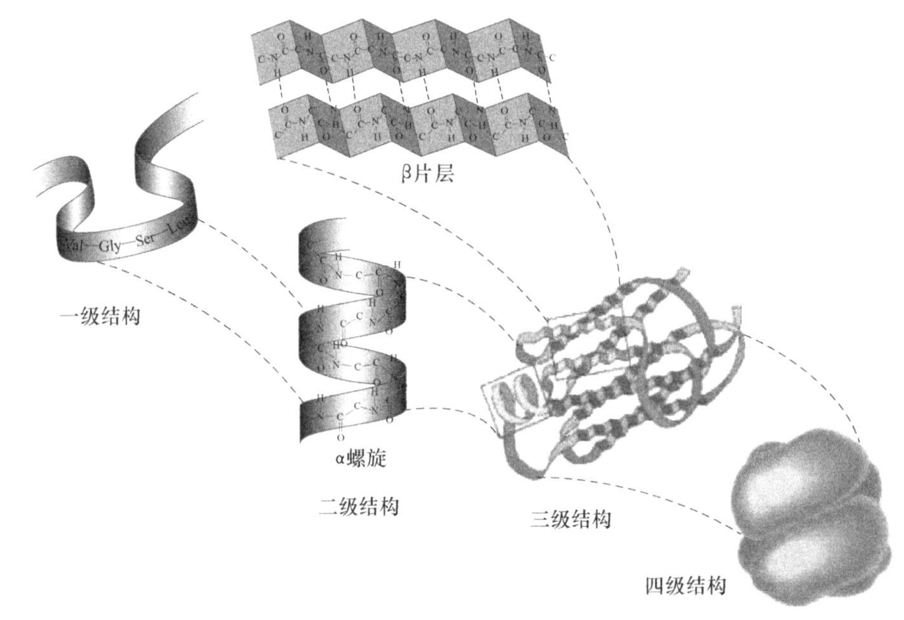

图2-3　蛋白质的一、二、三、四级结构图解（杨保胜等，2009）

蛋白质的**四级结构**（quaternary structure）是由两条或两条以上具有独立三级结构的多肽链间相互作用聚合而成的更为复杂的空间结构（图2-3）。构成蛋白质四级结构的每条具有三级结构的多肽链称为亚基或亚单位。在四级结构中，独立的亚基不具有生物学活性，只有亚基按特定方式以非共价键相连形成四级结构时，蛋白质才具有生物活性。具有四级结构的蛋白质，有些由相同的亚基组成，有些有不同的亚基组成。例如，过氧化氢酶由4个相同的亚基组成，而人的血红蛋白由2个α亚基和2个β亚基组成。

2. 蛋白质的功能

蛋白质是构成细胞结构的主要物质，是生物功能的载体，各种生命现象都与特定蛋白质有关。蛋白质的功能多种多样，可归纳为以下几个方面。①结构功能：作为细胞的结构成分，参与生物体结构的构建和维持，如胶原蛋白、膜蛋白等。②调节功能：通过调节其他蛋白质和基因的活性，进而调节细胞的生命活动。③转运和传导功能：如血红蛋白可运输 O_2 和 CO_2，膜受体蛋白参与信号的传递等。④运动功能：如肌动蛋白、肌球蛋白等。⑤催化功能：酶是一类具有高效催化功能的蛋白质，催化生物体内的各种代谢反应。⑥防御功能：如免疫球蛋白能抵抗病原的侵袭。此外，蛋白质还有营养、凝血等其他功能。

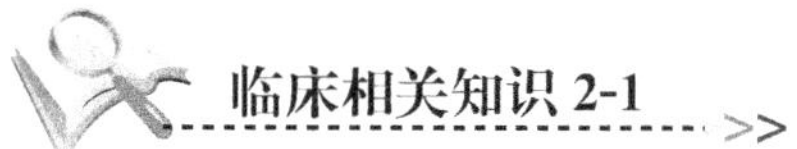

★蛋白感染粒与人类疾病★

蛋白感染粒，也称朊粒，是主要分布在神经系统的一种糖蛋白，具有两种表现型：非病原型（细胞型）朊粒（PrP^{c}）及病原型（异常型）朊粒（PrP^{sc}）。它们具有相同的氨基酸序列，但生物化学特性完全不同。PrP^{c} 能够被蛋白酶降解，但是当它改变了构象变成了异常朊粒（PrP^{sc}）后就不能被蛋白酶所降解，PrP^{sc} 逐步聚集，可引起中枢神经系统变性，最终导致死亡。正常朊粒主要在脑和脊髓的神经元及胶质细胞中表达，分布于细胞表面，目前认为它的功能与细胞黏附、识别和呈递配体及跨膜信号转导有关。哺乳动物的朊粒是由大约 250 个氨基酸组成的蛋白质，其中含有几个特征性的区域，包括 N 端的信号肽、5 个八肽重复序列、蛋白质中央高度保守的疏水区、C 端的疏水区。此外，朊粒的 C 端还有疏水的糖基化磷脂酰肌醇（GPI）链，将其 C 端固定在细胞膜上。朊粒与其他膜蛋白一样是由糙面内质网合成并经由高尔基体到达细胞表面的。蛋白感染粒病为人和动物共患的一类致死性中枢神经系统退行性疾病，包括疯牛病、羊瘙痒症（scrapie）、克-雅氏病（Creutzfeldt-Jakob disease，CJD）和致死性睡眠综合征（FFI）等。人类蛋白感染粒病都具有类似的神经病理变化，包括弥漫性神经细胞丢失、反应性胶质细胞增生、淀粉样斑块形成和神经细胞空泡形成等，这些变化使得病理切片上观察到的脑组织呈海绵状改变。

（二）核酸

核酸是由核苷酸聚合而成的生物大分子，是生物遗传的物质基础。核酸分为两类，即**脱氧核糖核酸**（deoxyribonucleic acid，DNA）和**核糖核酸**（ribonucleic acid，RNA）。DNA 分子中的碱基为 A、T、G、C，戊糖为脱氧核糖；而 RNA 中的碱基为 A、U、G、C，戊糖为核糖。DNA 是遗传信息的载体，其基本结构单位是脱氧核糖核苷酸；RNA 与遗传信息的表达有关，其基本结构单位是核糖核苷酸。三磷酸核苷是合成核酸的原料。一个三磷酸核苷的 α-磷酸与另一个三磷酸核苷的核糖中的 3′羟基脱水形成 3′,5′-磷酸二酯键，并释放 1 分子焦磷酸，大量核苷酸以此方式相连形成的多聚核苷酸即为核酸。核酸也具有方向性，核酸链的一个末端，其核苷酸的核糖 5′位上有磷酸，称 5′端，另一末端，其核苷酸的核糖 3′位上是羟基，称 3′端（图 2-4）。

1. DNA 的结构

1953 年，J. D. Watson 和 F. H. Crick 提出了 **DNA 双螺旋模型**（DNA double helix model）。该模型认为 DNA 分子由两条反向平行的多核苷酸链构成，即一条链是 3′→5′方向，另一条链是 5′→3′方向。两条链围绕同一中心轴以右手螺旋方式盘绕成双螺旋，脱氧核糖和磷酸位于双链的外侧，构成螺旋的骨架；碱基位于双链内侧，两条链的碱基之间以氢键相结合。由于碱基的结构不同，导致其形成氢键的能力不同，因此产生了固有的碱基配对原则，即 A 与 T 配对，由两个氢键连接（A=T）；G 与 C 配对，由三个氢键连接（G≡C）。螺旋的直径为 2nm，两个相邻碱基对之间的距离为 0.34nm，每一螺旋有 10 个碱基对，故螺距为 3.4nm（图 2-5）。外观上，DNA 分子双螺旋表面存在大沟和小沟，目前认为这是其他分子识别碱基的基础，某些蛋白质或致癌物等通过此部位与 DNA 单一序列发生相互作用。DNA 分子还存在左手螺旋的构象，称为 Z-DNA，其生物学意义尚不清楚。

图 2-4 多核苷酸及 3′,5′-磷酸二酯键图解

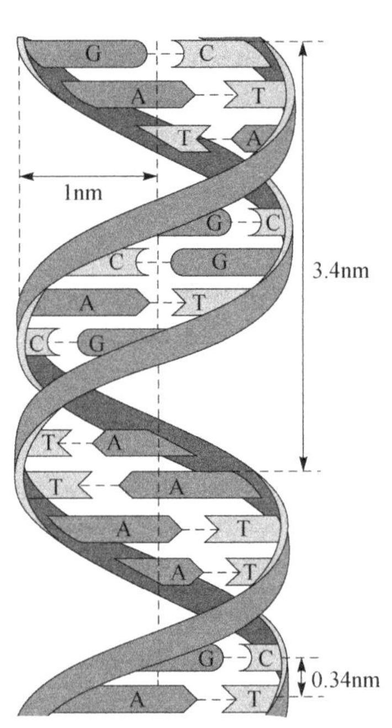

图 2-5 DNA 分子结构的示意图

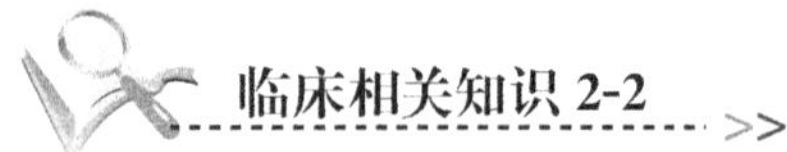

临床相关知识 2-2

★DNA 疫苗★

DNA 疫苗（DNA vaccine）又称基因疫苗或核酸疫苗，是 20 世纪 90 年代发展起来的继减毒疫苗、基因工程疫苗之后的第三代疫苗。最初是 Wolff 等将 DNA 质粒注射到小鼠的骨骼肌后，发现外源性基因在肌细胞中可以很好地表达，并且可以诱导产生抗体。这一发现直接导致了 DNA 疫苗的诞生。DNA 疫苗是用编码病原

体有效免疫原的基因与质粒构建重组体，通过直接免疫机体使之表达保护性抗原，从而诱导机体产生针对性抗原的特异性免疫。最初研究的DNA疫苗多用于病毒和肿瘤疾病的防治，近年来，很多细菌DNA疫苗相继问世。与传统疫苗相比，DNA疫苗有以下优点：①可以表达天然抗原，免疫效果好；②可以利用一种载体表达多种蛋白质，从而达到预防多种疾病的效果；③可以诱导体液免疫和细胞免疫；④安全性较好，DNA疫苗一般不与宿主基因组DNA整合；⑤免疫持续性较强，避免了传统疫苗多次免疫的烦琐；⑥制备成本低，且便于保存和运输。

2. RNA的结构

RNA是一种单链的多核苷酸，一般为线性结构，但某些RNA分子的局部可通过自身折叠形成发夹样的假双链，也称为RNA的发夹结构。RNA的分子大小差异很大，核苷酸数目少的只有20多个，多的有数千个。对RNA结构和功能的研究近年来得到了飞速发展，随着RNA干扰现象的揭示，新的RNA被不断发现，小RNA成为细胞生物学的研究热点之一，人们对RNA的功能也有了全新的认识。

（1）mRNA

mRNA是唯一的编码RNA，是细胞中蛋白质合成的模板。mRNA占细胞内RNA总量的1%～5%。其含量虽少，但种类繁多且大小不一，每个哺乳动物细胞可含有数千种大小不同的mRNA，而且不同组织细胞中的mRNA种类相差很大。真核细胞与原核细胞的mRNA在结构和功能上差别也很大，主要体现在以下几个方面：①真核细胞的mRNA在转录生成后要经过剪接、加工、修饰等成熟过程，原核细胞的mRNA转录生成后即为成熟的mRNA。②真核细胞的mRNA 5′端有一个7-甲基三磷酸鸟苷（m^7Gppp）的帽子结构，3′端有20～250个腺苷酸组成的多聚腺苷酸尾巴，也称polyA尾巴，原核细胞的mRNA没有帽子结构和polyA尾巴。③真核细胞的mRNA为**单顺反子**（monocistron），即每个mRNA分子只携带一种蛋白质的遗传信息，指导合成一条多肽链；而原核细胞的mRNA为**多顺反子**（polycistron），每分子mRNA可携带几种蛋白质的遗传信息，指导几种蛋白质的合成。真核细胞和原核细胞的mRNA两端都各有一段由30到数百个核苷酸组成的非编码区，中间是具有编码蛋白质功能的编码区。

（2）tRNA

tRNA占细胞中RNA总量的5%～10%，分子较小，由70～90个核苷酸组成，其中10%～20%为稀有碱基，如假尿嘧啶、甲基化嘌呤等。tRNA的二级结构呈三叶草形，包括氨基酸臂、二氢尿嘧啶环（D环）、反密码环和TψC等部分。在氨基酸臂部，游离的3′端有CCA序列，是特定氨基酸的结合部位，它能以共价键与活化的特定氨基酸结合；与氨基酸臂相对应的另一端是呈球形的反密码环，其中含有三个碱基构成的**反密码子**（anticodon），可以识别mRNA上的密码子并与之互补结合。因此，tRNA既可识别特异的氨基酸，又可识别mRNA上的密码子，可将特定的氨基酸转运到核糖体上，参与蛋白质的合成。

（3）rRNA

rRNA是构成核糖体的组分，是细胞中含量最丰富的RNA，约占细胞中RNA总量的85%，相对分子质量大，代谢更新慢。rRNA的大小一般用沉降系数S表示。原核细胞中有23S、5S和16S三种rRNA。真核细胞中含有28S、5.8S、5S和18S四种rRNA。

(4) 小 RNA

小 RNA(small RNA)是近年来发现的一些相对分子质量较小，广泛存在于动物、植物和细菌中的**非编码 RNA**(non-coding RNA)，具有基因调控功能。主要包括**微小 RNA**(microRNA，miRNA)和**小干扰 RNA**(small interference RNA，siRNA)两类。

(5) 核酶

核酶(ribozyme)是具有酶活性的 RNA 分子。核酶的底物是 RNA 分子，它们通过与序列特异性的靶 RNA 分子配对而发挥作用。核酶的基本催化作用是对靶 RNA 的位点特异性剪切或剪接。利用核酶的作用特性，人工设计合成针对遗传病和病毒感染性疾病的特异性核酶，可用于基因修复和基因治疗。

3. 核酸的功能

核酸的功能多样，几乎涉及细胞功能的所有方面。DNA 是生物的遗传物质，主要功能是储存、复制和传递遗传信息，通过遗传信息的表达决定生物性状。RNA 的核心功能是作为遗传信息由 DNA 到蛋白质的中间传递体，担负这种核心功能的是 mRNA、tRNA 和 rRNA。小 RNA 参与 RNA 转录后水平的基因调控。核酶具有生物催化剂的功能。

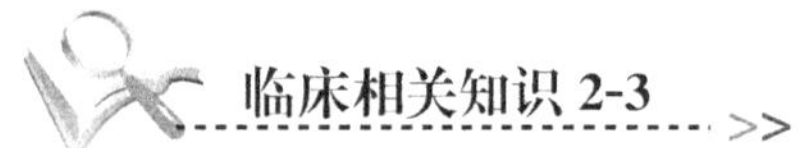

★RNA 干扰与肿瘤的治疗★

RNA 干扰(RNAi)不仅可以用于基因功能研究，而且可以用于肿瘤的基因治疗。采用 RNAi 技术可特异性地抑制癌基因、癌相关基因或突变基因的过度表达，使这些基因呈现沉默或休眠状态，从而达到肿瘤治疗的目的。与基因替代、反义寡核苷酸治疗、细胞因子基因治疗等传统基因治疗方法相比，RNAi 技术具有明显优势。RNAi 技术不但具有特异、高效、毒性小，可同时抑制多个不同的基因，其抑制效果互不干扰的特点，还可根据基因家族中多个基因具有一段同源性很高的保守序列这一特点，针对该保守序列设计相应的双链 RNA 片段，这样在基因治疗时只需注入一种双链 RNA 分子，即可引起多个基因的转录后基因沉默。目前，RNAi 技术已被用于多种肿瘤治疗的实验研究，研究结果提示，RNAi 技术用于肿瘤的基因治疗是可行且有效的，RNAi 技术在肿瘤的基因治疗方面具有良好的应用前景。

第二节　细胞的起源

细胞是生命的基本单位，细胞的起源就是原始生命发生的过程。这是一个复杂难解的过程，因为推测原始生命出现于几十亿年前，其发生环境无法模拟，发生过程中的关键因素或关键事件无从得知。人们只能根据生命的物质基础，结合大自然储存的支离破碎的线索来探索原始生命的发生过程。目前的观点认为，地球上的生命是由非生命物质经过漫长的演化而来，生命的发生是化学进化的结果。在生命出现以前的远古时期，经历了元素形成和简单化合物形成两个阶段后，形成了四类有机物，核苷酸、氨基酸、单糖和脂肪酸。原始细胞是由这些有机分子自发地聚集形成的，过程包括三个阶段：首先产生了能自我复制的 RNA 多聚体，然后在 RNA 指导下合成了蛋白质，最后出现了将 RNA 和蛋白质包围起来的膜，并逐渐演变为原始细胞。

一、由无机小分子演变为有机小分子物质

20 世纪 20 年代，A. L. Oparin 和 J. B. S. Haldane 相继提出了生命起源的化学进化观点，认为早期的地球经过若干亿年的演变，原始大气层中主要含有二氧化碳、氮气、氢气和少量的甲烷、氨等，但几乎没有氧气，大气层呈还原状态。这些物质在雷电、紫外线和火山爆发等因素作用下，可以形成简单的有机小分子，如核苷酸、氨基酸、单糖和脂肪酸。1953 年，著名的米勒-尤里（Miller-Urey）模拟原始地球环境实验证实了这种观点。在随后的多年间，科学家们用类似米勒-尤里的实验条件，以更精确的技术手段合成出几乎全部与生命起源有关的生物小分子。此外，在来自外太空的陨石和取自外太空的样品中都检出包括 20 种氨基酸和碱基在内的多种有机小分子的存在。据此推测，原始地球大气层的还原状态为有机物的合成提供了良好契机，为生命起源提供了环境基础。在原始地球上，简单的有机小分子经过雨水的冲刷作用，汇入江河湖泊或原始海洋中，使它们成为富含有机物的溶液，即地球早期的“原始汤”，从而为生命的诞生创造了条件。这就是现今的主流观点——生命起源于水。

二、由有机小分子演变为生物大分子物质

一般认为，在原始地球上形成的有机小分子被雨水冲刷到原始海洋中，经长期进化和选择，逐渐聚合成生物大分子，如核苷酸之间通过磷酸二酯键相连接，并逐步形成线性多核苷酸；氨基酸之间通过肽键相连接，形成多肽。美国科学家 F. Fox 等曾进行合成生物大分子的模拟实验，他们发现，将各种氨基酸混合，置于 130～180℃下加热 1h，或加入多聚磷酸后 60℃温育较长时间，能产生具有肽键结构的类蛋白质物质。同时还证明，多核苷酸也能按照这种方式生成。这说明有机化合物和生物大分子可以通过化学方法合成。

关于核酸和蛋白质的起源，目前普遍认为生命起源于 RNA。核酸既是遗传信息的载体，能进行自我复制，又具有催化功能，因此可能早于蛋白质出现于原始地球。且核酸中的 RNA 应早于 DNA 出现，核酶为这一观点提供了有力证据。

三、由生物大分子演变为原始细胞

在原始地球的海洋中，由有机小分子聚合而成的生物大分子之间相互作用，进一步形成多分子体系。以核酸和蛋白质为主体的多分子体系在演化过程中渐趋复杂，当它们具有复制更新和初始代谢功能时，就可能体现出初始的生命现象，这就是一种被称为前细胞形态的原始生命体。原始生命体应初步具备以下功能：①能利用天然能量形式（如 ATP）驱动化学反应；②出现了酶，形成了酶催化反应体系；③具有可复制的遗传信息

系统，能指导合成蛋白质。

原始细胞形成的重要标志是细胞膜的出现。据推测，在原始地球的海洋中存在类脂物质，这些具有双亲媒性的类脂分子在极性物质的界面上能自发地形成类脂双分子层。因此，原始生命体的界膜几乎是天然形成的，可以把它看成是原始生命体多分子体系的一部分。被类脂双分子层包围的原始生命体获得了比较稳定的进化环境，经过突变和自然选择，逐渐形成了原始细胞。

第三节　细胞的基本概念

一、细胞是生命活动的基本单位

除病毒外，所有生物都是由细胞组成的。细胞既是一个相对封闭的功能单位，能够自我调节和独立生存，又是一个开放体系，不断与外界进行物质、能量和信息交换。一切生命现象，诸如生长、发育、增殖、分化、遗传、代谢、应激、运动、衰老、死亡等都在细胞的基本属性中得到体现。细胞是生命活动的基本单位，这一概念看似简单，实则概括性强，内涵广泛深刻。对细胞的这一概念，从多维的角度理解，有以下几个方面的含义：①细胞是生物的基本结构单位；②细胞是代谢和功能的基本单位；③细胞是有机体生长和发育的基础；④细胞是遗传的基本单位；⑤没有细胞就没有完整的生命。

（一）细胞是生物的基本结构单位

所有生物都是由细胞构成的。不同种类生物的细胞数目和细胞种类差异很大。单细胞生物仅由一个细胞构成，多细胞生物根据其机体结构复杂程度由数百乃至数万、数亿计的细胞构成。一个成人个体约有 10^{14} 个细胞，一个初生婴儿约有 2×10^{12} 个细胞。高等生物在个体发育过程中，通过细胞分化形成了多种不同类型的细胞，如人体内有 200 多种不同类型的细胞，它们在形态结构、生化组成和生理功能等方面有很大的差异。在高等动物体内，功能相同的细胞群体构成机体的组织，功能相近的组织构成机体的器官，功能相关的器官构成机体的系统。尽管高等生物体是一个有机的整体，构成高等生物体的细胞之间在结构和功能上密切联系，但仅就机体构造而言，每一个细胞都以自己相对独立的形态与结构参与机体的构建，构成生物体的基本结构单位。

（二）细胞是代谢与功能的基本单位

生物体的一切生命活动和生命现象，都是其基本构成单位——细胞的生命活动的集成。作为细胞社会的一员，细胞的生命活动受到机体严格、精密的调控。但基于细胞是相对独立的结构单位，每一细胞都有一套完整的结构和功能体系，有相对隔离于外界的界膜和由此形成的特异胞内微环境，细胞又有一定的代谢和功能独立性，表现为一个相对独立、高度有序且严格自控的代谢与功能体系。因此细胞是生物体代谢和功能的基本单位。

（三）细胞是生物体生长和发育的基础

生长与发育是关系密切、界限不清的两个概念。一般认为，生长是指有机体及其组织、器官体积和质量的增大，侧重于量的变化，通过细胞增殖（增加细胞的数目）和细胞生长（增加细胞的体积）而实现；发育是指机体从单细胞受精卵到成体所经历的一系列有序的发展变化过程，是机体的构造和机能从简单到复杂直至成熟的过程，侧重于质的变化，通过细胞增殖、细胞生长、细胞分化和细胞凋亡而实现。毋庸置疑，细胞是生物体生长和发育的基础，这也是研究生物发育的基础。

（四）细胞是遗传的基本单位

细胞具有遗传的全能性。不论是高等生物或低等生物的细胞，动物细胞或植物细胞，每一个细胞的细胞核里都含有全套的遗传信息。植物单个的生殖细胞或单个体细胞、未受精的两栖动物的卵细胞，体外经人工培养与诱导可发育成完整的个体。从人体和动物的大部分组织分离出来的单个细胞，虽然不能像植物细胞那样被诱导分化与发育成完整的个体，但大多数可以在体外培养、生长、增殖和传代。20 世纪 60 年代初期，用非洲爪蟾所做的核移植实验首次证明了终末分化细胞的细胞核具有全能性。后来从不同动物成体细胞取出细胞核并移植到去核的卵中的动物克隆实验进一步证明，每一种细胞都具有遗传的全能性。因此，可以认为细胞是遗传的基本单位。

（五）没有细胞就没有完整的生命

体外培养的单个细胞可以表现出生长、增殖等独立的生命活动。然而，从细胞中分离出的任何结构，即使是结构完好的细胞核或含有遗传信息的线粒体，也不能在体外培养生存。病毒虽然是非细胞形态的生命体，但它们必须在侵染的细胞内才能表现出其基本的生命特征（增殖与遗传），离开了细胞，病毒就不能增殖和长期生存。这些都说明细胞是生命活动的基本单位，没有细胞就没有完整的生命。

二、细胞的基本共性

地球上物种统一性的基础是细胞。构成各种生物有机体的细胞种类繁多，形态结构和功能各异，但作为生命活动基本单位的所有细胞都具有共同的进化起源前体——原始细胞，并表现出一些共同的特性。

1. 细胞都具有细胞膜

所有的细胞表面都具有由磷脂和蛋白质按照一定方式组织而成的细胞膜，以此将细胞质和胞外环境分隔，为细胞的生命活动提供相对稳定的内部环境。细胞膜具有选择通透性，能够利用其含有的泵、载体蛋白和通道蛋白控制物质进出细胞。细胞膜还与细胞识别、信号传递密切相关，并参与形成细胞表面特化结构、介导细胞与细胞及细胞与胞外基质之间的连接、为酶提供附着位点等。

2. 细胞都具有 DNA-RNA 的遗传体系

所有细胞都具有由 DNA 和 RNA 构成的遗传体系，都由 DNA 以线性化学密码形式存储遗传信息，以半保留方式通过模板复制遗传信息，并选择性地将遗传信息转录给 RNA。RNA 是遗传信息由 DNA 流向蛋白质的中间体。

3. 细胞都具有核糖体

核糖体是合成蛋白质的机器，是细胞不可缺少的基本结构。核糖体由大、小两个亚基组成，其主要成分是蛋白质和 rRNA。

4. 细胞都以生物催化剂催化各种代谢反应

在细胞生命活动过程中，时刻发生着种类繁多的代谢反应，它们都是由生物催化剂催化的。迄今为止，人们发现的生物催化剂有两类：一类是酶，是由活细胞合成的、对其特异底物起高效催化作用的蛋白质，是细胞内催化各种代谢反应的主要催化剂；另一类是近年来发现的核酶，是具有催化活性的 RNA。

5. 细胞都以 ATP 作为能量流通形式

细胞不能创造能量，细胞的能量来源于外界环境。细胞从外界环境中摄取营养物质，营养物质在细胞内的生物氧化是细胞能源的主要获得途径。生物氧化过程中释放的能量主要以化学能的形式储存于 ATP 中。当细胞进行各种生命活动需要能量时，ATP 又是直接供能者。ATP 是细胞能量的转换分子，是细胞的“能量货币”。

6. 细胞都以一分为二的分裂方式自我增殖

遗传物质在分裂前复制加倍，分裂时均匀地分配到两个子细胞中，保证了细胞遗传的稳定性，这是物种繁衍和生命延续的基础与保证。

第四节　原核细胞、古核细胞和真核细胞

近年来，随着 DNA 序列分析技术的发展，基于物种基因组的比较研究，生物的进化关系得到更加直接和精确的确定，目前可将细胞分为原核细胞、真核细胞和古核细胞三大类。

一、原核细胞

原核细胞（prokaryotic cell）进化地位原始，结构简单，没有核、质分化（图 2-6）。外被细胞膜，其结构和化学组成与真核细胞膜相似。细胞膜外有一层坚韧的细胞壁（cell wall），主要成分是蛋白多糖和糖脂，具有维持细胞形态和保护的作用。原核细胞没有典型的细胞核，细胞质内仅含有 DNA 区域，但无核膜包围，因此，该区域被称为**拟核**（nucleoid）。拟核内只含有一条不与蛋白质结合的裸露环形 DNA 分子，遗传信息量小。原核细胞的细胞质中既没有内质网、高尔基体、溶酶体和线粒体等膜性细胞器，也没有微管、微丝、中心粒等非膜性结构，但含有丰富的核糖体和一些细胞膜的特化结构（如间体等）。原核细胞的核糖体为 70S，由一个 50S 的大亚基和一个 30S 的小亚基组成。原核细胞在功能上的特点是遗传信息的转录和翻译同时进行，即边转录边翻译，转录而来的 mRNA 无需加工。与真核细胞相比，原核细胞较小，直径 0.2～10μm。由原核细胞构成的生物称为原核生物，主要包括支原体、衣原体、细菌、放线菌、蓝绿藻等，其中支原体是最小的原核生物。

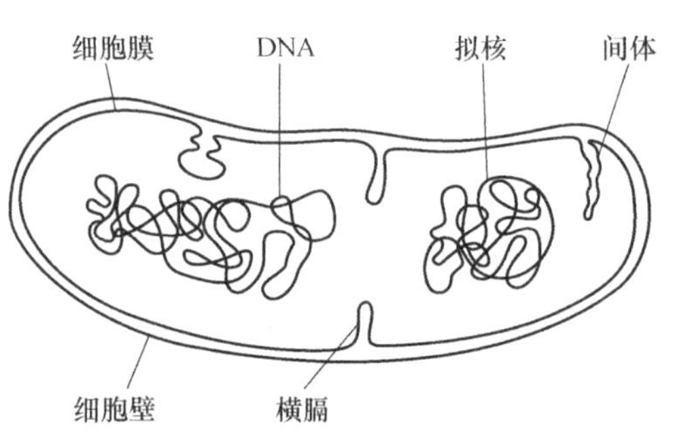

图 2-6　原核细胞结构模式图（Lodish et al.，2000）

二、古核细胞

古核细胞（archaebacteria）也称为古细菌或古核生物，是一类非常特殊的细菌，多生长在极端的生态环境中。最早发现的古核生物是产甲烷细菌类，对其16S rRNA核苷酸序列的同源性比较分析发现，它与原核细胞相差甚远，而与真核细胞更为近似。后来又陆续发现许多其他的古核生物，如生活在高浓度盐水中的嗜盐细菌（halobacteria）、生长在燃烧煤堆中的热原质体（thermoplasma）等。古核细胞的形态结构、遗传结构及基本生命活动方式具有原核细胞的某些特征，如具有细胞壁、无核膜及内膜系统、基因组为一环状DNA、常含有操纵子结构等。然而古核细胞与真核细胞具有更多相似的特征，如古核细胞DNA中含有重复序列，且多数存在内含子；DNA与组蛋白构成类似核小体的结构；核糖体的大小及组成核糖体的蛋白质种类介于原核细胞和真核细胞之间，但对抗生素的反应更类似真核细胞；5S rRNA序列及二级结构与真核细胞相似，而与原核细胞相差甚远。此外，DNA聚合酶分析及氨酰tRNA合成酶的作用、起始氨酰tRNA与肽链延长因子等分析，也表明古核细胞与真核细胞在进化上的关系较与原核细胞更为密切。因此，真核细胞起源于古核细胞的观点更加明晰。

三、真核细胞

真核细胞（eukaryotic cell）进化程度高，结构和功能比原核细胞复杂，区别于原核细胞的主要特征是核物质被核膜包围起来，形成了典型的细胞核。由真核细胞构成的生物称为真核生物，包括单细胞生物、原生生物、动植物及人类等。

（一）真核细胞的基本结构体系

真核细胞在亚显微结构水平上可分为三个基本结构体系，即生物膜系统、遗传信息表达系统和细胞骨架系统（图2-7）。这三个基本结构体系构成了细胞内部结构精密、分工明确、职能专一的各种细胞器，以此为基础保证了细胞生命活动的高度有序和精密调控。

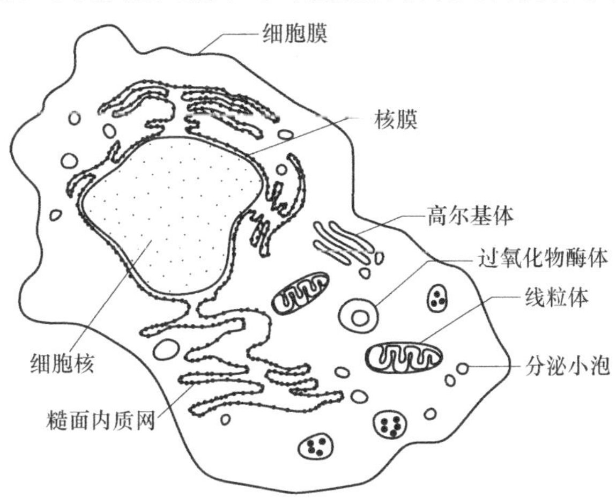

图2-7 真核细胞的亚显微结构模式图（Lodish et al.，2000）

1. 生物膜系统

以由脂质和蛋白质构成的生物膜为基础形成的一系列膜性结构或细胞器，包括细胞膜、内质网、高尔基体、线粒体、溶酶体、过氧化物酶体和核膜等。生物膜系统使真核细胞高度区室化，为生命活动的各种代谢反应提供了丰富的膜表面。组成生物膜系统的细胞器均含有其特殊的酶或蛋白质，在细胞内各自独立地执行其功能。例如，细胞膜的主要功能是进行物质交换、信息传递、细胞识别及代谢调节作用；双层核膜把细胞分成细胞质和细胞核两大结构和功能区域，不仅有利于遗传物质的稳定和表达，而且在控制细胞核与细胞质之间的物质交换方面起重要作用；线粒体是细胞的能量转换器，提供细胞生命活动所需要的能量；内质网是细胞内蛋白质和脂类等生物大分子合成的场所；高尔基体是合成物质加工、包装和分选的细胞器；溶酶体则是细胞内的消化器官，能消化分解各种生物大分子。

2. 遗传信息表达系统

真核细胞的遗传信息表达系统是由 DNA-蛋白质和 RNA-蛋白质复合物构成的执行遗传信息储存、复制、转录和翻译的结构体系。储存遗传信息的 DNA 与蛋白质结合，组装成纤维状的染色质（或染色体），遗传信息的复制与转录都在染色质上进行。遗传信息的翻译是在核糖体中进行的。核糖体是由 rRNA 和蛋白质构成的颗粒状结构，由大小两个亚基组成，直径为 15～25nm，沉降系数为 80S。

3. 细胞骨架系统

细胞骨架是由一系列纤维状蛋白质构成的网状结构系统，分为细胞质骨架和核骨架。广义的细胞骨架包括细胞质骨架和核骨架，狭义的细胞骨架仅指细胞质骨架。细胞质骨架主要由微管、微丝和中间丝构成，其功能是维持细胞的形态和结构，参与细胞运动、细胞内物质运输、细胞分裂及信息传递等生命活动。广义的核骨架包括核纤层与核基质两部分。核骨架与基因表达及染色体的包装和分布有密切关系。

（二）细胞的大小和数目

不同种类的细胞大小差异很大，真核细胞的直径大多数为 10～100μm，需要借助显微镜才能看到。但也有少数种类的细胞体积较大，如卵生动物的卵细胞，尤其是鸵鸟的卵细胞直径有 12～15cm，被认为是最大的动物细胞。再如长颈鹿的神经细胞长 3m 以上。在人体细胞中，最大的是卵细胞，直径约 200μm，最小的是精子，头部只有 5μm，成熟的红细胞直径为 7～8μm，口腔上皮细胞直径为 80μm，个别的神经元可长达 1m，但其胞体直径却只有 20μm。细胞的大小与细胞的功能相适应，如卵生动物的卵细胞较大，是因其胞质中含有大量的胚胎发育所需的营养物质。

细胞的大小与生物体及器官的大小没有相关性。鲸是最大的动物，但鲸的细胞并不大。大象和小鼠的体形大小相差悬殊，但大象和小鼠相应器官与组织的细胞大小并无明显差异。人、牛、马与小鼠的相应组织的细胞大小几乎相同。机体或器官的大小主要取决于细胞的数量，与细胞的数量成正比，而与细胞的大小无关，这种关系称之为细胞体积的守恒定律。

对于单细胞生物而言，一个细胞就是一个独立的生物体。而多细胞生物尤其是高等生物的组成细胞很多，无法准确计算，往往只能根据细胞的体积和生物体的体积或某一器官的体积，估计构成生物体或某一器官的细胞数目。如一个新生婴儿约有 2×10^{12} 个细胞。

机体细胞数目的增加依靠细胞的分裂增殖。各种细胞的增殖能力不同，如人的神经细胞一般从婴儿出生后就丧失了增殖能力，只随机体的生长而增大、延伸；肝和肾的细胞在个体发育成熟后增殖缓慢或暂不增殖，只有在细胞大量死亡时，才会迅速增殖；而红细胞和皮肤表面的细胞则是处于不断地更新中，人的红细胞寿命约为 120d，人体中每秒约有 200 万个红细胞因死亡而更新。生物体细胞的数目不是一成不变的，而是处于动态平衡之中。

（三）细胞的形态结构与功能的关系

细胞的形态多种多样，但每种细胞的形态是一定的，如上皮细胞呈扁平形，肌肉细胞呈纺锤形，神经细胞呈星芒形等。细胞的形态与其功能相适应，这是生物长期进化的结果。

红细胞在体内随血液循环而流动，主要功能是输送 O_2 和 CO_2。与其功能相适应，红细胞呈双凹圆饼形，体积相对较小，哺乳动物的红细胞内无细胞核，也无其他重要细胞器，主要是由细胞膜包被着血红蛋白。这些高度特化的形态结构特点是红细胞执行其特定功能的基础保证。双凹圆饼形的形态既最大限度地增大了细胞的表面积，又非常有利于细胞在血管中的通畅流动；体积小则相对表面积大，不仅提高了气体交换效率，而且也同样利于细胞的流动；细胞内主要含血红蛋白，可以结合更多的 O_2 和 CO_2。

具有分泌功能、分泌不同物质的各类分泌细胞，在形态结构上表现出一定的共同性。例如，分泌蛋白质类物质的各种腺细胞都有极性，一端是近侧端，为吸收表面，与基膜相连；另一端是游离面，是分泌表面。吸收表面的细胞膜形成大量的皱褶，皱褶膜内分布有大量的线粒体，这有利于提高物质跨膜运输的效率及能量供应。游离端往往形成很多微绒毛以增加表面积，提高分泌效率。细胞内的内质网和高尔基体很发达，线粒体的数量也较多，且相对集中分布在内质网附近，这些都是蛋白质高速合成、加工、分选和分泌的保障。核仁的体积一般较大，这是因其要提供足够的核糖体。

哺乳动物和人类的生殖细胞经过分化和发育，形成高度特化的细胞，它们的形态和结构非常有利于受精和卵裂。为了保证运动轻盈灵活和易于入卵，精子特化成了机体中体积最小、结构最简单的细胞，其头部除含有细胞核外，几乎不含细胞质，头部前端有顶体，尾部是具有运动功能的鞭毛。卵细胞则不同，为了保证受精后卵裂和早期胚胎发育，卵细胞中必须储存大量的 mRNA、蛋白质和养料，致使卵细胞在成熟过程中体积骤增，成为机体中最大的细胞。除上述特化细胞外，其他细胞也遵循形态结构与功能相适应的基本规律。

（四）原核细胞与真核细胞的比较

原核细胞与真核细胞在结构和功能方面存在很大差异，现将二者的差异做一概括性的比较（表 2-1）。

表 2-1 原核细胞与真核细胞在结构和功能方面的比较

特征	原核细胞	真核细胞
细胞结构		
核膜	无	有
内膜系统及线粒体	无	有
核仁	无	有
细胞骨架	有细胞骨架结合蛋白	有
核糖体	有，70S	有，80S

续表

特征	原核细胞	真核细胞
基因组结构		
DNA 量（信息量）	少	多
DNA 分子结构	环状	线状
染色质或染色体	DNA 裸露，不与组蛋白结合，但可与少量类组蛋白结合，仅有 1 条 DNA	DNA 与组蛋白结合形成核小体及染色体的各级高级结构，有 2 条以上 DNA
基因结构特点	无内含子，无大量的 DNA 重复序列	含有内含子和大量的 DNA 重复序列
转录与翻译	同时在胞质内进行	核内转录，胞质内翻译
转录与翻译后大分子的加工与修饰	无	有
细胞分裂	无丝分裂	有丝分裂，减数分离，无丝分裂

1）真核细胞具有核膜，从而将细胞分为细胞核与细胞质两部分。双层核膜将遗传物质及其复制和转录过程局限在一个独立区域，形成了一个特异的微环境，构成了生命活动的控制中心。而蛋白质合成、能量代谢，以及其他一系列代谢过程则在细胞质中进行。而原核细胞没有核膜，没有真正的细胞核，遗传物质储存在细胞质中的拟核区，遗传信息的复制、转录和翻译都在细胞质中进行。

2）真核细胞的细胞质中以膜系统为基础形成了结构更精细、功能更专一的多种膜性细胞器。这种细胞内部结构与功能的分化是真核细胞区别于原核细胞的重要标志。原核细胞没有膜性细胞器，但有些原核细胞的细胞膜内陷折叠，形成间体等结构。

3）真核细胞具有排布精密的网络状细胞骨架系统，而原核细胞没有细胞骨架。

4）遗传信息量的扩增、遗传装置与基因表达方式的复杂化和多层次化是真核细胞不同于原核细胞的又一重要标志。真核细胞核中的 DNA 分子少则数条，多则数十条，可储存大量的遗传信息；DNA 分子与多种组蛋白结合，包装成染色质或染色体，增加了遗传物质的稳定性；基因表达具有严格的程序性和精确的时空性，转录和翻译不在同一时间、同一区域进行，转录生成的 mRNA 需在核中经历剪接、加工、修饰的成熟过程，基因调控层次多，机制复杂等。相比之下，原核细胞的遗传物质信息量小，结构简单，稳定性较差，转录和翻译在同一时间、同一地点进行，转录生成的 mRNA 不需加工修饰，基因调控层次少，机制相对简单。

复　习　题

1. 蛋白质在细胞的生命活动中有哪些功能？
2. 核酸有哪些类型？各有什么功能？
3. 如何理解“细胞是生命活动的基本单位”这一概念？不同种类的细胞有哪些基本共性？
4. 原核细胞与真核细胞的区别有哪些？简述真核细胞的基本结构体系。

（河南大学　闫文义）

第三章　细胞膜与细胞表面

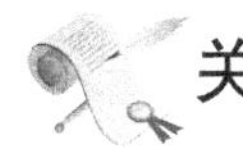

关键知识点

- 细胞膜是包围在细胞质表面的一层薄膜，也称质膜，在维持细胞内环境的稳定和多种生命活动中起重要作用。细胞膜由脂类、蛋白质和糖类构成，其中以脂类和蛋白质为主。膜脂包括磷脂、胆固醇和糖脂，其中以磷脂含量最多。膜蛋白是膜功能的体现者，根据其与脂分子的结合方式及其分布位置，可分为周边蛋白质、整合蛋白质和脂锚定膜蛋白。
- 在许多膜分子结构模型中最具代表性的有单位膜模型、流动镶嵌模型和脂筏模型等。细胞膜具有流动性和不对称性两个显著特性。膜的流动性主要是指膜脂的流动性和膜蛋白的流动性；膜的不对称性决定了膜功能的方向性。
- 细胞表面是一个具有复杂结构的多功能体系，由细胞外被、细胞膜和膜下胞质溶胶构成。广义的细胞表面还包括细胞连接、细胞黏附和细胞膜的表面特化结构。
- 细胞识别是指细胞与细胞之间相互辨认和鉴别，以及对自己和异己物质认识的现象，细胞识别实质上是分子识别，主要参与分子是细胞被中或细胞外基质中的糖蛋白。细胞识别可引起配体进入细胞、细胞黏着和信息的跨膜传递等不同的细胞效应。

★关键词： 细胞膜；生物膜；细胞表面；脂质体；周边蛋白质；整合蛋白质；脂锚定膜蛋白；单位膜；流动镶嵌模型；脂筏；细胞识别；细胞黏附

细胞膜（cell membrane）是包围在细胞表面、由脂类、蛋白质和糖类组成的生物膜，又叫**质膜**（plasma membrane），厚度一般为 7～10nm。细胞膜的出现是生命进化过程中的重要里程碑。细胞膜构成了细胞中的生命物质与外界环境之间的界膜，使细胞享有相对稳定的独特内环境，保障了细胞生命活动的复杂、精细、高效和有序；细胞膜又不是一层机械屏障，而是一种功能多样、具有高度选择透性的被膜，在细胞与周围环境的物质运输、能量转换和信息传递过程中起着关键作用，并且与细胞许多基本的生命活动，如细胞的生长、发育、分裂、分化及细胞的识别、黏附等密切相关。细胞膜结构和功能的改变影响细胞的生命活动，进而引发相应的疾病。因此，正确认识细胞膜的结构和功能对揭示生命活动的奥秘、防治相关疾病具有重要意义。

除质膜外，细胞内还含有丰富的、具有特定生物学功能的膜相结构，如内质网、高尔基体、溶酶体、线粒体等，它们使细胞内部区室化。相对于质膜，细胞内的膜相结构称为内膜。内膜和质膜具有相似的化学组成和分子结构，功能上联系密切，因此统称为**生物膜**（biological membrane）。

细胞膜结构和功能的研究是目前分子细胞生物学的重点研究领域之一。通过对细胞膜的化学组成、分子结构和生物学功能的了解，有助于对所有生物膜的结构和功能的了解。

细胞表面是细胞与外界环境物质相互作用，产生多种复杂功能的区域，其功能与细胞膜的功能相关，是细胞膜功能的扩展。

第一节 细胞膜的组成和结构

一、细胞膜的化学组成

细胞膜由脂类、蛋白质和糖类构成，其中以脂类和蛋白质为主。脂类排列成双分子层，构成膜的基本结构；蛋白质以不同形式与脂类结合，构成膜的功能主体；糖类分布在膜的外表面，与脂类或蛋白质结合形成糖脂或糖蛋白。不同类型细胞的细胞膜中，脂类、蛋白质和糖类的比例有所差异。一般而言，脂类约占细胞膜总量的50%，蛋白质占40%～50%，糖类占1%～10%。通常认为，膜中蛋白质含量越高，膜的功能越复杂；相反，膜中蛋白质含量越低，膜的功能越简单。例如，神经髓鞘的功能比较简单，主要起绝缘作用，其膜中脂类含量高达80%，蛋白质含量显著低于脂类。

（一）膜脂

生物膜中的脂类称为**膜脂**（membrane lipid），是生物膜的基本组成成分。膜脂既为各种膜蛋白提供了功能环境，又赋予膜不许大多数水溶性物质自由通过的屏障作用。一个动物的细胞膜中约有 10^9 个脂类分子，即每平方微米细胞膜中约有 5×10^6 个脂类分子。膜脂主要有三种类型：磷脂、胆固醇和糖脂，其中以磷脂含量最多。

1. 磷脂

磷脂（phospholipid）结构中含有磷脂酰碱基，是膜脂的主要成分，占膜脂的50%以上。磷脂可分**甘油磷脂**（phosphoglyceride）和**鞘磷脂**（sphingomyelin）两类。根据磷脂酰碱基的不同，甘油磷脂又分为**磷脂酰胆碱**（phosphatidylcholine，PC）（卵磷脂）、**磷脂酰乙醇胺**（phosphatidylethanolamine，PE）（脑磷脂）、**磷脂酰丝氨酸**（phosphatidylserine，PS）和**磷脂酰肌醇**（phosphatidylinositol，PI）等。膜中含量最多的是磷脂酰胆碱，其次是磷脂酰乙醇胺，磷脂酰肌醇在膜脂中的含量很少，但在细胞信号转导中起重要作用。磷脂酸是各种甘油磷脂共同的结构前体，它以1分子甘油为骨架，甘油分子的1、2位羟基分别与脂肪酸形成酯键，3位羟基与磷酸形成酯键。磷脂酸以其磷酸基团与不同分子（胆碱、乙醇胺、丝氨酸或肌醇）结合，形成上述各种甘油磷脂。共同的结构前体赋予各种甘油磷脂共同的结构特征：①具有一个亲水的极性头部和一个疏水的非极性尾部，故为**双亲性分子**（amphipathic molecule），头部由带负电荷的磷酸基团和与其结合的亲水性末端小分子构成，尾部为两条脂肪酸链。②脂肪酸链的长度各异，多数由16，18或20

个碳原子组成，均为偶数个。③脂肪酸链的饱和度不同，常常含有饱和脂肪酸（如软脂酸）和不饱和脂肪酸（如油酸），不饱和脂肪酸含有顺式双键，顺式双键处形成一个约30°的弯曲。

鞘磷脂主要存在于神经元细胞膜中，其他类型的细胞膜中含量很少，因此又称神经鞘磷脂。鞘磷脂也是双亲性分子，其结构与磷脂酰胆碱相似，以鞘氨醇取代甘油为骨架，鞘氨醇分子末端的一个羟基与胆碱磷酸结合形成亲水头部，鞘氨醇的氨基与一条脂肪酸链以酰胺键结合形成疏水尾部，另一个游离羟基可与相邻脂分子的极性头部、水分子或膜蛋白形成氢键（图 3-1）。

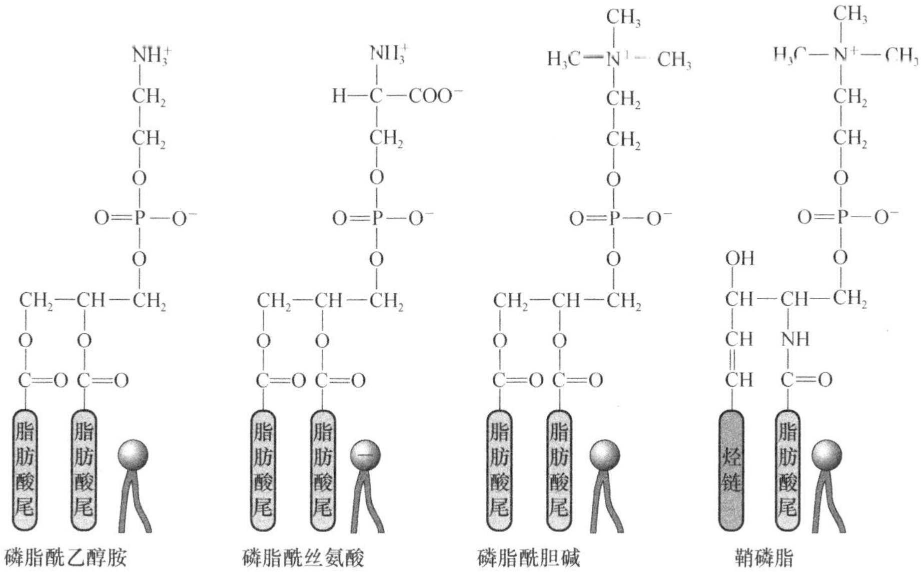

图 3-1　构成生物膜的主要磷脂的分子结构（杨恬，2010）

2. 胆固醇

胆固醇（cholesterol）是真核细胞膜中另一类重要的膜脂成分，动物细胞膜中含量丰富，在某些动物细胞膜中与磷脂的比例可达 1∶1；植物细胞膜中胆固醇含量很少，约占膜脂的 2%。胆固醇也是双亲性分子，分子较小，散布在磷脂分子之间，极性头部为单一羟基，贴近磷脂的极性头部，非极性的固醇环和烃链位于磷脂尾部之间，与脂肪酸链相互作用（图 3-2）。胆固醇具有调节膜的流动性、增强膜的稳定性和降低水溶性物质通透性的功能。此外，胆固醇还是脂筏的基本结构成分。原核细胞细菌的质膜中不含胆固醇，因而相对比较脆弱。

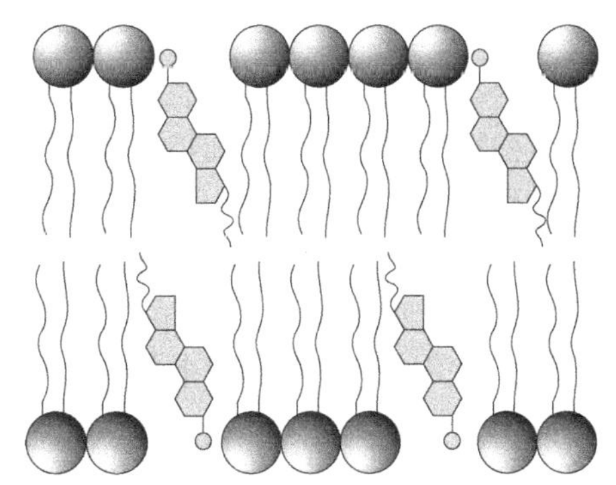

图 3-2　构成生物膜的胆固醇的分子结构及与磷脂的关系（杨恬，2011）

3. 糖脂

糖脂（glycolipid）由糖类和脂质分子构成，含有 1 个或数个糖基。糖脂普遍存在于原核和真核细胞膜中，含量通常小于细胞膜脂质总量的 5%，神经元质膜中糖脂含量较高，占 5%～

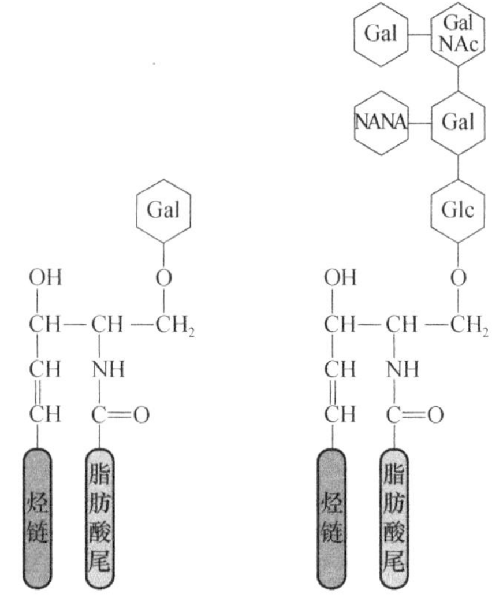

图 3-3　构成生物膜的糖脂的分子结构（杨恬，2010）

10%。不同类型的细胞膜中糖脂的种类不尽相同，如神经元质膜中含有神经节苷脂，人红细胞膜中含有 ABO 血型糖脂等。目前已发现 40 多种糖脂，不同类型糖脂之间的区别主要在于其所含的糖基数量和种类的差异。糖脂也是双亲性分子，极性头部为单糖或寡糖残基，非极性尾部是两条烃链（图 3-3）。细菌和植物细胞膜中的糖脂多为磷脂酰胆碱的衍生物，而动物细胞膜中的糖脂主要是鞘氨醇的衍生物，结构似鞘氨醇，只是糖基与鞘氨醇的末端羟基结合，取代了磷脂酰胆碱。最简单的糖脂是半乳糖脑苷脂，极性头部为一个半乳糖或葡萄糖残基；最复杂的糖脂是神经节苷脂，它是神经细胞质膜中的特色成分，其极性头部除含有半乳糖和葡萄糖残基外，还含有数目不等的带负电荷的唾液酸（又称 *N*-乙酰神经氨酸，NANA）。糖脂在所有细胞中均位于质膜非胞质面，糖基暴露在细胞表面。糖脂的功能目前尚不清楚，据其位置，推测其可能作为细胞表面受体，与细胞信号转导、细胞识别及细胞黏附等功能有关。

不同生物膜的脂质组成不同，几种生物膜脂质成分的比较见表 3-1。

表 3-1　几种生物膜脂质成分的比较　（单位:%）

脂质成分	肝细胞膜	红细胞膜	髓鞘	大肠埃希菌质膜	线粒体内、外膜	内质网
胆固醇	17	23	22	0	3	6
磷脂酰胆碱	24	17	10	0	39	40
磷脂酰乙醇胺	7	18	15	70	25	17
磷脂酰丝氨酸	4	7	9	微量	2	5
鞘磷脂	19	18	8	0	0	5
糖脂	7	3	28	0	微量	微量
其他	22	14	8	30	31	27

膜脂都是双亲性分子，兼有亲水性结构域（极性头部）和疏水性结构域（非极性尾部），这种结构特性赋予了膜脂独特的物理性质：当脂质分子处于水环境时，能自发地聚集成亲水头部排列在外层，与水接触并相互作用，使疏水尾部藏于内部避开水环境。这种排列形式可形成两种结构，一种是球形的**分子团**（micelle），另一种是先形成**双分子层**（bilayer），进而自我封闭形成**脂质体**（liposome）（图 3-4）。人工合成脂质体并插入特定的蛋白质，可作为膜功能的研究模型。构建膜上带有特异性抗体或配体的脂质体作为药物、疫苗或 DNA 的运载体，用于疾病的靶向药物治疗、预防或靶向基因治疗，已经展现出光明的发展前景，目前已有多种脂质体药物和脂质体疫苗应用于临床。

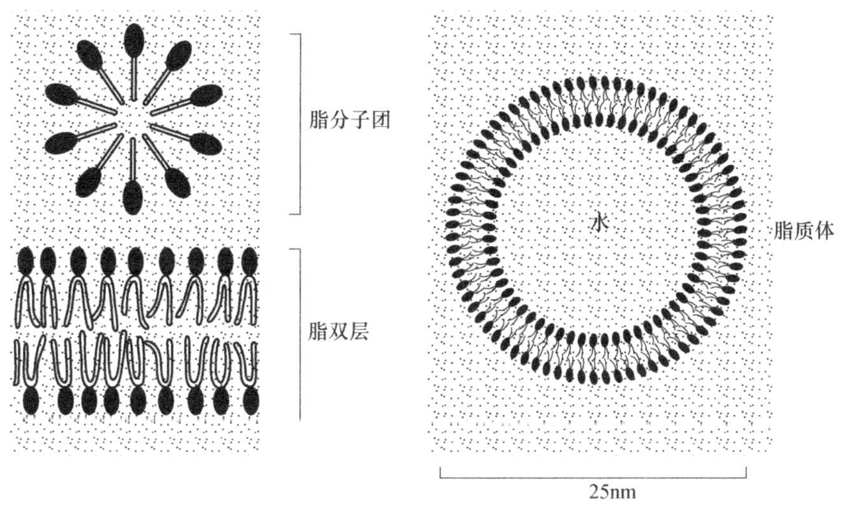

图 3-4　膜脂在水环境中形成的分子团、双分子层和脂质体结构（Alberts et al.，2002）

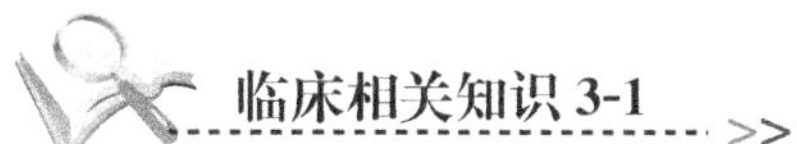

★脂质体作为药物和酶的载体在医学上的应用★

脂质体是根据磷脂分子可在水相中形成稳定的脂双层膜的现象而制备的人工膜。在临床治疗中，脂质体中裹入不同的药物或酶等具有特殊功能的物质，可用于治疗多种疾病。特别是脂质体技术与单克隆抗体及其他技术结合，使脂质体的应用范围更加广泛。脂质体作为药物或酶的载体具有使药物靶向作用、延长药效、降低药物毒性、提高疗效、避免耐受性、改变给药途径等优点。脂质体作为基因转移的有效载体，具有病毒类载体无法比拟的优点，因而受到医药界的广泛关注。但脂质体作为药物或酶的载体仍存在对有些疾病的靶向特征不理想、体内稳定性和储存稳定性欠佳等缺点，因而限制了脂质体的临床应用和工业化生产。近年来人们研制出了长循环脂质体、前体脂质体、聚合膜脂质体等新型脂质体以提高脂质体的稳定性；设计开发了温度敏感脂质体、pH 敏感脂质体、免疫脂质体、磁性脂质体等新型脂质体以提高脂质体的靶向性。可以预见，脂质体具有光明的应用前景。

（二）膜蛋白

双层脂分子构成细胞膜的基本结构，而细胞膜的不同特性和功能却是膜蛋白赋予的。膜蛋白的种类繁多，功能各异。不同类型的细胞或不同类型的生物膜，膜蛋白的含量和种类有很大差异，如线粒体内膜中蛋白质含量较高，约占 75%。而主要起绝缘作用的髓鞘，膜蛋白含量低于 25%。一般的细胞膜中蛋白质含量约为 50%。

根据膜蛋白与脂分子的结合方式及其分布位置，可将膜蛋白分为 3 类（图 3-5）：**周边蛋白质**（peripheral protein）、**整合蛋白质**（integral protein）、**脂锚定膜蛋白**（lipid anchored protein）。

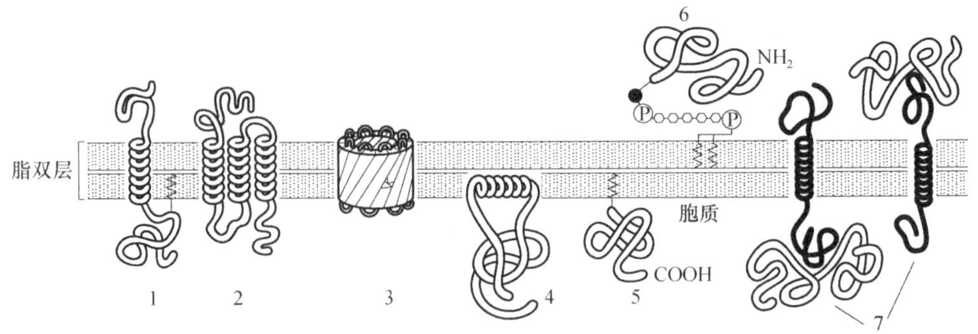

图 3-5　膜蛋白与脂分子的结合方式及膜蛋白的主要类型（Alberts et al.，2002）

1. 单次跨膜蛋白；2. 多次跨膜蛋白；3. β片层卷起成筒状（β筒）的跨膜蛋白；4. 膜蛋白位于胞质，但其肽链的疏水段锚入脂双层的胞质单层的镶嵌蛋白；5. 膜蛋白共价结合在胞质单层内的轻链或异戊烯基团上；6. 膜蛋白与连接于磷脂酰肌醇分子上的寡糖链结合，间接连于脂分子上；7. 周边蛋白质；1～4 为整合蛋白质；5，6 为脂锚定膜蛋白

1. 周边蛋白质

周边蛋白质又称**外在蛋白质**（extrinsic protein），为水溶性蛋白，分布在膜的内外表面。与膜的结合松散，以离子键或其他较弱的非共价键与内在膜蛋白的亲水区域或膜脂分子的极性头部结合。采用比较温和的方法，不破坏膜结构，如改变溶液的离子强度或 pH、加入金属螯合剂等，即可将其从膜上分离下来。外在蛋白质一般占膜蛋白的 20%～30%，但在红细胞中可达 50%。外在蛋白质的分布具有动态性，依细胞状态、环境变化和功能需求而变化，可随时被募集到膜上或从膜上脱离。

2. 整合蛋白质

整合蛋白质又称**内在蛋白质**（intrinsic protein），占膜蛋白总量的 70%～80%，为双亲性分子，是膜功能的主要承担者。它们通过非极性氨基酸区域与膜脂双层分子的疏水区相互作用而嵌入膜内。整合蛋白质多数为**跨膜蛋白**（transmembrane protein），也有些嵌入单层脂分子中。跨膜蛋白的特点是含有跨膜结构域，一般为含有 20～30 个疏水性氨基酸残基的区段，多以 α 螺旋构象穿越脂双层。跨膜结构域之外的氨基酸多为亲水性的极性氨基酸，暴露于膜的一侧或两侧，可与水溶性的物质（如激素或其他蛋白质）相互作用。一般跨膜蛋白的肽链 N 端位于质膜外侧。跨膜蛋白分单次跨膜和多次跨膜两种形式。单次跨膜蛋白含一个跨膜结构域，肽链以 α 螺旋构象穿越脂双层一次；多次跨膜蛋白含多个跨膜结构域，多数通过 α 螺旋构象多次穿过脂双层，少数以 β 片层构象穿膜。β 片层多次穿膜，环形排列成筒状结构，称 β 筒（β-barrel），主要分布于线粒体、叶绿体和细胞的质膜中。跨膜蛋白与膜结合紧密，分离比较困难，目前主要采用去垢剂或有机溶剂破坏膜结构的方法分离。

3. 脂锚定膜蛋白

脂锚定膜蛋白通过共价键与脂分子结合，位于膜的内外两侧，形似外在膜蛋白。脂锚定膜蛋白同脂质的结合有两种方式：一种是直接与脂质中的某些脂肪酸链结合，这种脂锚定膜蛋白多位于质膜胞质侧；另一种是与连接于磷脂酰肌醇分子上的寡糖链结合，间接连于脂分子上，这种脂锚定膜蛋白多位于质膜外侧，称为糖化磷脂酰肌醇（glycosylphosphatidylinositol，GPI）锚定蛋白（图 3-5）。

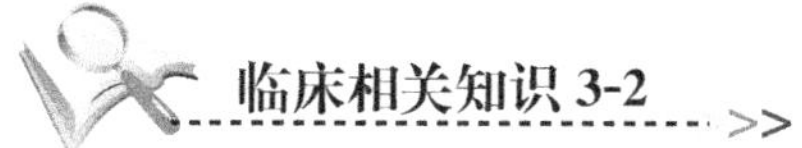

★膜结构蛋白异常与球形红细胞增多症★

遗传性球形红细胞增多症（HS）是一种具有遗传异质性的遗传病，多为常染色体显性遗传病，是红细胞膜结构蛋白异常导致的溶血性贫血。红细胞膜的刚性和韧性主要是由红细胞膜蛋白与膜骨架的相互作用赋予的。红细胞膜蛋白主要包括血影蛋白、锚蛋白、带 3 蛋白、带 4.1 蛋白、带 4.2 蛋白和肌动蛋白，此外还有一些血型糖蛋白。膜骨架是指细胞质膜下与膜蛋白相连的由纤维蛋白组成的网架结构，它从力学上参与维持细胞质膜的形状并协助质膜完成多种生理功能。红细胞膜骨架蛋白主要包括血影蛋白、肌动蛋白、锚蛋白和带 4.1 蛋白等。HS 患者由于基因突变，导致一种或几种红细胞膜蛋白数量或质量上的缺陷。最常见的是膜血影蛋白和锚蛋白的联合缺陷。HS 患者红细胞球形化，膜的稳定性、变形性、流动性下降，在通过脾微循环时易被阻滞、破碎，导致血管外溶血。经典型 HS 临床表现为贫血、黄疸、肝脾大，三者同时存在或单独出现。

（三）膜糖类

细胞膜中含有 1%～10%的糖类物质，它们以糖蛋白或糖脂的形式存在。大多数膜糖以低聚糖或多聚糖的形式共价结合于膜蛋白上，形成**糖蛋白**（glycoprotein），少数膜糖以低聚糖形式共价结合于膜脂上，形成**糖脂**（glycolipid）。大部分暴露于细胞表面的膜蛋白带有多个寡糖侧链，而每个糖脂分子只有一个寡糖侧链。细胞膜上的所有糖链都分布于细胞膜的外表面，而内膜系统的膜糖则位于膜的内表面。

在动物细胞膜中，组成膜糖链的单糖及其衍生物主要有 7 种：葡萄糖、半乳糖、甘露糖、岩藻糖、半乳糖胺、葡萄糖胺和唾液酸。一般由 1～10 个单糖或单糖衍生物组成直链或分支寡聚糖，唾液酸常位于糖链的末端。由于寡糖链中单糖的数量、种类、排列顺序、结合方式及有无分支等不同，使得寡聚糖的种类繁多。膜糖链的功能尚不清楚，根据其分布特点和结构的复杂性，目前一般认为膜糖主要起保护细胞的作用，可能与细胞与周围环境的相互作用有关，如参与细胞的识别、黏附、迁移等功能活动等。

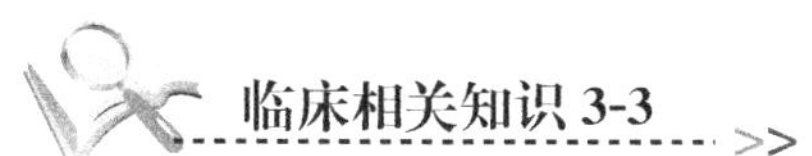

★糖脂和糖蛋白与血型物质★

血型物质是指存在于红细胞表面，决定血型特异性的物质，又称血型抗原，其本质是糖蛋白或糖脂，寡糖链中糖残基特定的结构顺序决定了抗原的特异性。1900 年，Landsteiner 首次发现了人类的 ABO 血型，迄今为止，在人类中已经发现了 20 多个遗传上各自独立的血型抗原系统，其中与临床关系最密切的是 ABO 和 Rh 血型抗原系统。ABO 血型抗原系统取决于 I^A、I^B 和 i 三个复等位基因。在 ABO 抗原的合成过程中，首先 H 基因合成岩藻糖转移酶，它使 1 分子岩藻糖加在血型前体物质上形成 H 物质，即 H 抗原。然后 I^A 基因合成 N-乙酰半乳糖胺转移酶，它使 1 分子 N-乙酰半乳糖胺转移到 H 物质上形成 A 抗原；I^B 基因合成 D-半乳糖转移酶，该酶使 1 分子 D-半乳糖转移到 H 物质上形成 B 抗原。A、B 两种抗原的差异仅在于一个单糖基的不同。

二、细胞膜的分子结构

细胞膜分子结构的研究经历了漫长的过程，人们对细胞膜分子结构的认识伴随着研究技术的进步和研究方法的完善而不断深入。光学显微镜下无法观察实际的细胞膜，只能根据细胞膜的功能特性间接认识细胞膜的结构。19 世纪 90 年代，E. Overton 发现细胞膜对不同物质的通透性不同，脂溶性越高的化合物越容易透过细胞膜，非脂溶性的物质难以透过细胞膜，据此推测细胞膜由脂类物质组成。1925 年，E. Gorer 和 F. Grendel 用有机溶剂提取了人类红细胞质膜的脂类成分，将其在水面上铺展成单分子层，测定铺展面积，发现其约为细胞表面积的 2 倍，因而提出细胞膜由双层脂分子组成。以此为基础，后来又相继提出了许多种细胞膜的分子结构模型，以下择要介绍几种。

（一）片层结构模型

1935 年 J. Danielli 和 H. Davson 发现细胞膜的表面张力显著低于油-水界面的表面张力，已知脂滴表面吸附蛋白成分后表面张力降低，因此，他们推测细胞膜中含有蛋白质，从而提出了**片层结构模型**（lamella structure model）。该模型认为，细胞膜由两层脂质分子构成，脂质分子平行排列，垂直于膜表面，其疏水性脂肪酸链在膜的内部彼此相对，亲水端朝向膜的内外表面，球形蛋白质分子附着在脂质双分子层的两侧表面，形成“蛋白质-脂质-蛋白质”三层夹板式结构（图 3-6）。这一模型影响达 20 年之久。1959 年，J. Danielli 和 H. Davson 为了解释细胞膜对一些亲水性小分子的通透原理，对其模型进行了修改，认为膜上具有由贯穿脂双层的蛋白质围成的通道——极性孔，供亲水物质通过。

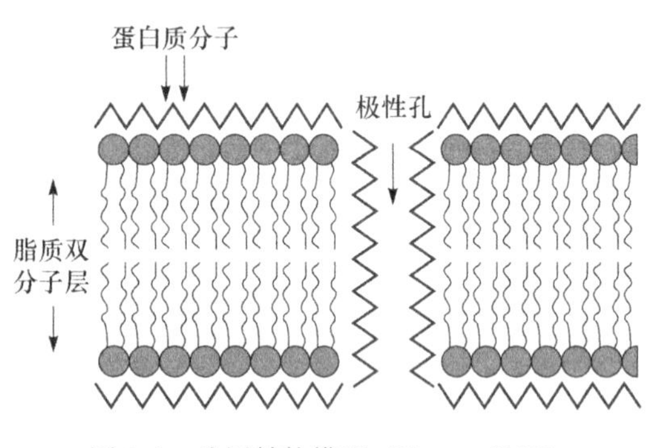

图 3-6 片层结构模型（Karp，2002）

（二）单位膜模型

20 世纪 50 年代，电子显微镜的问世使人们实现了对生物膜的直接观察。1959 年，J. D. Robertson 用电子显微镜观察研究了各种细胞膜和细胞内膜，发现这些膜都呈现“暗-明-暗”三层结构，即内外两层电子密度高的暗线，中间夹一层电子密度低的明线。膜的厚度约为7.5nm，两层暗线各厚约2nm，明线厚约3.5nm。他把呈现这种结构的膜称为**单位膜**（unit membrane），并在片层结构模型的基础上提出了单位膜模型（unit membrane model）（图3-7）。

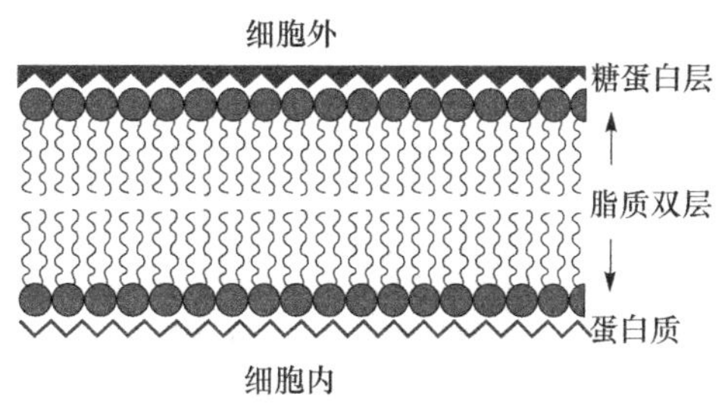

图3-7 单位膜模型（Karp，2002）

单位膜模型认为，生物膜由脂质双分子层和蛋白质构成，脂质分子的疏水性尾部彼此相对构成明线，亲水性头部朝向两面，与附着的蛋白质分子构成内外两条暗线。这一模型与片层结构模型的区别在于蛋白质的结构，它认为膜两侧的蛋白质并非球形蛋白，而是单层肽链以β片层结构，通过静电作用与脂质分子亲水性头部结合。单位膜模型第一次把膜的分子结构与膜的电镜图像联系起来，其"两暗夹一明"生物膜超微结构特征客观存在，单位膜的名称也一直沿用至今。但这一模型为一种静态的单一结构，无法解释膜的许多生物学功能。

（三）流动镶嵌模型

20世纪60年代以后，由于技术的进步，对细胞膜结构的研究取得了许多重要进展，如电镜冷冻蚀刻技术显示膜脂双分子层中嵌有蛋白质颗粒；示踪技术表明膜具有流动性；红外光谱、旋光色散等技术证明膜蛋白主要是球形蛋白等。根据这些进展，1972年S.J.Singer和G.Nicolson提出了细胞膜结构的**流动镶嵌模型**（fluid mosaic model）。这一模型认为，流动的脂质双分子层构成膜的连续主体，蛋白质分子以不同方式与脂质分子结合，有的嵌在脂质双分子层中，有的附着在脂质双分子层的表面。该模型把膜描绘成一种动态结构，强调了膜的流动性和不对称性，较好地解释了生物膜的许多功能特性，是目前仍被普遍接受的生物膜结构模型（图3-8）。

流动镶嵌模型可以解释许多膜的现象，但仍留下一些疑惑，如具有流动性的质膜如何维持其稳定性和完整性，嵌入膜中的蛋白质对脂质的流动性有何影响等。基于此，又有人提出一些新的模型。1975年Wallach提出了晶格镶嵌模型（crystal mosaic model），认为膜蛋白影响脂质分子的运动，生物膜中的脂质处于无序（液态）和有序（晶态）的动态相变之中，镶嵌蛋白周围的脂质分子运动受限，二者形成膜中晶态部分（晶格），其间是具有流动性的脂质，即脂质双分子层的流动性是局部的，晶格和流动性的脂质相间分布，这就比较合理地解释了生物膜既具有一定程度的流动性，又具有相对稳定性和完整性的原因。1977年，Jain和White提出了板块镶嵌模型（block mosaic model），认为生物膜是由流动性不同的"板块"组成的。事实上，这两种模型与流动镶嵌模型并没有本质差别，而是对流动镶嵌模型的完善或补充。

（四）脂筏模型

1988年，Simon提出了**脂筏**（lipid raft）模型，该模型认为在以甘油磷脂为主体的生物膜中，含有胆固醇和鞘磷脂富集形成的相对有序的脂相微区，其中聚集着一些特定种类的蛋白质（图3-9）。鞘磷脂具有较长的饱和脂肪酸链，分子间的作用力强，因此，微区稍厚且结构致密，流动性较低。微区周围是富含不饱和脂肪酸的流动性较高的液态区，微区就像漂浮在脂质双层

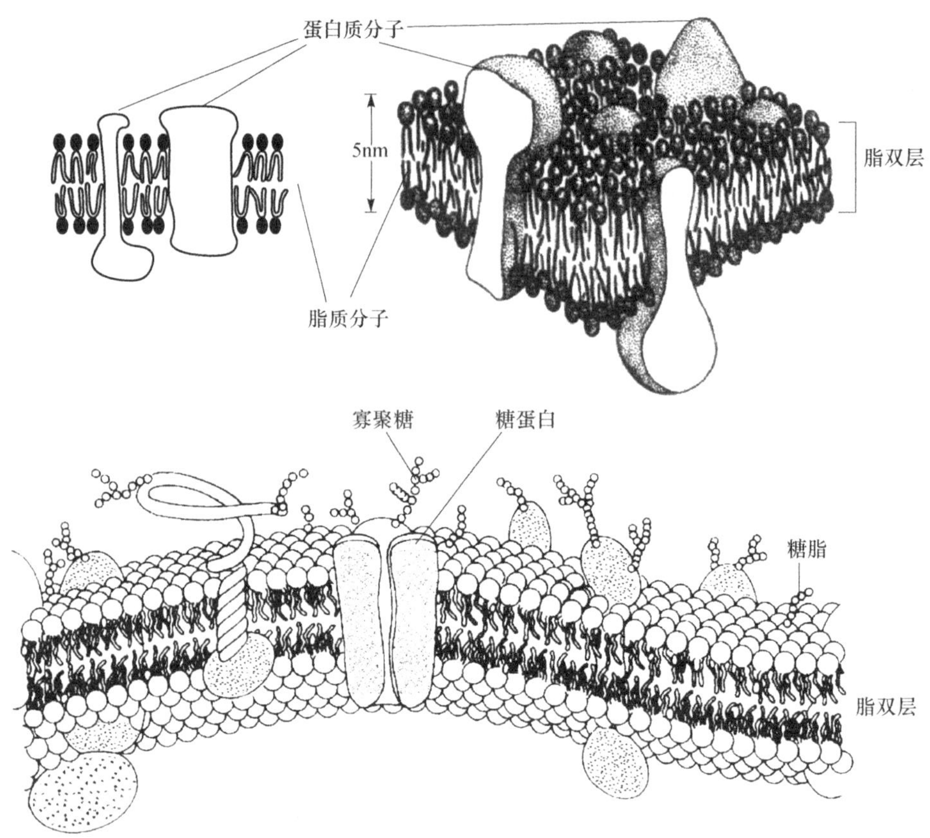

图 3-8　流动镶嵌模型（Alberts et al., 2008；Karp, 2007）

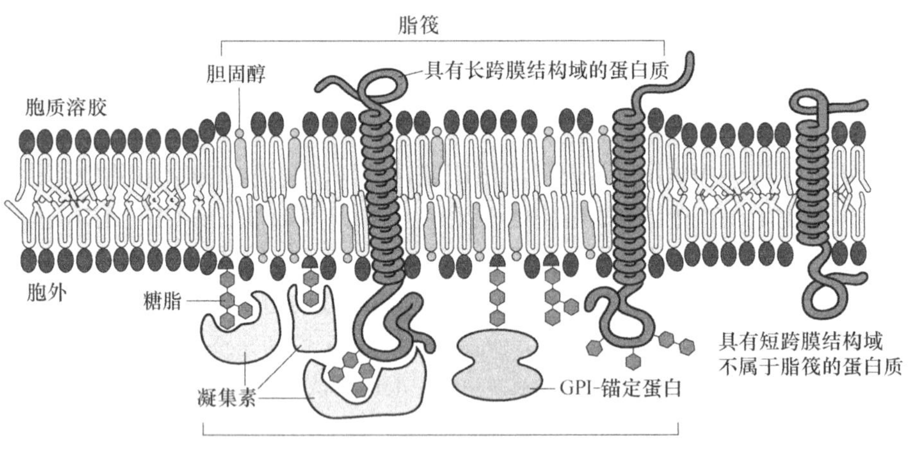

图 3-9　脂筏模型结构示意图（Karp, 2002）

中的“脂筏”，为一些特定种类的蛋白质提供了功能平台。脂筏内蛋白质相对集中，便于相互作用；脂筏提供了一个有利于蛋白质变构的环境，利于蛋白质行使特定的生物功能。脂筏是一个蛋白质停泊的动态平台，它可以在胞内或胞外刺激物的调控下，选择性地募集某种蛋白质，改变自身的大小和组成。目前已发现几种不同类型的脂筏。研究显示，脂筏在细胞信号转导和物质的跨膜运输过程中具有重要作用，脂筏功能紊乱与许多疾病的发生密切相关。

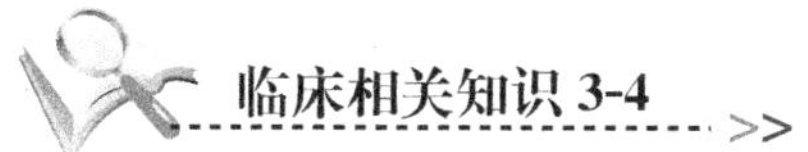

★脂筏与感染性疾病★

脂筏是一种非均一性富集胆固醇和鞘磷脂的高动态小型域，直径可有10～200nm。有时小型筏会借助蛋白质-蛋白质及蛋白质-脂类的相互作用，稳定地形成较大平台。脂筏不仅是细胞信号转导和物质的跨膜运输等重要生命活动的参与者，而且在感染性疾病的发生和发展中起重要作用。脂筏通过富集受体等病原体相关因子，使其作为多种病原体进入宿主细胞的入侵位点。许多病原体的受体蛋白在正常状态下就集中定位在脂筏中，或是在宿主细胞接触病原体后迁入脂筏，因此，脂筏为病原体与宿主细胞的相互作用提供了平台。去除胆固醇破坏脂筏结构，会明显降低病原体侵染宿主细胞的效率，说明脂筏中的胆固醇为病原体进入宿主细胞所必需。通过脂筏进入宿主细胞的病原体可以避免通过常规胞吞途径导致与胞内溶酶体结合而被降解，保证了其在宿主细胞中的存活。在病毒感染过程中，脂筏支持病毒粒子的组装和出芽。另外，病原体感染过程中往往会激活宿主细胞的某个信号转导通路，可以启动宿主细胞的保护性免疫应答，但也可被病原体利用，以利于病原体的传播和疾病的发生。

第二节 细胞膜的特征和功能

细胞膜的分子结构决定了细胞膜具有两个显著的特征，即膜的流动性和膜的不对称性。

一、膜的流动性

膜的**流动性**（fluidity）主要是指膜脂的流动性和膜蛋白的流动性。生理温度下，膜是一种液晶态的动态结构，具有一定的流动性。大量研究结果显示，生物膜的许多重要功能都与膜的流动性密切相关，膜的流动性是生物膜的基本特征之一，是细胞进行正常生命活动的必要条件。因此，对膜流动性的研究已成为膜生物学的主要研究内容之一。

（一）膜脂的流动性

目前认为，膜脂分子既具有晶体分子排列的有序性，又具有液体的流动性。温度对膜脂的流动性有明显的影响，当温度降低至某一点时，膜脂可从具有流动性的液晶态转变为晶态，这时膜脂分子的运动将受到很大限制；温度升高，膜脂又可恢复液晶态。这种变化称为相变（phase transition），发生相变的这一温度为相变温度。各种膜脂分子的相变温度不同，生物膜中膜脂的相变温度是由组成膜的各种脂分子的相变温度决定的。

应用差示扫描量热法、核磁共振和同位素标记等技术检测显示，在高于相变温度的条件下，膜脂分子主要有以下几种运动形式（图3-10）。

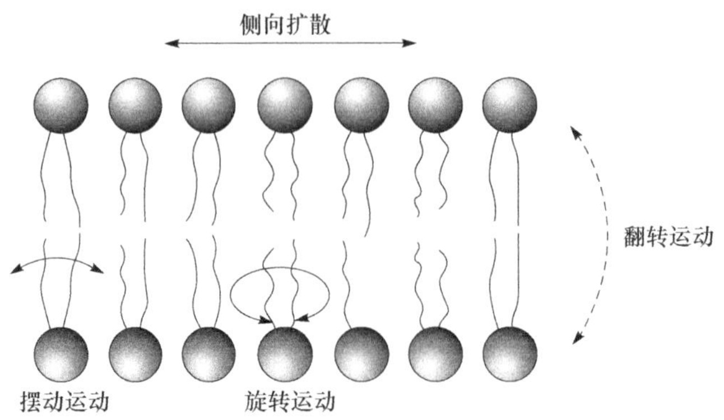

图 3-10 膜脂分子的主要几种运动形式（杨恬，2010）

1. 侧向扩散

侧向扩散（lateral diffusion）指在脂质双层的单分子层内，脂分子沿膜平面侧向运动，与相邻脂分子发生位置交换，脂质分子始终保持原有排布方向，亲水的头部朝向膜的表面，疏水的尾部在膜内相对。实验表明，在处于液晶态的脂质双层中，这种运动速度很快，交换频率约为每秒 10^7 次，脂分子的侧向扩散系数约为 $10^{-8}cm^2/s$，即一个脂分子每秒移动 2μm 的距离。侧向扩散是膜脂分子的主要运动方式。

2. 旋转运动

旋转运动（rotation）是膜脂分子围绕与膜平面垂直的轴进行的快速旋转。

3. 摆动运动

膜脂分子的烃链具有韧性，可发生一定程度的摆动（flexion）。摆动幅度呈现有序梯度，即靠近亲水性头部的部分摆动幅度小，越远离亲水性头部的部分摆动幅度越大。

4. 翻转运动

翻转（flip-flop）运动是指膜脂分子从脂双层的一单层翻转到另一单层的运动。发生翻转运动时，脂质分子的亲水性头部需穿越膜中的疏水层，遇到疏水层的很大阻力，因此这种运动需要翻转酶（flippase）的参与，且消耗能量。翻转运动在一般生物膜中很少发生，运动速度也很慢，如在 37℃时，大鼠红细胞膜分子的翻转速度约为 4.5h/次。但在某些膜系统中，翻转运动发生的频率很高，特别是在内质网膜中，几分钟内，新合成的磷脂分子约有半数通过翻转运动从脂质双层的胞质侧转位到非胞质侧。翻转运动对于维持膜脂分子的不对称性非常重要。

此外，膜脂分子的脂肪酸链还可沿其自身长轴方向发生一定程度的伸缩、振荡运动。

（二）影响膜脂流动性的因素

影响膜脂流动性的因素很多，主要是生物膜本身的组分和一些环境因子。

1. 脂肪酸链的饱和度

膜相变温度的高低和流动性的大小与膜脂分子的排列紧密程度密切相关。脂肪酸链的饱和度是影响膜脂分子排列状况的重要因素之一。饱和脂肪酸链呈直线形，分子排列紧密，相互之间作用力强，饱和脂肪酸含量高的膜流动性低；不饱和脂肪酸链中含有不饱和双键，双键处发生弯曲，使分子排列比较疏松，因而可增加膜的流动性。通常，脂质双分子层中含不饱和脂肪酸越多，膜的相变温度越低，流动性越大。一些受外界环境温度影响的细胞，可以通过代谢调节其膜脂的脂肪酸链的饱和度以适应环境。

2. 脂肪酸链的长度

脂肪酸链的长短也与膜的流动性有关。长链脂肪酸之间相互作用力强，还可与相对脂分子层中的长链尾部相互作用，这就限制了膜脂分子的运动，降低了膜的流动性；脂肪酸链越短，层内尾部相互作用和相对层间尾部相互作用越弱，在相变温度下，不易发生凝集，增加了膜的流动性。

3. 胆固醇

胆固醇对膜的流动性具有双重调节作用。相变温度以上时，胆固醇分子的固醇环与靠近磷脂分子亲水性头部的烃链部分结合，限制了膜的流动性，起了稳定脂膜的作用。相变温度以下时，分布于磷脂分子之间的胆固醇分子具有隔离作用，可有效地防止脂肪酸链相互凝集而形成晶态，一定程度上保持膜的流动性。

4. 卵磷脂和鞘磷脂的比值

卵磷脂和鞘磷脂的比值越高，膜的流动性越高，反之，膜的流动性越低。这是因为卵磷脂的脂肪酸链不饱和度高，相变温度较低；而鞘磷脂的脂肪酸链饱和度高，相变温度较高。正常生理温度下（37℃），鞘磷脂的黏度比卵磷脂的黏度约大 6 倍。

5. 膜蛋白

膜蛋白与其周围脂质分子相互作用，限制脂质分子的运动，降低膜的流动性。另外，膜蛋白与膜脂分子的运动方式和运动速率存在差异，在膜内在蛋白含量较高的膜中，膜蛋白成为脂质分子运动的“障碍”，降低膜的流动性。

除上述因素外，膜脂的流动性还受环境温度、pH、离子强度和极性基团等因素的影响。例如，在一定的温度范围内，环境温度越高，膜脂的流动性越高，反之，膜脂的流动性越低。但温度升高或降低到一定的程度时，液晶态就会遭到破坏，膜的功能丧失。

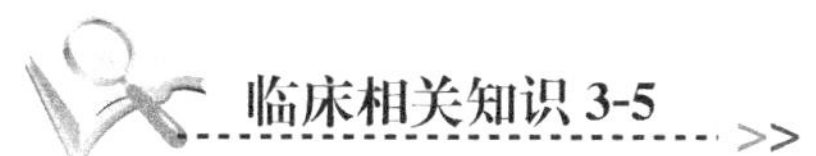

临床相关知识 3-5

★膜的流动性与疾病★

膜的流动性受细胞内、外许多因素的调控，膜流动性的改变将会影响细胞内许多生理过程的进行。现在已知，许多疾病与膜的流动性异常改变有关。许多实验显示恶性细胞膜的流动性高于其起源组织的正常细胞，如恶性淋巴瘤和白血病患者的细胞膜流动性比正常要高得多，这是由于膜中胆固醇含量减少所致。测定细胞膜中的胆固醇含量，发现肿瘤细胞膜中胆固醇含量仅为正常的一半左右。有些疾病患者的红细胞膜的流动性呈现异常，如β-脂蛋白缺乏症和遗传性球形红细胞增多症患者的红细胞膜的流动性都明显低于正常；动脉粥样硬化患者的红细胞膜的胆固醇含量高，流动性也低于正常；进行性肌营养不良病人的骨骼肌、肝及红细胞膜的流动性也都比正常人要低。

（三）膜蛋白的流动性

膜蛋白也有发生分子运动的特性，其运动方式主要是侧向扩散和旋转运动。与膜脂分子相比，膜蛋白的运动速度较慢。

1. 侧向扩散

1970 年，L. Frye 和 M. Eddidin 采用免疫荧光和细胞融合实验证明，分布在脂质二维流体中的膜蛋白可沿膜平面侧向扩散。他们以离体培养的人和小鼠的成纤维细胞为材料，先用红色荧光素和绿色荧光素分别标记人和小鼠成纤维细胞的特异性抗体，然后用两种标记抗体分别标记人和小鼠的成纤维细胞，用融合剂使两种细胞融合，在荧光显微镜下观察杂交细胞特异膜蛋白（抗原）分布的变化。刚融合时，杂交细胞一半呈红色，一半呈绿色，说明人和小鼠细胞的膜蛋白只限于各自的细胞膜部分。在 37℃ 下保温 40min 后，两种颜色的荧光点在杂交细胞膜上呈现基本均匀分布（图 3-11）。这两种细胞的膜蛋白在膜中的重新分布，表明膜蛋白可在膜中侧向扩散。这一过程不需要能量，因为它不因缺乏 ATP 而受到抑制。但在低温下（15℃ 以下），膜蛋白的运动基本停止，说明温度影响膜蛋白的运动。

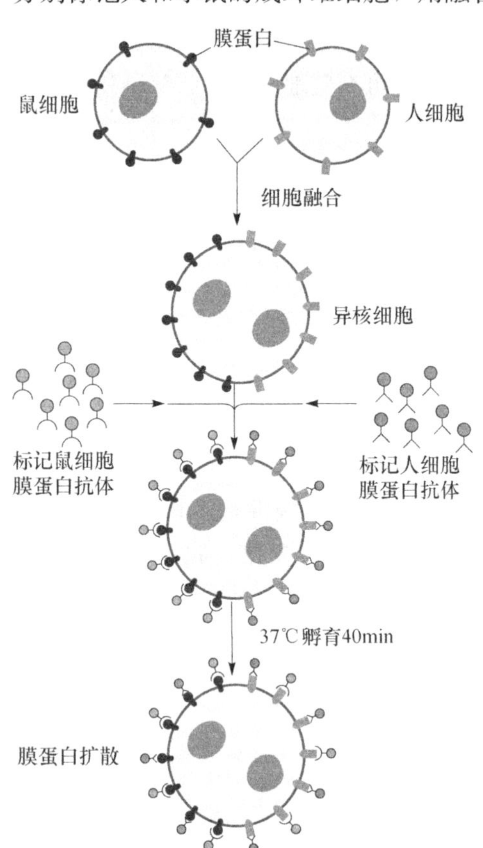

图 3-11 人/鼠细胞融合过程中膜蛋白的流动性（杨恬，2010）

以淋巴细胞为材料的实验也证明了膜蛋白的运动。用抗淋巴细胞的荧光标记的特异抗体同淋巴细胞的表面抗原（膜蛋白）结合，显示抗原在细胞表面呈基本均匀分布，几分钟后，抗原的分布发生变化，由均匀分布变为成簇分布，随后又集中成斑，最后全部集中在某一区域成帽状结构，即成帽现象，表明膜蛋白可侧向扩散。

利用光漂白荧光恢复法（fluorescence recovery after photobleaching，FRAP）可以推算膜蛋白的扩散速率。其原理是用荧光物质标记某种膜蛋白，然后用激光束照射细胞表面某一微区，使该微区的荧光淬灭形成一个漂白斑。漂白斑外的带有荧光标记的膜蛋白，由于侧向扩散不断地进入漂白斑区时，荧光逐渐恢复，漂白斑消失。根据荧光恢复速度就可推算膜蛋白的侧向扩散速率。不同种类膜蛋白的扩散速率不同，扩散系数为 $1\times10^{-12}\sim5\times10^{-9}\,cm^2/s$。

2. 旋转运动

旋转运动又称旋转扩散。膜蛋白能围绕与膜平面垂直的轴发生旋转运动，但旋转扩散比侧向扩散缓慢。不同种类的膜蛋白旋转速率差异很大，这与其分子结构及所处的微环境有关。

实际上，膜蛋白并非完全自由地随机漂浮在脂“海”上，膜蛋白在脂质双层中的运动特性除了受自身种类和结构特性的影响外，还受许多其他因素的影响，如有些膜蛋白在功能活动时聚集形成复合物，这种形态使其运动速率降低。另外，整合蛋白质与周边蛋白质的相互作用，膜蛋白与细胞骨架成分的联系，膜蛋白与膜脂的相互作用等，这些因素均对膜蛋白的流动性有所影响。

生物膜的流动性具有十分重要的生理意义，膜的许多重要的生命活动，如物质运输、细胞识别、信号转导等都与膜的流动性密切相关，膜的流动性是保证细胞正常生命活动的必要条件。若膜的流动性降低，细胞膜固化到一定程度时，膜的许多功能活性降低乃至丧失，最终可导致细胞死亡。

二、膜的不对称性

膜的内外两层在结构和功能上有很大差异，这种差异称为膜的**不对称性**（asymmetry）。膜中各种成分的分布不对称性决定了膜功能的方向性，保证了细胞生命活动的高度有序性。

（一）膜脂的不对称性

膜脂的不对称性是指同一种膜脂分子在膜的脂双层中呈不均匀分布（图 3-12）。多项实验分析表明，各种膜脂分子在脂双层内外单层中的分布不同。以人红细胞膜为例，通过磷脂酶分解测定表明，磷脂酰胆碱（PC）和鞘磷脂（SM）主要分布在脂双层的外层中，而磷脂酰乙醇胺（PE）、磷脂酰丝氨酸（PS）和磷脂酰肌醇（PI）则在内层含量较多，胆固醇（Cl）在内外两个单层中的比例基本相当。磷脂和胆固醇的不对称分布是相对的，只是含量和比例上的差异，而糖脂的不对称分布是绝对的，糖脂均位于脂双层的非胞质面单层。膜脂分子不对称分布的生物学意义还不清楚，有人推测可能与膜蛋白的不对称分布有关。

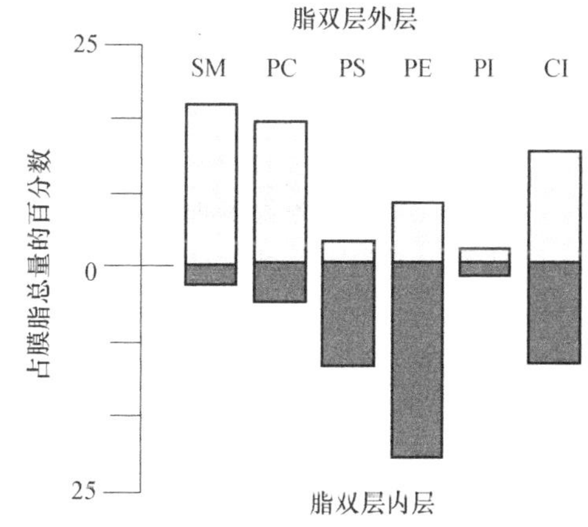

图 3-12　人红细胞膜内外层中脂分子不均匀分布（Karp，2002）

（二）膜蛋白的不对称性

膜蛋白的不对称性是指膜蛋白分子在细胞膜上具有明确的方向性和分布的特定区域性。跨膜蛋白在结构上都有特定的方向性，如红细胞膜上血型糖蛋白肽链的 N 端伸向质膜的外侧，C 端伸向质膜的胞质侧；带 3 蛋白肽链的 N 端则在质膜的胞质侧等。跨膜蛋白两个亲水端的氨基酸残基的数量、种类和排列顺序也各不相同。膜蛋白结构的方向性决定了其功能的方向性，如细胞表面的受体、膜上载体蛋白等，都是按一定的方向传递信号和转运物质；细胞膜上结合的酶分子，有的活性位点在膜外侧，有的活性位点在膜内侧。

膜蛋白的不对称性还体现在膜蛋白在膜脂双层两侧面的分布不同，各种膜蛋白在质膜中都有其特定的位置。例如，血影蛋白分布于红细胞膜内侧面，酶和受体多位于质膜的外侧面，外周膜蛋白主要附着在膜的内表面等。冷冻蚀刻技术显示，膜蛋白在膜脂双层内外两层中的分布数量具有明显差异。如红细胞膜胞质面内蛋白颗粒为 2800 个/μm^2，而外侧面内蛋白颗粒仅为 1400 个/μm^2。

（三）膜糖的不对称性

膜糖类的分布完全不对称。生物膜的膜糖都以糖脂和糖蛋白两种结合糖的形式存在，糖链部分只分布在生物膜的非胞质面。

三、细胞膜的基本功能

细胞膜使细胞与外界环境分隔，细胞和周围环境发生的一切联系和反应，都必须通过细胞膜来完成。细胞膜功能多样，其主要功能概括如下。

1. 物质运输

细胞内外的物质运输必须通过细胞膜，细胞膜具有选择透性，能选择性地输入代谢底物，输出代谢产物。细胞膜选择性的物质运输功能不仅为细胞生命活动提供了必需的物质，也为细胞的生命活动提供了相对稳定的内环境（见第五章）。

2. 信号转导

细胞膜上的受体（特殊跨膜蛋白）是细胞外信号分子的接收装置，能特异性地识别信号分子并与之结合，启动细胞内的信号转导通路（见第十一章）。

3. 细胞识别和细胞黏附

大量事实证明，细胞膜中的膜糖和膜蛋白是细胞之间互相识别和黏附的物质基础。

4. 细胞连接

细胞膜通过其上特定的跨膜蛋白介导细胞与细胞、细胞与细胞外基质之间的连接（见第四章）。

此外，细胞膜还为多种酶提供结合位点，使酶促反应高效、有序地进行，参与形成具有不同功能的细胞表面特化结构等功能。

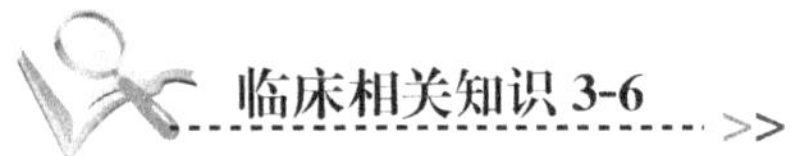

★细胞膜与肿瘤★

肿瘤细胞许多表型变化及其相随的恶性行为均与细胞膜的结构、理化性质和功能的改变密切相关。肿瘤细胞膜结构和组分的变化，特别是糖脂与膜蛋白的改变，与肿瘤的生长、转移和免疫密切相关。细胞癌变过程中常伴随着鞘糖脂特别是带唾液酸的神经节脂的改变。例如，正常肝组织中含有丰富的神经节苷脂（GM3），在肝癌组织中明显减少；而在正常肝组织中含量极少的另一种神经节苷脂（GD3）在肝癌组织中却增加了 10 倍。糖脂的改变主要是糖链的缩短和糖基的缺失，这种改变可能与相关酶的活化或抑制有关。某些正常细胞表面所具有的蛋白质，在肿瘤细胞膜中消失，而有些蛋白质却在肿瘤细胞膜中增加。例如，纤连蛋白是由细胞合成并分泌到细胞表面，在细胞与细胞基质黏着中起中介作用，且有终止细胞增殖作用的蛋白质。在各类肿瘤细胞表面这种蛋白质都明显减少，甚至完全消失，这种改变使肿瘤细胞容易从原来的部位脱落转移。在肿瘤细胞膜组分和结构异常变化的基础上，细胞膜的功能特性也发生许多异常变化，如接触抑制丧失、细胞间的黏着作用消失、抗原性改变等。

第三节 细胞表面

细胞表面（cell surface）是细胞与细胞外环境相互作用的界面，是一个具有复杂结构的多功能体系。其结构包括细胞外被、细胞膜和膜下胞质溶胶（图 3-13）。广义的细胞表面还包括细胞连接、细胞黏附和细胞膜的表面特化结构。

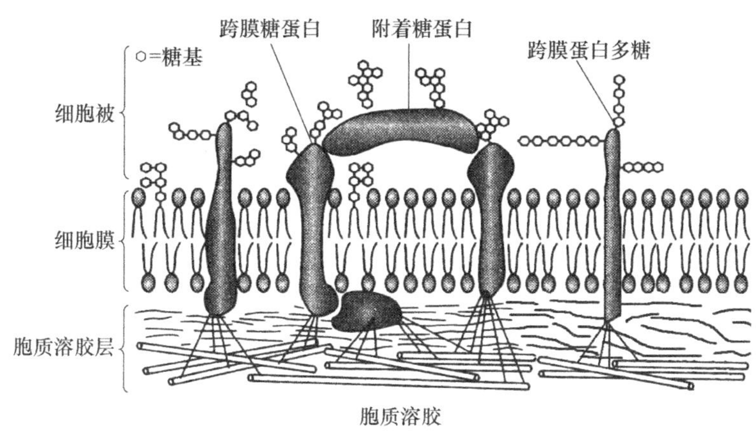

图 3-13 细胞表面结构示意图（Alberts et al.，2002）

细胞表面功能多样，除对细胞的支持和保护作用外，还与细胞的识别、黏附、迁移、物质运输、信号转导等功能活动有关。

一、细胞外被

细胞外被（cell coat）又称**糖萼**（glycocalyx），是覆盖在真核细胞质膜表面的一层黏多糖物质。以共价键与膜蛋白或膜脂结合形成糖蛋白或糖脂，实质上是质膜结构的一部分，厚约 20nm。用重金属染料钌红染色后，在电镜下可显示厚 10～20nm 的结构，边界不甚明确（图 3-14）。

细胞外被的基本功能是对细胞的保护作用。糖脂和糖蛋白的寡糖链在细胞表面相互交织，形成了网状的保护层。例如，消化道、呼吸道等上皮细胞的细胞外被有润滑、防止机械损伤和保护黏膜上皮不受消化酶影响的作用。细胞外被中的寡糖链末端富含带负电荷的唾液酸，它们既相互排斥，使寡糖链占据充分的空间，又能吸引 Na^{+}、Ca^{2+} 等阳离子和大量的

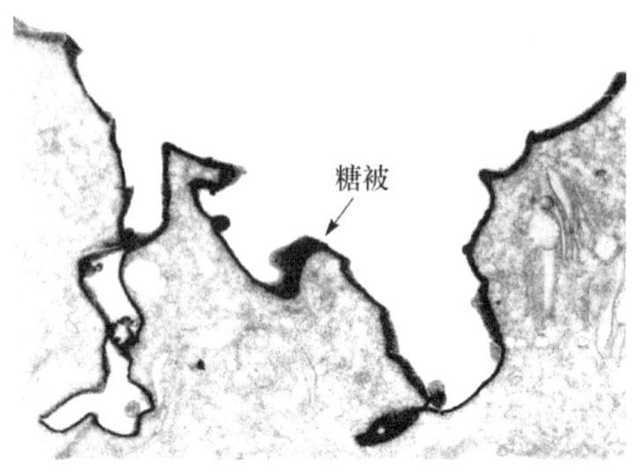

图 3-14　钌红染色电镜超薄切片显示膀胱上皮细胞表面的糖被（翟中和等，2000）

水分子，在细胞周围建立起水盐平衡的微环境。糖脂和糖蛋白中寡糖链的功能大多还不清楚，推测它们参与细胞间及细胞与环境的相互作用。

二、胞质溶胶

胞质溶胶（cytosol）是指位于细胞膜胞质面下方的一层厚 0.1～0.2μm、黏稠而无结构的液态物质，其中含有较高浓度的蛋白质和较多的微管、微丝。微管、微丝和膜蛋白直接或间接连接，在结构和功能上联系密切。胞质溶胶在维持细胞的形态和极性，调节蛋白质的分布等方面具有重要作用。

三、细胞表面特化结构

一些执行特定功能的细胞表面分化出某种特化结构。最常见的特化结构有微绒毛、纤毛和鞭毛等。有时细胞可形成一些暂时性的结构，如变形足或皱褶等。这些结构是细胞膜和细胞骨架系统按一定的方式协同作用形成的，对细胞行使特定功能，具有重要作用。

（一）微绒毛

微绒毛（microvillus）是细胞表面伸出的微细指状突起，垂直于细胞表面，直径约 0.1μm，长度因细胞种类或细胞生理状态不同而有很大差别，电镜下清晰可见。微绒毛内的延伸胞质中含有许多纵向排列的微丝。微丝上端附着于微绒毛顶部，根部插入终末网（terminal web）。终末网是微绒毛基部胞质中平行于细胞表面的微丝网，其边缘附着于细胞侧面的中间连接处。终末网中有肌球蛋白，其收缩可调节微绒毛的长度。微绒毛主要位于具有吸收功能的上皮细胞游离面，如小肠上皮吸收细胞和肾近曲小管上皮细胞的游离面都有大量密集排列的微绒毛。微绒毛使细胞的表面积显著增大，有利于增强细胞的吸收功能。

除上皮细胞外，某些其他组织的细胞表面也有微绒毛，如部分腺体组织细胞，其表面的微绒毛与吸收功能无关。某些游走细胞，如单核细胞、中性粒细胞、淋巴细胞和巨噬细胞等，其表面的微绒毛类似运动器官，且能参与搜索抗原、毒素及协助摄取异物（如病毒、细菌等）。

（二）纤毛和鞭毛

纤毛和**鞭毛**（flagellum）是细胞表面伸出的较粗而长的突起，具有节律性定向摆动的能力，是广泛存在于动、植物细胞中的运动器官。纤毛一般长 5～10μm，直径 0.3～0.5μm，数目很多；鞭毛长约 150μm，每个细胞只有一至数根。电镜下，纤毛和鞭毛中央有 2 条单独的微管，周围有 9 组二联微管。微管之间的位移或滑动，驱动纤毛和鞭毛整体的运动。原生动物和高等动物的精子靠鞭毛的摆动而运动。在哺乳动物中，纤毛仅存在于一些特定的部位，如呼吸道和雌性生殖管道上皮细胞的游离面、脑室的室管膜细胞等处。上呼吸道的每个上皮细胞有250～270根纤毛，它们的协调摆动像风吹麦浪，形成一定方向的波浪式运动，把呼吸道黏膜的分泌物和吸入的灰尘及细菌等推至咽部成痰咳出。输卵管上皮借助纤毛摆动可将受精卵输入子宫腔。

第四节 细胞膜和细胞识别

细胞识别（cell recognition）是指细胞与细胞之间相互辨认和鉴别，以及对自己和异己物质分子认识的现象，具有种属、组织和细胞特异性。细胞识别在生物界中普遍存在。多细胞生物体中至少存在抗原和抗体、酶和底物、细胞和细胞三种识别系统。细胞识别是一种重要的生命现象，生物体许多重要的生命活动与其有关，如多细胞生物，特别是高等动物，细胞与细胞之间通过识别与通讯，实现了所有细胞高度有序的相互协同作用，保证了整体的生命活动。

细胞膜作为细胞的表面结构，在细胞识别过程中具有重要作用，细胞膜中特有的膜抗原、抗体和膜受体是细胞识别的分子基础。

一、细胞识别现象

早在20世纪初，人们就发现了细胞识别的现象。海绵是一种低等多细胞生物，1907年，H. V. Wilson分别对两种不同颜色的海绵处理，使其分散成单细胞溶液，然后将二者混合在一起，放置一段时间后，发现两个海绵的细胞各自重新聚集，形成两个与处理前相像的单色海绵个体，并不出现杂色现象。这一实验表明，同种个体的细胞能相互识别，并能选择性地结合在一起。

1955年，Townes和Holtfreter将两栖动物的原肠胚细胞分散后，再将三个胚层的细胞混合培养，结果显示三个胚层的细胞均自行分类聚集，参与形成了原来的胚层。不仅如此，令人惊奇的是这样形成的三个胚层仍保持了应有的空间位置，即仍然是外胚层、中胚层和内胚层依次排列。这种原肠胚细胞分类聚集的现象在其他脊椎动物胚胎中同样存在。1979年，A. Moscona把鸡胚组织用胰蛋白酶分解成单个游离细胞，培养后发现，细胞对来源组织仍具有记忆能力，仍按来源组织相聚集。如果把鸡胚细胞和小鼠胚细胞分散后混合培养，两个物种的细胞仍按其来源组织分别聚集。

实际上高等动物的机体免疫也是一种细胞的识别现象，高等动物体内的中性粒细胞、巨噬细胞等具有吞噬异物的能力，血液中白细胞能识别侵入的细菌并将其吞噬，却从来不吞噬血液中自身正常的细胞，这是异种间的细胞识别。临床上器官移植时发生的异体组织排斥反应，也是异体细胞间细胞识别的现象。

生物的物种间生殖隔离也与细胞识别有关。受精过程具有种的特异性，同种生物的精子与卵子能相互结合而受精，这是精卵细胞间识别的结果，属于同种异类细胞间的识别。此外，高等生物许多正常和异常的生命现象，如血液凝固、炎症反应、血栓形成、病原微生物感染和肿瘤细胞转移等，均与细胞识别有关。

归纳起来，细胞识别可分为细胞间的识别和细胞对分子的识别两大类。细胞间的识别又可分为4种类型，即同种同类细胞间的识别，同种异类细胞间的识别，异种同类细胞间的识别及异种异类细胞间的识别。

二、细胞识别的分子机制

细胞识别的分子机制尚不清楚。目前认为，细胞识别实质上是分子识别，主要参与分子是细胞被中或细胞外基质中的糖蛋白。不同种类细胞表面寡糖链中的单糖种类、数目、排列顺序和结合方式各不相同，使得糖链具有多样性和特异性，它像安装在细胞表面的灵敏的信号接收装置，能接收和识别胞外各种信息分子，其中的唾液酸在细胞识别中具有重要作用。

研究发现，前述两种不同颜色海绵细胞的识别、重聚现象，是其表面的两种糖蛋白分子相互识别的结果。一种是凝集因子（aggregation factor），另一种是凝集因子的受体。凝集因子具有种属特异性，种属特异性主要是由糖链的组成差异决定的。同种海绵细胞之间，可借凝集因子与特异表面受体的识别而结合，在 Ca^{2+} 作用下，凝集因子再通过自身的聚合将海绵细胞黏合在一起（图 3-15）。高等生物包括哺乳动物的许多组织细胞具有类似于海绵细胞的识别机制，它们也具有凝集因子，凝集因子通过与特异表面受体结合而使细胞黏结起来。例如，将胚胎小脑和视网膜的细胞混合，培养一段时间后，能重新形成具有原来结构的小脑和视网膜，而不出现混杂的畸形组织。之所以如此，是因为两种细胞分别为特异性不同的凝集因子所凝集，小脑细胞的凝集因子特异地与甘露糖结合，而视网膜细胞的凝集因子则与 *N*-乙酰氨基半乳糖特异结合。

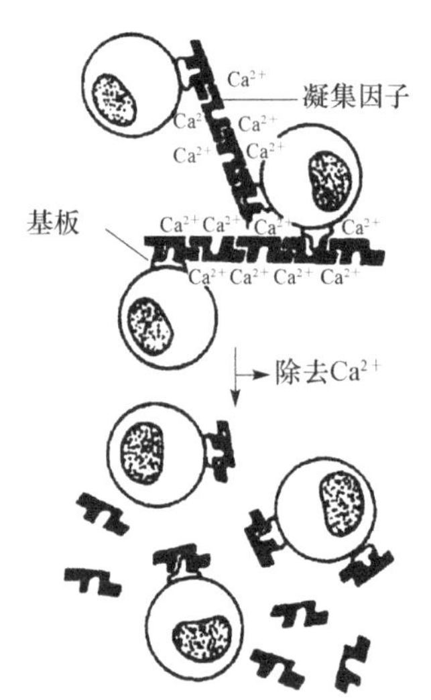

图 3-15 两种不同海绵细胞聚集的机制（Alberts et al.，1998）

巨噬细胞只吞噬衰老的红细胞，而不吞噬正常红细胞，这是因为衰老红细胞表面的糖链失去了唾液酸，暴露出了半乳糖残基，半乳糖残基是巨噬细胞识别的标记。正常红细胞表面由于有唾液酸覆盖，不能被巨噬细胞识别。小鼠成纤维细胞可黏附在含有半乳糖的小珠上，而不能黏附在含有葡萄糖或 *N*-乙酰葡萄糖胺的小珠上。这表明半乳糖是小鼠成纤维细胞的识别标记，小鼠成纤维细胞表面含有其特异受体，细胞之间通过受体与半乳糖之间的相互作用而黏合聚集。

V. Vacquier 等对海胆受精作用的研究，显示了精卵细胞之间的相互识别作用。海胆精子顶体中含有一种被称为**结合蛋白**（bindin）的蛋白质类物质，与受精作用有关。结合蛋白的结构随海胆种类的不同而有所不同，分析两种海胆精子的结合蛋白，发现其氨基酸组成差异很大。同时也发现海胆卵的卵黄膜中存在着一种糖蛋白，它可以使同种海胆的精子聚集于其周围，如用酶处理海胆卵破坏糖蛋白分子，受精便受到阻碍。这表明结合蛋白和糖蛋白之间有相互识别作用，因而认为二者之间可能存在互补结构，具有信号与受体的关系。用不同的植物**凝集素**（lectin）分别作用于田鼠、小鼠和大鼠的卵细胞，发现不同种类的卵细胞表面糖链结构不同，这很可能是同种精卵细胞专一黏着，使受精作用具有严格种属特异性的分子基础。

综上所述，细胞识别的分子基础是细胞表面分子之间直接或间接的相互作用。目前认为可能的作用方式有以下几种。①相同受体间的相互作用。两种不同细胞具有相同的受体，两受体间以错角 180°结构互补结合，在两个细胞间形成一个结构对称的双受体复合物。相同受体间相互识别需要相互作用的细胞表面表达一种相同的基因产物。②受体与细胞表面大分子间的相互作用。一个细胞表面的受体蛋白与另一细胞表面的大分子发生作用，方式犹如锁与钥匙的关系。这种类型的细胞识别需要两种不同的基因产物，可为两种产物在所有相互作用的细胞表面表达，或为每种细胞表面只表达其中一种。③相同受体与游离大分子间的相互作用。细胞表面具有相同的受体分子，该受体分子能识别并结合一种异种大分子（如凝集素分子），这种大分子如同两个细胞受体间的连接装置，通过与两个细胞表面受体的作用而使细胞黏结。这种识别也需要表达两种基因产物，一种为受体分子，另一种为异种大分子。

受体和大分子间的相互作用类似于酶和底物的相互作用。有人认为，细胞表面含有寡糖链和糖基转移酶（glycosyltransferase），一方细胞表面的糖蛋白分子中糖链的非还原末端糖基为配体，另一方细胞表面的特异糖基转移酶为受体，细胞之间依赖受体和配体的高度特异性结合而发生黏附。配体和受体的识别和结合以分子间的非共价键为基础，其亲和力大小取决于二者之间可能形成的非共价键的多少，同时也取决于分子表面基团的分布和分子的空间构象，而且分子的空间构象更为重要。因为如果两个分子在空间构象上不能互补或嵌合，可以非共价键结合的基团间不能充分接近，配体和受体的特异结合就受到影响甚至被阻碍。

三、细胞识别所引起的效应

细胞识别可引起不同的细胞效应，归纳起来，细胞识别所引起的细胞效应大致分为以下三种类型。

（一）细胞识别导致配体进入细胞

由配体和受体特异识别并结合，引发细胞的胞吞作用，导致配体进入细胞的现象在高等动物中普遍存在，如哺乳动物肝细胞能选择性地摄入血清糖蛋白。肝细胞表面具有专一识别半乳糖基的受体，当血清糖蛋白（如血清铜蓝蛋白）的非还原性末端除去唾液酸，暴露出次末端半乳糖基后，肝细胞表面的半乳糖基受体与之结合，引发胞吞作用而将血清糖蛋白摄入细胞，继而被胞内溶酶体消化分解。近 20 种血清糖蛋白以此种方式进入肝细胞，这是血清糖蛋白更新的基础。另外，血清脂蛋白 LDL 颗粒等，也是通过与其特异性受体结合，由受体介导的胞吞作用而进入细胞的一种识别效应。

（二）细胞识别导致细胞的黏着

细胞识别导致的细胞黏着可分为细胞与细胞间黏着和细胞与细胞外基质间黏着两种形式。细胞与细胞间黏着是生殖细胞结合、胚胎发育分化、病原体入侵等生物过程的起始步骤，也涉及癌细胞转移等过程。同种类型细胞间的黏着是许多组织结构的基本特征。现已从活体神经组织、肝细胞及培养细胞中陆续找到近 20 种参与细胞间黏着的细胞黏附分子，它们都是以跨膜蛋白形式存在于细胞膜上的受体，相对分子质量为 10 000～250 000，其作用过程中有的依赖 Ca^{2+}，有的不依赖 Ca^{2+}。

细胞与细胞外基质间的黏着是一个由膜表面受体介导、细胞外基质中的配体分子和胞内骨架系统参与的跨膜过程。细胞外基质中含有一些相对分子质量较大的糖蛋白，它们能介导细胞表面和基质大分子之间或基质大分子之间的黏着。

（三）细胞识别启动信号转导引起细胞生理、生化性质和行为的改变

在信号转导过程中，信号分子被细胞膜受体识别结合后，激活受体，活化受体将胞外信息转变成胞内信号，再经特定的相互转导通路，引起细胞多种生理变化和一系列生物化学反应，很多激素和神经递质就是通过这种信息传递机制发挥作用的。

复 习 题

1. 生物膜主要由哪些分子组成？它们在膜结构中各起什么作用？
2. 生物膜的基本结构特征是什么？这些特征与生物膜的生理功能有什么联系？
3. 细胞膜的流动性具有什么特点？膜脂有哪些运动方式？影响膜脂流动性的因素有哪些？
4. 何谓细胞识别？细胞识别的效应有哪些？

（河南大学　闫文义）

第四章　细胞连接、细胞黏附和细胞外基质

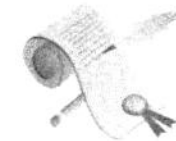

关键知识点

- 细胞连接的主要类型有紧密连接、黏着连接和通讯连接。紧密连接又称封闭连接；黏着连接包括锚定连接和桥粒连接，锚定连接又分为黏着带和黏着斑，桥粒连接又分为桥粒和半桥粒；通讯连接包括间隙连接和化学突触。
- 同种类型细胞间的彼此黏着是许多组织结构的基本特征。细胞与细胞间、细胞与胞外基质之间的黏着是由位于细胞表面的黏着分子介导的。黏着分子均为整合膜蛋白，包括钙黏着蛋白、选凝素、免疫球蛋白超家族、整联蛋白等，多数要依赖 Ca^{2+} 或 Mg^{2+} 才能起作用。
- 细胞外基质是由多种大分子成分形成的高度有组织的网络结构。构成细胞外基质的大分子大致分为四大类，即胶原、氨基聚糖与蛋白聚糖、黏着蛋白及弹性蛋白，不同组织的细胞外基质的分子结构存在着明显的差异。

★关键词： 细胞社会性；细胞连接；紧密连接；黏着连接；间隙连接；连接子；细胞黏附；钙黏着蛋白；选凝素；免疫球蛋白超家族；整联蛋白；细胞外基质；胶原；弹性蛋白；蛋白聚糖；纤连蛋白；层粘连蛋白

细胞表面是细胞与细胞外环境的边界，是一个具有复杂结构的多功能体系。在结构上包括细胞外被、细胞膜、膜下胞质溶胶和表面特化结构。对一般动物细胞而言，外被是伸展在细胞膜外的一层绒毛状的黏多糖，由糖脂和糖蛋白构成，其厚度约 20nm；细菌的外被则是指质膜中的脂多糖。

无论单细胞生物或多细胞生物，在个体发生发育或个体生命活动中，每个细胞的生存、增殖、分化、死亡或功能的发挥都必须在一定的环境下或特定的组织液环境中才能进行。任何一个细胞的生命活动都不是孤立进行的，而是受到整个机体、局部组织、周围细胞及细胞外可溶性与不可溶性信号分子的必不可少的影响与控制。每个细胞又作为整个机体的一个基本生命活动单位，通过内分泌、旁分泌或细胞间直接通讯的形式，以其产物或行为对整个机体或局部环境及其他细胞产生影响。细胞与其他细胞、细胞外环境乃至整个机体的相互依存、相互作用、相互制约，即为**细胞社会性**（cell sociality）。细胞表面在细胞社会性活动中占有十分重要的地位。细胞表面在一定程度上分化为相对稳定的特殊结构，这些结构在细胞识别、细胞联络等方面有重要功能。

第一节 细 胞 连 接

多细胞生物的细胞已丧失了某些独立性，而作为一个紧密联系的整体进行生命活动。适应细胞的协调统一及细胞间相互联系的需要，细胞表面可与其他细胞或细胞外基质结合的特化区称为**细胞连接**（cell junction）。在结构上包括膜特化部分、质膜下胞质部分和质膜外细胞间的部分。在动物体内，除血细胞及结缔组织细胞外，其他的细胞都是相互连接且有一定排列顺序的。细胞连接存在于各种组织中，不同组织细胞（如上皮细胞、肌肉细胞和神经细胞等）中细胞连接的类型和数量不同。根据功能和形态结构，细胞连接主要可以分为紧密连接、黏着连接和通讯连接等几种类型（表 4-1，图 4-1）。

表 4-1 细胞连接的类型

功能分类	结构分类		主要分布
紧密连接	封闭连接		上皮组织中
黏着连接	与肌动蛋白纤维相关的黏着连接	黏着带	上皮细胞
		黏着斑	上皮细胞基部
	与中间丝相关的黏着连接	桥粒	心肌、上皮
		半桥粒	上皮细胞基部
通讯连接	间隙连接		大多数动物组织中
	化学突触		神经细胞间和神经肌肉间

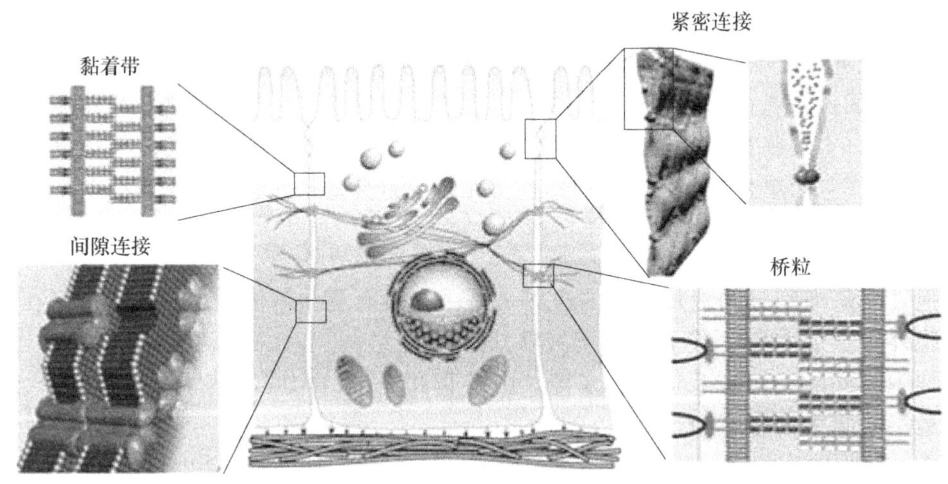

图 4-1 细胞连接的类型

一、紧密连接

紧密连接（tight junction，zonula occludens）也称**封闭连接**（occluding junction），其特点是细胞膜之间连接紧密、无空隙，故得名。一般位于上皮细胞间，在紧密连接处的细胞质膜几乎融合并紧紧结合在一起。从结构上看，相邻两细胞间的紧密连接是靠一类穿膜蛋白颗粒重复形成的一排排的索将两相邻细胞连接起来，这些蛋白质颗粒的直径只有几纳米，它们形成连续的纤维，就像是焊接线（称嵴线）一样，将相邻细胞连接起来，起到了将上皮细胞联结为整体的机械作用，同时还封闭了细胞间的空隙，阻止可溶性物质从上皮细胞层的一侧通过细胞间隙扩散到另一侧（图 4-2）。例如，脑组织毛细血管内皮细胞间的紧密连接可防止血液与脑组织细胞外液成分的相互扩散，是血脑屏障的结构基础。紧密连接的另一个功能是形成和维持上皮细胞的极性，使上皮细胞游离面和基底面的膜脂、膜蛋白只能在各自区域流动，执行各自的功能。

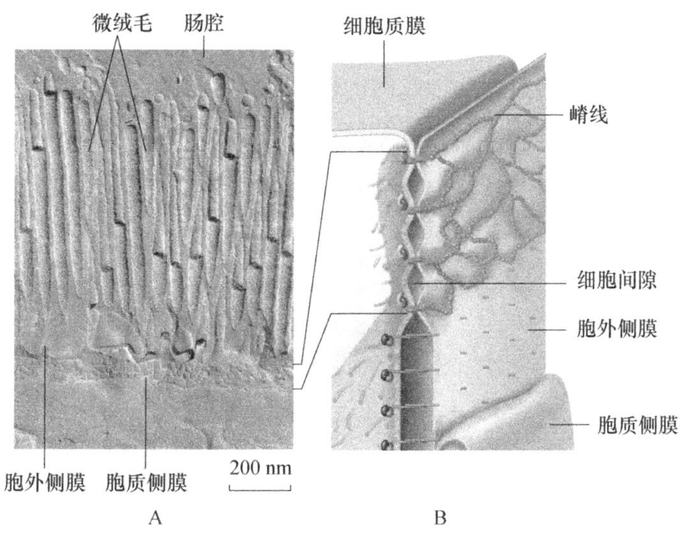

图 4-2　紧密连接的结构示意图（翟中和等，2011）

A. 小肠上皮细胞紧密连接区的冷冻断裂蚀刻复型电镜照片；B. 紧密连接模式图，两个相邻细胞的细胞质膜通过嵴线紧密连接在一起

目前从紧密连接的嵴线中至少分离出两类多次跨膜蛋白：一类称**闭合蛋白**（occludin），另一类称**密闭蛋白**（claudin）。二者如何形成嵴线，以及是否还有其他蛋白参与嵴线的形成，尚有待于进一步的研究。

二、黏着连接

黏着连接（adhering junction，adherens junction，zonula adherens）又称**锚定连接**（anchoring junction），通过细胞骨架系统将细胞与细胞或细胞与基质之间连接起来，尤其是在需要承受机械力的组织内广泛分布，如上皮、心肌的细胞之间。通过黏着连接可使一些相邻的细胞连成一体，形成一个牢固有序的细胞群体，防止组织断裂。根据直接参与细胞连接的细胞骨架的性质不同及涉及的细胞外基质成分的关系，黏着连接又分为与中间丝相关的黏着连接和与肌动蛋白纤维相关的黏着连接。前者包括桥粒和半桥粒；后者主要有黏着带和黏着斑。

（一）与中间丝相关的黏着连接

1. 桥粒

相邻细胞间的一种斑点状黏着连接结构称为**桥粒**（desmosome）。其质膜下方有盘状斑，与10nm粗的中间丝相连，使相邻细胞的细胞骨架间接地连成骨架网络。

与紧密连接不同的是，桥粒是呈纽扣状连接点，此外相邻的两细胞膜相互平行，细胞间隙约30nm，其中充满纤维性物质，间隙中央致密的结构又称中央层（central stratum）。相邻细胞的细胞膜内有两个盘状板，称为附着斑（attachment plaque），由电子密度较高的物质集聚而成（图4-3）。有许多直径为10nm的张力细丝成束地附着于斑上，张力细丝没有收缩性，但在细胞质内形成了有牵张力的网状结构。许多张力细丝附着于附着斑处而又折回形成袢状，较细的丝起始于附着斑的内部，伸到细胞间隙与中央的细丝相连，成为交错的形式，这些较细的丝称为膜横连接丝。附着斑有更细的丝，在板的内侧钩住并连接张力细丝。这样，对相邻的细胞来说，通过这些细丝网的机械性偶联形成了一个连续的结构网，使细胞连接更为牢固。桥粒形成细胞的机械支持结构，当承受外力时，通过桥粒的传递，使组织具有较强的抗张能力与抗拉能力。

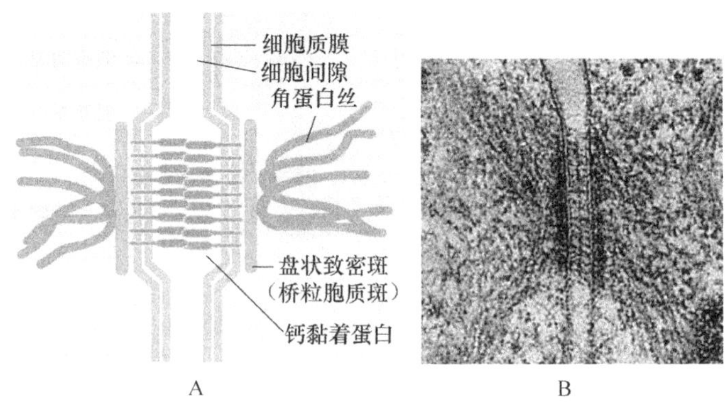

图4-3 桥粒结构模式图（A）和电镜图片（B）（翟中和等，2011；Alberts et al.，2002）

桥粒广泛分布在各型上皮细胞之间，尤其多见于皮肤、口腔、食道等处的复层鳞状上皮细胞间，为坚韧的细胞间连接点。在不同细胞中，桥粒的结构细节存在差别，即使在同型细胞中其数目、长度也有所不同。

2. 半桥粒

半桥粒（hemidesmosome）在形态上与桥粒类似，但功能和化学组成不同。它通过细胞膜上的膜蛋白——整联蛋白将上皮细胞固着在**基底膜**（basement membrane）上，在半桥粒中，中间丝不是穿过而是终止于半桥粒的致密斑内（图4-4）。

（二）与肌动蛋白纤维相关的黏着连接

1. 黏着带

黏着带（adhesion belt）呈带状环绕整个细胞，一般位于上皮细胞顶面的紧密连接的下方。在黏着带处，相邻细胞有间隙，间隙两侧的质膜有伸出的跨膜蛋白，相互黏合，将相邻细胞的质膜连在一起。黏着带处相邻细胞膜的间隙15～20nm，相邻细胞的间隙中由Ca^{2+}依赖的钙黏着蛋白形成的横桥相连，在质膜下有几种附着蛋白与**钙黏着蛋白**（cadherin）结合在一起，包括α**联蛋白**（catenin）、β联蛋白、γ联蛋白、**黏着斑蛋白**（vinculin）、α**辅肌动**

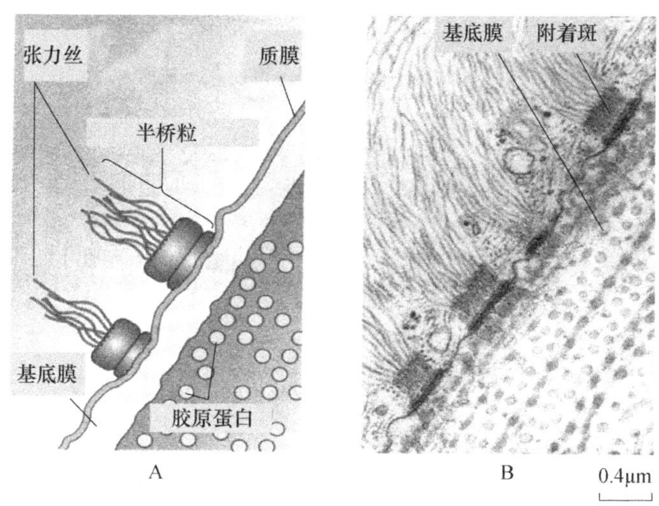

图 4-4 半桥粒结构模式图（Alberts et al.，2008；Karp，2002）

A. 与桥粒结构类似，每一个半桥粒有一个附着斑，张力丝通过附着斑锚到细胞骨架上；B. 透射电镜照片示半桥粒的外表面直接毗邻基底膜上

蛋白（actinin）和**斑珠蛋白**（plakoglobin）。黏着带也被称为**带状桥粒**（belt desmosome）或中间连接。但从结构上看，与黏着带相连的纤维是肌动蛋白纤维，与黏着带相连的微丝在细胞中形成平行于细胞膜的可收缩的纤维束。小肠上皮细胞微绒毛中的肌动蛋白纤维束就结合在与黏着带相连的纤维网络上（图 4-5）。

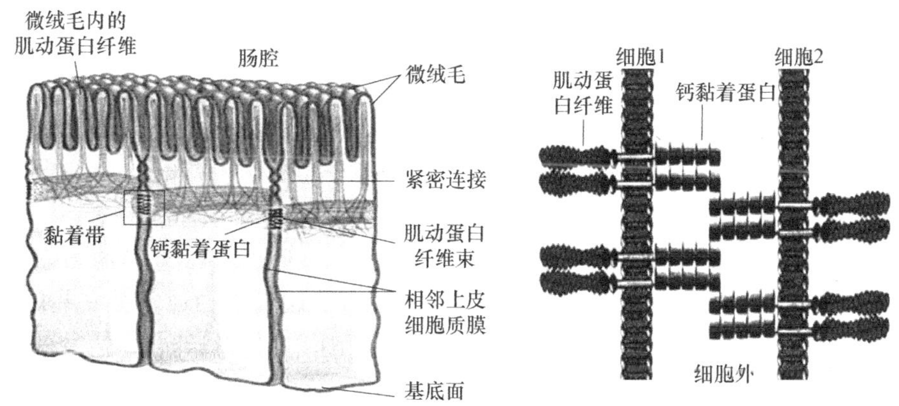

图 4-5 小肠上皮细胞之间的黏着带示意图（Alberts et al.，2002）

2. 黏着斑

黏着斑（plaque，focal adhesion，focal contact）是细胞与细胞外基质之间的连接方式，由于在这种连接处的质膜呈盘状，因而称为黏着斑。参与黏着斑连接的是**整联蛋白**（integrin），是胞外基质中纤连蛋白的受体，因此通过整联蛋白可将细胞与胞外基质连接，而在细胞内侧，整联蛋白则通过某些微丝结合蛋白与肌动蛋白纤维结合（图 4-6）。例如，体外培养的成纤维细胞就是通过黏着斑贴附在瓶壁上的。

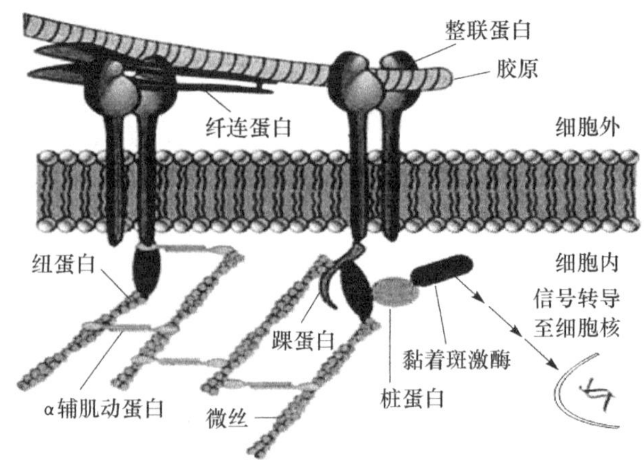

图 4-6　黏着斑结构（杨恬，2010；Alberts et al.，2002）

三、通讯连接

通讯连接（communicating junction）主要介导相邻细胞之间的物质运输、信号传递，主要类型有动物细胞间的间隙连接和可兴奋细胞之间的化学突触，以及植物细胞间的胞间连丝。通讯连接除了有机械的细胞连接作用之外，主要作用是在细胞间形成电偶联或代谢偶联，以此来传递信息。

（一）间隙连接

间隙连接（gap junction）几乎存在于所有类型的动物细胞之间，是在相互接触的细胞之间建立的亲水性跨膜通道，该通道没有选择性，允许相对分子质量小于 1×10^3 的分子从一个细胞经过间隙连接进入另一个细胞，达到细胞在代谢与功能上的统一。

间隙连接处相邻细胞膜间的间隙为 2～3nm，构成间隙连接的基本单位称**连接子**（connexon）。每个连接子由 6 个相同或相似的跨膜蛋白亚单位——**连接子蛋白**（connexin）环绕，中心形成一个直径约 1.5nm 的孔道（图 4-7）。通道直径通常受一些因素，如膜电位、胞内 pH、胞外化学信号及 Ca^{2+} 浓度等因素的影响而处于动态变化中。相邻细胞膜上的两个连接子对接便形成一个间隙连接单位，因此间隙连接也称缝隙连接或缝管连接；许多间隙连接单位往往集结在一起，其区域大小不一，最大直径可达 0.3μm。

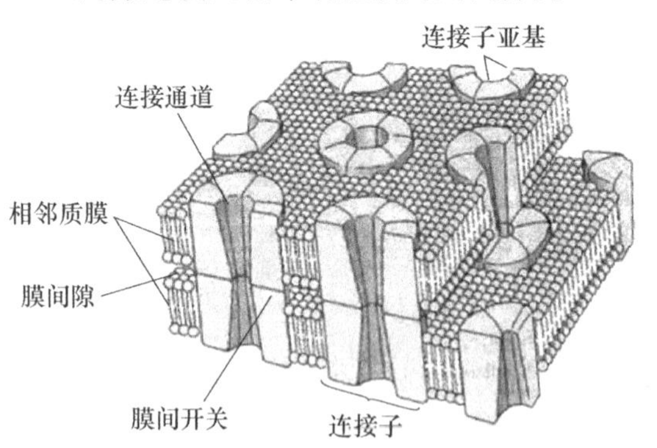

图 4-7　间隙连接立体结构示意图（Alberts et al.，2002）

通过间隙连接建立的通信在细胞生长、细胞增殖与分化、组织稳态、肿瘤发生、伤口愈合等生理和病理生理过程中具有重要作用。①在代谢偶联中的作用：使细胞内小分子，如氨基酸、葡萄糖、核苷酸、维生素、无机离子及第二信使（cAMP、Ca^{2+} 等）直接在细胞之间流通。间隙连接允许小分子代谢物和信号分子通过，是细胞间代谢偶联的基础。②在神经冲动信息传递过程中的作用：在由具有电兴奋性的细胞构成的组织中，通过间隙连接建立的电偶联对其功能的协调一致具有重要作用。例如，神经细胞之间的电偶联使动作电位迅速在细胞之间传播。③在早期胚胎发育和细胞分化过程中的作用：胚胎发育中细胞间的偶联提供信号物质的通路，从而为某一特定细胞提供它的“位置信息”，并根据其位置影响其分化。而在肿瘤细胞之间，间隙连接明显减少或消失，因此间隙连接类似“肿瘤抑制因子”。④对细胞增殖的控制：如将转化细胞与正常细胞共培养，通常几乎不能在两种细胞间建立间隙连接，转化细胞的增殖不受抑制；当用一定诱导剂使转化细胞与正常细胞之间建立间隙连接后转化细胞的生长即受到抑制；当封闭正常细胞与转化细胞之间的通道后转化细胞的生长失控复现。越来越多的研究表明，构成间隙连接的连接蛋白基因的突变与人类的遗传性疾病相关，如外周神经病、耳聋、皮肤病、白内障等。

（二）化学突触

化学突触（synapse）是存在于可兴奋细胞间的一种连接方式，其作用是通过释放神经递质来传导兴奋，结构上由突触前膜（presynaptic membrane）、突触后膜（postsynaptic membrane）和突触间隙（synaptic cleft）三部分组成。在信息传递过程中，来自突触前膜的电信号首先转换为突触间隙的化学信号，进而转变为突触后膜的电信号，通过这样一系列的变换完成信息在可兴奋细胞之间的传递。其作用机制是通过突触前膜的膜电位变化引发 Ca^{2+} 内流，促进神经递质释放到突触间隙中，神经递质通过与突触后膜上受体的结合，引发突触后膜离子通透性改变，产生突触后膜电位。

第二节　细 胞 黏 附

同种类型细胞间的彼此粘连是许多组织结构的基本特征。**细胞黏附**（cell adhesion）是在细胞识别的基础上，同类细胞发生聚集形成细胞团或组织的过程。采用实验手段将胚胎组织分散，然后使其重新混合，经过一段时间，发现同种组织来源的细胞总是毫无例外地黏着在一起。同种组织类型细胞的粘连甚至超越种的差异，如鼠肝细胞倾向于与鸡肝细胞粘连，而不与鼠肾细胞粘连。

目前已经知道，细胞与细胞间、细胞与胞外基质间的黏着是由位于细胞表面的黏着分子介导的（表 4-2）。而介导细胞与细胞间或细胞与胞外基质间相互接触和结合的众多分子，统称为**细胞黏附分子**（cell adhesion molecule，CAM），CAM 中的大多数为糖蛋白，分布于细胞表面。黏着分子均为整合膜蛋白（图 4-8），多数要依赖 Ca^{2+} 或 Mg^{2+} 才能起作用，其中一些在细胞骨架的参与下，形成锚定连接。

表 4-2　细胞中主要的黏着因子家族

细胞黏着分子家族	主要成员	Ca^{2+} 或 Mg^{2+} 依赖性	胞内骨架成分	参与细胞连接类型
钙黏着蛋白	E-、N-、P-钙黏着蛋白	+	肌动蛋白丝	黏着带
	桥粒-钙黏着蛋白	+	中间丝	桥粒
选凝素	P-选择素	+	—	—
免疫球蛋白超家族	N-细胞黏附分子	—	—	—
血细胞整联蛋白	$\alpha_L\beta_2$	+	肌动蛋白丝	—
整联蛋白	约 20 多种类型	+	肌动蛋白丝	黏着斑
	$\alpha_6\beta$	+	中间丝	桥粒

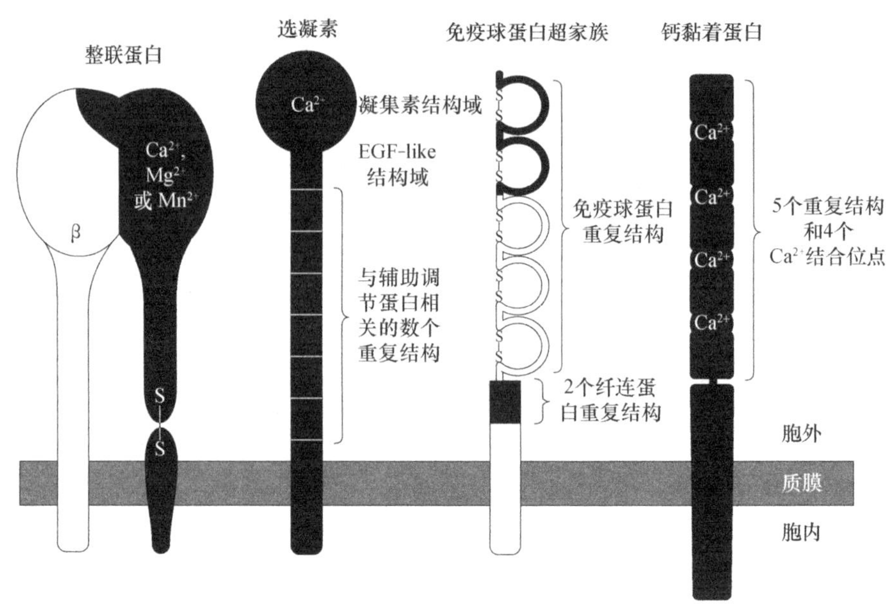

图 4-8　细胞黏附因子及其作用部位（深色）（翟中和等，2000）

一、钙黏着蛋白

钙黏着蛋白（cadherin）是一类依赖 Ca^{2+} 的细胞粘连糖蛋白，对胚胎发育中的细胞识别、迁移和组织分化及成体组织器官构成具有主要作用。不同细胞及处于不同发育阶段的细胞，其表面的钙黏着蛋白的种类与数量均有所不同。至今已鉴定出 30 种以上钙黏着蛋白，分布于不同的组织。

钙黏着蛋白分子结构同源性很高，不同的分子中有 50%～60%的一级序列相同。其分子的胞外 N 端的 5 个结构域中，有 4 个同源性高且均含 Ca^{2+} 结合部位。决定钙黏着蛋白结合特异性的部位在靠 N 端的一个结构域中，只要变更其中 2 个氨基酸残基即可使结合特异性由 E-钙黏着蛋白转变为 P-钙黏着蛋白。钙黏着蛋白分子的胞质部分是最高度保守的区域，参与信号转导。

钙黏着蛋白通过不同的连接蛋白与不同的细胞骨架成分相连，如 E-钙黏着蛋白通过 α 联蛋白、β 联蛋白、γ 联蛋白及黏着斑蛋白、锚蛋白、α 辅肌动蛋白等与肌动蛋白纤维相连。

二、选凝素

选凝素（selectin）是一类异亲性依赖于 Ca^{2+} 的，能与特异糖基识别并相结合的糖蛋白，其分子的胞外部分具有一凝集素（lectin）样结构域，因此又称**选择素**。选凝素主要参与白细胞与脉管内皮细胞之间的识别与黏着，由于选凝素与细胞表面糖脂或糖蛋白的特异糖侧链亲和力较小，加上血流速度的影响，白细胞在脉管中黏着—分离—再黏着—再分离，呈现滚动方式运动，同时活化其他的黏着因子如整联蛋白，最终与之较强地结合在一起；白细胞就是以这种机制集中到炎症发生的部位。现已发现至少有三种选凝素，其膜外区有较高的同源性和结构类似性，但跨膜区和胞浆区没有同源性。

三、免疫球蛋白超家族

免疫球蛋白超家族（immunoglobulin superfamily，Ig-SF）包括分子结构中含有免疫球蛋白（Ig）样结构域的所有细胞黏附分子（CAM），一般不依赖于Ca^{2+}。免疫球蛋白样结构域是指借二硫键维系的两组反向平行β折叠结构。除免疫球蛋白外，还包括T细胞受体，B细胞受体，MHC及免疫球蛋白超家族-细胞黏附分子（Ig-CAM）等。

免疫球蛋白超家族有的属于同亲性CAM，如各种神经细胞黏附分子（N-CAM）及血小板-内皮细胞黏附分子（Pe-CAM）；有的属于异亲性CAM，如细胞间黏附分子（I-CAM）及脉管细胞黏附分子（V-CAM）等。其中了解最多的为**神经细胞黏附分子**（nerve cell adhesion molecules，N-CAM），它是一种糖蛋白，在神经组织细胞间的黏着中起主要作用。不同的N-CAM由单一基因编码，但由于其mRNA剪接不同和糖基化各异而产生20余种不同的N-CAM。I-CAM及V-CAM在活化的血管内皮细胞表达。炎症时，活化的内皮细胞表面的I-CAM可与白细胞表面的$\alpha_L\beta_2$及巨噬细胞表面的$\alpha_M\beta_2$相结合；V-CAM则可与白细胞的$\alpha_4\beta_1$整联蛋白相结合。

四、整联蛋白

整联蛋白（integrin）旧称整合素，大多为亲异性细胞黏附分子，其作用依赖于Ca^{2+}。介导细胞与细胞间的相互作用及细胞与细胞外基质间的相互作用。几乎所有动植物细胞均表达整联蛋白。整联蛋白是由α（120～185kDa）和β（90～110kDa）两个亚基形成的异源二聚体糖蛋白。人体细胞中已发现16种α链和9种β链，它们相互配合形成22种不同的二聚体整联蛋白，可与不同的配体结合，从而介导细胞与基质、细胞与细胞之间的黏着。整联蛋白识别的主要部位是配体上的RGD（精甘天）三肽结构。此外，整联蛋白在细胞信号转导中也起着十分重要的作用。

第三节　细胞外基质

细胞外基质（extracellular matrix，ECM）也称胞外基质，是指由细胞分泌到细胞外间充质中的蛋白质和多糖类大分子物质所构成的复杂网络结构（图4-9）。在连接组织结构、调节组织发育（细胞增殖和分化）和细胞生理活动中发挥重要调控作用。胞外基质的组成可分为：①纤维性成分（胶原蛋白、弹性蛋白和网织蛋白），这类结构蛋白赋予细胞外基质一定的强度和韧性；②黏着蛋白，如纤连蛋白、层粘连蛋白等能促使细胞同胞外基质结合；③空间充填分子，主要为糖胺聚糖等，它们能够形成水性的胶状物，在这种胶状物中包埋有许多其他的基质成分。

胞外基质不仅是支持细胞的框架，其三维结构及成分的变化，往往改变细胞微环境从而对细胞形态、生长、分裂、分化和凋亡起重要的调控作用。很多编码胞外基质成分或其受体

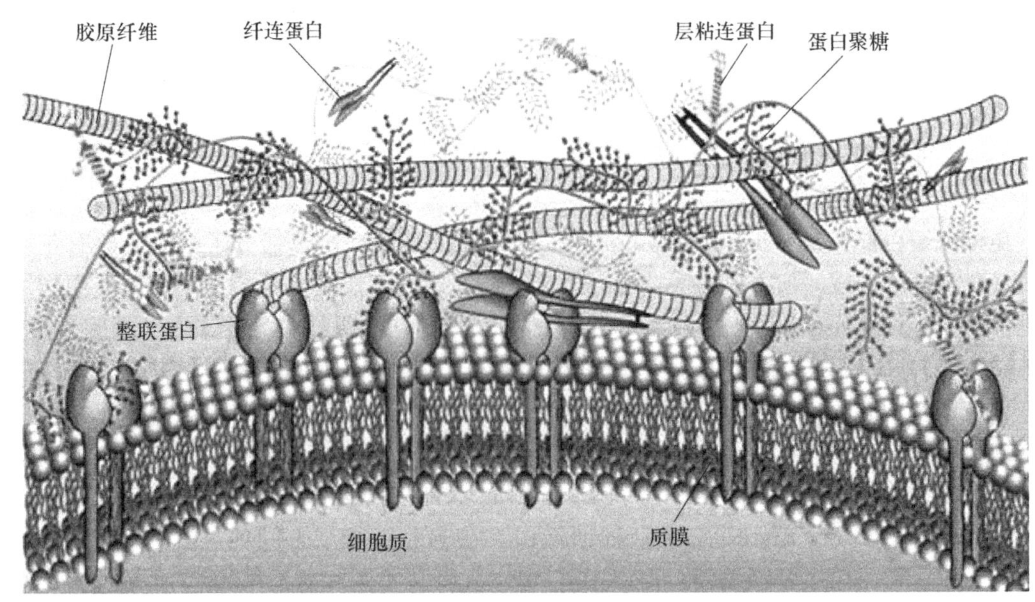

图 4-9　细胞外基质主要成分与结构示意图（翟中和等，2000）

基因的突变可导致多种疾病甚至肿瘤的发生，因此对胞外基质的信号功能及其与疾病关系的研究日益成为人们关注的焦点。

一、胶原

胶原（collagen）是胞外基质最基本成分之一，也是动物体内含量最丰富的蛋白，约占人体蛋白质总量的30%以上。它遍布于体内各种器官和组织，是细胞外基质中的框架结构，可由成纤维细胞、软骨细胞、成骨细胞及某些上皮细胞合成并分泌到细胞外。目前已发现的胶原类型多达 20 种，由不同的结构基因编码，具有不同的化学结构及免疫学特性。几种常见的胶原类型及其在组织中的分布列于表 4-3。

表 4-3　胶原的类型及其特性

类型	多聚体形式	组织分布	突变类型
Ⅰ	较粗的纤维束	皮肤、肌腱、骨、韧带、角膜等	严重的骨缺陷和断裂
Ⅱ	纤维	软骨、脊索、人眼玻璃体	软骨缺陷、矮小症状
Ⅲ	微细的原纤维网	皮肤、血管、体内器官	皮肤易损、关节松软、血管易破
Ⅳ	片层状（形成网络）	基膜	血管球性肾炎、耳聋
Ⅴ	纤维（结合Ⅰ型胶原）	与Ⅰ型胶原共分布	皮肤易损、关节松软、血管易破
Ⅶ	锚定纤维	复层鳞状上皮	皮肤起疱
Ⅸ	与Ⅱ型胶原侧面结合	软骨	骨关节炎
Ⅺ	纤维（结合Ⅱ型胶原）	与Ⅱ型胶原共分布	近视、失明
ⅩⅦ	非纤维状	半桥粒/基膜	皮肤起疱、近视、视网膜脱离、脑积水

胶原是细胞外基质中最主要的水不溶性纤维蛋白。目前了解最多的是Ⅰ～Ⅳ型胶原。Ⅰ～Ⅲ型胶原含量最丰富，形成类似的纤维结构。Ⅰ型胶原常形成较粗的纤维束，分布广

泛，主要存在于皮肤、肌腱、韧带及骨中，具有很强的抗张强度；Ⅱ型胶原主要存在于软骨中；Ⅲ型胶原形成微细的原纤维网，广泛分布于伸展性的组织，如疏松结缔组织；Ⅳ型胶原形成二维网格样结构，是基膜的主要成分及支架。

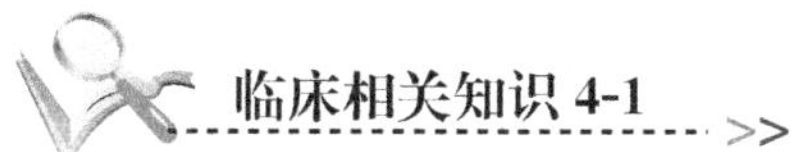
临床相关知识 4-1 >>

★胶原与人类疾病的发生★

胶原蛋白的基本结构单位是原胶原，原胶原是由3条α肽链组成的螺旋形纤维状蛋白质，相互拧成3股螺旋状构型，长300nm，直径1.5nm。已发现20多个基因分别在不同组织中编码不同类型的胶原，也有2～3种不同的胶原存在于同一组织中。

马方综合征（Marfan syndrome）又名蜘蛛指（趾）综合征，属于一种常染色体显性遗传的先天性结缔组织疾病。主要表现为骨骼、眼和心血管系统受累。心血管方面表现为大动脉中层弹力纤维发育不全，主动脉或腹总主动脉扩张，形成主动脉瘤或腹总主动脉瘤。主动脉扩张到一定程度以后，将造成主动脉大破裂死亡。发病率为0.04‰～0.1‰。本病是由于编码原纤维蛋白基因突变，弹性蛋白和胶原组织肽链之间的横向联合受损所致。

胶原在细胞外基质中含量最高，刚性及抗张力强度最大，构成细胞外基质的骨架结构，细胞外基质中的其他组分通过与胶原结合形成结构与功能的复合体。同一组织中常含有几种不同类型的胶原，但常以某一种为主；在不同组织中，胶原装配成不同的纤维形式，以适应特定功能的需要，最显著的是在骨和角膜中，胶原纤维分层排布，同一层的胶原彼此平行，而相邻两层的纤维彼此垂直，形成二合板样的结构，使组织具有牢固、不易变形的特性。

胶原纤维具有很高的抗张力强度，特别是Ⅰ型胶原。胶原纤维束构成肌腱，连接肌肉和骨骼。单位横截面的Ⅰ型胶原抗张力比铁还强。胶原可被胶原酶特异降解，而参与到胞外基质信号传递的调控网络中。胚胎及新生儿的胶原因缺乏分子间的交联而易于抽提，随年龄增长，交联日益增多，皮肤、血管及各种组织变得僵硬，成为老化的一个重要特征。

二、糖胺聚糖和蛋白聚糖

（一）糖胺聚糖

糖胺聚糖（glycosaminoglycan，GAG）旧称氨基粜糖，是由重复的二糖单位构成的无分枝长链多糖。其二糖单位通常由氨基己糖（氨基葡萄糖或氨基半乳糖）和糖醛酸组成（图4-10），但硫酸角质素中糖醛酸由半乳糖代替。糖胺聚糖依组成糖基、连接方式、硫酸化程度及位置的不同可分为6种，即透明质酸、硫酸软骨素、硫酸皮肤素、硫酸乙酰肝素、肝素、硫酸角质素。

透明质酸（hyaluronic acid，HA）是唯一不发生硫酸化的糖胺聚糖，其糖链特别长。糖胺聚糖一般由不到300个单糖基组成，而HA可含10万个单糖基。在溶液中HA分子呈无规则卷曲状态。如果强行伸长，其分子长度可达 20μm。HA 整个分子全部由葡萄糖醛酸及乙酰氨基葡萄糖二糖单位重复排列构成。由于 HA 分子表面有大量带负电荷的亲水性基团，可结合大量水分子，因而即使浓度很低也能形成黏稠的胶体，如果没有空间制约的因素，可以占据比其自身体积大 1000～10 000 倍的空间。同时，透明质酸分子表面的—COO^-基团结合阳离子，增加了离子浓度和渗透压，大量水分子被摄入基质。因此在胞外基质中，透明质酸倾向于向外膨胀，产生压力，使结缔组织具有抗压的能力。

透明质酸是增殖细胞和迁移细胞的胞外基质的主要成分，尤其在胚胎组织中。透明质酸结合于许多迁移细胞的表面。因其自身的特性，透明质酸使细胞保持彼此分离，使细胞易于运动迁移和增殖并阻止细胞分化。一旦细胞迁移停止或增殖够数，便由透明质酸酶将其破坏。在发育过程中，透明质酸的作用似乎是防止细胞在增殖够数或迁移到位之前过早地进行分化。胚胎发生中，生骨节（sclerotome）细胞的迁移和分化及肌节（myotome）的分化是两个典型的例子，透明质酸均发生上述变化。同时透明质酸也是蛋白聚糖的主要结构组分。透明质酸在结缔组织中起强化、弹性和润滑作用。

透明质酸虽不与蛋白质共价结合，但可与许多种蛋白聚糖的核心蛋白质及连接蛋白质借非共价键结合而参加蛋白聚糖多聚体的构成，在软骨基质中尤其如此。

（二）蛋白聚糖

蛋白聚糖（proteoglycan）是糖胺聚糖（除透明质酸外）与核心蛋白质丝氨酸残基的共价结合物，见于所有结缔组织和胞外基质及许多细胞的表面。核心蛋白质的丝氨酸残基（常有 Ser-Gly-X-Gly 序列）可在高尔基体中装配上 GAG 链。一个核心蛋白质分子上可以连接 1～100 个，甚至更多的 GAG 链。与一个核心蛋白质分子相连的 GAG 链可以是同种或不同种的。许多蛋白聚糖单体常以非共价键与透明质酸形成多聚体。核心蛋白质的 N 端序列与 CD_{44} 分子结合透明质酸的结构域具有同源性。蛋白聚糖的一个显著特点是多态性，可以含有不同的核心蛋白及长度和成分不同的多糖链。

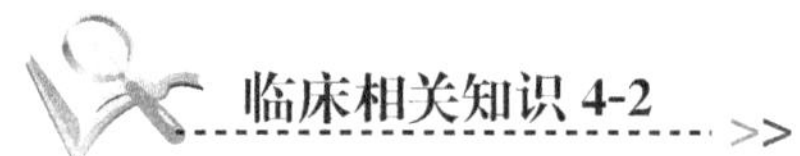

★蛋白聚糖与肿瘤★

蛋白聚糖与肿瘤的发生及转移有关。在一些肿瘤，如间质瘤、成肾母细胞瘤、乳腺癌及神经胶质瘤等，肿瘤细胞合成及分泌的透明质酸增多，体液（血、尿）中透明质酸的含量增高，这具有一定诊断意义。在肝、肺、乳腺、结肠及前列腺等肿瘤组织中硫酸软骨素的含量增多。体外实验证明，硫酸软骨素有促进乳腺癌生长的作用；体内实验证明对艾氏腹水癌有促进生长的作用。降解硫酸软骨素的酶可抑制艾氏腹水癌的生长。总之，肿瘤组织中透明质酸及硫酸软骨素的增多，可能与其增殖失控有一定关系。反之，硫酸乙酰肝素则具有抑制细胞增殖的作用。体外实验证明，从肝中分离的硫酸乙酰肝素可抑制肝癌细胞的生长。

在人的肝癌、小鼠的骨髓瘤、自发性乳腺癌及腹水型肝癌等均可见硫酸乙酰肝素的硫酸化程度降低。这不单可能影响其抑制细胞增殖的功能，而且可能导致其与纤连蛋白、层粘连蛋白及胶原的亲和性减弱，以致瘤细胞周围的基质组装异常，瘤细胞之间的黏合减弱，肿瘤细胞易从瘤组织上脱落。这就为肿瘤转移造成了先决条件。此外，能降解硫酸乙酰肝素的内切糖苷酶存在于某些易转移的肿瘤（如黑素瘤）中，它可破坏硫酸乙酰肝素，同时其降解产物被释放到血液中，具有肝素样抗血凝活性，可造成出血不止。

软骨中的蛋白聚糖是已知的最巨大分子之一，单个分子长达4μm，体积比细菌大。这些蛋白聚糖赋予软骨以凝胶样特性和抗变形能力。并非所有蛋白聚糖都形成巨大的聚合物，如基膜中的蛋白聚糖，由一个相对分子质量为 $2\times10^4\sim4\times10^5$ 的核心蛋白和附着的几个硫酸肝素链构成。软骨蛋白聚糖中心组分是透明质酸，许多硫酸软骨素蛋白聚糖的核心蛋白通过非共价键紧密结合于透明质酸上，这种结合被连接蛋白所稳定。每个核心蛋白上附着有多条硫酸软骨素和硫酸角质素糖胺聚糖链（图 4-10）。

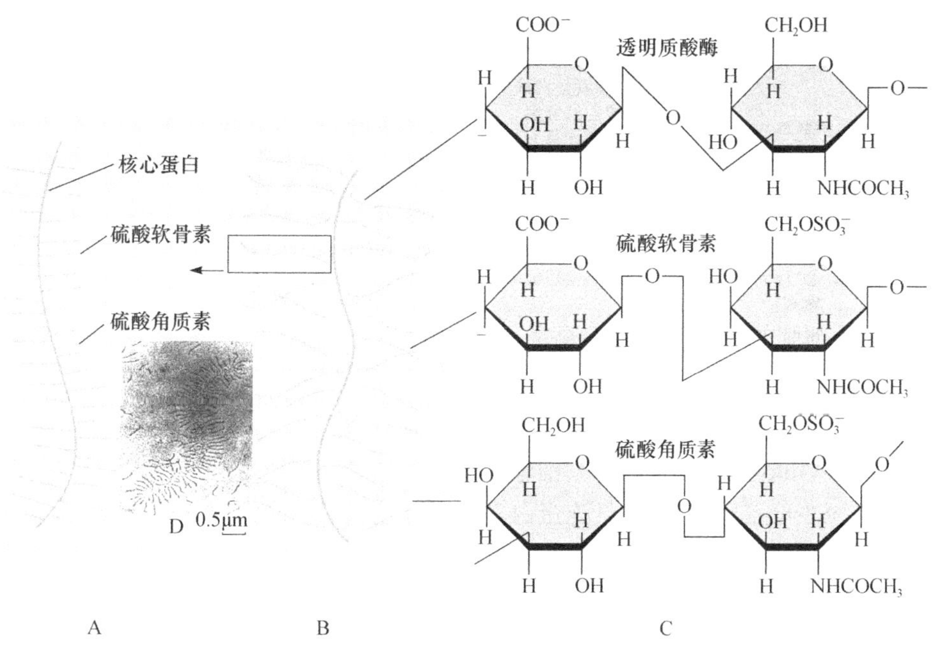

图 4-10　蛋白聚糖复合物结构（Karp，2002）

A，B. 蛋白聚糖构成的模式图；C. 某些糖胺聚糖的分子式；D. 软骨中的蛋白聚糖电镜照片

蛋白聚糖可与成纤维细胞生长因子（FGF）、转化生长因子β（TGF-β）等多种生长因子结合，因而可视为细胞外的激素富集与储存库、有利于激素分子进一步与细胞表面受体结合，有效完成信号的传导。

三、层粘连蛋白和纤连蛋白

胞外基质存在多种非胶原糖蛋白，其结构与功能了解最多的是层粘连蛋白和纤连蛋白。

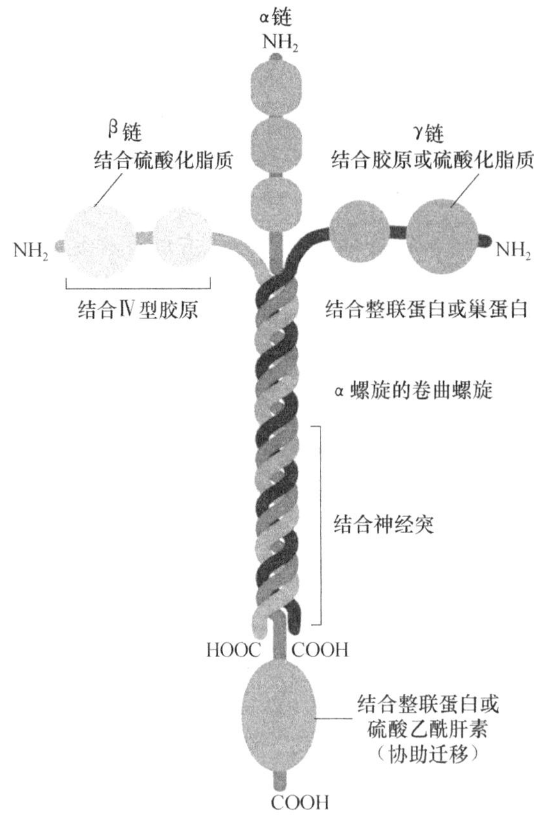

图 4-11 层粘连蛋白分子示意图
（翟中和等，2011；Alberts et al.，2002）

（一）层粘连蛋白

层粘连蛋白（laminin，LN）是各种动物胚胎及成体组织基膜的主要结构组分之一。层粘连蛋白有 3 个亚单位，即重链（α链，400kDa）和两条轻链［β链（215kDa）、γ链（205kDa）］。结构上呈现不对称的十字形，由 1 条长臂和 3 条相似的短臂构成。这 4 条臂均有棒状节段和球状的末端域。β和γ短臂上有 2 个球形结构域，α链上的短臂有 3 个球形结构域，其中有 1 个结构域同Ⅳ型胶原结合，第 2 个结构域同肝素结合，还有同细胞表面受体结合的结构域。正是这些独立的结合位点使 LN 作为一个桥梁分子，介导细胞同基膜结合（图 4-11）。

通常细胞不直接与Ⅳ型胶原或蛋白聚糖结合，而是通过层粘连蛋白将细胞锚定于基膜上。层粘连蛋白对基膜的组装起关键作用，在细胞表面形成网络结构并将细胞固定在基膜上。个体发生中出现最早的细胞外基质蛋白是层粘连蛋白。层粘连蛋白出现于早期胚中，对于保持细胞间粘连、细胞的极性及细胞的分化都有重要意义。

（二）纤连蛋白

纤连蛋白（fibronectin，FN）是细胞外基质中相对分子质量大的糖蛋白，含糖 4.5%～9.5%。目前至少已鉴定了 20 种纤连蛋白多肽。纤连蛋白不同的亚单位为同一基因的表达产物，只是在转录后 RNA 的剪接上有所差异、因而产生不同的 mRNA。纤连蛋白的每个亚单位由数个结构域构成，具有与细胞表面受体胶原、纤维蛋白和硫酸蛋白多糖高亲和性的结合部位，用蛋白酶进一步消化与细胞膜蛋白结合区，发现这一结构域中 RGD 三肽序列是细胞识别的最小结构单位（图 4-12）。

纤连蛋白的主要功能是介导细胞黏着，可与细胞外基质其他成分、纤维蛋白及整联蛋白家族细胞表面受体结合，影响细胞活动。通过黏着，纤连蛋白可以通过细胞信号转导途径调节细胞的形状和细胞骨架的组织，促进细胞铺展。在胚胎发生过程中，纤连蛋白对于许多类型细胞的迁移和分化是必需的。在创伤修复中，纤连蛋白也很重要，如促进巨噬细胞和其他免疫细胞迁移到受损部位。在血凝块形成过程中，纤连蛋白促进血小板附着于血管受损部位。

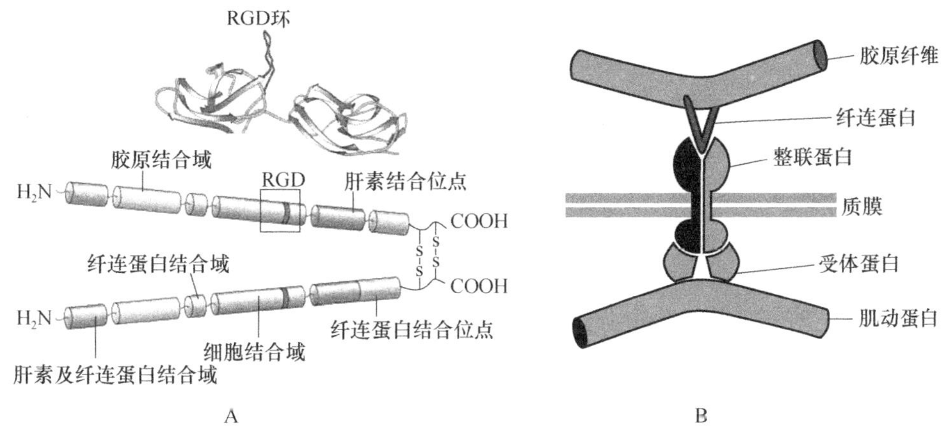

图 4-12 FN 的结构模型（A）及 FN 将细胞连接到细胞外基质上（B）

四、弹性蛋白

弹性蛋白（elastin）具有随机卷曲和交联性能，是弹性纤维的主要成分。弹性纤维主要存在于脉管壁及肺，也少量存在于皮肤、肌腱及疏松结缔组织中。弹性纤维与胶原纤维共同存在，分别赋予组织以弹性及抗张性。

弹性蛋白由两种类型的短肽段交替排列构成。一种是疏水短肽赋予分子以弹性；另一种短肽为富含丙氨酸及赖氨酸残基的 α 螺旋，负责在相邻分子间形成交联。弹性蛋白的氨基酸组成似胶原，也富含甘氨酸及脯氨酸，但很少含羟脯氨酸，不含羟赖氨酸，没有胶原特有的 Gly-X-Y 序列，故不形成规则的三股螺旋结构。弹性蛋白分子间的交联比胶原更复杂。通过赖氨酸残基参与的交联形成富有弹性的网状结构（图 4-13）。

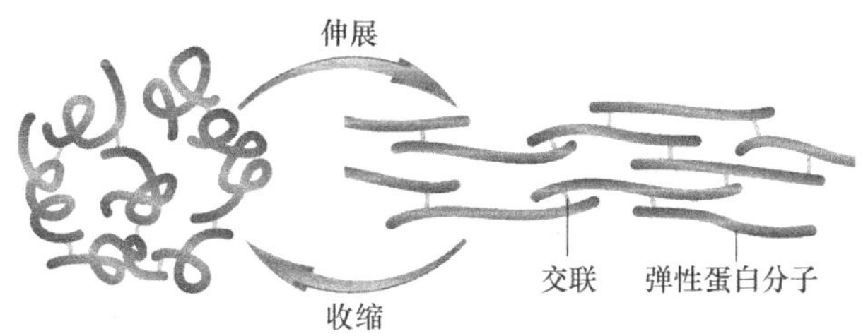

图 4-13 弹性蛋白的分子结构示意图（翟中和等，2011；Alerts et al.，2002）

复 习 题

1. 何谓细胞连接？细胞连接主要有哪些类型？细胞连接对组织形成有何意义？

2. 比较细胞识别与细胞黏着，归纳参与细胞黏着的主要生物大分子及细胞黏着的生物学意义。

3. 细胞外基质的组成可分为哪几大类？归纳细胞外基质与疾病发生及肿瘤转移的关系。

（新乡医学院 张光谋）

第五章　小分子物质的跨膜运输

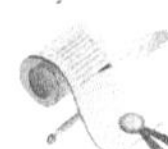

关键知识点

- 小分子物质的跨膜运输分为被动运输和主动运输。被动运输包括简单扩散和载体介导的协助扩散，运输方向是由高浓度向低浓度，不需细胞提供代谢能量。
- 载体蛋白可介导被动运输（协助扩散），又可介导主动运输；通道蛋白只能介导被动运输。每种载体蛋白能与特定的溶质分子结合，通过构象改变介导溶质分子跨膜运输。通道蛋白形成跨膜的亲水通道，允许大小适宜的分子和带电荷离子通过。绝大多数通道蛋白为离子通道，包括电压门控通道、配体门控通道和机械门控通道等。此外，还有环核苷酸门通道和水通道。
- 主动运输是由载体蛋白介导的物质逆浓度梯度或电化学梯度由低浓度向高浓度一侧进行跨膜运输的方式，需要与某种释放能量的过程相偶联，主要是由ATP直接或间接提供能量。根据泵蛋白的结构和功能特性，依靠ATP水解供能的ATP-驱动泵可分为四类：P-型离子泵、V-型质子泵、F-型质子泵和ABC超家族。

★关键词： 被动运输；主动运输；载体蛋白；通道蛋白；钙泵；钠钾泵；ABC超家族；协同运输；同向运输；对向运输

细胞膜是生活的细胞与细胞外环境之间的一种选择性通透屏障，它既能保障细胞对所需基本营养物质的摄取、代谢产物或废物的排出，又能调节细胞内离子浓度，使细胞维持相对稳定的内环境。因此，物质的跨膜运输对细胞的生存和生长至关重要。

细胞内外的物质交换有许多不同的机制，总体看来，与细胞膜有关的物质运输活动有两大途径：①小分子物质的跨膜运输；②大分子或颗粒物质的膜泡运输，即胞吞与胞吐作用（详见第七章）。小分子物质穿越质膜的运输可分为被动运输和主动运输两类。被动运输又依据是否有载体协助而分为简单扩散和协助扩散两种。

第一节　膜转运蛋白与物质转运

由于细胞质膜具有选择性通透作用，使一些脂溶性的和非极性的小分子自由扩散通过细胞膜，但是一些相对较大的极性分子和带电荷的离子，如葡萄糖、氨基酸及阴、阳离子等物质均不能自由通过，这些细胞活动所必需的物质需要特定的膜蛋白的介导才能进行跨膜运输。负责转运这些物质的膜蛋白称为**转运蛋白**（transport protein），又称**运输蛋白**或**膜运输蛋白**（membrane transport protein）。通常每种运输蛋白只转运一种特定类型的分子（葡萄糖、氨基酸或离子）。所有膜转运蛋白都是跨膜蛋白，其肽链穿越脂双层，形成跨膜运输的蛋白质通道，使其转运的物质通过细胞膜。

根据介导物质转运形式的不同，膜转运蛋白可分为两类：一类是**载体蛋白**（carrier protein），另一类是**通道蛋白**（channel protein）。载体蛋白与通道蛋白之间的主要不同在于它们以不同的方式辨别溶质。载体蛋白只允许与其结合部位相适合的溶质分子与其结合，然后通过其自身构象的改变，介导该溶质分子的穿膜。载体蛋白既可介导**被动运输**（passive transport）（易化扩散），也可介导**主动运输**（active transport）（图 5-1）。通道蛋白主要根据溶质分子大小和电荷进行辨别，通道蛋白能形成贯穿膜脂双层的充满液体的孔道，当孔道开放时，特定的溶质（足够小的和带有适当电荷的分子或离子）就可以通过。通道蛋白则只能介导顺浓度梯度的被动运输。

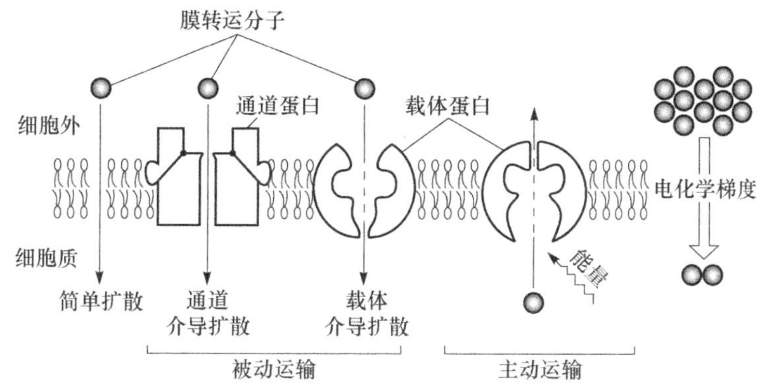

图 5-1　被动运输和主动运输及膜转运蛋白（Alberts et al.，2008）

一、载体蛋白

载体蛋白是多次跨膜蛋白，它能与特定的溶质分子结合，通过一系列构象改变介导溶质分子的跨膜转运（图 5-2）。利用这种方式转运的溶质，既可以是小的有机分子，也可以是无机离子。

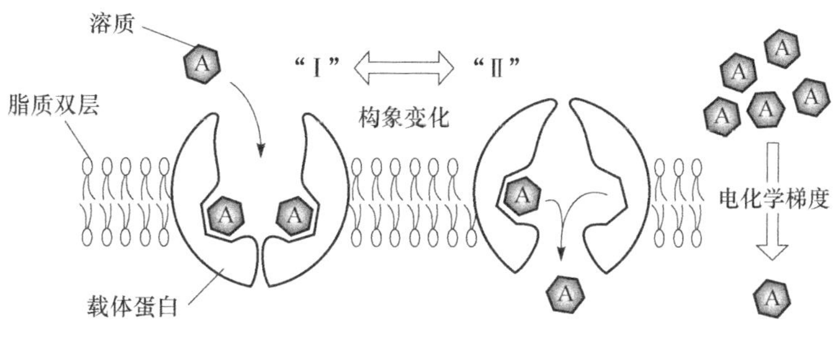

图 5-2　载体蛋白通过构象改变介导溶质分子被动运输的模型（Alberts et al.，2002）

（一）载体蛋白的类型

几乎所有类型的生物膜上都普遍存在载体蛋白，一些载体蛋白为进行被动运输（易化扩散）的膜运输蛋白，也有许多载体蛋白为进行主动运输的“泵”，能进行逆浓度梯度运输，且需要消耗代谢能量（表 5-1）。

表 5-1 主要的载体蛋白类型

载体蛋白	分布	能量来源	功能
葡萄糖载体蛋白	大多数动物细胞膜	不消耗能量	被动输入葡萄糖
Na^+驱动的葡萄糖泵	肾与肠上皮细胞顶部细胞膜	Na^+梯度	主动输入葡萄糖
Na^+-H^+交换器	动物细胞膜	Na^+梯度	主动输出 H^+，调节 pH
钠钾泵（钠钾 ATP 酶）	大多数动物细胞膜	水解 ATP	主动输出 Na^+，输入 K^+
钙泵（Ca^{2+}-ATP 酶）	真核细胞膜	水解 ATP	主动输出 Ca^{2+}
H^+泵（H^+-ATP 酶）	动物细胞溶酶体膜	水解 ATP	从胞质中主动将 H^+ 输入溶酶体

（二）载体蛋白介导物质跨膜运输的特点

一种载体蛋白特异地结合和转运一种溶质分子通过细胞膜，这个过程类似于酶对底物的催化反应。各种类型的载体蛋白对溶质分子（底物）有特异的结合位点，专一性高，一类载体蛋白只转运一种分子或离子，有类似于酶与底物作用的饱和动力学曲线特征，当载体分子都参与转运时，速度即达到最大，既可以被底物的类似物竞争性抑制，又可被某种抑制剂非竞争性抑制；对 pH 敏感。与酶不同的是载体蛋白对所转运的物质不作任何共价修饰，可以改变转运过程的平衡点，加快物质沿势能降低的方向转运。

二、通道蛋白

通道蛋白是横跨质膜的亲水性通道，允许适当大小的离子顺浓度梯度通过，故又称离子通道。有些通道蛋白形成的通道通常处于开放状态，如钾渗漏通道，允许钾离子不断外流。有些通道蛋白平时处于关闭状态，即“门”不是连续开放的，仅在特定刺激下才打开，而且是瞬时开放瞬时关闭，在几毫秒的时间里，一些离子、代谢物或其他溶质顺着浓度梯度自由扩散通过细胞膜，这类通道蛋白又称为**门控通道**（gated channel）。

门控通道可以分为五类：配体门通道、电压门控离子通道、环核苷酸门通道、机械门通道和水通道。

不同通道对不同离子的通透性不同，即具有**离子选择性**（ionic selectivity）。这是由通道的结构所决定的，只允许具有特定离子半径和电荷的离子通过。根据离子选择性的不同，通道可分为钠通道、钙通道、钾通道、氯通道等。但通道的离子选择性只是相对的而不是绝对的，比如，钠通道除主要对 Na^+ 通透外，对 NH_4^+ 也通透，甚至对 K^+ 也稍有通透（图 5-3）。

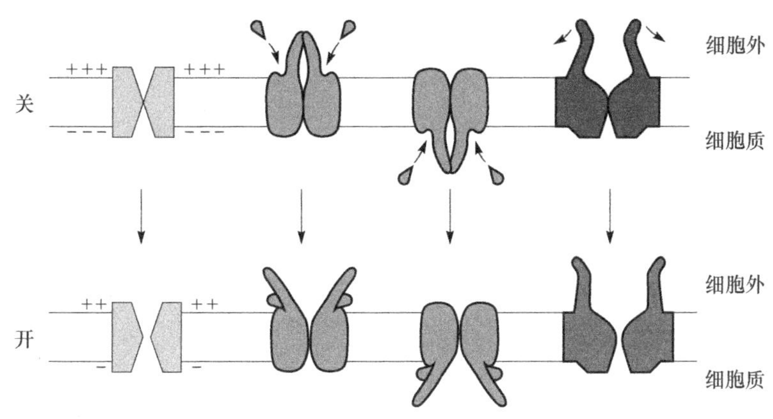

图 5-3 各类离子通道（翟中和等，2011）

（一）配体门通道

细胞膜表面受体与细胞外的特定物质——**配体**（ligand）结合，引起门通道蛋白发生构象变化，结果使“门”打开，又称离子通道型受体。分为阳离子通道（如乙酰胆碱、谷氨酸和五羟色胺的受体）和阴离子通道（如甘氨酸和γ-氨基丁酸的受体）。

乙酰胆碱（Ach）门通道具有三种状态：开启、关闭和失活。当受体的两个α亚单位结合 Ach 时，引起通道构象改变，通道瞬间开启，膜外 Na^+ 内流，膜内 K^+ 外流。使该处膜内外电位差接近于 0，形成终板电位，然后引起肌细胞动作电位，肌肉收缩。即使在结合 Ach 时，Ach 门通道也处于开启和关闭交替进行的状态，只不过开启的概率大一些（90%）。Ach 释放后，瞬间即被乙酰胆碱酯酶水解，通道在约 1ms 内关闭。如果 Ach 存在的时间过长（约 20ms 后），则通道会处于失活状态。这种特性有利于一些顺序性活动。例如，一个通道离子的流入，可引起另一个通道的开放，后者在顺序变化中又可影响其他专一的通道开放。因此，第一个通道闸门的迅即关闭对第二个通道的活动有调节作用。

在神经肌肉接头处，沿神经传来的冲动刺激肌肉收缩，整个反应在不到 1s 内完成，这样一个看来似乎很简单的反应至少包括 4 个不同部位的离子通道闸门按一定的顺序开放和关闭。如图 5-4 所示：①当神经冲动到达神经末梢，去极化发生，膜电位降低，引起神经末梢膜上的电压闸门通道开放，Ca^{2+} 急速进入神经末梢，刺激分泌神经递质——乙酰胆碱；②释放的乙酰胆碱与肌肉细胞膜上的配体闸门通道上的特异部位（受体）结合，闸门瞬间开放，Na^+ 大量涌入肌肉细胞，引起肌肉细胞局部膜去极化，膜电位改变；③肌肉细胞膜的去极化，又使其膜上的电压闸门 Na^+ 通道依次开放，Na^+ 更多地进入，进一步促进膜的去极化扩展到整个肌膜；④肌肉细胞膜去极化又引起肌肉细胞内肌质网上的钙离子通道开放，Ca^{2+} 从肌质网内流入细胞质，细胞质内钙离子浓度急剧升高，肌原纤维收缩。

（二）电压门控离子通道

电压门控离子通道（voltage gated channel）是细胞内或细胞外特异离子浓度发生变化时，或其他刺激引起膜电位变化时，致使其构象变化，“门”打开的通道蛋白。例如，神经

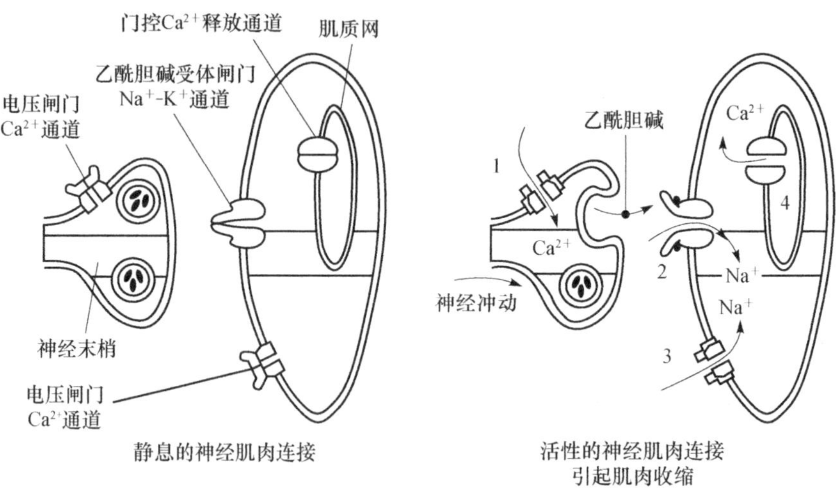

图 5-4　神经肌肉连接处的闸门通道（Alberts et al.，2002）

肌肉接点由 Ach 门控通道开放而出现终板电位时，这个电位改变可使相邻的肌细胞膜中存在的电位门 Na^+ 通道和 K^+ 通道相继激活（即通道开放），引起肌细胞动作电位；动作电位传至肌质网，Ca^{2+} 通道打开引起 Ca^{2+} 外流，引发肌肉收缩。K^+ 通道具有三种状态：开启、关闭和失活。

（三）环核苷酸门通道

环核苷酸门通道分布于化学感受器和光感受器中，与膜外信号的转换有关。例如，气味分子与化学感受器中的 G 蛋白偶联型受体结合，可激活腺苷酸环化酶，产生 cAMP，开启 **cAMP 门控阳离子通道**（cAMP-gated cation channel），引起 Na^+ 内流，膜去极化，产生神经冲动，最终形成嗅觉或味觉。

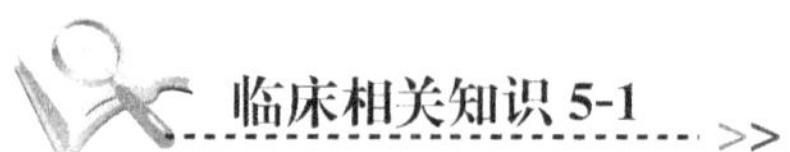

临床相关知识 5-1

★离子通道缺陷与人类遗传病★

由于编码离子通道蛋白的相关基因突变引起离子通道结构或功能的异常，从而导致疾病的发生。这类疾病主要累及神经、肌肉、心脏、肾脏等系统和器官。例如，囊性纤维化（cystic fibrosis）是一种致死的常染色体隐性遗传病，在白种人中发病率高，其主要临床表现为全身性分泌功能障碍，分泌的黏液不能及时清除，引起导管堵塞、感染等症状。囊性纤维化是由位于 7q31 的囊性纤维跨膜转导调节子（CFTR）的编码基因发生突变引起的，CFTR 是位于细胞膜上的一个受 cAMP 调节的氯离子通道。在 cAMP 的介导下，CFTR 发生磷酸化，引起离子通道开放并向胞外转运氯离子。CFTR 异常会导致向胞外转运的氯离子减少，使氯离子和水不能进入分泌的黏液中，分泌的黏液黏度大，引起导管堵塞或其他异常。

（四）机械门通道

细胞可以接受各种各样的机械力刺激，如摩擦力、压力、牵拉力、重力、剪切力等。细胞将机械刺激的信号转化为电化学信号最终引起细胞反应的过程称为**机械信号转导**（mechanotransduction）。

目前比较明确的有两类机械门通道，一类是牵拉活化或失活的离子通道，另一类是剪切力敏感的离子通道，前者几乎存在于所有的细胞膜，研究较多的有血管内皮细胞、心肌细胞及内耳中的毛细胞等，后者仅发现于内皮细胞和心肌细胞。牵拉敏感的离子通道是指能直接被细胞膜牵拉所开放或关闭的离子通道。其特点为对离子的无选择性、无方向性、非线性及无潜伏期。这种通道为2价或1价的阳离子通道，有Na^+、K^+、Ca^{2+}，以Ca^{2+}为主。研究表明，当内皮细胞被牵拉时，由于通道开放引起Ca^{2+}内流，使Ca^{2+}介导的血管活性物质分泌增多，Ca^{2+}还可作为胞内信使，导致进一步的反应。

内耳毛细胞顶部的听毛也是对牵拉力敏感的感受装置，听毛弯曲时，毛细胞会出现短暂的感受器电位。从听毛受力而致听毛根部所在膜的变形，到该处膜出现跨膜离子移动之间，只有极短的潜伏期。

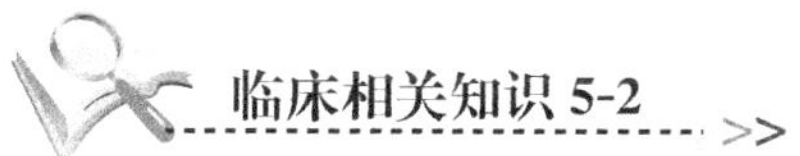

★离子通道与心肌病★

编码心脏离子通道的基因缺损会破坏心脏耐受应激的能力，使之易患扩张性心肌病（DCM）。遗传性室性心律失常可分为两大类：原发性心电疾病与致心律失常性心肌病。原发性心电疾病指一类无器质性病变的、以心电紊乱为主要特征的心脏疾病，包括长QT综合征（LQTS）、Brugada综合征、特发性室颤（VF）、儿茶酚胺介导的多形性室速（CPVT）、孤立性房颤，可能还包括遗传性心脏传导阻滞、不可预测的夜间猝死综合征、婴儿猝死综合征、短QT综合征等。致心律失常性心肌病则是心肌病伴发室速，包括致心律失常性右室心肌病（ARVC）、扩张型心肌病（DCM）、肥厚型心肌病（HCM）。已知绝大多数的原发性心电疾病都是由编码各主要离子通道亚单位的基因突变引起的，因此这类病可通称为“通道病”。相反，在致心律失常性心肌病中发现的致病基因主要影响肌纤维膜和细胞骨架蛋白。

（五）水通道

长期以来，普遍认为细胞内外的水分子是以简单扩散的方式透过脂双层膜。后来发现某些细胞在低渗溶液中对水的通透性很高，很难以简单扩散来解释。例如，将红细胞移入低渗溶液后，很快吸水膨胀而溶血，而水生动物的卵母细胞在低渗溶液中不膨胀。因此，人们推测水的跨膜转运除了简单扩散外，还存在某种特殊的机制，并提出了水通道的概念。

1988年Agre在分离纯化红细胞膜上的Rh血型抗原时，发现了一个28kDa的疏水性跨膜蛋白，称为 CHIP28（channel-forming integral membrane protein），1991 年得到其 cDNA 序列。Agre 将 CHIP28 的 mRNA 注入非洲爪蟾的卵母细胞中，在低渗溶液中，卵母细胞迅速膨胀，并于 5min 内破裂，纯化的 CHIP28 置入脂质体，也会得到同样的结果。细胞的这种吸水膨胀现象会被 Hg^{2+} 抑制，这是已知的抑制水通透的处理措施。这一发现揭示了细胞膜上确实存在水通道，Agre 因此而与离子通道的研究者 R. Mackinnon 共享了 2003 年的诺贝尔化学奖。

目前在人类细胞中已发现的此类蛋白至少有 13 种，被命名为**水孔蛋白**（aquaporin，AQP），又称水通道蛋白，均具有选择性地让水分子通过的特性。水通道的活性调节可能具有以下途径：通过磷酸化使 AQP 的活性增强；通过膜泡运输改变膜上 AQP 的含量，如血管加压素（抗利尿激素）对肾脏远曲小管和集合小管上皮细胞水通透性调节；通过调节基因表达，促进 AQP 的合成。

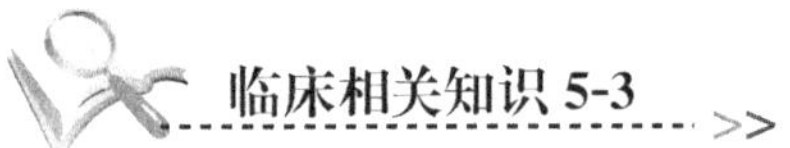

临床相关知识 5-3 >>

★肾脏和水通道★

有关水孔蛋白（AQP）的发现及其研究使人们对肾脏重吸收水及在抗利尿激素调节下浓缩尿液乃至全身水代谢的生理过程有了更深入的了解，也对一些肾脏疾病和机体水代谢平衡紊乱状态的病理机制有了新的认识。

迄今已证实在哺乳类至少存在 13 种 AQP（AQP-0～AQP-12），广泛分布在脑、眼、肺、肾脏、肠及多种外分泌腺体等器官和组织中，它们的结构和功能均十分类似。通常认为 AQP 是一种持续开放的通道蛋白，故其功能的调节主要表现为表达量的多少。肾脏的基本功能之一是对尿液进行浓缩和稀释，是体内 AQP 含量最高的组织，其中 AQP-2 仅见于肾脏集合管，也是目前所知唯一的抗利尿激素（ADH）敏感的水通道，现已明确 AQP 是肾脏重吸收水分和浓缩尿液从而维持机体水平衡的主要分子基础，并受 ADH 调节，这一发现是肾脏生理和病理及机体水代谢研究的重大进展和里程碑。

第二节 被动运输

物质穿膜的被动扩散不消耗细胞能量，而是利用物质在膜两侧的浓度差，顺浓度梯度扩散。

一、简单扩散

简单扩散（simple diffusion）也叫**自由扩散**（free diffusion），特点是：①沿浓度梯度（或电化学梯度）扩散；②不需要消耗细胞本身的代谢能；③没有膜蛋白的协助。

某种物质对膜的通透性（P）可以根据它在油和水中的分配系数（K）及其扩散系数

(D) 来计算：$P=KD/t$，t 为膜的厚度。

脂溶性越高通透性越大，水溶性越高通透性越小；非极性分子比极性容易透过，小分子比大分子容易透过。具有极性的水分子容易透过是因水分子小，可通过由膜脂运动而产生的间隙。

非极性的小分子如 O_2、CO_2、N_2 可以很快透过脂双层；不带电荷的极性小分子（如水、尿素、甘油等）也可以透过人工脂双层，尽管速度较慢；相对分子质量略大一点的葡萄糖、蔗糖则很难透过；而膜对带电荷的物质如 H^+、Na^+、K^+、Cl^-、HCO_3^- 是高度不通透的（图 5-5）。

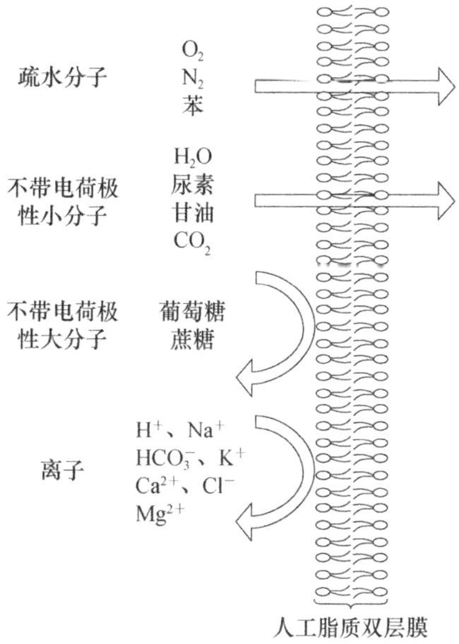

事实上细胞的物质转运过程中，透过脂双层的简单扩散现象很少，绝大多数情况下，物质是通过载体或者通道来转运的。离子、葡萄糖、核苷酸等物质有的是通过质膜上的运输蛋白的协助，按浓度梯度扩散进入质膜的，有的则是通过主动运输的方式进行转运。

图 5-5　人工脂双层膜对不同物质的相对通透性（Alberts et al.，2002）

二、易化扩散

易化扩散（facilitated diffusion）又称**协助扩散**，也称**促进扩散**，是通过运输蛋白形成亲水环境，使极性分子顺电化学梯度穿膜的被动运输方式。各种极性分子和无机离子，如糖、氨基酸、核苷酸及细胞代谢物等顺其浓度或电化学梯度进行跨膜转运，该过程不需要细胞提供能量。其运输特点是：①比自由扩散转运速率高；②存在最大转运速率，在一定限度内运输速率同物质浓度成正比，如超过一定限度，浓度再增加，运输也不再增加；这是因为膜上载体蛋白的结合位点已达饱和；③有特异性，即与特定溶质结合。这类特殊的载体蛋白主要有离子载体和通道蛋白两种类型。

绝大多数哺乳类细胞都是利用血糖作为细胞的主要能源，人类基因组编码 14 种与糖转运相关的载体蛋白 GLUT1～GLUT14，构成葡萄糖载体（glucose transporter，GLUT）蛋白家族，它们具有高度同源的氨基酸序列，都含有 12 次跨膜的 α 螺旋。研究发现，多肽跨膜段主要由疏水性氨基酸残基组成。

三、离子的被动跨膜转运

离子的被动跨膜转运是借助膜上的离子通道完成的。现已了解到，通道蛋白由 α 螺旋蛋白构成，其中心具有亲水性通道，它对离子具有高度的亲和力，允许适当大小的离子顺浓度梯度瞬间大量地通过（图 5-6）。

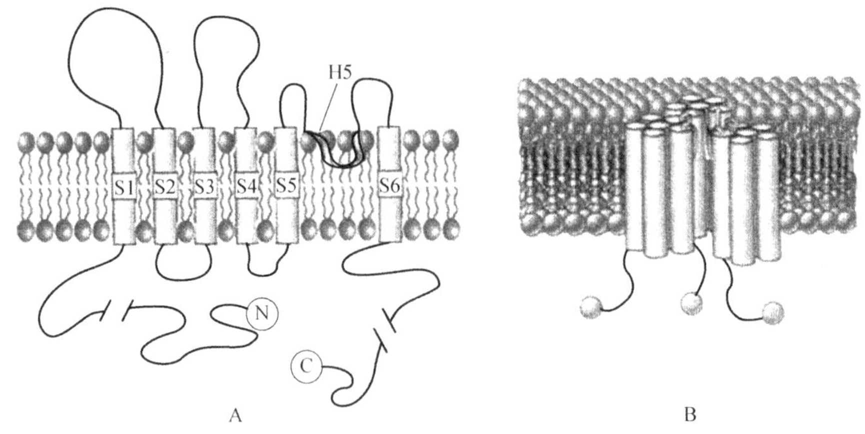

图 5-6 真核生物 K^+ 通道蛋白示意图（杨恬，2010）

A. K^+ 通道的一个亚基（多肽链）包含 6 个 α 螺旋跨膜片段，H5 连接 S5 和 S6 跨膜螺旋；B. 4 个亚基围成单个 K^+ 通道，4 个 H5 片段扎入通道中央

进行通道扩散的物质有离子和神经递质等，它们在进行通道扩散时，也是由高浓度侧向低浓度侧运输，利用自身的势能和特定的通道，不消耗细胞的代谢能。通道扩散实际上是利用“通道”进行简单扩散。离子通道结构和功能异常引起一些人类遗传性疾病的发生（表 5-2）。

表 5-2 离子通道结构和功能异常引起的部分人类疾病

通道异常	疾病
Na^+ 通道	高血钾性周期性麻痹，低血钾性周期性麻痹，先天性肌强直（Thomsen 病，Becker 病），其他肌强直疾病，全身性癫痫发作伴高热叠加综合征，婴儿重症癫痫性肌阵挛，长 QT 综合征 3
K^+ 通道	Andersen 综合征，低血钾性周期性麻痹，长 QT 综合征 1（AD 遗传），长 QT 综合征 2（AD 遗传），长 QT 综合征 5（AD 遗传），长 QT 综合征 6（AD 遗传），长 QT 综合征 7（AD 遗传），JLN1（AR 遗传），JLN2（AR 遗传），发作性共济失调 1 型，良性家族性新生儿癫痫
Ca^{2+} 通道	低血钾性周期性麻痹，恶性高热，中心核疾病，长 QT 综合征 8（AD 遗传），长 QT 综合征 4（AD 遗传），家族性偏瘫性偏头痛，发作性共济失调 2 型，脊髓小脑性共济失调 6 型
Cl^- 通道	先天性肌强直，囊性纤维化
烟碱型 Ach 受体	先天性肌无力综合征，夜间额叶癫痫（AD 遗传）
甘氨酸受体	家族性惊跳病
GABAA 受体	全身性癫痫发作伴高热叠加综合征
缝隙连接蛋白	X 染色体连锁 Charcot-Marie-Tooth 病

四、水分的快速跨膜转运

水分子为极性分子，尽管水可以通过简单扩散缓慢地穿过生物膜，但对于某些组织的特殊功能（如肾小管对水的重吸收、从脑中排除额外的水、唾液和眼泪的形成等）来说，水分子通过水孔的快速跨膜转运是非常重要的。水孔蛋白（AQP）是内在膜蛋白的一个家族，在哺乳类细胞中至少有 10 种水孔蛋白，在各种特异性组织细胞中，提供了水分子快速跨膜运动的通道。红细胞质膜上水孔蛋白密度很高，当血液流经肾髓质时，红细胞可根据细胞外渗透压的突然变化来快速膨胀或收缩。近曲肾小管细胞适应水分重吸收，细胞膜上同样富集水孔蛋白，表 5-3 列出了一些水孔蛋白的例子。

表 5-3　水孔蛋白举例

水孔蛋白	功　能
AQP-1	近曲肾小管水分重吸收，眼中水状液和中枢神经系统脑脊髓液的分泌，肺中水平衡
AQP-2	肾集液管中水通透力（突变产生肾源性糖尿病）
AQP-3	肾集液管中水的保持
AQP-4	中枢神经系统中脑脊髓液的重吸收，脑水肿的调节
AQP-5	唾液腺、泪腺和肺泡上皮的液体分泌

水孔蛋白为 4 个亚基组成的四聚体，每个亚基又由 6 个 α 跨膜螺旋组成（图 5-7），每个水孔蛋白亚基单独形成一个供水分子运动的中央孔。水孔蛋白形成对水分子高度特异的亲水通道，只允许水分子通过。这种严格的选择性首先源于通道内高度保守的氨基酸残基（Arg、His 及 Asp）侧链与通过的水分子形成氢键，其次是源于孔径非常狭窄。

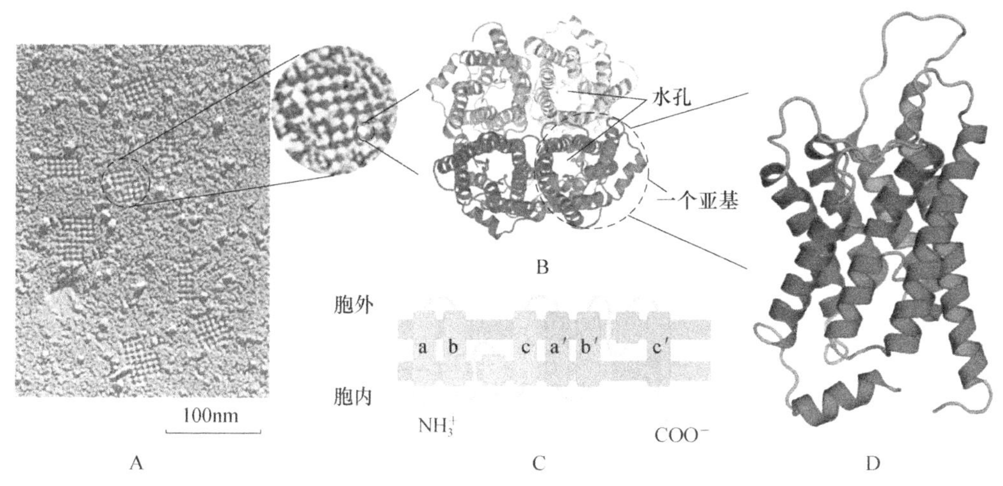

图 5-7　水孔蛋白结构示意图（翟中和等，2011）

A. 电镜下细胞膜上的水孔；B. 水孔蛋白是由 4 个亚基组成的四聚体；C. 每个亚基由 3 对同源的跨膜螺旋（aa′，bb′和 cc′）组成；D. 水孔亚基三维结构示意图，中间球形分子为水分子

第三节　主 动 运 输

主动运输（active transport）是由载体蛋白介导的物质逆浓度梯度或电化学梯度由低浓度一侧向高浓度一侧进行跨膜转运的方式。主动运输的特点是：①逆浓度梯度（逆化学梯度）运输；②需要能量（由 ATP 直接供能）或与释放能量的过程偶联（协同运输）；③都有载体蛋白。

主动运输所需的能量来源主要有：①协同运输中的离子梯度动力；②ATP 驱动的泵通过水解 ATP 获得能量；③光驱动的泵利用光能运输物质，见于细菌。

一、ATP-驱动泵

ATP-驱动泵（ATP-driven pump）是 **ATP 酶**（ATPase）直接利用水解 ATP 提供的能量，实现离子或小分子逆浓度梯度或电化学梯度的跨膜运输。所有 ATP 驱动泵都是跨膜蛋白。根据泵蛋白的结构和功能特性，ATP-驱动泵可分为P-型离子泵，V-型质子泵，F-型质子泵和ABC超家族。前三种只转运离子，后一种主要转运小分子。

（一）P-型离子泵

P-型离子泵（P-type ion pump）也称**P-型ATP酶**（P-type ATPase），分布于各种生物细胞质膜中的ATP动力泵的一类，含两个相同的催化性α亚基，转运时至少有一个α亚基被磷酸化，故得名。包括高等生物中的钠钾ATP酶、钙酶和真菌及细菌的H^+泵。

1. 钠钾ATP酶

钠钾ATP酶（sodium-potassium ATPase，Na^+-K^+-ATPase）又称**钠钾泵**（sodium-potassium pump）（图5-8），一般认为是由2个大亚基、2个小亚基组成的四聚体。钠钾ATP酶通过磷酸化和去磷酸化过程发生构象的变化，导致与Na^+、K^+的亲和力发生变化。在膜内侧Na^+与酶结合，激活ATP酶活性，使ATP分解，酶被磷酸化，构象发生变化，于是

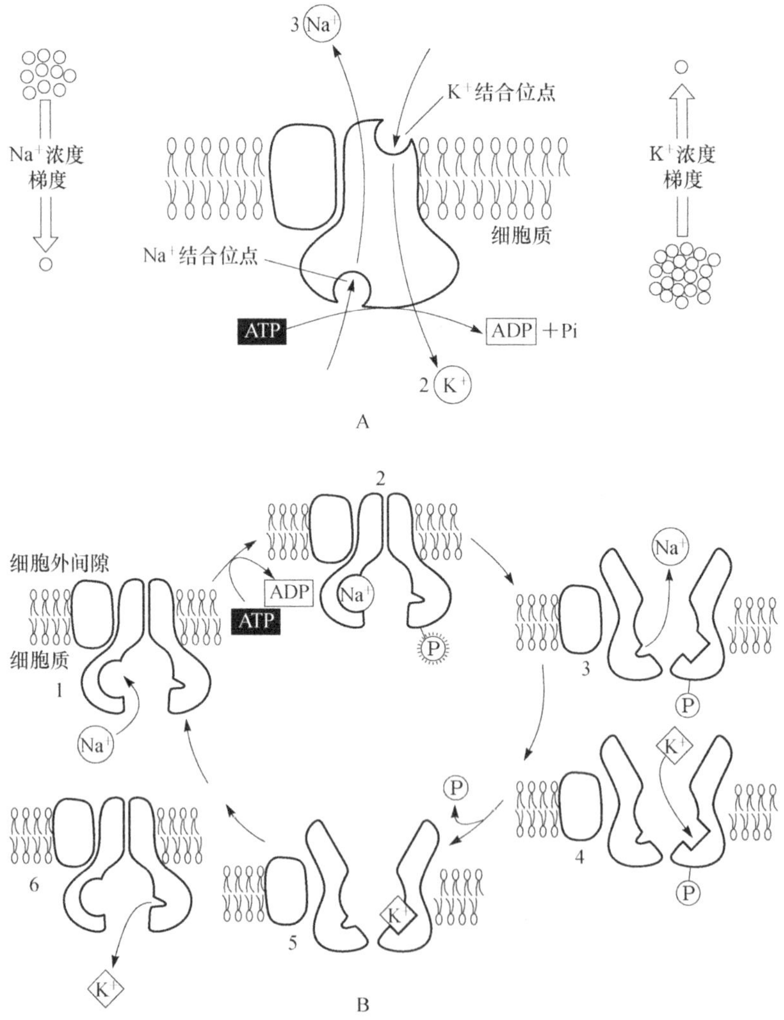

图5-8 钠钾泵的结构（A）与工作模式（B）示意图（Alberts et al.，2002）

与 Na^+ 结合的部位转向膜外侧；这种磷酸化的酶对 Na^+ 的亲和力低，对 K^+ 的亲和力高，因而在膜外侧释放 Na^+ 而与 K^+ 结合。K^+ 与磷酸化酶结合后促使酶去磷酸化，酶的构象恢复原状，于是与 K^+ 结合的部位转向膜内侧，K^+ 与酶的亲和力降低，使 K^+ 在膜内被释放，而又与 Na^+ 结合。其总的结果是每一循环消耗 1 个 ATP，转运出 3 个 Na^+，转进 2 个 K^+。

钠钾泵的一个特性是其对离子的转运循环依赖自磷酸化过程，ATP 上的一个磷酸基团转移到钠钾泵的一个天冬氨酸残基上，导致构象的变化。通过自磷酸化来转运离子的离子泵就叫做 P-型离子泵，与钠钾泵相类似的还有钙泵和质子泵。它们组成了功能与结构相似的一个蛋白质家族。

钠钾泵的作用是：①维持细胞的渗透性，保持细胞的体积；②维持低 Na^+ 高 K^+ 的细胞内环境，维持细胞的静息电位。

乌本苷（ouabain）、地高辛（digoxin）等强心剂能抑制心肌细胞钠钾泵的活性，从而降低钠钙交换器效率，使内流 Ca^{2+} 增多，加强心肌收缩，因而具有强心作用。

2. 钙泵

钙泵（Ca^{2+}-pump，calcium pump）也称**钙 ATP 酶**（calcium ATPase），是另一类 P-型离子泵。钙泵对于细胞是非常重要的，因为 Ca^{2+} 通常与信号转导有关，Ca^{2+} 浓度的变化会引起细胞内信号途径的反应，导致一系列的生理变化。通常细胞内 Ca^{2+} 浓度（10^{-7} mol/L）显著低于细胞外 Ca^{2+} 浓度（10^{-3} mol/L），主要是因为质膜和内质网膜上存在 Ca^{2+} 转运体系，细胞内钙泵有两类：一类是 P 型离子泵（图 5-9），其原理与钠钾泵相似，每分解 1 个 ATP 分子，泵出 2 个 Ca^{2+}；另一类叫做钠钙交换器（Na^+-Ca^{2+} exchanger），属于**对向运输**（antiport）体系，通过钠钙交换来转运钙离子。

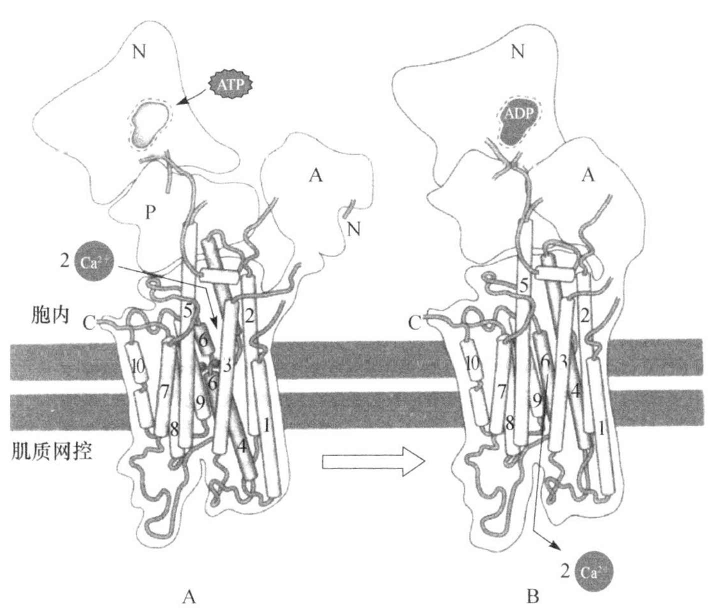

图 5-9　肌质网钙泵转运 Ca^{2+} 前（A）和后（B）的工作模型（Alberts et al.，2002）

位于肌质网（sarcoplasmic reticulum）上的钙离子泵是了解最多的一类 P-型离子泵，占肌质网膜蛋白的 90%。肌质网是一类特化的内质网，形成网管状结构位于细胞质中，具有

储存 Ca^{2+} 的功能。肌细胞膜去极化后引起肌质网上的 Ca^{2+} 通道打开，大量 Ca^{2+} 进入细胞质，引起肌肉收缩之后由钙泵将 Ca^{2+} 泵回肌质网。

（二）V-型质子泵和 F-型质子泵

V-型质子泵（V-type proton pump）也称 **V-型 ATP 酶**（V-type ATPase）和**液泡质子 ATP 酶**（vacuolar proton ATPase），位于小泡（vacuole）的膜上，由许多亚基构成，水解 ATP 产生能量，但不发生自磷酸化，位于溶酶体膜、动物细胞的内吞体、高尔基体的囊泡膜、植物液泡膜上。F-型质子泵也称 **F-型 ATP 酶**（F-type ATPase），是由许多亚基构成的管状结构，H^+ 沿浓度梯度运动，所释放的能量与 ATP 合成偶联起来，因此也称 **ATP 合酶**（ATP synthase），F 是氧化磷酸化或光合磷酸化偶联因子（factor）的缩写。F-型质子泵位于细菌质膜、线粒体内膜和叶绿体的类囊体膜上，其详细结构将在第八章讲解。F-型质子泵不仅可以利用质子动力势将 ADP 转化成 ATP，也可以利用水解 ATP 释放的能量转移质子。

（三）ABC 超家族

ABC 超家族（ATP binding cassette superfamily）也是一类 ATP 驱动泵，但含有更多的成员，也更为多样。ABC 超家族含有几百种不同的转运蛋白，广泛分布在从细菌到人类的各种生物中。**ABC 转运器**（ABC transporter）最早发现于细菌，是细菌质膜上的一种运输 ATP 酶（transport ATPase），属于一个庞大而多样的蛋白家族，每个成员都含有两个高度保守的 ATP 结合区（ATP binding cassette），故名 ABC 转运器，它们通过结合 ATP 发生二聚化，ATP 水解后解聚，通过构象的改变将与之结合的底物转移至膜的另一侧。

在大肠埃希菌中 78 个基因（占全部基因的 5%）编码 ABC 转运器蛋白，在动物中可能更多。虽然每一种 ABC 转运器只转运一种或一类底物，但是其蛋白家族中具有能转运离子、氨基酸、核苷酸、多糖、多肽、蛋白质的成员。ABC 转运器还可催化脂双层的脂类在两层之间翻转，这在膜的发生和功能维护上具有重要的意义。

第一个被发现的真核细胞的 ABC 转运器是多药抗性蛋白（multidrug resistance protein，MDR），该基因通常在肝癌患者的癌细胞中过表达，降低了化学治疗的疗效。约 40%的患者的癌细胞内该基因过表达。

ABC 转运器还与病原体对药物的抗性有关，如临床常用的抗真菌药物有氟康唑、酮康唑、伊曲康唑等，真菌对这些药物产生耐药性的一个重要机制是通过 MDR 降低了细胞内的药物浓度。

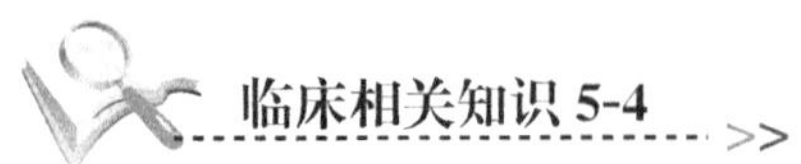

★ABC 转运蛋白超家族异常所致的疾病★

转运蛋白 ABC 超家族在机体广泛分布，多种组织，如胎盘、脑、前列腺、小肠、睾丸、卵巢、结肠、肝、肺及腺体等，都有其成员的表达。其中在重要屏障（如胎盘屏障、血脑屏障及静脉内皮）中的表达最高。ABC 家族主要功能有保护作用、物质交换和排泄、物质代谢和细胞分化。

由于 ABC 家族在各个组织中发挥广泛的生理功能，基因的突变可以引起或促发许多遗传病，如囊性纤维病、脑白质肾上腺萎缩症、视网膜退行性变、胆固醇和胆汁的分泌缺陷等，并且越来越多地参与到许多复杂疾病的发生中。Bernstein 研究发现 ABCA4 的变异和与年龄相关的黄斑退行性改变有关。最新的研究也发现，ABCA3 的突变导致新生儿肺表面活性剂中的磷酸卵磷脂缺乏，引起致死性的表面活性剂缺乏症。

二、协同运输

协同（伴随）运输（cotransport）是一类靠间接提供能量完成的主动运输方式。物质跨膜运输所需要的能量来自膜两侧离子的电化学浓度梯度，而维持这种电化学势的是钠钾泵或质子泵。动物细胞中常常利用膜两侧 Na^+ 浓度梯度来驱动，植物细胞和细菌常利用 H^+ 浓度梯度来驱动。根据物质运输方向与离子沿浓度梯度的转移方向，协同运输又可分为同向运输与对向运输（图 5-10）。

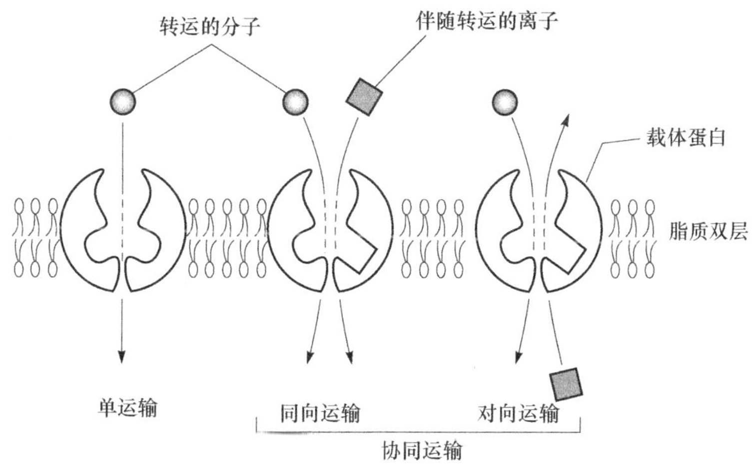

图 5-10　载体蛋白转运溶质的几种方式（胡以平，2009）

（一）同向运输

同向运输（symport）指物质运输方向与离子转移方向相同。例如，动物小肠上皮细胞从肠腔吸收葡萄糖就是伴随着 Na^+ 的进入，细胞内的 Na^+ 又被钠钾泵泵出细胞外，细胞内始终保持较低的钠离子浓度，形成电化学梯度，为离子梯度驱动的主动运输（图 5-11，图 5-12）。在某些细菌中，乳糖的吸收伴随着 H^+ 的进入，每转移一个 H^+ 吸收一个乳糖分子。

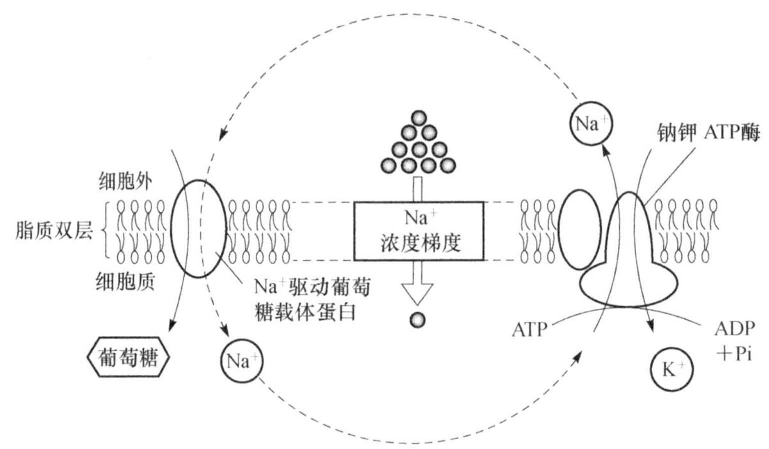

图 5-11 钠钾泵维持的 Na^+ 梯度驱动葡萄糖的主动转运示意图（胡以平，2009）

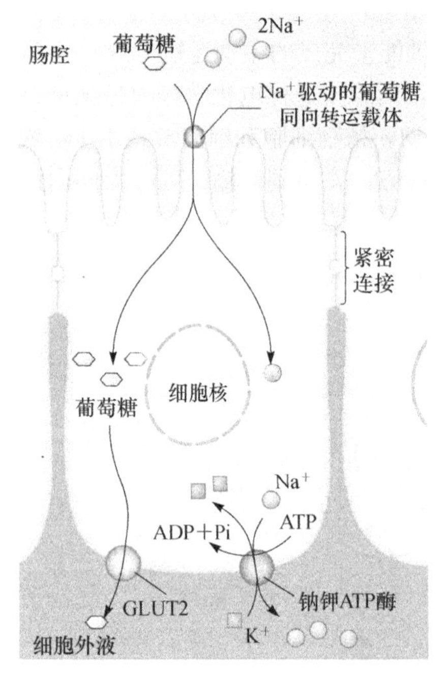

图 5-12 肠腔中的葡萄糖经小肠上皮细胞吸收转运入血液的示意图（翟中和等，2011）

（二）对向运输

对向运输（antiport）是指物质跨膜运动的方向与离子转移的方向相反，如动物细胞常通过 Na^+ 驱动的 Na^+/H^+ 反向协同运输的方式来转运 H^+ 以调节细胞内的 pH，即 Na^+ 的进入胞内伴随着 H^+ 的排出。此外质子泵可直接利用 ATP 运输 H^+ 来调节细胞 pH。

还有一种机制是 Na^+ 驱动的 Cl^-/HCO_3^- 交换，即 Na^+ 与 HCO_3^- 的进入伴随着 Cl^- 和 H^+ 的外流，如红细胞膜上的带 3 蛋白。

综上所述，主动运输都需要消耗能量，所需能量可直接来自 ATP 或来自离子电化学梯度；同时也需要膜上的特异性载体蛋白的协助，这些载体蛋白不仅有结构上的特异性，而且具有结构上的可变性（构象的变化影响其与溶质分子的亲和力的改变）。细胞运用各种不同的方式通过不同的体系在不同的条件下完成小分子物质的跨膜运输。

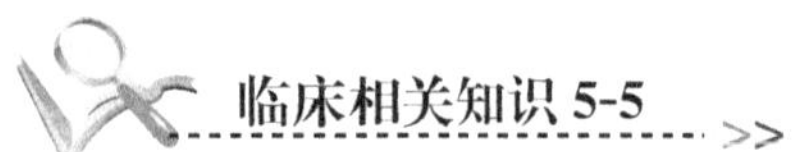

临床相关知识 5-5

★载体蛋白缺陷引起的疾病★

细胞膜中存在许多与物质转运有关的转运蛋白（如载体蛋白、通道蛋白、离子泵等），这些蛋白质结构的缺陷和功能异常都会引起物质转运障碍，产生相应的膜转运异常的疾病。

胱氨酸尿症（cystinuria）是一种遗传性膜转运异常疾病，患者的尿中含有大量的胱氨酸，当尿中的 pH 下降时，胱氨酸沉淀形成尿路结石，引起肾损伤。其病因源于基因突变使肾小管上皮细胞转运胱氨酸的载体蛋白先天性缺陷，导致对胱氨酸重吸收障碍，尿中胱氨酸排出过量。

肾性糖尿病（renal glycosuria）是肾小管上皮对葡萄糖重吸收障碍导致尿液中出现葡萄糖，当肾小管细胞膜转运葡萄糖的载体蛋白功能缺陷，使葡萄糖重吸收量降低时，就发生肾性糖尿病。肾性糖尿病也是一种遗传性疾病。

复　习　题

1. 比较载体蛋白与通道蛋白的特点。
2. 比较主动运输与被动运输的特点及其生物学意义。
3. 归纳比较 P-型离子泵、V-型质子泵、F-型质子泵和 ABC 超家族的结构与动能。
4. 说明钠钾泵的工作原理及其生物学意义。

（新乡医学院　李延兰）

第六章　胞质溶胶、蛋白酶体和核糖体

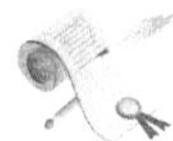

关键知识点

- 胞质溶胶（细胞质基质）是细胞整体不可分割的部分，其对细胞的生命活动，如细胞内外物质交换、信号转导、细胞分化和生化反应等有极其重要的作用。
- 蛋白酶体是在真核生物和古细菌中普遍存在的，在一些原核生物中也存在的一种能降解蛋白质的巨型蛋白质复合物。蛋白酶体有多种形式，其中最常见的是26S的蛋白酶体。蛋白酶体的主要功能是通过蛋白质水解，降解细胞不再需要的或受到损伤的蛋白质。蛋白酶体的功能涉及细胞代谢、信号转导和受体调整、免疫反应、细胞周期、氧化应激反应、基因表达的调控和DNA修复等。
- 核糖体是一种非膜性结构的颗粒状细胞器，普遍存在于原核细胞和真核细胞中，是细胞合成蛋白质的分子场所。核糖体蛋白基因突变可导致人类疾病的发生。

★关键词： 胞质溶胶；细胞质基质；蛋白酶体；泛素；泛素化；核糖体；多（聚）核糖体

在光学显微镜下，真核细胞的细胞质是指细胞内除细胞核外的所有部分，但应用电子显微镜、生物化学或免疫学等技术或方法，发现其中含有许多在光学显微镜下看不见的结构，如内质网、高尔基复合体、线粒体、溶酶体和过氧化物酶体等膜相细胞器，以及核糖体、微丝、微管、中间丝等非膜相细胞器。细胞质中除去这些有形成分以外的可溶性成分，就称为**胞质溶胶**（cytosol），曾称**细胞基质**（cell matrix）。

第一节　胞质溶胶

胞质溶胶也称为**细胞质基质**（cytoplasmic matrix）、透明质（hyaloplasm）或细胞液（cell sap），是细胞质中除细胞器以外的胶态物质，包括细胞质中均质而半透明的液态部分和糖原、脂滴等内容物。它不仅构成细胞生命代谢活动的内环境，而且参与细胞与环境、细胞质与细胞核以及细胞器之间的物质运输、能量交换、信息传递等生命过程，很多重要的中间代谢反应也在细胞质基质中进行。细胞无时无刻不进行着各种生命活动，不断地进行着新陈代谢，胞质溶胶也随之不断地变化着。

胞质溶胶是一种复杂的、动态的结构。细胞质具有较强的液体性，但有时呈黏稠状。实际上，胞质溶胶呈一种液晶态。动、植物细胞的胞质溶胶可因细胞内外环境因素的改变及其生理状态的不同而不同，如在细胞有丝分裂时期，胞质溶胶的黏性和液体性也随之变化。如果用显微解剖针移动细胞核，当将针移开后，核仍然回到原来的位置，说明胞质溶胶还具有弹性。

一、胞质溶胶的组成

在真核细胞中，胞质溶胶一般占整个细胞体积的50%～60%，胞质溶胶的主要成分包括约占总体积70%的水和溶于其中的离子及以可溶性蛋白质为主的大分子。其中包含许多与细胞生长和生存直接相关的无机和有机化学成分。

胞质溶胶的化学组分极为复杂。根据其分子质量大小可分为三种类型。①小分子类：包括水、无机离子（Na^+、K^+、Ca^{2+}、Mg^{2+}、Cl^-等）和溶解的气体，其中单价离子多游离于细胞质内，而双价离子则可能附在一些大分子如核酸、多糖和蛋白质或酶等分子上。②中分子类：包括细胞代谢过程中的一些产物，如脂类、氨基酸、糖类（葡萄糖、果糖、蔗糖等）、核苷酸及其衍生物。③大分子类：主要包括游离的大分子，如多糖、蛋白质及RNA等，同时也包含很多酶，特别是一些与大分子物质（蛋白质和核酸）合成有关及参与主要代谢过程（脂肪的合成、糖酵解及戊糖磷酸过程、糖原代谢等）所必需的酶。

二、胞质溶胶的功能

胞质溶胶直接或间接地影响并体现于细胞生命活动的各个方面，为各种细胞器维持其正常结构提供所需要的离子环境，为各类细胞器完成其功能活动供给所需的一切底物，同时也是进行某些生化活动的场所。胞质溶胶在生长时期由于其同化作用大于异化作用，因此其体积增加到一定程度就会进行分裂。

（一）胞质溶胶是一种高度有序的体系

胞质溶胶作为一种高度有序的体系，关键在于细胞质骨架纤维贯穿于其中，细胞质骨架纤维起重要的组织作用，多数的蛋白质（或酶分子）直接或间接地与骨架结合或与生物膜结合，其周围又吸附了多种分子，从而不同程度地影响和改变微环境的某些物理性质，这样一种有精细区域化的凝胶结构体系，在不同细胞的不同生理状态下，可能有所不同，以完成多种复杂的生物学功能。胞质溶胶的高度有序性主要表现为以下几点。

1）胞质溶胶中蛋白质分子和颗粒性物质的扩散速率仅为水溶液中的1/5，更大的结构（如细胞器和分泌泡等）则固定在胞质溶胶的某些部位上，或沿细胞骨架定向运动。

2）在胞质溶胶中合成的蛋白质，半数以上将分门别类地转移到细胞核和各种细胞器中。在胞质溶胶中，各种代谢活动高效有序地进行，各种代谢途径之间协调有序，完成物质、能量与信息的定向转移和传递。

3）mRNA在细胞中也呈区域性分布，用原位杂交技术显示，在卵母细胞中不同的mRNA定位于胞质溶胶的不同部位，由蛋白质和mRNA在卵母胞质溶胶中的特定分布而形成的位置信息，往往对子代个体胚胎发育早期的细胞分化起着重要的作用。

4）免疫荧光技术显示，与糖酵解过程有关的一些酶结合在微丝的某些特殊位点上，这种特异性的结合不仅与细胞的生理状态有关，而且也与组织发育和细胞分化的程度有关。例如，与糖酵解有关的酶类彼此之间可能以弱键结合在一起形成多酶复合体，定位在胞质溶胶的特定部位，催化从葡萄糖至丙酮酸的一系列反应。前一个反应的产物即为下一个反应的底物，二者间的空间距离仅为几个纳米，从而有效地完成复杂的代谢过程。这种结构体系的维持只能在细胞内蛋白质浓度高及特定的离子环境等条件下实现。

5）离开细胞质骨架的支持与组织，胞质溶胶便无法维系这种复杂的高度有序的结构，也就无法完成各种生物学功能。骨架的主要成分，特别是微管和微丝的装配和解聚与周围的液相始终处在一种动态平衡之中，离开这种特定的环境，骨架系统也难以行使其功能。

（二）胞质溶胶的主要功能

胞质溶胶对细胞的生命活动有极其重要的作用，因而具有多方面的功能。胞质溶胶所担负的功能不是孤立而单一的，它的功能体现于多种细胞过程。目前了解最多的是许多中间代谢过程都发生在胞质溶胶中；在胚胎发育过程中，细胞质对细胞分化发挥重要的作用。细胞信号转导是调控细胞代谢及细胞增殖、分化、衰老和凋亡的基本途径，但目前对发生在胞质溶胶中的多种信号通路的网络整合及交叉对话却知之甚少。

1）为某些蛋白质合成和脂肪酸合成及糖代谢提供场所。细胞内所有蛋白质合成的起始步骤都发生在胞质溶胶的游离核糖体上，具有特殊 N 端信号序列的分泌蛋白合成起始后，核糖体很快转移到内质网膜上。其他蛋白质的合成均在胞质溶胶中游离核糖体上完成。在细胞生化反应中，有三条重要的代谢途径是在细胞质中进行的，即糖酵解过程、戊糖磷酸化过程及脂肪酸的合成，以上三种生化反应所需的酶系都存在于细胞质的可溶相中，胞质溶胶提供生化反应所需要的离子环境及行使功能所必需的所有底物。

2）与维持细胞的形态、细胞的运动、细胞内的物质运输及能量传递有关。细胞质骨架作为胞质溶胶的主要结构成分，不仅与维持细胞形态、细胞运动、细胞内的物质运输及能量传递有关，而且也是胞质溶胶结构体系的组织者，为胞质溶胶中其他成分和细胞器提供了蛋白质、mRNA 等生物大分子间的选择性结合，锚定在特定的位点，从而在胞质溶胶中形成更为精细的三维特定区域，使复杂的代谢反应高效而有序地进行。对储存细胞内含物（如蛋白质、脂肪粒、肝糖原等）聚集在细胞质内起到一定作用。

3）依靠细胞膜或细胞器膜上的转运蛋白和离子通道维持细胞内外跨膜的离子梯度，维持胞内环境的稳态，为行使正常生理生化功能提供条件。例如，细胞内葡萄糖无氧代谢产生乳酸，有氧代谢产生 CO_2，溶于水形成 H_2CO_3，这些弱酸解离产生 H^+，这些“额外”质子通过动物细胞膜上两类协同转运蛋白的对向运输从细胞内被有效转移而清除，以维持细胞质基质内 pH，避免其急剧下降而危及细胞功能。

4）与蛋白质的修饰和选择性降解等方面有关。在胞质溶胶中发生蛋白质修饰的类型主要有：①辅酶或辅基与酶的共价结合；②磷酸化与去磷酸化，用以调节细胞内多种蛋白质的生物活性，进而快速影响细胞代谢，已知人类基因组中有大约 2000 个基因编码与蛋白质磷酸化有关的蛋白激酶，还有 1000 个基因编码与蛋白质去磷酸化有关的蛋白磷酸水解酶；③蛋白质糖基化作用，主要是把 *N*-乙酰葡糖胺加到蛋白质的丝氨酸残基的羟基上；④甲基化修饰，如很多细胞骨架蛋白其N端发生甲基化修饰，以防止被细胞内的蛋白质水解酶降解；⑤酰基化，如酰基化修饰发生在诸如 *src* 基因和 *ras* 基因这类癌基因的表达产物上。有关胞质溶胶的蛋白质选择性降解功能参见本章第二节。

第二节　蛋白酶体

一、蛋白酶体的组成和结构

蛋白酶体（proteasome）是一种在真核生物和古细菌中普遍存在，在一些原核生物中也存在的能降解蛋白质的巨型蛋白质复合物。在真核生物中，蛋白酶体位于细胞核和细胞质中。一个典型的哺乳动物细胞内大约有30 000个蛋白酶体。

蛋白酶体由约50种蛋白质亚基组成，相对分子质量为 $2\times10^6\sim2.4\times10^6$，富含ATP依赖的蛋白酶活性，其功能类似细胞内蛋白质破碎机（protein shredder）。一个典型的哺乳类细胞蛋白酶体约占细胞蛋白质含量的1%。

蛋白酶体有多种形式，其中最常见的是26S的蛋白酶体，包含一个20S核心颗粒和两个19S调节颗粒。从结构上看，蛋白酶体是一个大型的中空桶状的蛋白质复合物（图6-1A），

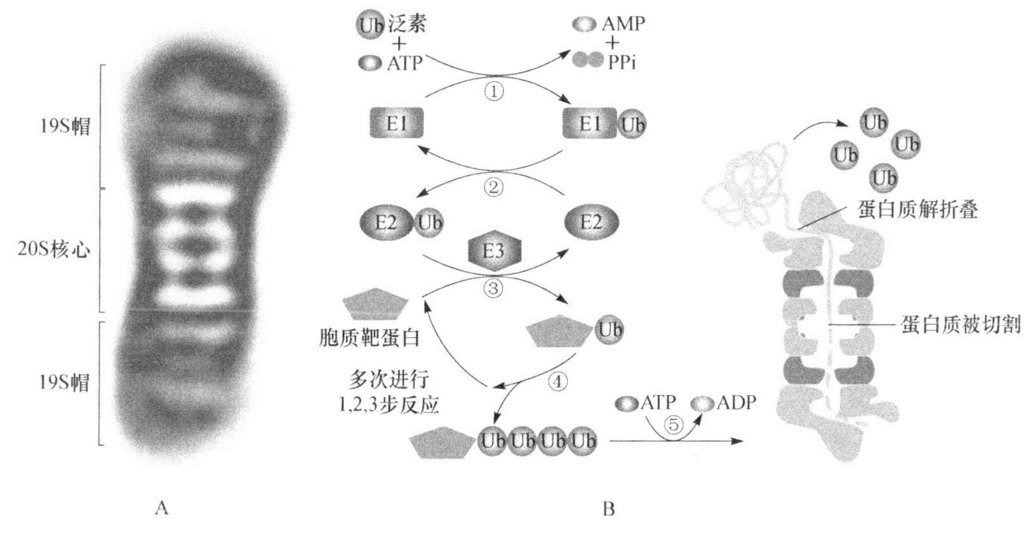

图6-1　由泛素和蛋白酶体所介导的蛋白质降解途径示意图（翟中和等，2011）

A. 经负染色的蛋白酶体结构电镜照片。B. 靶蛋白泛素化及其降解示意图：①E1活化泛素分子；②泛素分子转移至E2；③E3催化形成异肽键；④靶蛋白被泛素化；⑤蛋白酶体识别泛素化靶蛋白、ATP水解驱动泛素移除、靶蛋白解折叠转入蛋白酶体核心内被降解为肽段或进一步降解为氨基酸

不同的生物体中，20S核心颗粒中亚基的数量和差异性有所不同；就亚基数量而言，多细胞生物比单细胞生物要多，真核生物（亚基由28种蛋白质组成）比原核生物多。所有的20S颗粒都由4个中空的堆积在一起的环所组成，形成一个空腔，其中每一个环由7个蛋白质分子组成，并将剪切蛋白质的活性位点围在“洞”中。这些环结构由两种不同的亚基构成：α亚基为结构性蛋白，而β亚基则发挥主要的催化作用。内部的两个环，每个环都含有

7个β亚基，且在环的内表面包含蛋白酶的活性位点，用于蛋白质水解反应；因此，底物蛋白须进入蛋白酶体的“空腔”才能够被降解。外部的两个环，每个环都含有7个α亚基，这些α亚基一方面作为与19S的调节颗粒的结合部，另一方面形成一扇供底物进入“空腔”的“闸门”，阻止蛋白质不受调控地进入核心颗粒的内部。

蛋白酶体核心颗粒的两端各结合一个19S的调节颗粒（帽）起调节和识别作用；每个调节颗粒都含有多个泛素结合位点，调节颗粒可以识别多泛素化的蛋白质，并将它们传送到核心颗粒中。真核生物中的19S颗粒是由19个蛋白质亚基组成的，并被分成两部分：一个由10个蛋白质亚基组成的可与20S核心颗粒上的α环直接结合的基底，和一个由9个蛋白质亚基组成的结合多泛素链的盖子。其中，10个基底蛋白质亚基中的6个具有ATP酶活性。19S和20S颗粒的结合需要ATP先结合到19S颗粒上的ATP结合位点。ATP的水解对于蛋白酶体降解一个连接泛素的折叠的蛋白质是必不可少的。调节颗粒可以识别连接在蛋白质上的多泛素链标签，并启动降解过程。包括泛素化和蛋白酶体降解的整个系统被称为“泛素-蛋白酶体系统”。

20S核心颗粒也可以与第二种调节颗粒，即11S颗粒相结合。它是七聚体结构，不包含任何ATP酶，能够促进短肽而不是完整的蛋白质的降解。11S调节颗粒以类似于19S颗粒的方式与核心颗粒结合；11S颗粒可能在降解外源肽（如病毒感染后产生的肽段）上发挥作用。

蛋白酶体的大小在不同物种之间相当保守，其长和宽分别约为15nm和11.5nm。其内部孔道宽为近5.3nm，而入口处则只有1.3nm的宽度，这就提示蛋白质要进入其中，需要先被至少部分去折叠。

二、蛋白酶体的功能

细胞质基质中的蛋白质，大部分寿命较长，其生物活性可维持几天甚至数月。但也有一些寿命很短，合成后几分钟就降解了。在蛋白质分子的N端的第一个氨基酸残基有决定蛋白质寿命的信号，若N端第一个氨基酸是甲硫氨酸（Met）、丝氨酸（Ser）、苏氨酸（Thr）、丙氨酸（Ala）、缬氨酸（Val）、半胱氨酸（Cys）、甘氨酸（Gly）或脯氨酸（Pro），则蛋白质往往是稳定的；如是其他氨基酸，则往往是不稳定的。由氨酰tRNA蛋白转移酶把一个信号氨基酸加到某些蛋白质的N端，最终在蛋白质的N端留下一个稳定或不稳定的氨基酸残基。

蛋白酶体的主要功能是通过蛋白质水解，降解细胞不再需要的或受到损伤的蛋白质，蛋白酶体是细胞用来调控特定蛋白质浓度、除去错误折叠蛋白质的一种主要机制。经过蛋白酶体的降解，蛋白质被切割为7～8个氨基酸长度的肽段，然后被进一步降解为单个氨基酸，可用于合成新的蛋白质。需要被降解的蛋白质会先被一个称为泛素的小型蛋白质所标记。这一标记反应是被泛素连接酶所催化。一旦一个蛋白质被标记上一个泛素分子，就会引发其他连接酶给它加上更多的泛素分子；这就形成了可以与蛋白酶体结合的“多泛素链”，从而将蛋白酶体带到这一被标记的蛋白质上，开始其降解过程。

在真核细胞的细胞质基质中，有一种识别并降解错误折叠或不稳定蛋白质的机制，即**泛素化和蛋白酶体介导的蛋白质降解途径**（ubiquitin-and proteasome-mediated pathway），泛素化和蛋白酶体所介导的蛋白质降解途径具有多种生物学功能，包括蛋白质质量监控、影响细胞代谢、信号转导和受体调整、参与免疫反应、细胞周期、氧化应激反应、基因表达的调控和 DNA 修复等。A. Ciechanover、A. Hershko 和 I. Rose 三位科学家因发现蛋白质酶解在细胞中的重要性和泛素在酶解途径中的作用而获得 2004 年诺贝尔化学奖。

泛素（ubiquitin）是一种由 76 个氨基酸残基组成的、相对分子质量为 8.5×10^3 的多肽，普遍存在于真核细胞中。由于其广泛存在于除细菌以外的许多不同组织和有机体中，且序列高度保守（人和酵母细胞的泛素分子共享序列高达 96%），故名泛素。真核生物中编码泛素的基因以串联重复的方式排列，可为细胞产生足够多的泛素。在蛋白质降解过程中，多个泛素分子共价结合到含有不稳定氨基酸残基的蛋白质的 N 端，不过更常见的是与靶蛋白赖氨酸残基的 ε 氨基相连接。然后带有泛素化标签的蛋白质被蛋白酶体识别并降解，通过该途径降解的蛋白质主要包括两类：一是错误折叠或异常的蛋白质；二是需要进行存量调控和不稳定的蛋白质。蛋白质的泛素化通过三种酶的先后催化来完成，包括泛素活化酶（E1）、泛素结合酶（E2，又称泛素载体蛋白）和泛素连接酶（E3）。

泛素化过程所涉及的步骤见图 6-1B，主要包括：①泛素活化酶（E1）激活泛素分子，E1 水解 ATP 并将一个泛素分子腺苷酸化；②转移活化的泛素分子与泛素结合酶（E2）的半胱氨酸（Cys）残基结合；③在泛素连接酶（E3）催化下，与 E2 结合的泛素羧基和靶蛋白赖氨酸侧链的 ε 氨基之间形成异肽键（isopeptide bond）。重复上述步骤，当第一个泛素分子在 E3 的催化下连接到靶蛋白后，就会触发其他连接酶将另外的泛素分子与前一个泛素分子的赖氨酸残基相连，形成一条多泛素链，此过程称为**多聚泛素化**（polyubiquitination）。细胞中存在着不同的 E3，每种 E3 均有各自的底物特异性，即可识别特定的需要被泛素化的靶蛋白，形成具有寡聚泛素链的泛素化靶蛋白。因此，细胞中的泛素-蛋白酶体系统可以作用于数量巨大的靶蛋白。

在靶蛋白被蛋白酶体识别之前，至少必须被标记上 4 个泛素单体分子。泛素化的靶蛋白被蛋白酶体帽（19S 调节颗粒）识别，并利用 ATP 水解提供的能量驱动泛素分子的切除和靶蛋白解折叠，去折叠的蛋白质转移至蛋白酶体 20S 核心颗粒的腔内被降解。

蛋白酶体通常生成非常短的降解片段，但在一些情况下，这些降解产物自身是具有生物学活性的功能分子。特定的转录因子，包括哺乳动物的 NF-κB 复合物中的一个组分，合成后以无活性的前体分子形式存在，再经过泛素化和蛋白酶降解，剪切蛋白质的中间部分，才转变为活性分子。

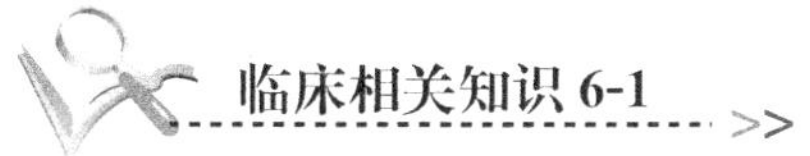

★泛素-蛋白酶体途径与疾病★

泛素-蛋白酶体途径（ubiquitin-proteasome pathway，UPP）的异常与诸多疾病，如遗传性疾病、炎症、神经性疾病、自身免疫性疾病及肿瘤等，有密切关系。在许多风湿性疾病，如系统性红斑狼疮（SLE）、多发性肌炎、皮肌炎、干燥综合征、硬皮病、类风湿性关节炎等的患者的血清中蛋白酶体的浓度明显升高。一些抑

癌基因 *p53* 和 *p27* 的表达已经证实是由泛素介导而降解的。在某些肿瘤中，*p53* 经泛素化降解增加。

蛋白酶体抑制剂在多种疾病治疗中具有明显的作用，已对肿瘤、脑梗死和风湿性疾病等进行了以 UPP 为治疗靶点的研究。蛋白酶体抑制剂对 NF-κB 的靶向作用，决定了它不但可以单独用于抗肿瘤治疗，而且可以和其他的化疗药物联合应用。

UPP 在不同的细胞功能中导致不同的反应，因此对它的进一步研究会有助于对多种疾病发病机制思路的拓展和临床治疗。

第三节 核 糖 体

核糖体（ribosome）是细胞内合成蛋白质的细胞器，其功能是按照 mRNA 的信息将氨基酸高效精确地合成为多肽链。核糖体是几乎存在于一切细胞内的一种非膜性细胞器。不论是原核细胞还是真核细胞，均含有大量的核糖体。即使最小最简单的细胞——支原体，也至少含有数以百计的核糖体。线粒体和叶绿体中含有合成自身某些蛋白质的核糖体。目前，仅发现在哺乳动物成熟的红细胞等极个别高度分化的细胞内没有核糖体，因此可以说核糖体是细胞最基本的不可缺少的结构。

在真核细胞中很多核糖体附着在内质网的膜或核膜表面，称为附着核糖体。在原核细胞的质膜内侧也常有附着核糖体。分布在细胞质基质中的核糖体，称为游离核糖体。附着核糖体与游离核糖体的结构与化学组成完全相同，只是所合成的蛋白质种类不同。核糖体常分布在细胞内蛋白质合成旺盛的区域，其数量与蛋白质合成程度有关。

一、核糖体的化学组成与基本类型

1. 核糖体的化学组成

核糖体由 RNA 和蛋白质组成。核糖体 RNA 称为 rRNA，蛋白质称为 r 蛋白，RNA 约占 2/3，蛋白质约占 1/3。r 蛋白分子主要分布在核糖体的表面，而 rRNA 则主要位于内部。rRNA 在控制翻译的精确性、tRNA 的选择、蛋白因子的结合、肽键的形成等方面发挥主要作用。rRNA 的一级结构在进化上非常保守，某些序列完全一致。

2. 核糖体的基本类型

核糖体有两种基本类型：一种是原核细胞核糖体，另一种是真核细胞核糖体。两种核糖体都由两个大小不同的亚基（subunit）组成，每个亚基都含有 rRNA 和蛋白质。核糖体大小亚基常常游离于细胞质基质中，只有当小亚基与 mRNA 结合后大亚基才与小亚基结合形成完整的核糖体。肽链合成终止后，大小亚基解离，又游离于细胞质基质中。

在原核细胞和真核细胞中核糖体的化学组成不完全相同（图 6-2）。原核细胞核糖体沉降系数为 70S，真核细胞核糖体沉降系数为 80S，真核细胞线粒体与叶绿体内有自身的核糖体，沉降系数近似于 70S。在原核细胞的大肠埃希菌中，核糖体的 50S 大亚基由 1 个 23S 的 rRNA 分子（由 2904 个核苷酸组成）和 1 个 5S 的 rRNA 分子（由 120 个核苷酸组成）及

34 种大亚基特定的蛋白质（称 L 蛋白）所组成；30S 的小亚基中含有一个 16S 的 rRNA 分子（由 1542 个核苷酸组成）和 21 种不同的蛋白质分子（称 S 蛋白）。

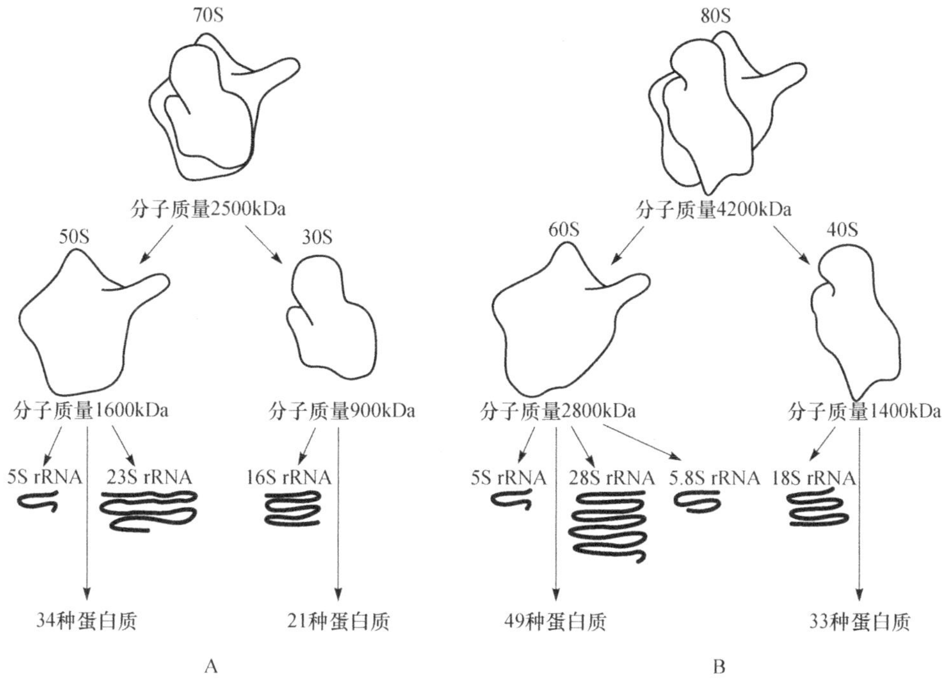

图 6-2 原核细胞核糖体（A）与真核细胞核糖体（B）的组成（Alberts et al.，2002）

80S 核糖体普遍存在于真核细胞内，其 60S 的大亚基是由 1 个 28S 的 rRNA 分子（由<4700 个核苷酸组成）、1 个 5.8S 的 rRNA 分子（由 160 个核苷酸组成）和 1 个 5S 的 rRNA 分子及大约 49 种大亚基特定的蛋白质所组成。其 40S 的小亚基是由 1 个 18S 的 rRNA 分子（由 1900 个核苷酸组成）和 33 种小亚基特定的蛋白质组成。在低等真核生物细胞中，构成核糖体的 rRNA 类型比较复杂，可能不仅限于以上几种。

甲基化常发生在 rRNA 序列较为保守区域的某些核苷酸残基。如 16S rRNA 3′端高度保守序列中 2 个相邻的腺嘌呤核苷酸中的 4 个甲基化位点，它可能参与大小亚基的结合过程。23S rRNA 约有 20 个甲基化位点，16S rRNA 一般有 10 个甲基化位点。在哺乳动物核糖体的 28S rRNA 和 18S rRNA 中，其甲基化位点分别为 74 个和 43 个。

二、核糖体的结构

电子显微镜下核糖体为直径 15～25nm 的致密不规则的小颗粒状结构，70S 核糖体是一个椭圆球体。30S 小亚基形似动物胚胎，由头部、颈部、平台、主体、肩部等组成，头部与平台之间有一缝隙。50S 大亚基像一个沙发，由柄、中央凸起、嵴和谷组成，中间凹下去的部位是一个较大的空穴。30S 小亚基的平台伸入到 50S 大亚基的谷中而嵌合在一起形成 70S 的核糖体。核糖体上催化蛋白肽键形成的部位只包括 rRNA，这表明核糖体蛋白质本身不参与翻译的反应，它们的作用类似于黏土或砂浆，将关键的 rRNA“砖”粘在一起，从而稳定

rRNA，有助于 RNA 催化蛋白质合成时自身构象的改变。

V. Ramakrishnan，T. A. Steitz 和 A. E. Yonath 因为对核糖体三维结构和功能研究做出了突出贡献而获得 2009 年诺贝尔化学奖。研究结果揭示了核糖体蛋白质与 rRNA 的三维关系，以及核糖体与翻译起始因子、mRNA、tRNA 相互作用的详细信息，使人们对核糖体生物学活性部位有了更加准确的认识，也为基于核糖体结构的抗生素药物设计提供了基础。

对核糖体高分辨率的 X 射线衍射图谱分析表明，核糖体上具有一系列与蛋白质合成有关的结合位点与催化位点（图 6-3）。

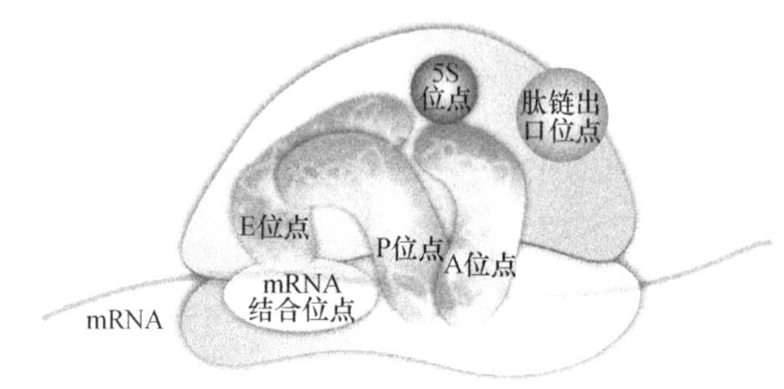

图 6-3　核糖体中主要活性部位示意图（翟中和等，2011）

1）每个核糖体含有 4 个 RNA 分子的结合位点，其中 1 个为 mRNA 结合位点，3 个位点供 tRNA 分子结合，分别为：①氨酰基位点（aminoacyl site），也称受位点，简称 A 位点，是接受并结合新掺入的氨酰 tRNA 的位点，位于大亚基上；②肽酰基位点（peptidyl site），又称供位，简称 P 位点，为与延伸中的肽酰 tRNA 结合的位点；③E 位点（exit site），脱氨酰 tRNA 离开 A 位点到完全释放的一个位点。这些位点横跨核糖体大小亚基结合面。

2）每个核糖体上有与肽酰 tRNA 从 A 位点转移到 P 位点有关的转移酶（即延伸因子 EF-G）的结合位点和肽酰转移酶的催化位点。此外还有与蛋白质合成有关的其他起始因子、延伸因子和终止因子的结合位点。

3）在核糖体大小亚基结合面，特别是 mRNA 和 tRNA 结合处，无 r 蛋白分布。

4）催化肽键形成的活性位点由 rRNA 组成。rRNA 还为 tRNA 提供结合位点（A、P、E 位点）并为多种蛋白质合成因子提供结合位点。

5）大多数 r 蛋白有一个球形结构域和伸展的尾部，r 蛋白的球形结构域分布于核糖体表面，而其伸展的多肽链尾部则伸入核糖体内折叠的 rRNA 分子中。也有些 r 蛋白完全没有球形结构域。许多 r 蛋白与 rRNA 具有多个结合位点，发挥稳定 rRNA 三级结构的作用。

三、核糖体的生物发生与功能

1. 核糖体的生物发生

真核细胞核糖体的合成非常复杂，大小亚基是在核中形成的，在核仁部位 rDNA 转录出 45S rRNA，是 rRNA 的前体分子，通过加工，经酶催化裂解成 18S rRNA、5.8S rRNA 和 28S rRNA。5S rRNA 是由核仁外的染色体合成的。约 80 种核糖体蛋白质是在细胞质中合成的，通过核孔进入细胞核内。合成后的5S rRNA和80种左右的核糖体蛋白质从核仁外进入核仁内，在核仁中装配成核糖体的大、小亚基，然后，大、小亚基再通过核孔进入细胞质中，最后大、小亚基结合组装成完整的核糖体。

2. 细胞中核糖体的分布及类型

细胞中核糖体有游离核糖体和附着核糖体两种。游离核糖体指游离于胞质中的核糖体，主要合成细胞本身所需结构蛋白，如细胞质内的结构蛋白、细胞内代谢酶、血红蛋白和肌细胞的肌动蛋白等；附着核糖体指附着于内质网或核膜上的核糖体，主要合成外输性的分泌蛋白质和膜整合蛋白，如激素和抗体等。另外，溶酶体酶也是由附着核糖体合成的。

3. 核糖体的功能

核糖体是蛋白质合成的场所，但核糖体在细胞内并不是单个独立地执行功能，而是由几个甚至几十个核糖体串联在一条mRNA分子上高效地进行肽链的合成。这种具有特殊功能与形态结构的核糖体与mRNA的聚合体称为**多（聚）核糖体**（polyribosome，polysome）。每种多核糖体所包含的核糖体数量是由mRNA的长度来决定的，也就是说，mRNA越长，合成的多肽相对分子质量越大，核糖体的数目也越多。

当进行蛋白质合成时，大、小亚基必须结合在一起，成为完整的核糖体才能发挥作用，当合成结束时，大、小亚基随即分离。在活细胞中，核糖体的大小亚基、单体及多聚核糖体处于动态平衡之中。

rRNA在蛋白质合成起始时参与同mRNA选择性地结合，以及在肽链的延伸中与mRNA结合。此外，核糖体大小亚基的结合、校正阅读、无意义链或框架漂移的校正，以及抗生素的作用等都与rRNA有关。

r蛋白在翻译过程中也起着重要的作用，如果缺失某一种r蛋白或对它进行化学修饰，或r蛋白的基因发生突变，都将会影响核糖体的功能，降低多肽合成的活性。

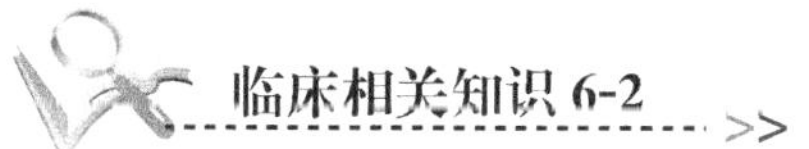

★核糖体与人类疾病的发生★

许多核糖体蛋白质（rP）除组成核糖体、参与蛋白质的生物合成之外，也与某些疾病相关。rP的基因突变可导致某些遗传病的发生。例如，*RPS19*基因的8种突变可导致Diamond blackfan贫血1（先天性再生障碍性贫血）；*RPS6KA3*基因的3-BP DEL，454GGA等三种突变可导致X连锁智力低下19的发生；*RPS6KA3*基因的10多种突变可导致Coffin-Lowry综合征的发生。另外Noonan综合征、色素性视网膜炎、先天性上睑下垂、先天性致死性挛缩综合征、营养不良性肌强直病等都与编码rP的基因突变有关。

在乙肝病毒（HBV）相关的原发性肝细胞癌（HCC）患者中存在*RPS5*的上调，而在HCV相关的HCC患者中不存在*RPS5*的上调，这一发现为开发新的抗病毒药物提供了途径。

与邻近组织相比，直肠癌组织中的 RPS5 mRNA 表达量存在很大变化，从而引发癌基因过量表达。例如，*RPS5* 基因在人鼻咽癌细胞中表达减弱，可能对肿瘤恶性行为有抑制作用。

蛋白质合成也称蛋白质翻译，是细胞中最复杂、最精确的生命活动之一。需要各种携带氨基酸的 tRNA、核糖体、mRNA、多种蛋白质因子、阳离子及 GTP 等的参与。原核细胞蛋白质合成最为清楚，以原核细胞为例，蛋白质合成包括肽链的起始、肽链的延伸和肽链的终止等 3 个主要阶段。

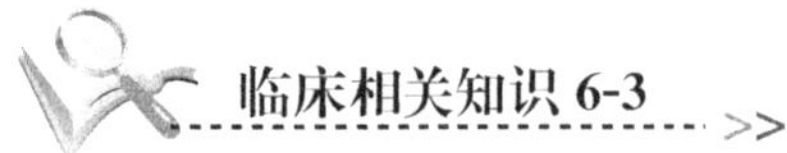

★核糖体与抗生素药物★

某些抗生素能特异地和原核生物核糖体反应，抑制细菌的核糖体功能，从而达到杀菌效果。RPS5 参与合成蛋白质并且协同抗生素发挥作用。

氨基糖苷类抗生素对细菌的主要作用机制是抑制细菌核糖体循环中的多个环节，包括抑制起始复合物的形成、选择性地与亚基上的靶蛋白结合、诱导错误配对、合成异常无功能的蛋白质、阻止终止密码子与核糖体结合，使已经合成的肽链不能释放，并阻止核糖体解离，造成细菌内核糖体耗竭，从而阻碍细菌的蛋白质合成。

链霉素能与细菌 30S 亚基结合而抑制蛋白质的合成；链霉素结合在 30S 亚基上时也能改变氨酰 tRNA 在 A 位点上与其对应的密码子配对的精确性和效率。四环素与细菌核糖体 30S 亚基结合，阻断氨酰 tRNA 进入 A 位点而抑制肽链延长和影响细菌蛋白质的合成。氯霉素为脂溶性，进入细胞后能可逆性地结合在细菌核糖体的 50S 大亚基上，阻断 70S 的肽酰转移酶的活性，抑制肽链的延长，从而阻止细菌蛋白质的合成。红霉素与 50S 大亚基结合，并阻断移位作用，因而将肽酰 tRNA “冻结”在 A 位点上。

复 习 题

1. 举例说明胞质溶胶（细胞质基质）是细胞整体不可分割的一部分，归纳胞质溶胶的主要生物学功能。

2. 概述蛋白酶体的基本结构及其在蛋白质降解途径中发挥功能的基本过程，举例说明蛋白酶体的多种生物学功能。

3. 简述细胞中蛋白质合成过程与哪些超微结构有关，细胞中的核糖体有几种存在形式，所合成的蛋白质在功能上有什么不同。

4. 试从核糖体的基本结构角度，讨论抗生素药物设计的新思路和方向。

（新乡医学院　杨保胜）

第七章 细胞内膜系统与囊泡运输

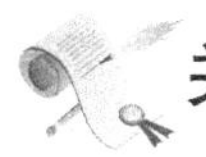

关键知识点

- 细胞内膜系统是指在结构、功能乃至发生上相关的由膜围绕的细胞器或细胞结构。内膜系统主要包括内质网、高尔基体、溶酶体和过氧化物酶体等胞内膜性细胞器；线粒体和质体等膜包围的细胞器不属于内膜系统。内膜系统所拥有的膜成分占据了细胞膜相结构的大部分，同时也扩大了作用面积与体积的比值，提高了工作效率。
- 内质网构成了胞内最典型的膜性网状结构，可分为糙面内质网和光面内质网两种类型，不同类型的内质网其功能不同。糙面内质网的膜表面上附有核糖体，主要合成分泌性蛋白质、膜蛋白、溶酶体的蛋白质及内质网和高尔基体内的蛋白质。光面内质网无核糖体附着，主要功能是脂类合成与转运、糖原代谢、胆固醇激素合成及解毒作用。
- 高尔基体是由一层单位膜包围而成的由大囊泡、小囊泡、扁平囊组成的一个个盘状结构。高尔基体是蛋白质分选站，能将从内质网转运来的蛋白质进行加工、分选、浓缩，最终以“成品”分泌到靶部位。高尔基体最主要功能是对蛋白质的糖基化修饰。
- 溶酶体是由一层单位膜围成的膜性囊泡，其内含约 60 种酸性水解酶。溶酶体主要有三大类型：初级溶酶体、次级溶酶体及残质体。其主要功能有消化作用、自溶作用，并且也参与免疫过程和激素的调节。
- 过氧化物酶体内含 40 多种酶，可分为三大类，即氧化酶、过氧化氢酶及过氧化物酶，过氧化物酶体的主要功能就是通过还原过氧化氢为水，避免其对细胞的毒性作用。
- 内膜系统各个部分之间的物质运输常通过膜泡运输方式进行。胞吞作用是将细胞外的营养物质摄取到细胞内的过程，胞吐作用是将胞内的代谢产物及分泌物质通过形成的分泌囊泡运至胞外的过程。胞吞作用又分为胞饮作用、吞噬作用和受体介导的胞吞作用。

★关键词： 内膜系统；内质网；信号肽；信号识别颗粒；蛋白质糖基化；分子伴侣；蛋白感染粒；高尔基体；初级溶酶体；蛋白质分选；胞吞作用；膜泡运输；吞噬作用；受体介导的胞吞作用；胞吐作用；组成型分泌；调节性分泌；自噬；异噬

真核细胞有一套复杂的**内膜系统**（endomembrane system），是一系列在结构、功能乃至发生上具有连续性的、由膜围成的细胞器或结构，包括核膜（将在第十章介绍）、内质网、高尔基体、溶酶体、过氧化物酶体、分泌泡等。虽然线粒体也是一种膜性结构，但由于它的结构、功能和发生上均有一定的独立性，所以一般不将线粒体划入内膜系统。

内膜系统是相对于包被在细胞外表面的质膜而言，它与质膜比较，膜的结构均由单位膜构成，但内膜系统的膜的三层结构区分并不明显，均比质膜薄（约为7nm），而且，膜中含有的蛋白质种类及性质也有差别。利用免疫学方法证明二者膜抗原性质明显不同。

内膜系统形成的最大的功能是将细胞内的空间分隔成与功能相适应的不同区室（compartment），使细胞内在不同区室内进行的生命活动不受到干扰，同时也保护细胞不受到自身产生的一些消化性酶的影响而发生自降解。

第一节 内 质 网

K. R. Porter等（1945年）利用电子显微镜观察培养的小鼠成纤维细胞时，因最初看到的是位于细胞质中大小不一的囊泡状结构，相互吻合形成网状结构，故名**内质网**（endoplasmic reticulum，ER）。原核细胞不含内质网，真核细胞中除成熟红细胞以外均含有内质网，其分布并非仅限于内质区，还常常扩展到靠近质膜的外质区。

一、内质网的形态结构、类型及其化学组成

（一）内质网的形态结构

内质网是由一层单位膜围成的复杂网状结构，其形态呈多样化，典型的内质网呈现三种基本形态，即扁囊状、小泡状及管状，它们互相连接构成一个连续的含有腔隙的膜性细胞器，内腔相互连通，有些靠近细胞核的内质网膜与核膜外层相连接。因此，内质网存在两个面，将内质网的外表面称为**胞质面**（cytosolic face），内表面为腔面。其内外两面围成的间隙为内质网腔或池（图7-1）。细胞中的内膜系统及其各种细胞器便浮游在胞质溶胶中，另外，细胞骨架的网状结构也参与支撑内膜系统各种细胞器。

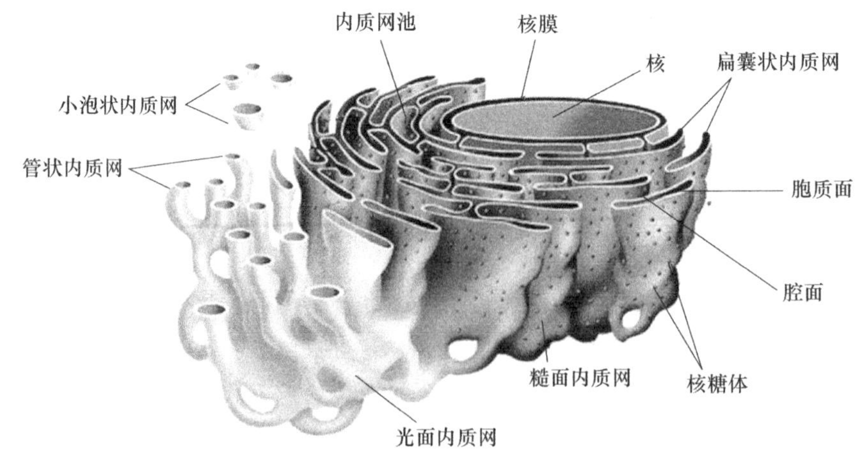

图7-1 内质网立体剖视图（杨恬，2010）

（二）内质网类型

根据内质网膜上是否附着核糖体，将内质网分成两种类型：**糙面内质网**（rough endoplasmic reticulum，RER）和**光面内质网**（smooth endoplasmic reticulum，SER）。

糙面内质网和光面内质网在细胞中的分布是不同的，有的细胞中只有糙面内质网，有的只有光面内质网，如图 7-2 所示，狗的胰腺外分泌细胞中含有丰富的糙面内质网，这部分的糙面内质网参与着多种消化酶（如胰蛋白酶等）的合成和运输；而人的睾丸间质细胞是一种特化的细胞，担负着合成大量固醇类激素的功能，为此光面内质网相当发达，但在肝细胞中糙面内质网和光面内质网都很丰富。实验证明，糙面内质网主要功能是合成蛋白质，光面内质网不能合成蛋白质，但参与脂类合成及运输。二者在形态和功能上都有一定差异。

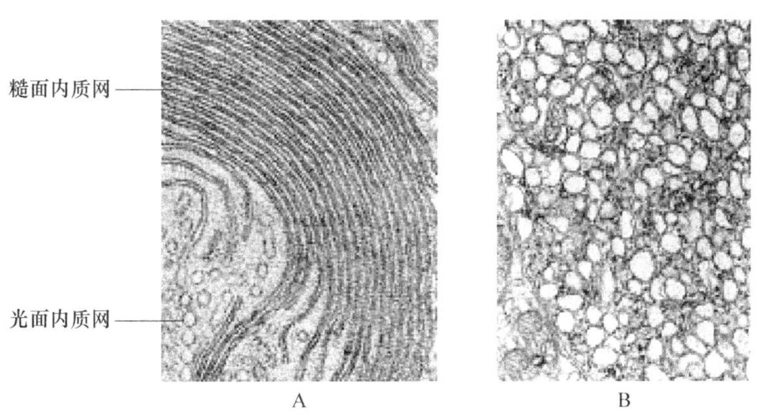

图 7-2　内质网的超微结构图（Karp，2002）

A. 透射电镜下呈板层排列的糙面内质网；B. 透射电镜下管泡状的光面内质网

1. 糙面内质网

糙面内质网多呈大的囊状，少数为小管和小泡。糙面内质网的胞质溶胶面有核糖体附着，表面粗糙。在电镜下观察糙面内质网排列整齐，是由核糖体和内质网构成的复合体，附着在糙面内质网胞质溶胶面上的核糖体称为附着核糖体（图 7-3）。

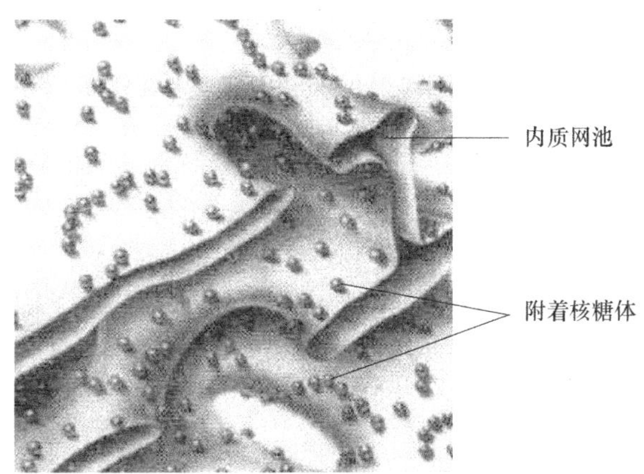

图 7-3　内质网与附着核糖体扫描电镜图（示内质网池相互连通）（王培林等，2010）

糙面内质网的数量常与细胞类型、功能状态及其分化程度密切相关。在合成分泌性蛋白质旺盛的细胞中糙面内质网特别发达，如合成抗体的浆细胞或合成消化酶类胰腺外分泌细胞，这些细胞中的糙面内质网占该类细胞总体积的75%左右，并且在细胞质中紧密排列，形成同心板层结构。糙面内质网数量与细胞分泌活动活跃程度成正比，即分泌旺盛期的细胞内糙面内质网数量增加，静止期则相对减少。

分化较完善的细胞中糙面内质网较发达，未成熟或未分化的胚胎细胞、干细胞等与相应正常的成熟细胞比较，糙面内质网不发达。例如，在实验性大鼠肝癌模型中发现，凡分化高、生长慢的癌细胞中糙面内质网很发达；反之，在分化低、生长快的癌细胞中，除偶见少数糙面内质网外，均为游离的多聚核糖体。这说明当细胞生长快速时，需要大量的内源性蛋白质，以供细胞生长、分裂的需要。在这些肿瘤细胞中，糙面内质网的量与肿瘤细胞的生长率及恶性程度之间存在负相关性。在人类肝癌细胞中也可以见到类似的情况。因此，糙面内质网发达的程度，可以作为判断细胞分化程度和功能状态的一种形态指标。

2. 光面内质网

细胞中的光面内质网通常多呈分支管状或小泡状，与糙面内质网不同，它们很少扩大成囊，光面内质网的胞质溶胶面无核糖体附着，表面光滑。

糙面内质网与光面内质网的关系至今尚不清楚，一般认为光面内质网是糙面内质网脱核糖体颗粒而产生，但是在形态上、化学组成和功能上二者又是不同的。如图7-1所示，两种内质网互相连接，而光面内质网只占内质网的很少的部分，在局部区域中的内质网部分是粗糙的，部分是光滑的，这一区域称为过渡区（transitional zone），主要功能是将在糙面内质网上合成的蛋白质通过运输小泡运出内质网。只有在一些特化的细胞中才具有丰富的光面内质网，同时它们也承担特殊的功能。例如，骨骼肌细胞中分布着大量的**肌质网**（sarcoplasmic reticulum），这是特化的光面内质网。

（三）内质网的化学组成

内质网的膜也由单层单位膜构成，化学成分为蛋白质、磷脂和胆固醇。厚度为4～5nm，比细胞膜薄。内质网占细胞质量的15%～20%。以大鼠肝为例，内质网膜中蛋白质含量为60%～70%，磷脂含量为30%～40%，蛋白质∶磷脂约为2∶1。同时内质网上存在许多酶系，表7-1所列出的是存在于内质网不同面上的主要酶，其中葡萄糖-6-磷酸酶通常被认为是内质网主要的标志酶。

表7-1　内质网膜上部分主要酶类及其分布

酶	分布
细胞色素 P_{450}	在胞质溶胶面和腔面均存在
细胞色素 b_5、NADH 细胞色素c还原酶、5′-核苷酸酶、核苷焦磷酸酶 ATP 酶、GDP-甘露糖基转移酶	仅存在于胞质溶胶面
葡萄糖-6-磷酸酶*、核苷二磷酸酶、β-葡萄糖醛酸酶、乙酰苯胺-水解脂酶	仅存在于腔面

*内质网的标志酶

二、内质网的功能

内质网将细胞质基质分隔成许多不同的小区域，也使内质网内膜面积扩大，从而有利于酶的分布，这样既保证各种代谢处于相对独立的内环境中，同时也提高代谢反应效率。从形态学上观察，糙面和光面内质网的主要区别在于胞质溶胶面上是否有核糖体附着，在内质网膜的化学组成及酶系的种类上也存在差异。所以，两种内质网执行的主要功能也必然有区别。

（一）糙面内质网功能

糙面内质网主要与蛋白质合成、初步修饰、加工（如蛋白质糖基化等）和转运有关。

1. 附着核糖体的支架

在电镜下可以观察到内质网腔内存在低电子密度或中电子密度的物质，这些物质是新合成的蛋白质。糙面内质网承担附着核糖体的支架作用，其中腔内蛋白质是附着核糖体合成的，而附着核糖体合成的蛋白质分为 4 类：①分泌性蛋白或输出性蛋白，如激素、抗体、酶类、细胞因子、细胞外基质蛋白等；②膜镶嵌蛋白，如膜受体、膜抗原、载体蛋白质等；③溶酶体蛋白；④可溶性驻留蛋白，是指相对分子质量很小，可以溶解于水，并且存在于内质网、高尔基复合体、溶酶体、过氧化氢体等膜性细胞器中的蛋白质。以上这些蛋白质必须在糙面内质网内进行加工、修饰及运输。

2. 参与蛋白质的运输

糙面内质网参与着新合成蛋白质的转运功能，其运输过程分为以下三种方式。

（1）出芽方式

分泌性蛋白质（或溶酶体蛋白）多肽链，依赖于内质网膜上的蛋白质转运通道（protein translocation channel）（内质网膜上的多肽复合体），识别并引导其跨膜移位进入内质网腔，内质网膜便以出芽形式，将初步加工修饰后的分泌性蛋白质包裹形成膜性转运小泡与内质网分离出来。这种小泡进一步运输有两种途径，常见的是与高尔基体形成面的小囊泡融合，并经过在高尔基体腔内浓缩加工为分泌颗粒，脱离高尔基体移行到细胞顶端，以胞吐形式分泌到细胞外，如抗体蛋白、激素、消化酶等；另一种途径是，这种小泡直接与细胞质的浓缩泡融合，最终形成酶原颗粒，排出细胞，如溶酶体蛋白。

（2）组合运输方式

膜镶嵌蛋白运输途径可能存在两种方式：一种是在合成多肽链的同时，便直接与内质网组合，形成了膜镶嵌蛋白；另一种可能与分泌性蛋白质运输途径一样，先将合成的多肽链注入内质网腔中，再通过内膜系统的流动，组合到其他膜相结构之中，如膜抗原蛋白、膜受体蛋白等。

（3）直接转入方式

可溶性蛋白质，不注入内质网腔中进行膜囊包装，直接离开附着核糖体，转入细胞质中。

3. 参与蛋白质的修饰

蛋白质多肽链在核糖体上合成之后，需要折叠成三维结构或进行糖基化等修饰加工才能具备蛋白质功能，该过程不是自发的，一部分是在内质网腔内完成，还有一部分在高尔基体中完成。

（1）蛋白质的折叠

蛋白质多肽链的折叠过程受到**分子伴侣**（chaperone，molecular chaperone）的调节，分子伴侣是指存在于原核生物和真核生物细胞质及细胞器中可协助新生肽链正确折叠的一类蛋白质。内质网腔内含有的氧化型谷胱甘肽（GSSG），可以催化蛋白质多肽链上的半胱氨酸残基之间形成二硫键，而蛋白二硫异构酶能催化任何两个半胱氨酸残基之间形成二硫键；同时内质网腔内含有分子伴侣 Hsp70、Hsp90 家族，该分子伴侣系统是属于**热激蛋白**（heat shock protein，Hsp）家族，该类分子既能协助成熟蛋白质正确折叠、组装、转运，同时也能抑制未成熟蛋白质的折叠和降解。

（2）蛋白质的糖基化

蛋白质**糖基化**（glycosylation）是指在多肽链中特殊的氨基酸残基侧链上，以共价键连接上单糖和低聚糖形成糖蛋白的过程。蛋白质与糖连接方式有两种：①*N*-连接糖蛋白，是指糖链被连接在多肽链中天冬酰胺（Asn）残基的—NH_2 端，这种糖基化发生在糙面内质网腔内；②*O*-连接糖蛋白，是指单糖链被连接在多肽链中丝氨酸（Ser）或苏氨酸（Thr）残基侧链的—OH 端上，这种糖基化发生在高尔基体腔内。

附着核糖体合成的各种蛋白质肽链进入糙面内质网腔内后，大部分要进行糖基化后，形成 *N*-连接糖蛋白，而在游离核糖体上合成的蛋白质在细胞质中不进行糖基化。

N-连接糖蛋白的糖基化主要有两类：①高甘露糖，主要是由 *N*-乙酰葡萄糖胺（2 分子）、葡萄糖（3 分子）和多个甘露糖（>9 分子）分子组成；②复合寡糖，主要由 *N*-乙酰葡萄糖胺、半乳糖、唾液酸和岩藻糖组成。

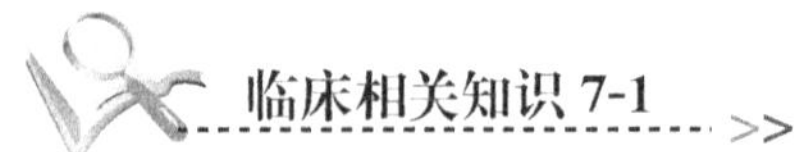

★蛋白质的错误折叠产生致命后果——疯牛病和 Alzheimer 病★

蛋白质折叠是生命活动的最基本过程。1997 年，诺贝尔生理学或医学奖授予 S. B. Prusiner，因为他发现了**蛋白感染粒**（proteination infectious particle，PrP），又称朊病毒或普里昂，为存在于细胞（主要为神经元）质膜外表面的基因（*PrP*）表达的正常蛋白质（无感染性）构象发生畸形折叠后形成的一种感染性的致病蛋白质。它不含 DNA，是疯牛病、绵羊瘙痒症病等的病原体，是能在人和动物中引起可传染性脑病的一个特殊的病因。

疯牛病是一种发生在牛身上的进行性中枢神经系统病变，症状与羊瘙痒症类似。病牛脑组织呈海绵状病变，并出现步态不稳、平衡失调、瘙痒、烦躁不安等症状，通常在 14～90d 内死亡。Alzheimer 病是以进行性痴呆为主要临床表现的大脑变性性疾病，其发病源于细胞内或细胞外错误折叠蛋白形成的聚集体所引起的脑损伤。近年来发现，一些遗传性疾病源于编码分子伴侣或具有类分子伴侣亚基的蛋白质的基因突变，如 *Hsp60*，*hMKKS* 等。

伴随着糙面内质网上的蛋白质合成的同时，糙面内质网腔内糖基化也在启动。各种寡聚糖基在特异的糖基转移酶作用下，逐个连接在寡聚糖链的载体——长萜醇分子上，形成一个含 14 个糖基的长萜醇焦磷酸寡聚糖基，如图 7-4 演示的 *N*-糖基化的基本过程。当新合成的多肽链中暴露天冬胺酰（Asn）残基，便在寡聚糖蛋白转移酶（oligosaccharide protein transferase）的催化下，使得寡聚糖链与蛋白质多肽链的Asn残基聚合。但并非蛋白质分子上所有的Asn残基都可连接寡糖链，只有特定的氨基酸序列（糖基化序列子）Asn-x-Ser/Thr（x为除脯氨酸外的任意氨基酸残基）可连接寡糖链，这种能保证寡糖链与氨基酸连接的序列子称为糖基化位点。

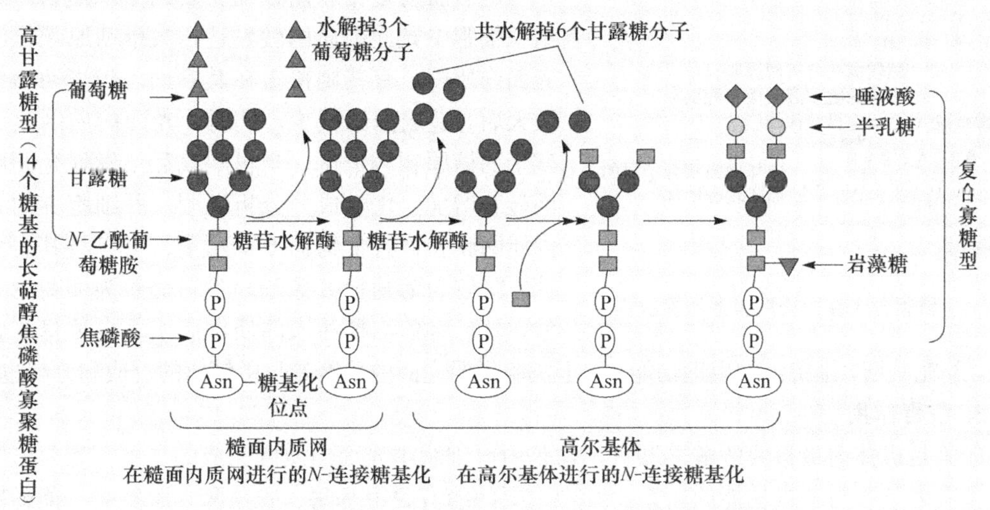

图 7-4　N-连接糖蛋白糖基化过程图解（杨恬，2010）

（二）光面内质网的功能

由于光面内质网的化学组成、酶系、数量及功能均有差别，执行着复杂的、不同的功能，常称之为多功能细胞器。光面内质网主要参与脂类的合成、糖原的合成与分解和解毒等过程。

1. 脂类的合成

作为合成脂类的场所之一是光面内质网的最主要的功能。生物膜的膜脂几乎都由光面内质网合成和运输。

膜脂中的磷脂、胆固醇和糖脂均在光面内质网合成。现就磷脂中的磷脂酰胆碱（PC）的合成过程来阐述脂类合成及其转运过程。合成PC需要的底物有脂肪酸、磷酸甘油、二磷酸胞苷-胆碱（CDP-胆碱），分布在胞质溶胶面，参与PC合成的酶主要有酰基转移酶、磷脂酸酶和胆碱磷酸转移酶，这些酶主要分布在内质网的脂质双分子层（活动部位朝向胞质面）。

PC合成过程为：①在酰基转移酶催化下，脂肪酸和磷酸甘油缩合成磷脂酸；②在磷脂酸酶催化下，磷脂酸与磷酸甘油缩合成二酯酰甘油酯；③在胆碱磷酸转移酶作用下，二酯酰甘油酯和CDP-胆碱缩合成卵磷脂。

卵磷脂转运过程为：由于内质网膜上新合成的磷脂分子都嵌入在靠近胞质面处，导致内质网膜脂双层分子分布不平均，而使膜平面扩展不平衡；在内质网膜上含有一种**翻转酶**（flippase），它是一种非特异性的磷脂酰胆碱转换器，可在内质网膜脂双分子层的胞质溶胶

内质网膜双分子层
的脂质是不对称的
光面内质网合成的
膜脂嵌入胞质面
的双分子层
翻转酶在内质网膜脂双分
子层的胞质溶胶面和腔面
之间选择转移磷脂
胞质溶胶面

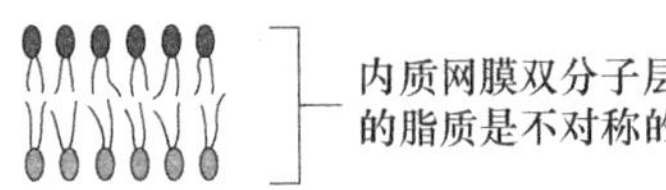

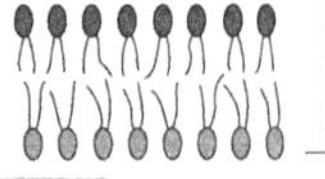

图 7-5　磷脂分子在内质网膜上转换过程

面和腔面之间快速转移磷脂，使膜脂分子快速达到分布平衡（图 7-5）。在光面内质网上新合成的脂类分子，有些构成内质网膜的结构，有些通过膜性小泡移行到其他膜相结构中，完成膜脂的运输。

2. 糖原的合成与分解

肝和肌肉是糖原储存最主要的组织器官，这些组织细胞中光面内质网较发达，大量糖原颗粒靠近光面内质网，有些则覆盖在其表面。当将动物禁食数天后，造成糖原减少，此时，光面内质网集中在残余的糖原颗粒周围，当再喂食后，发现光面内质网显著增加。化学成分分析证明，肝细胞中的光面内质网膜上含有葡萄糖-6-磷酸酶，可以将其表面的糖原降解为葡萄糖-6-磷酸，最终分解为葡萄糖和磷酸，然后将葡萄糖注入内质网腔中，再被释放到血液中，补充血糖，维持正常生理功能。以上实验说明光面内质网参与了糖原的合成和分解过程。

3. 解毒作用

肝脏是机体内最重要的解毒器官，这是由肝细胞中光面内质网完成的。由于光面内质网膜上含有大量参与解毒功能的酶系，其中主要的酶有脱甲基酶、脱羧酶、脱氨酶、葡萄糖醛酸酶和混合功能的氧化酶系。例如，观察苯巴比妥降解过程中发现，当给动物长期大量喂苯巴比妥后，形态学观察发现肝细胞中光面内质网增生，同时细胞色素 P_{450} 和 NADH 细胞色素 c 还原酶的含量剧增，可有 50%～100%。

光面内质网参与解毒的机制可能包括三个方面：①氧化和甲基化作用，药物或毒物经 ER 膜上氧化酶系氧化或甲基化后，消除其作用和毒性，同时由于甲基化使代谢产物极性增强而易于排出体外；②转化作用，如许多氨基酸代谢生成的氨可转化成无毒的尿素，经肾脏排出体外；③结合作用，某些药物可以结合葡萄糖醛酸，形成水溶性物质而易于排出体外。

4. 其他功能

光面内质网在特化的细胞中执行特殊功能。主要包括：①分泌盐酸和调节渗透压，胃底腺壁细胞的光面内质网具有分泌盐酸和调节渗透压功能。②调节肌肉收缩运动，骨骼肌细胞中的光面内质网特化为肌质网，肌质网膜上 Ca^{2+}-ATP 酶可转运 Ca^{2+}，使肌质网具有储存和释放 Ca^{2+} 功能，参与肌肉收缩的调节。③合成胆盐，胆汁中 10%的胆盐是由肝细胞中的光面内质网合成的。

第二节　高 尔 基 体

1898 年意大利的 C. Golgi 利用银盐浸染猫神经细胞，在光学显微镜下发现在细胞质中存在一些网状结构，便称之为**内网器**（internal reticular apparatus）。后来用同样的银染法研究发现，几乎在真核生物的各种细胞中都找到了这种类似物，为纪念发现者，便命名该细胞器为**高尔基体**（Golgi body，Golgi apparatus）。随着电子显微镜问世，人们才真正看到并证实该种结构是由几种膜性囊组成的复合结构，故也称为**高尔基复合体**（Golgi complex）。

高尔基（复合）体是一种固有结构，承担着细胞内分泌性物质分选、包装和运输的功能。

一、高尔基体的数量、分布

原核细胞中无高尔基体，而所有的真核细胞中（除成熟的红细胞）都存在高尔基体。其数量在不同生物体内，或同一生物不同细胞或同一种细胞不同发育阶段，差异很大。每个细胞平均为 20 个。分泌旺盛的细胞中高尔基体数量也相应增多，如胰腺外分泌细胞、小肠上皮细胞、唾液腺细胞、神经细胞、浆细胞等。淋巴细胞或肌细胞中高尔基体数量较少。

分化好的细胞中，高尔基体发达，反之则罕见。例如，未分化的干细胞或母细胞中，高尔基体较同类成熟型细胞少得多；还有快速生长的肿瘤细胞、再生组织和体外培养细胞，由于细胞处于生长和增殖，故功能和形态分化程度低，因而高尔基体不发达。

高尔基体在细胞内的分布及形态在同一类型细胞中是较恒定的，但在不同类型细胞中，其分布是有区别的。例如，神经细胞中的高尔基体分布在细胞核周围形成网状结构；在胰腺外分泌细胞中则在核顶部上方或细胞游离端，呈环状或半环状。

二、高尔基体的结构

在电镜下，高尔基体的超微结构是由一些（常为 3～8 个）排列较为整齐的扁平膜囊（flatten cisterna）堆叠在一起，构成了高尔基体的主体结构，膜囊多呈弓形，也有的呈半球形或球形。膜囊周围又有大量大小不等的**小（囊）泡**（vesicle）结构，存在于高尔基体和内质网中由膜围成的扁囊和小泡称为**潴泡**（cistern，cisterna）。高尔基体具有极性，面向质膜的呈凹形的一面称为**反面**（*trans*-face），又称**成熟面**或分泌面，内质网合成的物质经运输小泡由此面进入高尔基体。高尔基体面向细胞核的一面称为**顺面**（*cis*-face），又称**形成面**，物质从此面离开高尔基体送到细胞表面或其他细胞器（图 7-6）。由高尔基顺面的扁平囊和小管连接形成的网络称为**顺面高尔基网**（*cis*-Golgi network），接收由内质网来的小泡。由高尔基反面的扁平囊和小管连接形成的网络称为**反面高尔基网**（*trans*-Golgi network），加工物通过此部位运出高尔基体，为分选与包装加工物的主要部位。每种成分协同完成细胞的内分泌功能。

为了更客观精确反应高尔基体极性，采用标志细胞化学反应作为鉴别标准。例如，嗜锇（OsO_4）反应阳性，可确定为顺面或形成面，焦磷酸硫胺素（TPP）反应阳性为反面或分泌面。目前多数学者认为，高尔基体至少由互相联系的三个部分组成，每一部分又可以划分出更精细的间隔（图 7-7）。

（一）顺面高尔基网

顺面高尔基网又称为**顺面管网**（*cis*-tubular network）结构，该区室是在高尔基体生成面的第一层结构，呈吻合管网状。细胞化学特性为呈嗜锇阳性反应（＋）。该网状结构与其他部分之间无形态和细胞化学上过渡型，因此是高尔基体独立的组成部分。该区室具有初级分选的功能，可以将从糙面内质网运转来的蛋白质进行鉴别，决定哪些需要退回，哪些可以进入下一功能区室。

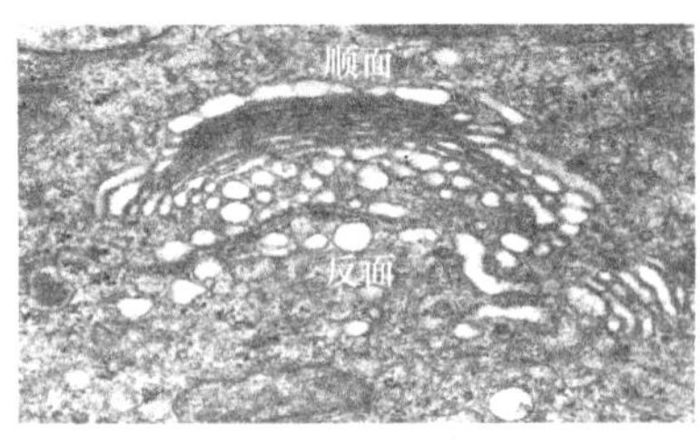

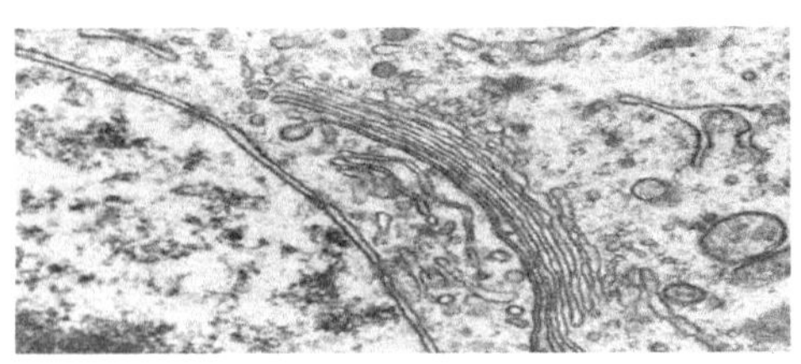

图 7-6　电镜下高尔基体超微结构图（杨恬，2011；Karp，2002）

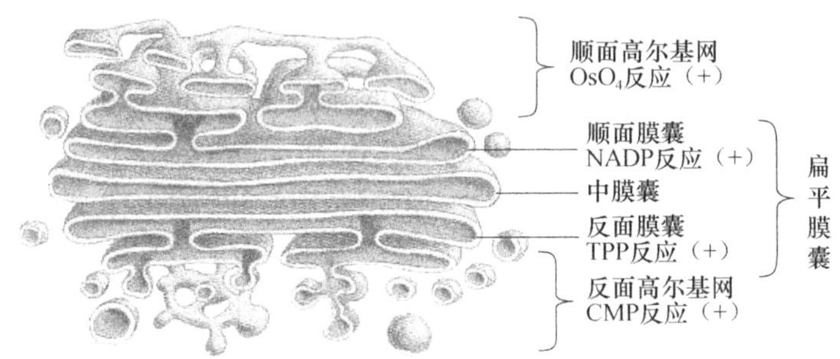

图 7-7　高尔基体的形态结构图解（Karp，2002）

（二）高尔基体的扁平膜囊

扁平膜囊是高尔基体最具特征性的结构。一组高尔基体由 3～8 个扁平囊平行排列形成扁平囊堆，囊腔宽为 15～20nm。顺面膜较薄，平均厚度约 6nm，近似内质网膜；反面膜较厚，平均厚度约 8nm，近似质膜。从发生和分化角度来看，无论从形态或功能方面，高尔基体可视为内质网和细胞膜的中间分化产物。扁平膜囊特殊的形态结构使其具有很大的膜表面，从而大大增加了糖的合成与修饰的有效面积。扁平膜囊又可细分为中间膜囊、顺面膜囊和反面膜囊。

1）**顺面膜囊**（*cis*-saccule）是由靠近顺面高尔基网结构的 2～3 层扁平囊构成。这些扁平囊在某些部位融合形成穿孔结构，称之为“井”（well）。“井”结构如盆腔状，直径约 80nm，中央穿孔结构由不断以出芽形成的小泡形成。顺面膜囊的标志酶为烟酰胺腺嘌呤二核苷酸酶（NADP 酶）。

2）**中间膜囊**（medial saccule）由扁平膜囊与管道组成，形成不同间隔，但功能上是连续的、完整的膜囊体系。多数糖蛋白修饰、糖脂形成和多糖合成等都发生在中间膜囊。

3）**反面膜囊**（*trans*-saccule）是位于顺面膜囊下的 2～4 层扁平囊构成。靠近顺面膜囊处的扁平囊表面穿孔较少，越近反面，膜囊上穿孔越多，部分膜囊转变成网管状。反面膜囊的标志酶为焦磷酸硫胺素酶（TPP 酶）。

（三）反面高尔基网

反面高尔基网又称**反面管网**（*trans*-tubular network）结构，是扁平囊反面最后 1～2 层，其膜表面有许多穿孔互相吻合形成管网状结构。该结构属于高尔基体的最后区室。一部分与反面囊相连或相邻，另一部分的管状结构则伸入到反面的细胞质中。反面高尔基网结构的标志酶为胞嘧啶单核苷酸酶（CMP 酶）。但是反面高尔基网结构复杂，不同的细胞其细胞化学反应也不相同。在反面高尔基网膜面上存在许多蛋白质分选信号的受体，在此功能区室中对蛋白质进行分类、包装，最后被运输出高尔基体。

在高尔基体的周围常常有大小不等的囊泡。顺面一侧的囊泡可能是内质网与高尔基体之间的物质转运小泡，小泡电子密度较低（内含物为内质网上合成的蛋白质），直径 40～80nm，膜厚度约 6nm，一般认为小囊泡是由内质网芽生的运输小泡与扁平囊融合形成，小泡将内质网腔中初步修饰的蛋白质运输到高尔基体中，同时又不断补充扁平膜囊的膜。在高尔基体的反面一侧可见体积较大的分泌泡（secreting vacuole）与分泌颗粒，直径 100～500nm，膜厚约 8nm。一般认为大泡是由扁平囊末端膨大脱落或者与之相连结构，其中包裹着已经浓缩和加工修饰的分泌性物质而形成的，故又称为浓缩泡（condensing vacuole）。大囊泡将经过高尔基体分类与包装的物质运送到细胞特定的部位。大囊泡不断带走分泌物质，同时不断消耗扁平囊的膜。扁平膜囊属于动态变化的细胞器。

三、高尔基体的化学组成

采用细胞化学分析方法，得知，高尔基体的化学组成总体上是介于质膜和内质网之间。从蛋白质含量分析显示，高尔基体蛋白质含量最高，为 60%，其次是质膜为 40%，内质网为 20%。高尔基体中酶的种类也相当丰富，并且在膜上的分布也不均一。分析可见酶的定位与执行功能相匹配（表 7-2）。

表 7-2　高尔基体中酶的分布

定位	酶
顺面高尔基网	脂肪酰基转移酶；甘露糖苷酶Ⅰ；腺苷酸环化酶；5′-核苷酸酶
顺面膜囊	糖基转移酶*；甘露糖苷酶Ⅱ；NADP 酶；磷酸酶；腺苷酸环化酶
反面膜囊	TPP 酶（有的细胞）、CMP 酶（有的细胞）
反面高尔基网	酸性磷酸酶；核苷二磷酸酶；唾液酸转移酶；TPP 酶（有的细胞）；CMP 酶；5′-核苷酸酶；腺苷酸环化酶

* 为高尔基体标志酶

四、高尔基体的功能

（一）高尔基体的分泌功能

高尔基体在细胞的分泌活动中起到重要作用。最经典的实验是采用放射自显影技术，观察豚鼠胰腺外分泌细胞内的蛋白质分泌过程，将少量标记 ^{3}H 的亮氨酸（^{3}H-L）注入胰腺细胞培养液中，观察标有 ^{3}H-L 银粒移行路线和时间，如图 7-8 所示。该实验证明了分泌性蛋白质在糙面内质网合成后，以芽生形式将蛋白质通过过渡小泡与高尔基体小囊泡融合，然后在高尔基体扁平囊中不同区室有程序地完成了对蛋白质修饰、浓缩、形成分泌颗粒、运输一系列的功能。该实验过程清楚显示了外分泌性蛋白质在细胞内合成及其转运途径，是循着内膜系统中各种膜性结构之间的穿梭、转移、膜的转换和重组流向，这就是**膜流**（membrane flow）现象。

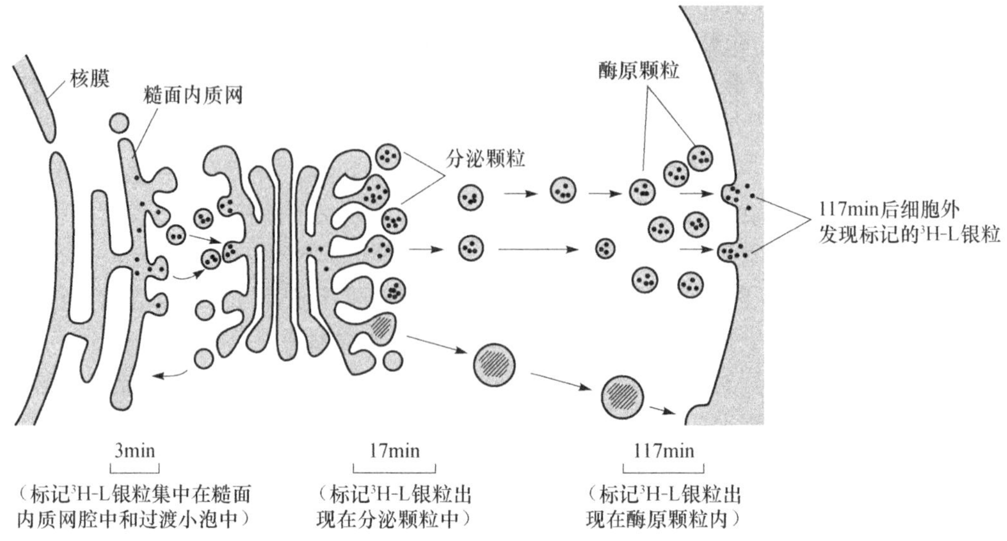

图 7-8 胰腺外分泌细胞内蛋白质分泌过程示意图（Karp，2002；胡以平，2009）

^{3}H-L 为标记^{3}H 的亮氨酸

（二）蛋白质的糖基化作用

人体细胞内的糖蛋白主要分布在细胞膜、溶酶体、分泌产物中。糙面内质网和高尔基体承担着对蛋白质的糖基化修饰作用，多数的蛋白质在糙面内质网腔中进行了糖基化，但还需要到高尔基体中进一步加工成为成熟的糖蛋白。

而 *O*-连接糖蛋白的糖基化过程是在高尔基体中完成，每种糖基都是在其相应的专一性的糖基转移酶作用下逐个加上，最后一步是加上唾液酸。对高尔基体中的糖蛋白来说，修饰为成熟的高甘露糖蛋白过程较简单，只需糖苷水解酶水解 3 分子甘露糖即可。而形成复合寡糖蛋白比较复杂，先水解掉 5 分子甘露糖，再逐一加上 2 分子 *N*-乙酰葡萄糖胺、2 分子半乳糖、2 分子唾液酸，有的糖蛋白还需加上岩藻糖（图 7-4）。

（三）蛋白质水解作用

有些合成的分泌性蛋白质，在刚注入糙面内质网腔中时是无功能的蛋白质前体，需通过运输小泡注入高尔基体后，通过蛋白质水解酶水解部分肽链而形成成熟的分泌性蛋白质。例如，胰岛素是从胰岛的 β 细胞中合成，刚从糙面内质网上合成的多肽为含 A、B、C 三个肽段的一条多肽链，在 N 端含有信号肽，生物活性很低，称为前胰岛素原（pre-proinsulin），进入糙面内质网腔中被信号肽酶水解掉信号肽，成为含有 84 个氨基酸的胰岛素原（proinsulin），再以运输小泡形式转运至高尔基体的功能区室，通过蛋白酶水解作用，将 C 肽段切除，由 A、B 肽链相连而成的胰岛素（insulin）共含 51 个氨基酸，才具有较强的生物活性，在反面管网区室中浓缩、包装形成分泌小泡排出细胞外。胰岛素分子中的二硫键是在内质网中形成。

（四）蛋白质的分选与运输

大量实验证明，在糙面内质网上合成的各种蛋白质，如溶酶体蛋白、细胞膜蛋白、分泌性蛋白等，均从内质网以出芽形成小泡的形式运至高尔基体，被修饰加工后可被添加上不同的分选信号，如磷酸、半乳糖、唾液酸等，最后都集中在反面高尔基网区中，而该区室的腔面上镶嵌有可识别不同分选信号的专一性受体蛋白，从而将各类蛋白质进行分拣、独立包装，分别形成各自的分泌颗粒离开高尔基体，运输到细胞不同的靶组织，执行相应功能。

1. 溶酶体酶蛋白的分选和运输

溶酶体酶蛋白分选、运输和溶酶体形成过程是在高尔基体内完成的。溶酶体内的酶蛋白是在糙面内质网上附着的核糖体中合成，并在内质网腔内形成 *N*-连接型寡聚糖蛋白，然后以出芽方式形成运输小泡，转运至高尔基体的顺面高尔基网区室中。这种糖蛋白在此处并不像其他糖蛋白切除多余的甘露糖，而是在磷酸转移酶催化下使甘露糖磷酸化，成为 6-磷酸甘露糖（M-6-P）。

正是由于形成 M-6-P 的溶酶体酶蛋白，才能在通过扁平膜囊的不同功能区室过程中，避免了甘露糖被切除或添加其他的寡糖基。M-6-P 被视为溶酶体酶蛋白的分选信号，当带有 M-6-P 的溶酶体酶蛋白移至反面高尔基网区时，则被该区室腔面上镶嵌的 M-6-P 受体识别结合，而使溶酶体蛋白得到选择性富集，随即触发在反面高尔基网区的胞质溶胶面网格蛋白被包裹成有被小泡，与此同时网格蛋白脱落形成光滑运输小泡。载有溶酶体酶前体的运输小泡与胞质中内体融合形成前溶酶体。前溶酶体内具备酸性环境（pH5.0），促使 M-6-P 与受体分离，也使磷酸基团从甘露糖上脱落，这时溶酶体前体就成为成熟的溶酶体水解酶，前溶酶体也成为成熟的溶酶体。M-6-P 受体被溶酶体膜以出芽方式包装、脱落离开溶酶体，以运输小泡形式回输到反面高尔基体网区再利用（图 7-9）。

2. 分泌性蛋白质分选和运输

附着核糖体合成的分泌性蛋白质，均进入内质网腔，最终在反面高尔基网区集结和分选富集，并被包装到不同的分泌小泡，没有特别分选信号的则进入非特异的分泌小泡。

有些分泌小泡不受调节，并连续不断地以胞吐作用向细胞外分泌，这种方式称为**连续性分泌**（constitutive secretion），又称固有分泌。连续性分泌途径在所有细胞中都存在。这种途径也持续为脂膜提供新合成的脂质和蛋白质。此外，在特殊的分泌细胞中，分泌物储存在分泌颗粒中，只有当细胞受到胞外信号作用时才分泌到细胞外的一种选择性分泌方式，称为**受调分泌**（regulated secretion），即有些分泌物质通过反面高尔基网区分选、富集包装为高浓度的分泌颗粒，脱离高尔基体，暂时滞留在胞质中，只有得到某种刺激才能分泌到胞外。例如，消化酶前体就储存在这种分泌颗粒中，进餐刺激后，由于激素调节促使细胞胞吐分泌消化酶（图 7-10）。

另外研究发现高尔基体本身可直接完成分泌活动，如脑垂体合成的某些蛋白类激素在分泌之前是以激素颗粒形式存在于反面高尔基网结构的小管中，而不形成分泌小泡。这些激素分泌是通过反面高尔基网区的小管与细胞膜直接融合实现的。

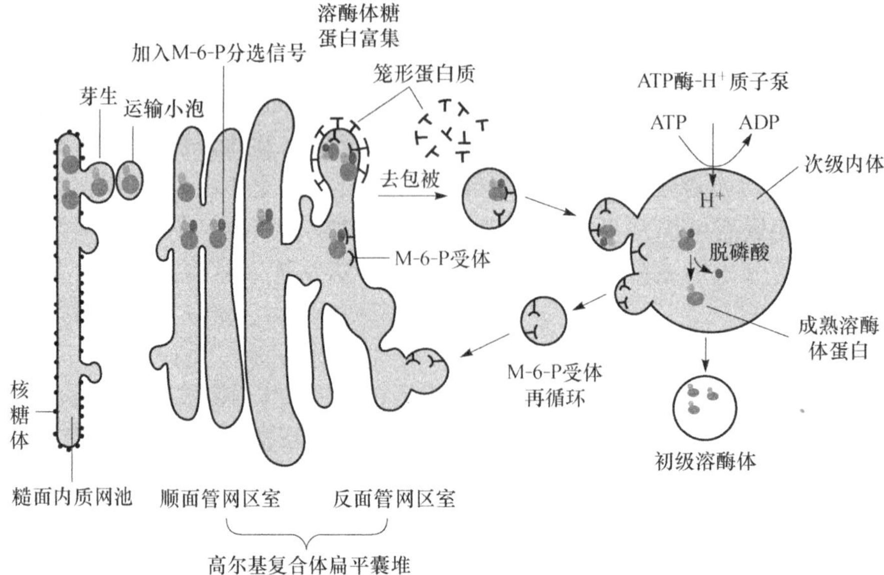

图 7-9 溶酶体酶蛋白分选及初级溶酶体形成过程示意图（王培林等，2010；Karp，2002）

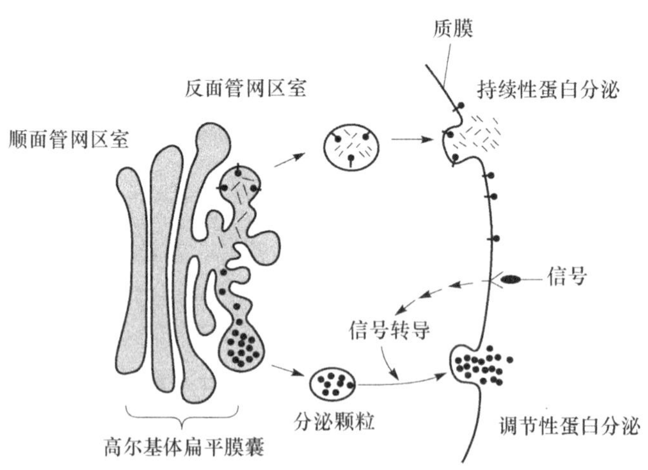

图 7-10 蛋白质分泌过程示意图（王培林等，2010）

第二节 溶 酶 体

溶酶体（lysosome）是 C. Duve 等于 1955 年采用超高分级分离技术从鼠肝细胞中分离出的一种膜性细胞器，内含多种水解酶，具有分解内源性和外源性物质的功能，故命名为溶酶体，相当于细胞内消化器。

一、溶酶体的基本特征及生物发生

溶酶体是由一层单位膜围成的圆形或椭圆形小体。大小不一，直径为 0.25～0.8μm。分布在胞质溶胶中。所有动物细胞（除成熟的红细胞外）中均具有溶酶体。

溶酶体的膜厚约 6nm，但溶酶体膜却可以抵抗内腔中丰富的水解酶，而不被消化。经大量的溶酶体膜抗性研究结果表明，溶酶体膜中有两种非常重要、含量丰富的跨膜整合蛋白，为高度糖基化蛋白，这两种蛋白质被命名为 lqpA 和 lqpB。正是 lqpA 和 lqpB 的高度糖基化可能防止了溶酶体膜被自身的水解酶消化。

溶酶体膜中存在一种特殊的转运蛋白，这种蛋白能将溶酶体消化后的水解产物运出溶酶体，以供细胞利用或排出细胞外。

二、溶酶体的酶

大量研究资料证实，溶酶体内含有 60 多种酶，其中多数适合在酸性条件下发挥作用，统称为**溶酶体酶**（lysosomal enzyme）。溶酶可分为 6 大类：核酸酶（如核糖核酸酶）、蛋白酶（如组织蛋白酶 B）、糖苷酶（如 β-*N*-乙酰氨基己糖苷酶）、磷酸酶（如酸性磷酸酶）、脂酶（如磷脂酶）和硫酸脂酶。这些酶可在酸性环境下将蛋白质降解为肽或氨基酸，将糖蛋白或糖脂的糖降解成单糖，将核苷酸降解为核苷和磷酸，将脂类降解为游离脂肪酸。研究表明，**酸性磷酸酶**（acid phosphatase）和三偏磷酸酶（trimetaphosphatase，TMP 酶）为溶酶体的标志酶。除个别细胞中的个别酶之外，几乎都是酸性水解酶。

溶酶体内 pH 为 5.0，这是保持酶活性的最适环境。维持溶酶体腔内酸性环境的机制为 H^+ 泵系统。该泵又称为 H^+-ATP 酶系统，其功能是将胞质中的 H^+ 泵入溶酶体基质内，以保持内部的酸性环境（图 7-9）。

不同细胞中溶酶体所含酶种类及其含量也有很大差异。有些细胞中的溶酶体内含有特殊的酶，如精子的顶体中含有的顶体素（acrosin）是一种蛋白水解酶，在受精时它可以溶解卵子的透明带和放射冠的蛋白。单核细胞和中性粒细胞中的溶酶体含有溶菌素（bacteriolysin），起着消化和分泌细菌的作用。

三、溶酶体的类型

由于溶酶体在形态上的多样性和异质性，曾发现各种不同类型的溶酶体。根据溶酶体处于完成其生理功能阶段的不同，大致可将溶酶体分为以下三种类型（图 7-11）。

（一）初级溶酶体

初级溶酶体（primary lysosome）是指由高尔基复合体以出芽形成的内含多种酸性水解酶，但不含作用底物，尚未进行消化活动的溶酶体，又称为非活动性溶酶体（inactive lysosome）。电镜下观察此阶段的溶酶体的基质均匀致密，但在不同类型细胞中其数量差异很大。一般情况下中性粒细胞、巨噬细胞、肝细胞等细胞中初级溶酶体较丰富。

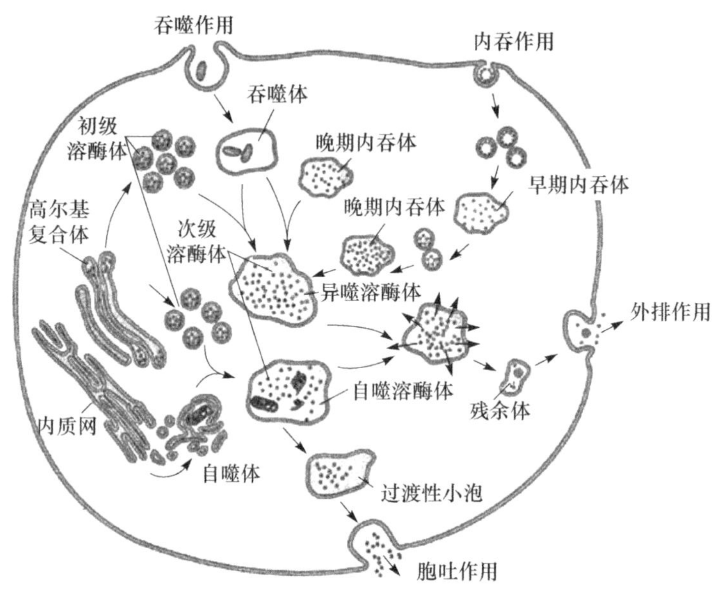

图 7-11　溶酶体的消化分解示意图（Lodish et al.，2000；Alberts et al.，1998）

（二）次级溶酶体

次级溶酶体（secondary lysosome）是指已经进行消化活动的溶酶体。内含溶酶体酶和消化底物及消化产物，又称之为活动性溶酶体（active lysosome）。根据所消化的物质来源不同，分为**自噬溶酶体**（autophagolysosome）和**异噬溶酶体**（heterophagic lysosome）。

1. 自噬溶酶体

自噬溶酶体又称自（体吞）噬泡（autophagic vacuole），为融入细胞自身多余或衰老细胞器（如内质网和线粒体等）的一类次级溶酶体。在细胞内起清道夫作用。**自噬体**（autophagosome）是由细胞内的内质网膜包裹一些衰老的细胞器、细胞器碎片而形成的小体。初级溶酶体与自噬体融合后形成自噬溶酶体。

由于某种因素导致细胞质内某种分泌颗粒堆积，该种分泌颗粒与初级溶酶体融合而形成的次级溶酶体，称之为**分泌溶酶体**（crinolysosome）。分泌溶酶体形成，使细胞质中过盛的分泌颗粒得到消化分解，维持了该种分泌颗粒产量在细胞内的动态平衡。另外，细胞内存在一些带有溶酶体靶信号（如 KFERQ）的蛋白质，它们也可以输入溶酶体中进行降解。

2. 异噬溶酶体

异噬溶酶体又称异体吞噬泡（heterophagic vacuole），为细胞通过胞吞作用吞入异物，形成胞饮体（泡）或吞噬体（phagosome），这些内吞泡与初级溶酶体融合后形成的复合体。底物来源于细胞外的外源性物质。病原体或异物被吞噬细胞吞入，形成吞噬小体，再与初级溶酶体融合形成的胞内消化结构，称为**吞噬溶酶体**（phagolysosome），对病原体或异物产生消化作用。

（三）残余体

次级溶酶体消化分解后期，由于水解酶活性降低，导致一些底物不能被完全分解而残留在溶酶体内，这种含有未被消化的残余物质的溶酶体称为**残余体**（residual body）。常见的残余体有脂褐素、髓样物体、含铁小体等。这些残余体可通过胞吐作用排出细胞外，有些则长期残留在细胞内。

四、溶酶体的功能

溶酶体的主要功能是参与细胞内的各种消化活动。另外，溶酶体还与机体免疫反应及激素分泌的调节有一定关系。

（一）消化作用

根据作用底物来源不同，其消化功能可分为异噬作用、自噬作用和胞外消化作用三方面。

1. 异体吞噬

溶酶体对细胞吞噬感染病毒、细菌或其他一些颗粒等外源物质的吞噬和消化作用称为**异体吞噬**（heterophagy）。当细胞摄入外源性物质形成的吞噬体或吞饮体与初级溶酶体融合后，即形成异噬溶酶体，并激活水解酶，进而消化水解外源性物质为可溶性小分子物质，通过溶酶体膜上转运蛋白分泌到细胞质中被利用。消化过程中未消化的残余体有些通过胞吐排到细胞外，有些则残留在细胞内，如脂褐素或含铁小体等。细胞的异噬作用在消化分解外源性物质获取营养物质的同时，又可消灭病原体或异物以保护细胞免受损伤，起到防御作用。这是细胞摄取和利用外源物质和构成防御屏障的重要方式。

2. 自体吞噬

初级溶酶体与自噬体融合，消化分解由于病理或生理因素而被损伤、破坏或衰老的细胞器的过程称为**自（体吞）噬**（autophagy）。溶酶体自噬作用有两种特殊作用。**溶噬作用**（lysosomophagy）是指溶酶体融合溶酶体的现象，通过溶噬可以降解过剩溶酶体，调节溶酶体的数量相对稳定。**粒溶作用**（granulysis）是指初级溶酶体吞噬细胞内的分泌颗粒进行消化的过程。在分泌细胞中，溶酶体可以与一部分过剩的分泌颗粒融合，然后将这些分泌颗粒降解，将这种现象又称之为**分泌自噬**（crinophagy）。例如，将哺乳期的雌鼠与幼子分离，中断该鼠哺乳时，则发现乳腺细胞内初级溶酶体融合乳汁颗粒功能活跃，又通过粒溶作用一方面降解分泌颗粒物质而重新利用，另一方面调节堆积的分泌颗粒，达到分泌活动动态平衡的目的。

细胞通过自噬清除因病理或生理因素导致被破坏损伤或衰老的细胞器，并将其降解为小分子，可重新用于构建新的细胞结构、更新细胞内的酶。例如，线粒体、内质网等碎片被光面内质网膜包裹形成自噬体，被初级溶酶体吞噬、消化分解，从而得到清除和再利用。另外，细胞在饥饿状态下也可通过自噬作用消化部分自身物质，以维持细胞生存，避免整个细胞死亡。但是在衰老和病理状态下，细胞也会发生自噬作用来加速细胞的自我消耗，这是一种病理反应。

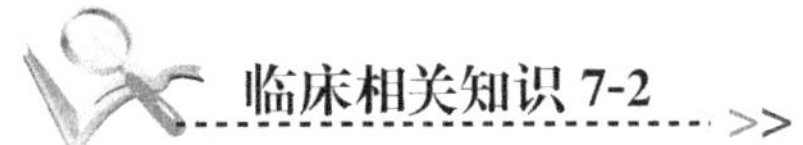

★溶酶体酸性水解酶缺陷与溶酶体贮积症★

溶酶体内的酶活性不足或溶酶体蛋白加工校正酶的缺乏而引起溶酶体功能缺陷，造成溶酶体内相应底物不能被消化，底物积蓄，称为溶酶体贮积症。溶酶体贮积症不仅影响机体某个器官的正常功能，往往也会影响到整个机体代谢活动的协调性，引起多种症状。

目前已知此类疾病有40种以上，大致可分为糖原贮积症、脂质沉积病和黏多糖贮积病等几大类。例如，糖原贮积症（glycogen storage disease）是由于某些基因发生突变，导致肝脏、肌肉和脑组织的糖原代谢中某些酶的缺乏，使糖原不能正常分解或合成，是一组常染色体隐性遗传病。此病多数是由于缺乏糖原分解酶，糖原在组织中分解障碍而沉积过多；极少数则是由于缺乏糖原合成酶，表现为组织中糖原储存过少。本病累及多器官组织，主要为肝脏、肾脏、心脏和肌肉，大多表现为低血糖。

细胞受到非生理因素刺激会造成某种结构代偿性增加，当解除非生理因素刺激，恢复正常生理环境时，增加的结构就变成过剩的结构，这些过剩的结构可以通过溶酶体的自噬作用迅速清除，以恢复细胞结构和功能的平衡。例如，当给予大鼠大剂量苯巴比妥时，其肝细胞内出现光面内质网代偿性增加，而当停止给药后，过剩的光面内质网被内膜系统的膜主动包裹为自噬体，再与初级溶酶体融合、消化，过剩的细胞结构通过自噬作用迅速得到清除和降解，调节光面内质网数量和功能的动态平衡，同时也促进细胞内物质的循环利用。

3. 胞外消化

溶酶体将内含的水解酶释放到细胞外，消化细胞外物质的过程称胞外消化。例如，破骨细胞能将溶酶体酶释放到细胞外，降解骨基质，参与骨组织的吸收和改建。精子受精过程中，溶酶体也起着重要作用，可以认为精子顶体本质是溶酶体，受精时顶体可将溶酶释放到细胞外的放射冠，消化卵泡外周的卵泡细胞，便于精子进入卵细胞达到受精目的。

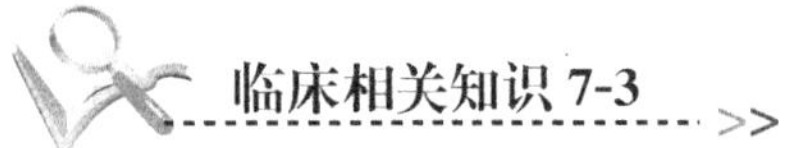

★溶酶体与痛风★

溶酶体的消化作用包括异噬作用、自噬作用、自溶作用和对细胞外物质的消化作用。痛风又称“高尿酸血症”，是由于嘌呤代谢障碍引起的一种关节炎。患者体液中有高水平的尿酸，沉积在滑液腔及其他结缔组织间隙中形成了结晶。这些尿酸结晶被中性粒细胞吞噬形成吞噬体，吞噬体与初级溶酶体融合而成次级溶酶体，尿酸结晶破坏溶酶体膜的稳定性，使膜破裂，溶酶体酶释放出来，中性粒细胞自溶死亡，释放到组织中的胶原酶又腐蚀关节软骨组织而产生炎症变化。

（二）自溶作用

溶酶体的**自溶**（**autolysis**）作用是指细胞内的溶酶体膜破裂，内含的水解酶释放到细胞质中，引起细胞本身被消化的现象。自溶作用在动物胚胎发育中具有重要作用，这主要体现在组织器官的分化、变态和退化过程中。例如，蛙类在个体发育变态中，由蝌蚪发育为蛙的过程，蝌蚪尾部的消失正是由于巨噬细胞的自溶作用的结果。

另外在一些非生理因素作用下，如缺氧或氧含量过多、X 射线和紫外线、白喉毒素、多种抗生素、肝素、乙醇、胆碱能药物、维生素 A 过多、维生素 E 缺乏等，可以引起溶酶体膜稳定性降低，失去原有屏障作用，使水解酶溢出而导致细胞溶解或组织溶解。最典型的例子是动物死亡后，机体的细胞失去氧的供应，溶酶体膜迅速丧失了屏障作用而使内含的各种水解酶渗出，而导致细胞被消化，再加上细菌作用，机体很快发生腐败。

（三）参与免疫过程

巨噬细胞具有参与激活免疫应答过程的最早的感应阶段。当机体受到病原体、异物等具有抗原性的物质攻击时，激活巨噬细胞趋化移动、相互接触，通过巨噬细胞内吞捕捉这些抗原物质而形成吞噬体，再与细胞内的初级溶酶融合成吞噬溶酶体，经过溶酶消化分解，其中绝大多数（约 90%）抗原物质被降解为可被利用的小分子物质，从而完成机体防御功能。仅有少部分抗原（约 10%）不能被分解，在细胞内有可能再加工成比原抗原的抗原性强的抗原复合物，这些抗原复合物被转运至细胞膜表面，呈递给抗原特异性淋巴细胞，从而激活 T 淋巴细胞活化、增殖、分化，出现活跃免疫应答现象。这些免疫复合物又可被其他的 T 淋巴细胞或 B 细胞识别，分别引起细胞免疫或体液免疫。

机体的免疫应答的生物学意义在于杀伤绝大部分的病原体，保护机体免受抗原异物的侵袭。但在某种情况下，免疫应答也对机体造成损伤，引起超敏反应或其他免疫性疾病。例如，免疫复合物可能促进吞噬细胞吞噬反流（胞吐）释放溶酶体酶，其中的中性蛋白酶可破坏血管的弹性蛋白而致脉管炎；破坏肾小球微血管的基膜引起肾小球肾炎；破坏肺的结缔组织导致肺气肿；破坏软骨组织导致关节炎。

（四）对激素分泌的调节作用

大量的研究发现所有分泌蛋白或肽类的细胞中都存在粒溶现象。同时还发现当分泌细胞中分泌功能受抑制时，粒溶作用和自噬作用都明显增强。例如，睾丸间质细胞和肾上腺皮质细胞的分泌功能被抑制时，不但粒溶现象活跃，而且自噬作用也明显加强，可以发现细胞内大量的内质网（主要是光面内质网）、高尔基体或线粒体包裹含有类固醇激素的分泌颗粒形成自噬体，通过自噬作用降解这些“产物”，以此方式快速清除过多的分泌物质及“生产工厂”，从而有效调节了激素的分泌量。

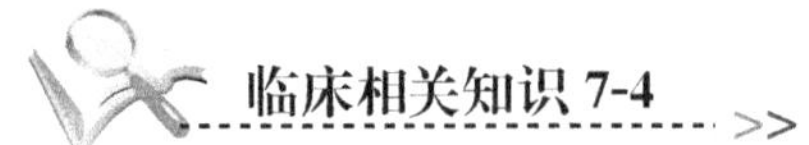
临床相关知识 7-4 >>

★溶酶体功能缺陷与癌症★

溶酶体功能与癌症的发生有关。致癌作用的辅助因子通过影响溶酶体膜的通透性从而诱发细胞的异常分裂。溶酶体分解代谢产物中的某些产物也为肿瘤细胞增殖提供了物质基础。肿瘤细胞内的溶酶体的多种酶均发生了癌性变化，主要是酶糖链磷酸化，使酶蛋白增多，酶活性升高，代谢循环途径活跃进行。有些致癌、促癌物质造成溶酶体膜伤害，使其内部的酶游离出来，造成DNA分子的损伤，可以引起细胞癌变。

第四节　过氧化物酶体

过氧化物酶体（peroxisome）是普遍存在于人和高等动物细胞中的一种膜性细胞器，有人也称之为过氧化氢体。过氧化物酶体是**微体**（microbody）的一种。微体是由单位膜围绕的内含一种或几种氧化酶类的异质性细胞器。包括过氧化物酶体和乙醛酸循环体。本节仅介绍在人和高等动物细胞中存在的过氧化物酶体。

一、过氧化物酶体的基本特征及生物发生

过氧化物酶体是由一层单位膜围成的膜性细胞器，其形态多呈圆形或卵圆形，有的细胞中可见到呈半月形或长方形。其大小变化很大，一般直径为0.3～0.5μm，最小者直径为0.1μm，最大可达1.5μm。存在于大多数细胞中的直径为150～250nm的小过氧化物酶体称为**微过氧化物酶体**（microperoxisome）。用特殊的3，3-二氨基联苯胺染色，在光镜下利用内含棕褐色颗粒的小膜性囊而确定是过氧化物酶体。在电镜下可以清楚观察到植物的某些细胞中含有电子密度较高、呈有序排列的晶状结构，称之为类晶体（crystalloid），该结构是尿酸氧化酶。但人和鸟类细胞中的过氧化物酶体不含尿酸氧化酶，故见不到类晶体（图7-12）。

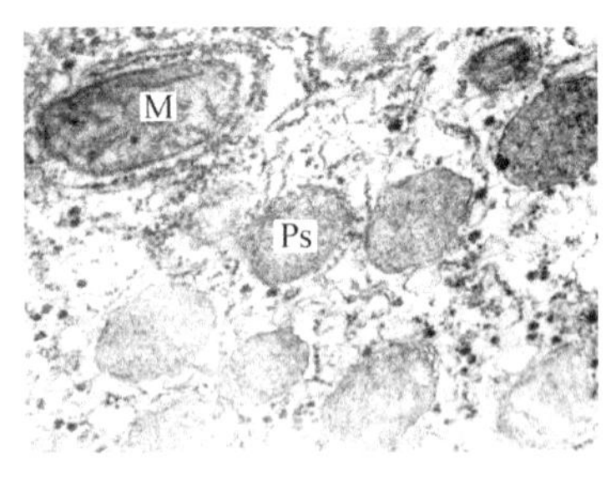

图7-12　人肝细胞过氧化物酶体
（王培林等，2010）
M：线粒体；Ps：没有尿酸氧化酶结晶

过氧化物酶体内主要有三大类酶系：氧化酶、过氧化氢酶和过氧化物酶。不同细胞内的过氧化物酶体含有的酶的种类也不完全相同，目前已发现在过氧化物酶体内存在40余种酶，表7-3是过氧化物酶体中含的酶的种类、功能和每种酶系在过氧化物酶体中的含量比例。过氧化氢酶是所有过氧化物酶体中都含有的酶，为此将过氧化氢酶视为过氧化物酶体的标志酶。

表 7-3　过氧化物酶体内含有酶的种类、功能和含量

酶系	主要酶	功能特征	含量
氧化酶	尿酸氧化酶、D-氨基酸氧化酶、L-氨基酸氧化酶、L-α羟基酸氧化酶等	能将氧还原成过氧化氢	50%
过氧化氢酶*	过氧化氢酶、过氧化物酶（少数细胞存在，如红细胞）	将氧化酶分解底物产生的过氧化氢还原成水，达到解毒作用	40%
过氧化物酶	过氧化物酶	同上	
其他	柠檬酸脱氢酶、苹果酸脱氢酶等		

*标志酶

二、过氧化物酶体的功能

生物体在进行呼吸代谢的过程中会产生过氧化氢（H_2O_2），这种物质有比较高的氧化性，会伤害细胞中的正常生物大分子如蛋白质和DNA等。过氧化物酶体的功能就是除去细胞中有毒底物和代谢产物，从而达到对细胞氧化解毒的功能。过氧化物酶体中的氧化酶可以在氧化底物同时消耗游离氧分子，从而调节细胞的氧浓度，避免细胞遭受高浓度氧的毒性作用。例如，当细胞中氧浓度增高时，过氧化物酶体随氧的浓度增大而加强氧化功能，消耗过多的氧，从而达到调节细胞氧张力的作用。

过氧化氢酶可以将 H_2O_2 催化分解成 H_2O 和 O_2，对人体无害。过氧化氢酶在肝脏中以高浓度存在。这是因为肝脏是人体中最大的化工厂，要进行大量的分解合成代谢，产生 H_2O_2 的速度很快，所以需要高浓度过氧化氢酶保护肝细胞。过氧化氢酶还能对其他底物，如酚、甲醛、甲酸、乙醇等进行分解，从而消除过氧化氢及其他有害物质对细胞的毒害作用。例如，当人体大量饮酒后，一部分乙醇可被肝细胞中的乙醇脱氢酶分解为乙醛，乙醛再被乙醛脱氢酶分解成乙酸和水。但是由于一次酗酒后，超出体内正常乙醇代谢时，过剩的乙醇进入过氧化物酶体中，被过氧化物酶还原为乙醛，避免乙醇直接侵害细胞。

另外过氧化物酶体能对脂肪酸进行β氧化，并且在β氧化过程中将脂肪酸变为二碳分子，此分子又可转化为乙酰辅酶A（CoA）还可以合成其他化合物，尤其发现过氧化物酶体是极长链脂肪酸（very long chain fatty acid，VLCFA）β氧化唯一场所。而且VLCFA在进入β氧化时，需在VLCFA-CoA合成酶催化下形成VLCFA-CoA。有些过氧化物酶体中还可合成氧化型辅酶Ⅰ（NAD^+），并参与核酸和糖代谢。

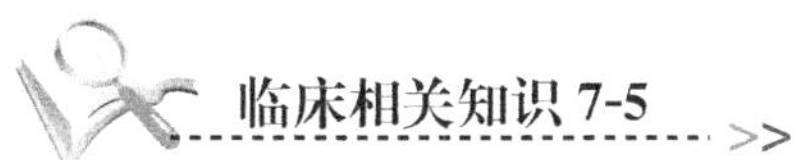

★过氧化物酶体缺陷与疾病★

编码过氧化物酶体的基因突变引起的疾病有Zellweger综合征、脑白质肾上腺萎缩症。Zellweger综合征（ZS）是一种神经性疾病，同时影响视觉，导致肺异常，是一种在婴儿期致死的罕见的遗传病。已发现有11种不同的基因突变可引起此病，这些基因都编码关于过氧化物酶体的运输蛋白的受体或辅助运输的部分。由于缺乏这些运输蛋白，就不能将合成的酶成功运输到过氧化物酶体内部，多数存积在胞质中而丧失了正常的生理作用，这导致过氧化物体呈现“空泡”状。

第五节　内膜系统与蛋白质分选和运输

一、内膜系统与蛋白质分选

蛋白质分选（protein sorting）是指翻译的蛋白质本身带有某种标签，在合成的同时就决定了其最终去向，并且只有当蛋白质到达其特定部位并组装成有一定结构和功能的复合体后，才能发挥功能。人类细胞中约有1万种不同种类的蛋白质在合成后通过蛋白质分选，将约一半的蛋白质定位在胞质中执行相应功能，另一半蛋白质则依靠蛋白质分选信号定位到细胞膜、特定的细胞器或分泌到细胞外。

（一）蛋白质分选途径

根据细胞内蛋白质合成后或合成时的去向将蛋白质分选途径分为两种：①翻译后运输（post-translational transport）途径，在胞质游离核糖体上合成的蛋白质，是在完成合成之后依据蛋白质特定的信号序列指导其定向转运的，这些蛋白质可进入细胞核、线粒体、叶绿体、过氧化物酶体或者定位在胞质的特定位点；②**共翻译运输**（cotranslational transport），指附着核糖体在蛋白质合成过程中肽链边合成边转移至内质网腔中的运输方式。这些蛋白质有的就滞留在内膜系统的细胞器中，有的分泌到细胞外，或者整合到细胞膜上（图7-13）。不管是共翻译运输还是翻译后运输，蛋白质的定位取决于自身的信号序列（表7-4）。

目前已经较为清楚的蛋白质分选运输方式有以下三种。

1. 门控运输

门控运输（gated transport）是指在胞质溶胶中合成的蛋白质通过核孔复合体选择性地从细胞核进出的运输方式。出入细胞核的蛋白质携带**核输出信号**（nuclear export signal）和**核输入信号**（nuclear import signal）或**核定位信号**（nuclear location signal）。以此种方式转运的蛋白有以下几个特点：①运输通过核孔复合体进行；②蛋白质必须正确折叠或者组装完成。

2. 跨膜运输

跨膜运输（transmembrane transport）是指蛋白质以不同的方式穿过内质网、线粒体、叶绿体及过氧化物酶体等细胞器的膜进入细胞器内的转运方式。进入内质网的蛋白质由于是通过共翻译运输途径进入的，在翻译时就开始跨膜，进入内质网腔后折叠为成熟蛋白质。进入线粒体、叶绿体及过氧化物酶体的蛋白质是通过翻译后运输途径进入的，它们是在细胞质中游离的核糖体上合成并正确折叠的蛋白质。跨膜运输有以下几个特点：①蛋白质在不同信号序列的指导下定位到不同的细胞器；②通过不同细胞器上特定的通道完成跨膜转运；③跨膜过程需消耗能量；④蛋白质跨膜时必须处于单链和解折叠形式；⑤多种分子伴侣参与了蛋白质跨膜前的去折叠和跨膜后的重折叠。

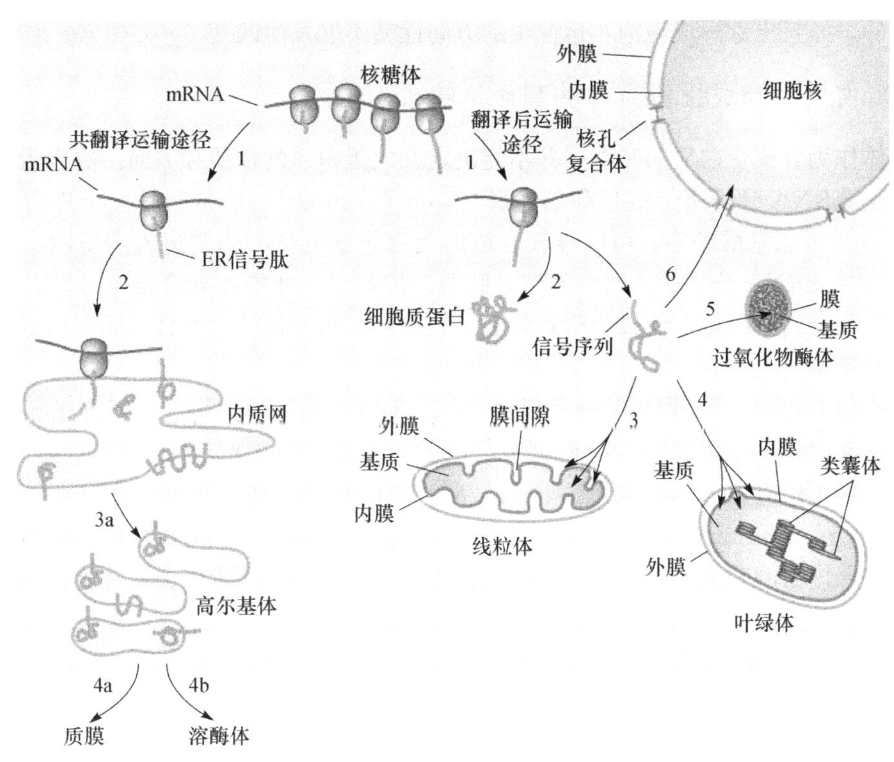

图 7-13　细胞内蛋白质分选的主要途径与类型（翟中和等，2011）

1. 核基因编码的 mRNA 在胞质溶胶中游离的核糖体上翻译，分为共翻译运输途径和翻译后运输途径；2. 在共翻译运输途径中翻译出的蛋白质在信号肽的指引下核糖体定位在 ER 上，翻译的蛋白质通过跨膜运输的形式进入 ER 腔；在翻译后运输途径中蛋白质不含任何信号序列，翻译后留在细胞质中；3a、4a、4b. 内质网上翻译的蛋白质通过膜泡运输至高尔基体后，再以膜泡运输至质膜、溶酶体或分泌到细胞表面；3～5. 含有信号序列的蛋白质通过跨膜运输分别到达线粒体、叶绿体和过氧化物酶体中；6. 含有核定位信号的蛋白通过门控转运的形式运输至细胞核

表 7-4　主要的蛋白质分选信号序列

蛋白信号	信号序列
输入到内质网	$^{+}H_3$N-M-M-S-F-V-S-L-L-L-V-G-I-L-F-W-A-T-E-E-L-T-K-C-E-V-F-Q-
滞留在内质网	-K-D-E-L-COO^-
进入线粒体	$^{+}H_3$N-M-L-S-L-R-Q-S-I-R-F-F-K-P-A-T-R-T-L-C-S-S-R-T-L-L-
进入细胞核	-P-P-K-K-R-K-V-
输出细胞核	-L-A-L-K-L-A-G-L-D-I-
进入过氧化物酶体	-S-K-L-COO^-

3. 膜泡运输

膜泡运输（vesicle transport）是指蛋白质通过不同类型的转运小泡从糙面内质网合成部位转运至高尔基体，进而分选到溶酶体、整合到细胞膜或分泌到胞外的过程，这是通过一系列膜泡的形成和融合来完成的转运方式。这种转运方式的特点是：①涉及各种不同的运输小泡的定向转运，以及膜泡出芽与融合等过程；②膜泡组装需要特定的包被蛋白参与，形成不同的膜泡类型；③只有正确折叠与组装的蛋白质才能进行运输；④被转运的分子包括蛋白

质、脂类等，一旦出芽形成囊泡，运输中的方向性就不能发生改变。

（二）内质网合成蛋白质的共翻译运输机制

核糖体作为合成蛋白质的装置，并不能决定合成蛋白质的性质和去向。决定蛋白质性质和去向的是 mRNA 分子遗传信息和**信号肽**（signal peptide）。信号肽是位于蛋白质上一段 15～30 个连续的氨基酸顺序，可引导新合成的蛋白质肽链从细胞质进入内质网、线粒体和细胞核。只有 mRNA 分子中含有编码信号肽的遗传信息，才能指导合成信号肽，进而引导游离核糖体移至内质网膜上而成为附着状态。其他的游离核糖体因所合成的多肽链中不含信号肽，仍处于游离状态。

Blobel 和 Dohberstein 提出的**信号假说**（signal hypothesis），很好地解释了新合成的蛋白质肽链如何穿越内质网膜注入内质网腔，以及膜蛋白可以停留在膜上的机制。该假说认为，新合成的蛋白质分子 N 端含有一段信号肽，该信号肽一经合成可被胞质中的**信号识别颗粒**（signal recognition particle，SRP）识别并结合，通过信号肽的疏水性引导新生肽跨脂双分子层进入内质网腔或直接整合在内质网膜中。信号肽具有决定蛋白质在胞内的去向或定位的作用。

1981 年 Walter 和 Blobel 发现几种蛋白质复合物。一是 SRP 复合体，是一组核糖核蛋白复合体（11S），由 6 条不同的多肽链和一个 300bp 核苷酸组成的 7S RNA 组成，其上有三个重要功能区域：翻译暂停结合域、信号肽识别位点、SRP 受体结合位点（图 7-14）。二是停靠蛋白（docking protein，DP），即 SRP 受体蛋白。DP 与结合有信号肽的 SRP 紧密结合，促使正在合成新生肽的核糖体停靠在内质网膜上。

图 7-15 是游离核糖体与内质网附着及新合成的蛋白质肽链转运过程的图解。首先内质网转运的蛋白质合成也始于游离核糖体，但这类核糖体是与携带编码信号序列的 mRNA 结合，并在其指导下合成一段含疏水性氨基酸的信号肽。SRP 上的信号肽结合位点识别带有信号肽的核糖体并与信号肽结合，一旦结合，DP 便占据核糖体上 A 位点，阻止蛋白质合成，正是利用核糖体上蛋白质合成暂停的瞬间，SRP 牵引着核糖体移向内质网，并通过 SRP 的受体结合位点与内质网膜上 DP 牢牢结合，构成一个 SRP-信号肽-核糖体-mRNA 复合物锚定在内质网膜，附着核糖体形成。

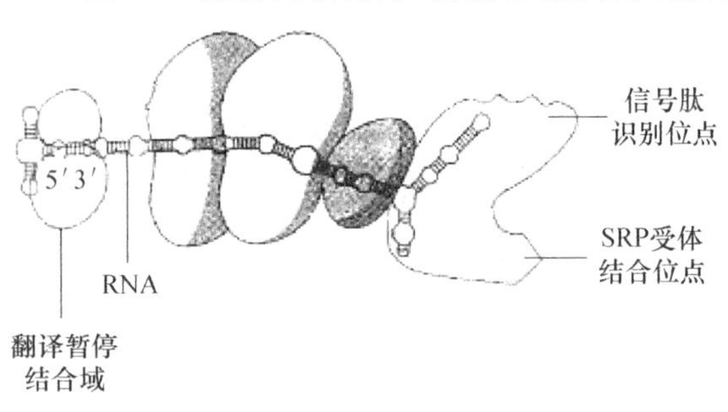

图 7-14　SRP 复合体分子组成

当 SRP-信号肽-核糖体-mRNA 复合物结合在内质网膜上，随即 SRP 被 DP 释放到细胞质而进行 SRP 再循环，同时内质网膜上蛋白质转运通道打开，核糖体与通道结合，信号肽插入通道，与此同时 DP 脱离 A 位，A 位空出，故蛋白质重新合成，并不断通过蛋白质转运通道将新合成的肽链注入内质网腔中。一旦转运的多肽链上信号肽是可被切割的序列，则被内质网膜中的**信号肽酶**（signal peptidase）切割，切下的信号肽很快被降解。而释放到内质网腔中的是基本成熟的分泌性蛋白质。蛋白质一旦合成结束，蛋白质转运通道关闭，核糖体与内质网解离，开始新一轮的蛋白质合成（图 7-15）。

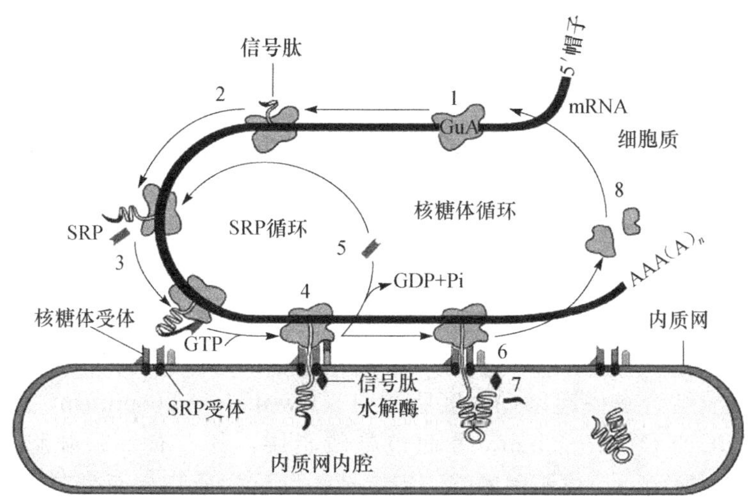

图 7-15　核糖体与内质网附着及蛋白质合成运转过程（杨保胜等，2009；Alberts et al.，2008）
1. 核糖体组装、翻译起始；2. 位于蛋白质 N 端的信号肽序列首先被翻译；3. SRP 与核糖体、GTP 及带有信号肽的新生蛋白质相结合，暂时中止肽链延伸；4. SRP-信号肽-核糖体-mRNA 复合体与 ER 膜上的受体相结合；5. GTP 水解，释放 SRP 并进入新一轮循环；6. 肽链重新开始延伸并不断向内腔运输；7. 信号肽被切除；8. 多肽合成结束，核糖体解离并恢复到翻译起始前的状态

二、囊泡运输

细胞内的分泌物外排，都要通过运输小泡（transport vesicle）进行转运。小泡的形成是通过出芽的方式，到达目的地时则通过膜融合的方式使小泡成为另一个区室（或细胞膜）的一部分，实现蛋白质的运输。如果细胞将细胞外的蛋白质、核苷酸和多糖等大分子物质或颗粒物质摄入细胞内，则也要通过细胞膜包裹形成小泡进行转运。为此，将大分子和颗粒物质在细胞内的转运过程中完成膜本身的融合、重组和移位过程称为囊泡运输（vesicular trafficking）或膜泡运输。膜泡运输主要可分为胞吞、胞吐和胞内膜泡运输三种形式。

（一）胞吞和胞吐

真核细胞中，内膜系统各个部分之间的物质运输常通过膜泡运输方式进行，同时膜泡运输也担负细胞与胞外环境之间的物质和信息交流。根据膜泡的运转方向，可将其分为：胞吞途径（endocytotic pathway）和胞吐途径（exocytic pathway）。胞吞作用（endocytosis）是将细胞外的营养物质摄取到细胞内的过程，而胞吐作用（exocytosis）是将细胞内的代谢产物及分泌物质通过形成的分泌囊泡运至细胞外的过程。

1. 胞吞作用

根据细胞摄入外界物质是液体和固体，又将胞吞作用分为两种类型：①胞饮作用（pinocytosis），指的是细胞“喝或饮”，细胞质膜内陷形成的囊泡包裹外界液体状物质进入细胞内的过程，囊泡直径小于 150nm；②吞噬作用（phagocytosis），特指多细胞动物中的巨噬细胞及中性粒细胞和原生动物中吞噬较大固体的过程，囊泡直径大于 250nm。另外，胞吞作用发生时根据是否需要受体的介导分为两类：非特异性胞吞作用和**受体介导的胞吞作用**（receptor mediated endocytosis）。

受体介导的胞吞作用是细胞一种选择性的浓缩机制，从胞外基质摄取特定大分子的过程中需依赖网格蛋白形成的有被小泡，这一过程能使细胞吸收胞外大量特定大分子，又可避免水分随此过程大量进入细胞内。细胞所需的多种营养成分，如胆固醇、铁、某些激素等都是通过这种方式进入细胞的。另外受体介导的胞吞作用也可以作为流感病毒和 HIV 等侵染的途径。

胆固醇是膜的重要组成成分，也是固醇类激素合成的前体。由于其难溶于水，因而通常与磷脂和蛋白质结合在一起以低密度脂蛋白（low-density lipoprotein，LDL）颗粒形式在体内运输。LDL 直径 20～25nm，外面包裹磷脂层，其上有一条载脂蛋白 B（ApoB-100），胆固醇在颗粒中心形成胆固醇酯。很多动物细胞的质膜表面分布有细胞表面受体，能特异性结合 ApoB-100，并通过胞吞作用摄入 LDL 颗粒，最终为细胞提供胆固醇。

LDL 受体介导的 LDL 颗粒转运和分解胆固醇过程见图 7-16。细胞表面 LDL 受体的结合链与 LDL 的 ApoB-100 特异性结合形成 LDL-受体复合物。在 LDL-受体复合物存在的细胞质一侧网格蛋白和接头蛋白（AP2）组装，细胞质膜内陷形成**网格蛋白有被小窝**（clathrin-coated pit，COP）；有被小窝不断内陷，与细胞质膜脱离后进入细胞质形成**网格蛋白有被小泡**（clathrin-coated vesicle）；有被小泡脱包被后与**早期内体**（early endosome）融合，**胞内（吞）体**（endosome）是动物细胞中的膜围细胞器，介导通过胞吞进入细胞的物质被运往溶酶体的降解过程及溶酶体合成的过程。内体为酸性细胞器，其膜上 H^+ 泵使腔内的

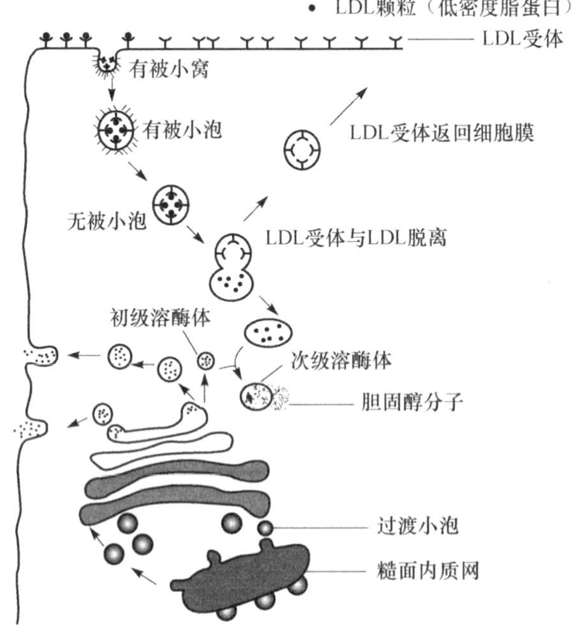

图 7-16　LDL 受体介导胆固醇代谢过程模式图（王培林等，2010；Alberts et al.，2002）

pH 维持在 5～6。内体又有早期内体和**晚期内体**（late endosome）之分，前者主要位于胞质的外侧，靠近质膜，而后者主要位于胞质的内侧，靠近细胞核。早期内体是由于细胞的内吞作用而形成的含有内含物的膜结合细胞器。而晚期内体 pH 呈酸性，具有分拣作用。在晚期内体的酸性环境中 LDL 受体的结合链与自身某个结构域的结合导致了结合链与 ApoB-100 的分离；含有 LDL 的胞内体与溶酶体融合后 LDL 被降解，释放出胆固醇和脂肪酸供细胞利用；胞内体以出芽的形式将 LDL 受体运回细胞质膜重复利用。

但并不是所有的受体在每次受体介导的胞吞作用后均返回细胞质膜。如果吞入细胞中的物质足够多，此时受体就会被运往溶酶体中降解，导致细胞质膜上的受体浓度降低，从而减少细胞对外界物质的吸收，这个过程就称为受体下调（receptor down-regulation），如信号转导中细胞内信号分子和受体浓度的调节。

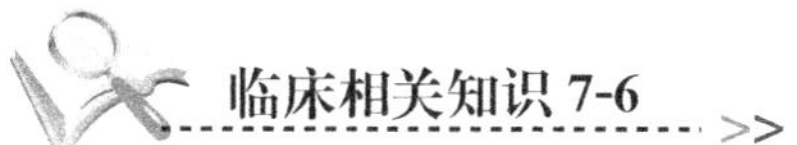

临床相关知识 7-6

★LDL 受体缺陷与家族性高胆固醇血症★

LDL 是转运肝合成的内源性胆固醇的主要形式，是通过细胞膜表面特异结合 LDL 的 LDL 受体摄取和降解的。LDL 受体基因的突变（包括缺失、插入、无义突变和错义突变）导致 LDL 受体缺陷可使体内 LDL 代谢双重异常，即 LDL 产生增加和分解减慢，其中最突出的异常是 LDL 在血浆中分解代谢减慢。

家族性高胆固醇血症是一种常染色体显性遗传性疾病。本症的发病机制是细胞表面的 LDL 受体缺如或异常，导致体内 LDL 代谢异常，造成血浆总胆固醇（TC）水平和低密度脂蛋白-胆固醇（LDL-C）水平升高。

2. 胞吐作用

胞吐作用是胞吞作用的逆过程，它是将细胞内的分泌泡或其他某些膜泡中的物质通过细胞质膜运出细胞的过程。胞吐作用分为组成型分泌（constitutive secretion）和调节性分泌（regulated secretion）。

组成型分泌（胞吐）作用是高尔基体反面管网处形成的囊泡连续不断地向质膜流动并与之融合，为质膜提供新合成的脂质和蛋白质，同时将细胞外基质成分及胞外蛋白分泌出细胞。组成型胞吐作用存在于所有细胞中，不需要任何信号的刺激。

调节性分泌（胞吐）存在于特化的分泌细胞中，分泌细胞产生的分泌物（激素、黏液和消化酶等）储存在分泌泡中。分泌泡通常聚集在质膜下方，当细胞受到外界的信号刺激时，分泌泡与质膜融合并将内含物释放。这类囊泡的形成具有选择性，并且由于分泌蛋白含有信号序列因而通过这种方式对运输的货物具有浓缩作用。

（二）胞内膜泡运输及介导膜泡运输的囊泡

内膜系统各个部分之间的物质传递常常也通过膜泡运输方式进行。如从内质网到高尔基体，高尔基体到溶酶体，细胞分泌物的外排，都要通过过渡性小泡进行转运。膜泡运输是一种高度有组织的定向运输，各类运输泡之所以能够被准确地运到靶细胞器，主要是因为细胞器的胞质面具有特殊的膜标志蛋白。许多膜标志蛋白存在于不止一种细胞器，可见不同的膜标志蛋白组合，决定膜的表面识别特征。胞内膜泡运输沿微管或微丝运行，动力来自**马达蛋白**（motor protein），与膜泡运输有关的马达蛋白有三类：①动力蛋白（dynein），可向微管负端移动；②驱动蛋白（kinesin），可牵引物质向微管的正端移动；③肌球蛋白（myosin），可向微丝的正端运动。在马达蛋白的作用下，可将膜泡转运到特定的区域。

大多数运输小泡是在膜的特定区域以出芽的方式产生的。其表面具有一个笼子状的由蛋白质构成的衣被（coat）。这种衣被在运输小泡与靶细胞器的膜融合之前解体。衣被具有两个主要作用：①选择性地将特定蛋白聚集在一起，形成运输小泡；②如同模具一样决定运输小泡的外部特征，相同性质的运输小泡之所以具有相同的形状和体积，与衣被蛋白的组成有关。

已知三类具有代表性的衣被蛋白，即网格蛋白、**衣被蛋白Ⅰ**（coatomer proteinⅠ，COPⅠ）和**衣被蛋白Ⅱ**（coatomer proteinⅡ，COPⅡ），每种蛋白介导不同的运输途径。

1. 网格蛋白有被小泡介导的膜泡运输

网格蛋白是第一个被发现并被广泛研究的有被小泡，其来源于反面高尔基体网结构，为主要由**网格蛋白**（clathrin）和**衔接蛋白**（adaptin）形成的双层结构。外层是网格蛋白形成的蜂巢样网络结构，内部为接头蛋白。典型的网格蛋白有被小泡直径为50～100nm。网格蛋白在进化上高度保守，是一个由180kDa重链和30～40kDa轻链构成的二聚体，3个二聚体形成**三脚蛋白**（triskelion），又称三脚蛋白复合体（图7-17A）。许多三脚蛋白复合体再组装成五边形或六边形网格结构的包被亚基（图7-17B），最后这些亚基组装成网格蛋白有被小泡（图7-17C）。在网格蛋白有被小泡形成时，网格蛋白并不直接与膜相互作用，而是通过接头蛋白将网格蛋白与膜连接在一起。

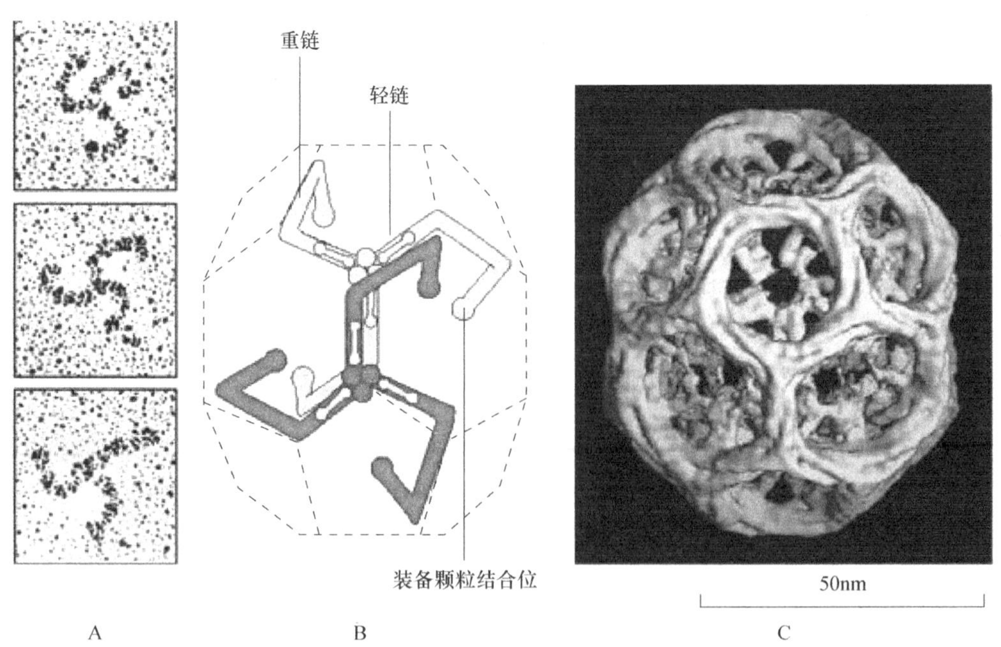

图7-17 网格蛋白结构及其有被小泡形成（翟中和等，2011；Alberts et al.，2002）

研究发现与网格蛋白结合的接头蛋白有 3 种，分别是 AP1、AP2、AP3。接头蛋白通过与膜受体的 Leu-Leu 序列结合引导转运蛋白包装进网格蛋白有被小泡。AP1 参与反面高尔基体网结构出芽形成的囊泡。AP2 是一个由 α 和 β 链组成的异二聚体，主要参与质膜处的受体介导的内吞作用。在 AP3 突变的酵母中，反面高尔基体网结构的某些蛋白不能被运输至液泡和溶酶体。由于高尔基体上的 M6P 蛋白可随此过程被分泌到胞外，M6P 蛋白可被 AP1 和 AP2 两种接头蛋白识别，最终将 M6P 蛋白运输至溶酶体。此外，在网格蛋白有被小泡形成的过程中，发动蛋白（dynamin）在网格蛋白有被小泡与膜结合处通过水解 GTP 调节自己收缩，将小泡从膜上脱落下来。一旦小泡与膜分离，网格蛋白和接头蛋白便从膜上脱落，以光滑小泡的形式将内含物转运至靶位点。膜泡上的一种辅蛋白（auxillin）激活了一个 Hsp70 家族的一个 ATP 酶伴侣蛋白，其通过水解 ATP 产生的能量剥去小泡的外被参与了脱被过程。

2. COPⅡ有被小泡

介导由内质网到高尔基体的运输的是 **COPⅡ有被小泡**（COPⅡ coated vesicle）。COPⅡ小泡包被由 5 种蛋白亚基组成，其中 Sar 蛋白为 GTP 结合调节蛋白，它的活化依赖于 GDP→GTP 的转换。

COPⅡ衣被小泡形成于内质网的特殊部位，称为内质网出口。由内质网（ER）到高尔基体的蛋白转运中，大多数跨膜蛋白是直接结合在 COPⅡ衣被上，但少数跨膜蛋白和多数可溶性蛋白通过受体与 COPⅡ衣被结合，这些受体在完成转运后，通过 COPⅠ衣被小泡返回 ER。

COPⅡ衣被所识别的分选信号位于跨膜蛋白胞质面的结构域，形式多样，有些包含双酸性基序，如 Asp-X-Glu 序列，其他一些具有短的疏水基序。

3. COPⅠ有被小泡

COPⅠ有被小泡（COPⅠ coated vesicle）介导由高尔基体到内质网的运输。目的是回收内质网的驻留蛋白，驻留蛋白 C 端有一段回收序列，如 KDEL、KKXX，它可以被驻留蛋白受体识别并结合。

ER 的驻留蛋白在 C 端含有一回收信号序列，若意外地被转运至高尔基体顺面，则顺面的膜结合受体蛋白将识别并结合逃逸蛋白的回收信号，形成 COPⅠ将它们返回。ER 网腔中的蛋白，如蛋白二硫键异构酶和分子伴侣，均具典型的回收信号 Lys-Asp-Glu-Leu。内质网的膜蛋白在 C 端有一不同的回收信号，通常是 Lys-Lys-X-X，同样可保证它们的回收。

COPⅠ转运 ER **逃逸蛋白**（escaped protein）返回 ER。起初发现于高尔基体碎片，在含有 ATP 的溶液中温育时，能形成非网格（笼型）蛋白包被的小泡。进一步的研究发现这种衣被蛋白复合体是由多达 7 种肽链（多个亚基）组成的多聚体，称为外被体（coatmer）。

COPⅠ衣被小泡还可以介导高尔基体不同区域间的蛋白质运输。

（三）囊泡的定向运输机制

1. 参与囊泡定向运输的大分子

细胞内的运输小泡之所以能定向将携带物质运至目的地，最为关键的是运输小泡表面具有特异性的标志物，该标志物一方面可以选择物质的来源及性质，同时可以被靶膜上相应的识别受体识别，从而保证了运输小泡与靶膜之间的相互识别与定位。这一过程受**可溶性 NSF 附着蛋白受体**（soluble NSF attachment protein receptor，SNARE）及其靶膜上的 GTP 酶-Rab 的调节。SNARE 分子促使运输小泡与靶膜的特异性识别与结合，而 Rab 调节膜泡融合。

2. 膜泡识别与融合的分子机制

细胞内的转运分子被运输到特定部位经历了以下两个主要过程。①运输小泡与靶膜的识别。供体膜上的鸟苷酸交换因子识别细胞质基质中特异的 Rab 蛋白，导致 Rab 与 GDP 的亲和力下降。Rab 与 GTP 结合后其构型发生改变，暴露出脂类分子，从而将 Rab 蛋白锚定到膜上。当运输小泡形成后，在 v-SNARE 的引导下，Rab 介导小泡与靶膜上的 t-SNARE 的识别与结合。随后 Rab 上的 GTP 水解使 Rab 与膜分离进入细胞质，此时运输小泡通过 v-SNARE 和 t-SNARE 的相互作用被固定在靶膜上。②运输小泡与靶膜的融合。

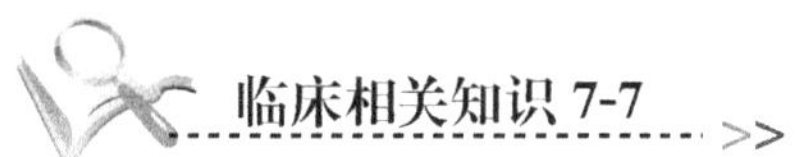

★*Rab* 突变或表达异常引起囊泡运输异常导致的疾病★

Rab 蛋白家族是 Ras 超家族中最大的亚家族，为小 GTP 结合蛋白。目前发现的 Rab 家族成员已超过 60 种，各成员之间有相似的结构。Rab 蛋白是囊泡运输重要的调节因子。*Rab* 突变或表达异常引起囊泡运输异常，从而导致一些疾病产生，如 Griscelli 综合征和一些肿瘤。

Griscelli 综合征是一种常染色体隐性疾病，引起部分性白化病。这种疾病与 *Rab27a* 的错义突变有关。突变使得黑色素细胞内运输黑素小体障碍，从而使 T 细胞的杀伤功能丧失。

Rab 与肿瘤的发生、转移有着密切的关系。Sezary 综合征及其他淋巴和髓样恶性疾病的病人外周血中，Rab2 蛋白过量表达，并且在大多数实体肿瘤患者的血液中 Rab2 蛋白过量表达，随着治疗过程的进展，这种过量表达逐步得到改变。

复　习　题

1. 广义的内膜系统包括哪些细胞器？共有哪些相同或相似特点？
2. 概述内质网类型及其相应功能。
3. 叙述高尔基体的基本结构和功能。
4. 叙述内膜系统参与蛋白质合成、包装和运输的过程。
5. 按溶酶体形成和参与消化的过程，目前将该细胞器分为哪几类？为什么说溶酶体为细胞内的消化器？
6. 举例简述因内质网、高尔基体、溶酶体、过氧化氢体等内膜系统损伤或异常可以引起的疾病和发病的可能机制。

（延边大学　杨康娟）

第八章 线 粒 体

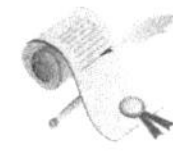

关键知识点

- 线粒体是一种存在于大多数细胞中的由两层膜包被的细胞器，外膜含有多种运输蛋白，通透性高；内膜通透性低，通常向内折叠形成线粒体的嵴，构成多酶体系行使功能的结构框架，从而使氧化磷酸化等复杂的化学反应能有条不紊地进行。线粒体基质中含有核糖体。
- 氧化磷酸化是在内膜上进行的一个形成 ATP 的过程，为细胞生命活动提供直接能量。它是在电子从 NADH 或 $FADH_2$ 经过电子传递链传递给氧的过程中发生的。每一 NADH 被氧化产生 3 个 ATP 分子，而每一 $FADH_2$ 被氧化产生 2 个 ATP 分子，电子最终被 O_2 接收而生成 H_2O。
- 化学渗透假说认为，电子在电子传递链传递过程中所释放的能量转换成了跨越内膜的 H^+ 浓度的势能，这种势能驱动氧化磷酸化反应，合成 ATP。除了为细胞供能外，线粒体还参与细胞分化、细胞信息传递和细胞凋亡等过程，并拥有调控细胞生长和细胞周期的能力。
- 在真核细胞中，既有核 DNA 遗传系统，又有线粒体 DNA 遗传系统。线粒体在结构、功能和发生上都有一定的独立性，又有一定的限度，故只有半自主性。

★**关键词：** 线粒体；ATP 合酶；电子传递链；化学渗透（偶联）假说；线粒体 DNA；母系遗传；异序性；内共生学说；线粒体病

线粒体（mitochondrion）是一个敏感而多变的重要细胞器，普遍存在于除哺乳动物红细胞之外所有的有核细胞中。它是细胞进行生物氧化和能量转换的主要场所，细胞生命活动所需能量的 80%是由线粒体提供的，所以有人将线粒体比喻为细胞的“动力工厂”。

第一节 线粒体的结构和功能

一、线粒体的结构

（一）形态、数目和分布

在光学显微镜下，线粒体呈线状、杆状或颗粒状，故名线粒体。线粒体直径 0.5～1μm，长 1.5～3.0μm。不同类型或不同生理状态的细胞，线粒体的形态、大小、数目各不相同。例如，在低渗环境下，线粒体膨胀如泡；在高渗环境下，线粒体又伸长为线状。线粒体的形态也随细胞发育阶段不同而异。例如，人胚胎干细胞的线粒体，在发育早期为短棒状，在发育晚期为长棒状。细胞内的 pH 对线粒体形态也有影响，酸性时线粒体膨胀，碱性时线粒体为粒状。

线粒体的数量可因细胞种类不同而不同，最少的只含有一个线粒体，最多的可达 50 万个。在人体和哺乳动物的心肌、肝和小肠等内脏细胞内的线粒体数量最为丰富。例如，哺乳动物肝细胞中有 2000 个左右的线粒体，肾细胞中约 300 个线粒体，精子中仅约 25 个线粒体。一般来说，线粒体的数量与细胞本身的代谢活动有关，代谢旺盛的细胞如脊髓的运动神经细胞和分泌细胞，线粒体数目较多。

线粒体在细胞中的分布，随细胞的形态和功能不同而异。在柱状上皮细胞中，它们分布在细胞的两极，在球状细胞如血细胞中，线粒体为弥散状分布。一般多聚集在生理功能旺盛、需要能量供应的区域，如在精细胞中，线粒体沿鞭毛紧密排列。有时，同一细胞在不同的生理状态下，可发现线粒体的变形移位现象。例如，肾小管细胞，当其主动交换功能旺盛时，可看到线粒体大量集中于膜内缘，这可能与主动运输需要能量有关。有丝分裂时线粒体均匀集中在纺锤丝周围，分裂终了，它们大致平均分配到 2 个子细胞中。

（二）线粒体的超微结构

电子显微镜下，可见线粒体是由两层单位膜围成的封闭膜囊结构，内膜与外膜套叠形成囊中之囊，内、外囊并不相通，外膜与内膜组成线粒体的支架（图 8-1）。

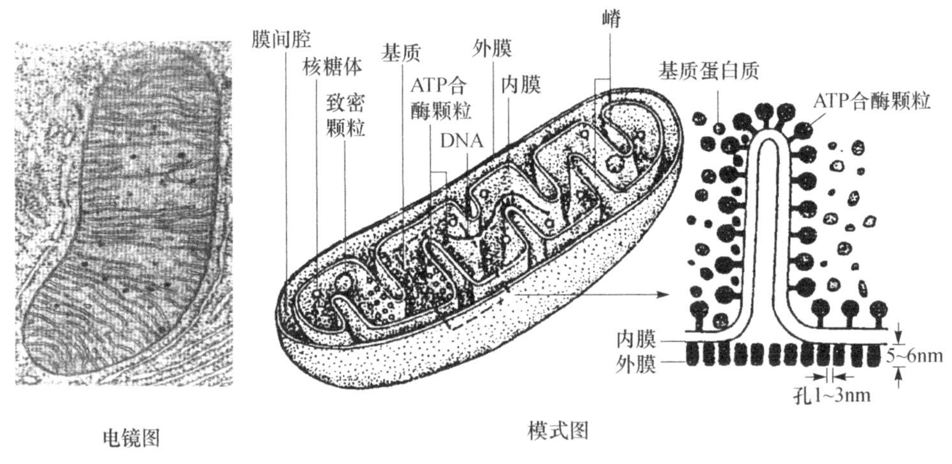

图 8-1　线粒体的超微结构电镜图及模式图（杨保胜等，2009）

1. 外膜

线粒体外膜（mitochondrial outer membrane）包围着整个线粒体，厚 5～7nm，是一层单位膜。在组成上，外膜的 1/2 为脂质，1/2 为蛋白质。外膜含有多套运输蛋白质（如孔蛋白），这些蛋白质构成脂质双分子层上排列整齐的筒状体，高 5～6nm，直径约 6nm，筒状体中央有一小孔，孔径 1～3nm，这种结构可能是为了便于小分子进入外膜，分子质量在 10kDa 以下的物质均能通过（图 8-1）。因此，可以设想，外膜上虽然缺乏一些传送系统，却有着较大通道。

2. 内膜

线粒体内膜（mitochondrial inner membrane）比外膜稍薄，厚约 4.5nm，也是一层单位膜。内膜将膜间隙（外室）和基质（内室）分开。内膜的化学组成中 20%是脂质，80%是蛋白质，蛋白质的含量明显高于其他膜成分。它们是线粒体内膜中的一些氧化还原酶，在内膜中有机排列形成许多呼吸链，是线粒体进行能量转换的重要结构部位。内膜的通透性很小，分子质量大于 15Da 的物质便不能通过。但内膜有高度的选择通透性，膜上的转运蛋白控制内外室的物质交换，以保持活性物质的正常代谢。内膜向内折叠、突起形成**线粒体嵴**（mitochondrial crista），嵴的形成大大增加了内膜的表面积。嵴的形态多样（图 8-2），有栅状、网膜型、绒毛型、平行型和同心圆型等。

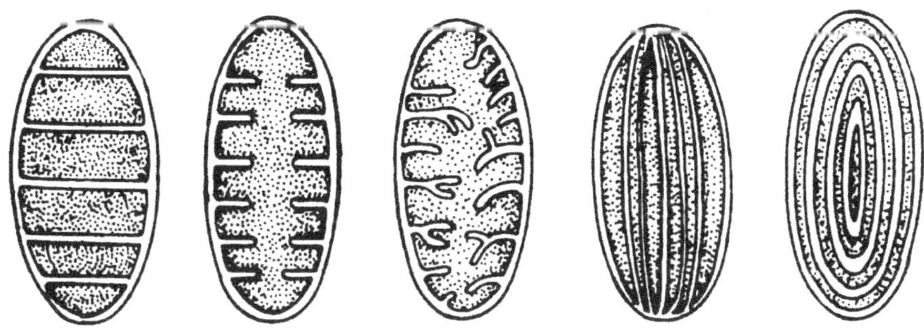

图 8-2 线粒体嵴的各种类型模式图（胡以平，2009；杨保胜等，2009）

内膜嵴上有许多有柄球状小颗粒，称为基粒（elementary particle），基粒由头、柄、基部组成，头部为 **ATP 合酶**（ATP synthase），又称 **F_0F_1 复合体**（F_0F_1 complex）或 ATP 酶复合体，是偶联磷酸化的关键部位。头部与柄部相连凸出在内膜表面，柄部则与嵌入内膜的基片相连。

3. 膜间隙

线粒体膜囊结构由内膜将其分为外室和内室两部分。内膜与外膜之间的空间称为**膜间隙**（intermembrance space）或外室，包括膜周腔和嵴内腔，嵴内腔是膜间腔的延伸。

4. 基质

内膜直接包围的空间称为内室，内含基质，也称为基质腔（matrix space），由于内室常被嵴分隔，所以也称为嵴间腔（intercristae space）。线粒体内室充满了电子密度较低的可溶性蛋白质和脂肪等成分，称之为基质。线粒体中催化三羧酸循环、脂肪酸氧化、氨基酸分解和蛋白质合成等有关的酶都在基质中。此外，基质中还含有线粒体独特的双链环状 DNA 及**线粒体核糖体**（mitoribosome），它们构成了线粒体相对独立的遗传信息复制、转录和翻译系统。线粒体是细胞质中唯一含有 DNA 的细胞器，每个线粒体中可有一个或多个 DNA 拷贝。

二、线粒体的化学组成

蛋白质占线粒体干重的 65%～70%，多数分布于内膜和基质。线粒体蛋白质分为两类：一类为可溶性蛋白，包括基质中的酶和膜周边蛋白；另一类为不溶性蛋白，为膜结构蛋白和膜镶嵌酶蛋白。

脂类占线粒体干重的25%～30%，其中大部分是磷脂。线粒体还含有独特的DNA分子，它编码了部分线粒体蛋白质亚基和线粒体tRNA和mRNA。此外，线粒体还含有完整的遗传信息复制传递系统。

线粒体中还含有许多酶、维生素和各类无机离子。目前已确认线粒体约有120多种酶，分别位于线粒体的不同部位。例如，线粒体内膜和基质中有进行能量转换的酶系，按功能过程可分为四大酶系，即丙酮酸脱氢酶系、三羧酸循环酶系、呼吸链酶系、ATP合成酶系等。线粒体的不同部位有独特的标志酶，外膜的标志酶是单胺氧化酶；内膜的标志酶是细胞色素氧化酶；膜间腔的标志酶是腺苷酸激酶；基质的标志酶是苹果酸脱氢酶。

三、线粒体的功能

线粒体的主要功能是进行氧化磷酸化，合成ATP，为细胞生命活动提供直接能量。线粒体是糖类、脂肪和氨基酸最终氧化释能的场所，也是细胞进行呼吸作用的主要场所。有关电子传递、能量转换、线粒体DNA复制、RNA和蛋白质合成等过程所需要的各种酶和辅酶都分布在线粒体中。另外，线粒体还具有对其内外物质的转运和储存调节功能，如线粒体对细胞中Ca^{2+}浓度的调节。

（一）参加三羧酸循环中的氧化反应

细胞进行各种生命活动的直接能源是由ATP提供的。ATP分子中所携带的能量来源于糖、氨基酸和脂肪酸的氧化。从糖酵解到ATP形成是一个很复杂的过程，这一过程一般有三个步骤，即糖酵解、三羧酸循环和氧化磷酸化。生物氧化又称**细胞氧化**（cellular oxidation），其第一步是在细胞质基质中将多糖、脂肪和蛋白质分解成简单的可溶性产物。在糖酵解过程中，一旦产生了丙酮酸或乙酰CoA，即可进一步参加三羧酸循环。在真核细胞中，线粒体是细胞呼吸和产生ATP的部位。丙酮酸通过穿梭机制进入线粒体，在线粒体内膜上由丙酮酸脱氢酶复合物催化丙酮酸转化为乙酰CoA。

三羧酸循环酶系存在于线粒体基质中，因而乙酰CoA在线粒体基质中通过三羧酸循环被氧化成CO_2，将能量传递给NAD（或FAD），使NAD^+还原成$NADH+H^+$或$FADH_2$，它们是呼吸链中氧化还原反应的第一步，向呼吸链提供了一对电子，通过呼吸链酶系传递下去，因此呼吸链又称为**电子传递链**（electron transport chain）（图8-3）。

（二）电子传递和能量转换

1. 电子传递和氧化磷酸化的结构基础

有许多实验表明，线粒体内膜的电子传递和氧化磷酸化虽然是密切偶联在一起的，但是却是通过不同的结构系统进行的。

1）电子传递链（呼吸链）：电子传递链是由结合在内膜上的许多酶和其他分子所组成的，承担着电子传递作用。电子传递链包括5种多分子复合物。其中复合物Ⅰ～Ⅳ为呼吸链组成（表8-1），它们被包埋在内膜里，第5种复合物为ATP合成酶，其头部和柄部突出于

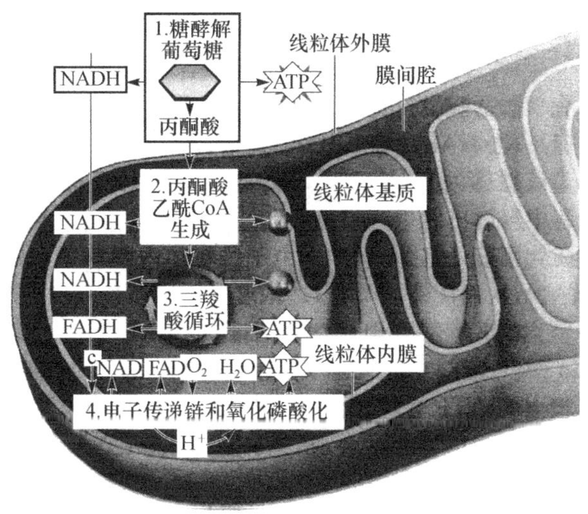

图 8-3　有氧呼吸的 4 个步骤（杨保胜等，2009；Kathleen，2008）

内膜的基质面，而基部则与内膜相连。

表 8-1　线粒体电子传递链的组分及其定位

序号	类型及分子质量	亚基数	辅基	与膜的关系	催化部位的定位
Ⅰ	NADH-CoQ-氧化还原酶	42	FMN	嵌入	NADH 部位：M 侧
	(85kDa)		FeS		CoQ 部位：中间
Ⅱ	琥珀酸-CoQ-氧化还原酶	4	FAD	嵌入	琥珀酸部位：M 侧
	(140kDa)		FeS		CoQ 部位：中间
			细胞色素 b		
Ⅲ	$CoQH_2$-细胞色素 c	10	细胞色素 b_{562}	嵌入	CoQ 部位：中间
	还原酶		细胞色素 b_{566}		细胞色素 c_1 部位：C 侧
	(250kDa)		细胞色素 c_1		
			FeS		
Ⅳ	细胞色素 c 氧化酶	13	细胞色素 a	嵌入	细胞色素 a 部位：C 侧
	(204kDa)		细胞色素 a_3		O_2 部位：M 侧
			Cu		
	细胞色素 c（13kDa）	1	细胞色素 c	外周	细胞色素 c 部位：C 侧

复合物Ⅰ为 NADH-CoQ 氧化还原酶，又称 NADH 脱氢酶。含有一个黄素单核苷酸（FMN）和至少 6 个铁硫蛋白。它是呼吸链中最大并且最复杂的酶复合物，主要作用是催化 NADH 的 2 个电子传递给 CoQ，同时发生质子定向从基质（M）侧面至细胞质（C）侧面的转移，故复合物Ⅰ既是电子传递体又是质子移位体。

复合物Ⅱ为琥珀酸-CoQ 氧化还原酶，又称琥珀酸脱氢酶，含有一个黄素腺嘌呤二核苷酸（FAD）和 2 个铁硫中心及一个细胞色素 b。其作用是催化电子从琥珀酸通过 FAD 和铁硫蛋白传给 CoQ。复合物Ⅱ不能使质子跨膜移位。

复合物Ⅲ为 $CoQH_2$-细胞色素 c 还原酶，以二聚体形式存在，每个单体含有 2 个细胞色素 b，分别为 b_{562} 和 b_{566}，一个细胞色素 c_1，一个铁硫蛋白。其作用是催化电子从 CoQ 传给细胞色素 c，同时发生质子的跨膜输送，故它既是电子传递体，又是质子移位体。

复合物Ⅳ为细胞色素 c 氧化酶，以二聚体形式存在。每个单体含有 2 个细胞色素 a、a_3 和 2 个铜原子。它横跨线粒体内膜，突出于内膜两侧表面。其作用是催化电子从细胞色素 c 传给氧，同时发生质子的跨膜输送，故复合物Ⅳ既是电子传递体又是质子移位体。

4 种复合物在电子传递的过程中是相互协调互相作用。其中复合物Ⅰ、Ⅱ、Ⅳ组成主要的呼吸链，催化 NADH 的氧化；复合物Ⅱ、Ⅲ、Ⅳ组成催化琥珀酸氧化的呼吸链。

2）ATP 合酶：又称 F_1F_0 复合物、F_1F_0-ATP 酶或 ATP 酶复合物，是较大的跨膜蛋白质复合物，广泛地存在于线粒体、叶绿体、异养菌和光合细菌中，是生物体能量转换的核心酶。其构成分为三部分，即头部、柄部和基部（图 8-4）。1997 年诺贝尔化学奖授予三位从事 ATP 合酶研究的科学家，说明 ATP 合酶研究工作的意义重大。

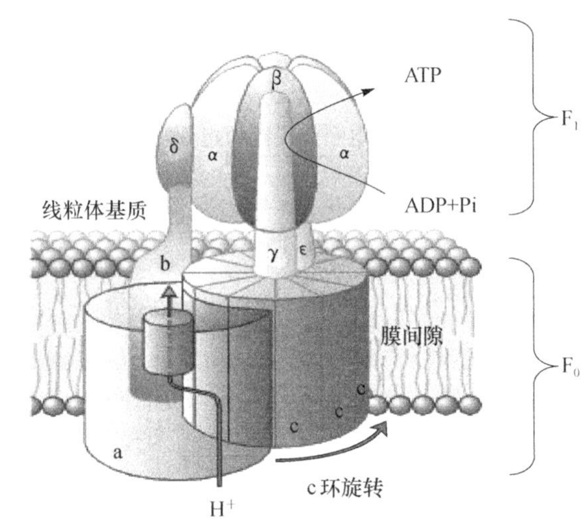

图 8-4　ATP 合酶的分子结构（杨恬，2010；杨保胜等，2009）

a. 头部：头部呈球形，又称偶联因子 F_1，为 5 种多肽（$\alpha_3\beta_3\gamma\delta\varepsilon$）组成的多亚基复合体，分子质量为 360kDa。$F_1$ 具有 3 个 ATP 合成的催化位点（每个 β 亚基具有一个）。α 和 β 亚基交替排列，γ 贯穿于 αβ 复合体（相当于发电机的转子），并与基部接触，ε 协助 γ 与基部结合。δ 与基片的 2 个 b 亚基形成固定 αβ 复合体的结构（相当于发电机的定子）。F_1 因子能与其抑制蛋白结合从而抑制 ATP 的合成。

b. 柄部：是一种对寡霉素敏感的蛋白质（oligomycin sensitivity protein，OSP），分子质量为 18kDa。OSCP 能够和寡霉素特异性结合并使寡霉素的解偶联作用得到发挥，从而抑制 ATP 合成。

c. 基部：基部嵌入膜中，又称偶联因子 F_0，是三种多肽（ab_2c_{12}）组成的复合体，嵌入内膜的脂双层中，分子质量为 70kDa。F_0 起连接 F_1 与内膜的作用，当质子通过 F_0 时，引起 c 亚基形成的环旋转，从而带动 γ 亚基旋转，由于 γ 亚基的端部是高度不对称的，它的旋转引起β亚基3个催化位点构象的周期性变化（L为松散结合态、T为紧密结合态和O为空置态），不断使ADP和Pi结合在一起合成ATP（图8-5）。

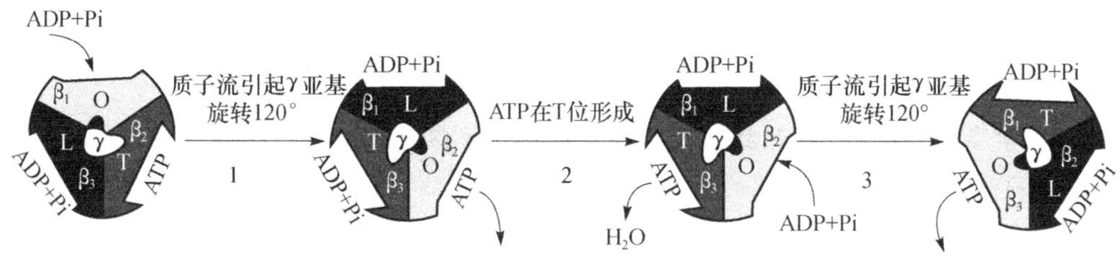

图8-5 ATP合成的结合变构机制（Lodish et al.，2000）

2. 电子传递和氧化磷酸化的偶联机制

关于电子传递和磷酸化的偶联机制至今尚未彻底阐明，许多假说曾先后被提出，如1953年德国E. C. Slater提出化学偶联假说（chemical coupling hypothesis），1961年英国P. Mitchell提出**化学渗透偶联假说**（chemiosmotic coupling hypothesis），1965年美国D. Green提出构象偶联假说（conformational coupling hypothesis）等，目前被广泛接受的是化学渗透假说，该假说认为线粒体内膜是完整的、封闭的，内膜中电子传递链是一个主动转移氢离子的体系，电子传递过程像一个质子“泵”，将H^+从内膜基质侧泵至膜间隙，由于膜对H^+是不通透的，从而使膜间隙的H^+浓度高于基质，在内膜的两侧形成质子浓度内低外高的梯度，质子顺梯度回流并释放出能量，驱动结合在内膜上的ATP合酶，催化ADP和磷酸化合成ATP。

这一过程要点可归纳如下：①NADH或$FADH_2$提供1对电子，经电子传递链，最后被O_2所接受；②电子传递链同时起H^+泵的作用，在传递电子的过程中将H^+从内膜基质侧泵至膜间隙；③内膜对H^+和OH^-具有不可通透性，因此随着电子传递过程的进行，H^+在外室中积累，造成了膜两侧的质子浓度差，从而保持了一定的势能差；④膜间腔中的H^+有顺浓度返回基质的倾向，能借助势能通过ATP酶复合体F_0上的质子通道渗透到线粒体基质中，所释放的自由能驱动F_0F_1-ATP合酶合成ATP；⑤F_1-F_0复合体合成1分子ATP需要2个质子（图8-6）。

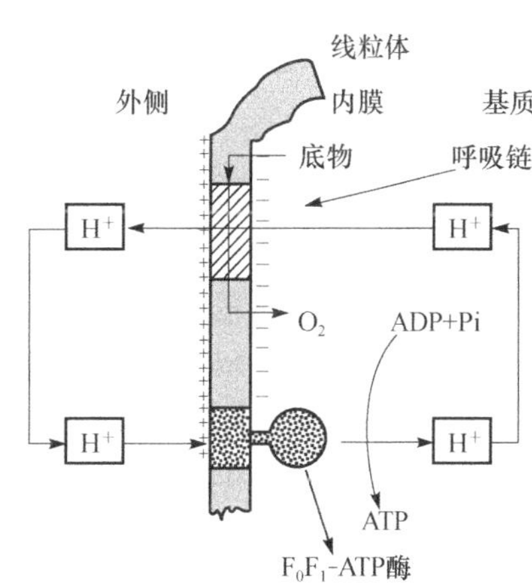

图8-6 化学渗透假说原理（杨保胜等,2009）

化学渗透假说有两个特点：一是强调线粒体膜结构的完整性，二是定向的化学反应。该假说能够解释**氧化磷酸化**（oxidative phosphorylation，OXPHOS）过程中的许多特性，而且也得到很多实验结果的支持。P. Mitchell也因此而获得1978年诺贝尔化学奖。但是该假说仍存在着一些难以解释清楚的实验结果，因此还有待于不断地修改和完善。

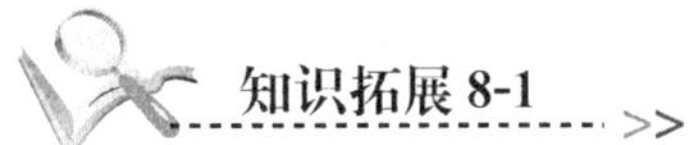

★化学渗透假说与 1978 年诺贝尔化学奖★

化学渗透假说 1961 年由 P. Mitchell 提出。该假说认为电子传递链像一个质子泵，电子传递过程中所释放的能量，可促使质子由线粒体基质移位到线粒体内外膜间的膜间腔形成质子电化学梯度，即线粒体外侧的 H^+ 浓度大于内侧并蕴藏了能量。当电子传递被泵出的质子，在 H^+ 浓度梯度的驱动下，通过 F_0F_1-ATP 酶中的特异的 H^+ 通道或“孔道”流动返回线粒体基质时，则由于 H^+ 流动返回所释放的自由能提供 F_0F_1-ATP 酶催化 ADP 与 Pi 偶联生成 ATP。此假说假设在电子传递驱动下，H^+ 循环出、进线粒体，同时生成 ATP，虽能解释氧化磷酸化过程的许多性质，但仍有许多问题未能完全阐明。P. Mitchell 因解释活细胞线粒体产生能量的机制的化学渗透假说，而获得了 1978 年诺贝尔化学奖。

四、线粒体的半自主性

线粒体是细胞内进行能量转换的细胞器，在结构、功能和发生上都有一定的独立性，特别是其含有自己的 DNA，使其有一定的自主性；同时，线粒体大部分活动又受到细胞核中遗传信息的控制，其自主性又有一定的限度，即只有半自主性。

（一）自主性表现

线粒体中存在 DNA，即**线粒体 DNA**（mitochondrial DNA，mtDNA）。线粒体是动物细胞质中唯一含有 DNA 的细胞器。mtDNA 与细胞核中的 DNA 不同，主要表现在：①mtDNA 信息不同，可编码形成线粒体自身的部分 mRNA（13 种多肽）、tRNA（22 种）和 rRNA（2 种），大小约 15kb，虽然信息量小，但往往有多个拷贝，与细胞核中的信息不重复；②结构上 mtDNA 为环状双螺旋结构，无内含子；③组成上 mtDNA 裸露，不与组蛋白结合，并富含鸟嘌呤和胞嘧啶。

线粒体中有其特殊的核糖体。线粒体核糖体的沉降系数为 70S，由 50S 和 30S 两个亚基组成，类似于原核细胞的核糖体，而不同于真核细胞细胞质中的核糖体。

线粒体中有自己特殊的蛋白质合成系统。mtDNA 可独立进行复制、转录和翻译。构成呼吸链的主要成分。线粒体中蛋白质合成起始和对药物的敏感性都与细菌相似。

线粒体的遗传密码与“通用”遗传密码有一定的差异，如 UGA 通用的翻译体系中为终止密码子，而在线粒体中编码色氨酸；AUA 是异亮氨酸的密码子，在线粒体中编码甲硫氨酸；AGG 是精氨酸的密码子，而在线粒体中为终止密码子。

线粒体有其特殊的物质转运系统，在细胞质中合成的线粒体内膜蛋白、基质蛋白和膜间腔蛋白均含有一氨基末端的前导肽，前导肽含有 20～80 个氨基酸残基并含有识别线粒体的信息，它具有指导线粒体蛋白运进线粒体的功能。另外，线粒体不与细胞质交换 DNA 和 RNA，也不输出蛋白质。

从上述情况来看，线粒体的确有一定的自主性。

（二）线粒体自主性的限制

首先，线粒体自主性的限制表现在 mtDNA 的信息量少，只能合成 5%～10%的线粒体蛋白，且多为内膜蛋白，其他绝大多数的线粒体蛋白质仍由核基因组编码，即在细胞质中合成后再转运进线粒体，与线粒体自身合成的组分组装成线粒体的结构成分。其次，线粒体虽然有独立的蛋白质合成系统，但构成其蛋白质合成系统的许多成分，如 DNA 聚合酶、RNA 聚合酶、核糖体蛋白质、氨基酸活化酶等仍然由核基因编码。

在真核细胞中，既有核 DNA 遗传系统，又有 mtDNA 遗传系统。mtDNA 的工作必须依赖于核 DNA 的协助，受核 DNA 的控制和调节。所以线粒体是一个**半自主性**（semiautonomous）细胞器。

第二节 线粒体基因组的特征

一、线粒体的 DNA

在真核细胞中，mtDNA 大多数是一条双链的环状分子。与细菌 DNA 相似，裸露而不与组蛋白结合，分散在线粒体基质的不同区域。不同生物细胞线粒体内 DNA 分子数目各不相同，一个线粒体中可能有一个或几个 DNA 分子，如人每个线粒体中有 2～3 个 DNA 分子。大多数动物细胞 mtDNA 长度约为 5μm，相对分子质量较小，约为 1×10^7。每个分子所含信息为 15 000 碱基对，估计其中大约 30%的信息用于合成 rRNA 和 tRNA，70%的信息用于合成 13 种蛋白质分子。

人线粒体基因组全长 16 568bp，不与组蛋白结合，呈裸露的闭环双链状（图 8-7），根据其转录产物分析，分为重链和轻链：重链（H）富含鸟嘌呤，轻链（L）富含胞嘧啶。

mtDNA 分为编码区和非编码区。编码区为保守序列，不同物种间 75%的核苷酸具有同源性，此区包括 37 个基因：2 个基因编码线粒体核糖体的 rRNA（16S、12S）；22 个基因编码线粒体中的 tRNA，可满足线粒体蛋白质翻译中所有密码子的需要；13 个基因编码与线粒体氧化磷酸化（OXPHOS）有关的蛋白质，其中 3 个为构成细胞色素 c 氧化酶（COX）复合体（复合体Ⅳ）催化活性中心的亚单位（COXⅠ、COXⅡ、COXⅧ），这三个亚基与细菌细胞色素 c 氧化酶是相似的。其序列在进化过程中高度保守。13 个 mRNA 基因序列都以 ATG（甲硫氨酸）为起始密码，长度均大于编码 50 个氨基酸多肽所必需的长度。

线粒体基因组各基因之间排列极为紧凑，部分区域还出现重叠，即前一个基因的最后碱基与下一个基因的第一段碱基相衔接，利用率极高。并有终止密码结构，长度均超过可编码 50 个氨基酸多肽所必需的长度，无启动子和内含子，缺少终止密码子，仅以 U 或 UA 结尾。基因间隔区只有 87bp，占 mtDNA 总长度的 0.5%。因而，mtDNA 任何区域的突变都可能导致线粒体氧化磷酸化功能的病理性改变。

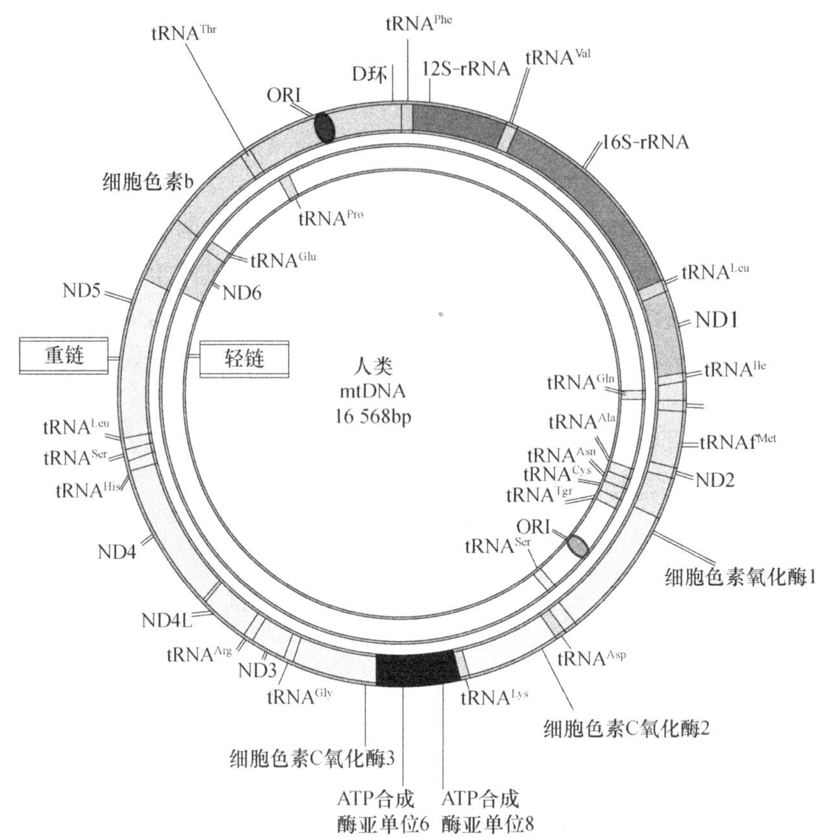

图 8-7 人类线粒体基因组图（胡以平，2009；杨保胜等，2009）

mtDNA 有两段非编码区，一是控制区（control-region，CR）又称 **D 环区**（displacement loop region，D-loop），另一个是 L 链复制起始区。D 环区位于双链 3′端，多为串联重复序列。D 环区由 1122bp 组成（图 8-7），与 mtDNA 的复制和转录有关。

mtDNA 突变率极高，多态现象比较普遍，两个无关个体的 mtDNA 中碱基变化率可达 3%，尤其是 D 环区，是线粒体基因组中进化速度最快的 DNA 序列，极少有同源性，而且参与的碱基数目不等，其 16 024～16 365nt（nt 表示核苷酸）及 73～340nt 两个区域为多态性高发区，这两个区域的高度多态性导致了个体间的高度差异。

哺乳动物的线粒体基因 DNA 没有内含子，几乎每一对核苷酸都参与一个基因的组成，有许多基因的序列是重叠的。例如，Anderson 等于 1981 年测定了人线粒体基因组全序列，共 16 568bp，除了同启动 DNA 有关的 D 环区外，只有 87 个碱基对不参与基因的组成。除个别基因外，线粒体基因都是按同一个方向进行转录，而且 tRNA 基因位于 rRNA 基因和编码蛋白质的基因之间。除少数例外，线粒体基因组编码蛋白质的密码子都是生命世界通用的密码子。

线粒体基因组能够单独进行复制、转录及合成蛋白质，但这并不意味着线粒体基因组的遗传完全不受核基因的控制。线粒体自身结构和生命活动都需要核基因的参与并受其控制，说明真核细胞内尽管存在两个遗传系统，一个在细胞核内，一个在细胞质内，各自合成一些蛋白质和基因产物，造成了细胞核和细胞质对遗传的相互作用；但是，核基因在生物体的遗传控制中仍起主宰作用。

与细胞核DNA相比，mtDNA有其自身的特点：①突变率高，是核DNA的10倍左右，因此即使是在近期内趋异的物种之间也会很快地积累大量的核苷酸置换，可以进行比较分析；②因为精子的细胞质极少，子代的mtDNA基本上都是来自卵细胞，所以mtDNA是**母系遗传**（maternal inheritance），且不发生DNA重组，因此，具有相同mtDNA序列的个体必定是来自一位共同的雌性祖先。但是，近年来PCR技术证实，精子也会为受精卵提供一些mtDNA，这是造成线粒体DNA**异序性**（heteroplasmy）的原因之一。一个个体生成时，该个体细胞质内mtDNA的序列都是相同的，这是mtDNA的**同序性**（homoplasmy）；当细胞质里mtDNA的序列有差别时，就是mtDNA的异序性。异序性对于种系发生的分析研究会造成一些困难。

由于线粒体基因在细胞减数分裂期间不发生重排，而且点突变率高，有利于检查出在较短时期内基因发生的变化，有利于比较不同物种的相同基因之间的差别，确定这些物种在进化上的亲缘关系。有人曾从一具4000年前的人体木乃伊分离出残存的DNA片段，平均大小仅为90bp。对于核基因组来说，这么短的DNA片段很难说明什么问题，可是这是mtDNA，就可能是某个基因的一个片段，可以进行比较分析。因此，当前的分子进化生物学的研究，多半是取材于古生物或化石的牙髓或骨髓腔中残留的mtDNA作为实验材料。

二、线粒体的蛋白质合成

线粒体的蛋白质合成与原核细胞相似，而与真核细胞不同：①线粒体蛋白质合成时，mRNA的转录和翻译这两个过程几乎在同一时间和地点进行，而真核细胞的mRNA合成是在核内，蛋白质合成待mRNA进入胞质后才能进行；②线粒体蛋白质合成的起始tRNA为甲硫氨酰tRNA；③线粒体的蛋白质合成系统对药物的敏感性与细菌一致，而与细胞质系统不一致，如放线菌酮抑制细胞质中的蛋白质合成，而不抑制线粒体和细菌的蛋白质合成。

由于mtDNA的基因数量不多，由它编码合成的蛋白质有限，只占线粒体全部蛋白质的10%，约10种，并多为疏水性，其余90%的蛋白质是由核基因编码的。例如，哺乳动物线粒体中的100多种蛋白质，mtDNA编码合成的仅有5%～10%，其余的蛋白质均由核DNA编码，并在细胞质中合成后转运到线粒体中去。

此外，近年来研究发现，mtDNA所用的遗传密码子与“通用”的遗传密码子也不完全相同（表8-2），如UGA编码色氨酸，而不用作终止密码等。

表8-2 通用密码与线粒体遗传密码子的差异

密码子	通用“密码子”	哺乳类线粒体编码	酵母线粒体编码
UGA	终止	色氨酸（Trp）	色氨酸（Trp）
AUA	异亮氨酸（Ile）	蛋氨酸（Met）	蛋氨酸（Met）
CUA	亮氨酸（Leu）	异亮氨酸（Ile）	苏氨酸（Thr）
AGA，AGG	精氨酸（Arg）	终止	精氨酸（Arg）

三、线粒体蛋白质的运输与装配

线粒体中大多数酶或蛋白质仍由细胞核的相关基因编码，它们在细胞质中合成后，需要通过特定的方式才能被转送到线粒体中。

（一）基质导入顺序与分子伴侣蛋白

线粒体中大约有1000个基因产物，其中仅37个基因产物由线粒体基因编码，因此线粒体内大多数参与电子传递链的蛋白质都是核基因编码的线粒体蛋白（表8-3），而这些核基因编码蛋白在进入线粒体的过程中，需要分子伴侣蛋白的协助，其中绝大多数线粒体蛋白被输入到基质，少数输入到膜间隙，以及插入到内膜和外膜上。输入到线粒体的蛋白质都在其N端具有一段**基质导入顺序**（matrix-targeting sequence，MTS），线粒体外膜和内膜上的受体能识别并结合各种不同但相关的MTS，在这些顺序中，富含精氨酸、赖氨酸、丝氨酸和苏氨酸，但少见天冬氨酸和谷氨酸。这些顺序包含所有介导在细胞质中合成的前体蛋白输入到线粒体基质的信号。

表8-3 部分核基因编码的线粒体蛋白

线粒体定位	蛋白质	线粒体定位	蛋白质
基质	乙醇脱氢酶（酵母）	基质	RNA聚合酶
	氨甲酰磷酸合酶（哺乳动物）	内膜	ADP/ATP反向转运体
	柠檬酸合酶与其他柠檬酸酶		复合体Ⅲ亚基1、2、5、6、7；复合体Ⅳ亚基4、5、6、7
	DNA聚合酶		
	F_1ATP酶亚单位α（除植物外），β、γ、δ（某些真菌）		F_0F_1-ATP酶
			生热蛋白
	Mn^{2+}超氧化物歧化酶	膜间腔	细胞色素c
	鸟氨酸转氨酶（哺乳动物）		细胞色素c过氧化物酶
	鸟氨酸转氨甲酰酶（哺乳动物）		细胞色素b_2和c_1（复合体Ⅲ亚基）
	核糖体蛋白质	外膜	孔蛋白P70

（二）前体蛋白的非折叠状态

当**可溶性线粒体蛋白前体**（soluble precursor of motochondrial protein）在核糖体内形成以后，少数前体蛋白与一种称为**新生多肽相关复合物**（nascent-associated complex，NAC）的分子伴侣蛋白相互作用，NAC的确切作用尚不清楚，但已知它可以明显地增加蛋白质转运的准确性；而绝大多数的前体蛋白都要和一种称为**热激蛋白70**（heat shock protein70，hsp70）的分子伴侣蛋白结合，从而防止前体蛋白形成不可解开的构象，也可以防止已松弛的前体蛋白聚集。尽管hsp70的这种作用对于胞质蛋白并不是必需的，但对于要进入线粒体的蛋白质却是至关重要的，因为紧密折叠的蛋白质根本不可能穿越线粒体膜。目前尚不清楚分子伴侣蛋白能否准确区分胞质蛋白和线粒体蛋白，不过胞质内某些因子显然在这种区分中发挥作用，已证实哺乳动物的胞质中存在着两种能够准确结合线粒体前体蛋白的因子：前体蛋白结合因子（presequence-binding factor，PBF）和线粒体输入刺激因子（mitochondrial import stimulatory factor，MSF），前者能够增加 hsp70 对线粒体蛋白的转运；后者能够不依赖于 hsp70，常单独发挥 ATP 酶的作用，为聚集蛋白的解聚提供能量。

（三）分子运动产生跨膜转运动力

前体蛋白一旦和受体结合后，就要和外膜及内膜上膜通道发生作用才可以进入线粒体。在此过程中，一种称为分子伴侣的线粒体基质 hsp70 可与进入线粒体腔的前导肽链交联，提示 mtHsp70 参与蛋白质的转运。Simon 等提出一种作用机制，即**布朗棘轮模型**（Brownian rachet model），该模型认为在蛋白质转运孔道内，多肽链作布朗运动摇摆不定，一旦前导链自发进入线粒体腔，肽链会结合更多的 mtHsp70 分子。根据该模型可以预测一条折叠肽链的转运应不慢于其自发解链，许多蛋白质的自发解链极慢，如细胞色素 b_2，其解链速度以小时计；而细胞色素 b_2 可以在几分钟内进入线粒体。对于这种快速转运的发生最直接的解释是 mtHsp70 可拖曳前导肽链，而要拖曳肽链，mtHsp70 必须同时附着在肽链和线粒体膜上，这一排列方式使 mtHsp70 通过变构可产生拖力：首先 mtHsp70 以一种高能构象结合前导肽链，然后松弛为一种低能构象，促使前导肽链进入，并迫使后面的肽链解链以进入转运轨道。这种假说将 mtHsp70 描绘成“转运发动机”，类似于肌球蛋白和肌动蛋白的牵拉作用（图 8-8）。

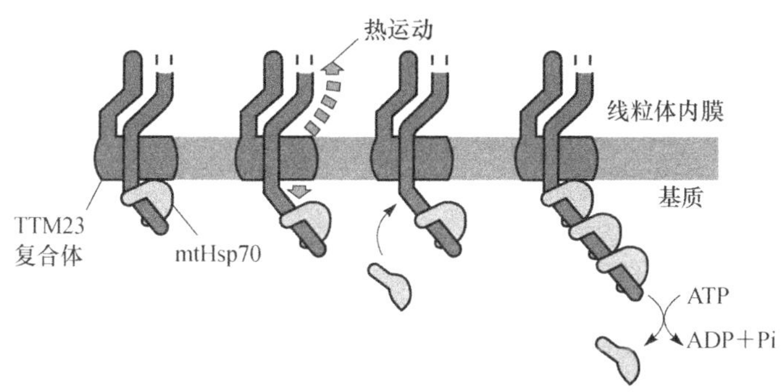

图 8-8 核编码的线粒体蛋白穿过线粒体膜的分子机制（胡以平，2009）

（四）多肽链在线粒体基质内的再折叠

蛋白质跨膜转运至线粒体基质后，必须恢复其天然构象以行使功能。当蛋白质跨过线粒体膜后，大多数定位于基质的蛋白质被基质作用蛋白酶（matrix processing protease，MPP）所移除。目前人们还不知道确切的蛋白质水解时间，但这种水解反应很可能是一种早期事件，因为此类 MPP 定位于线粒体内膜上。与转运过程不同，此时的蛋白质需要进行重新折叠，而在周围的蛋白质浓度为 500～600mg/ml 的环境下，蛋白质要自发地重新折叠简直不可能。此时 mtHsp70 又发挥其重要作用，但这时 mtHsp70 是作为折叠因子，而不是去折叠因子。分子伴侣蛋白这种从折叠因子到去折叠因子角色的转变，很可能有线粒体 Dna J 家族的参与。实验显示，去除 Dna J1 蛋白不会影响前体蛋白进入线粒体，但可以明显阻止其折叠。

经过上述过程，线粒体蛋白质便可顺利地进入线粒体基质，并可完成其成熟过程，从而成为具有天然构象和特定功能活性的蛋白质。

第三节　线粒体的增殖和起源

细胞内的线粒体一直处于不断更新状态，一方面衰老和病变的线粒体被溶酶体消化分解；另一方面通过增殖不断产生新的线粒体。关于线粒体的增殖有不同的看法，一种认为线粒体是在细胞质中重新形成的；另一种认为线粒体是由原来的线粒体分裂或出芽而产生。近年来研究结果表明，线粒体更可能依靠本身分裂或出芽进行增殖。现存于真核细胞中的线粒体是如何产生的呢？有两种截然相反的观点，即分别由 Porteir 和 Wallin 提出的内共生起源学说和膜内折学说。

一、线粒体的增殖

线粒体的增殖有下列三种分裂方式（图 8-9）：①间壁分离，这种分裂方式主要是由线粒体的内膜向中心内褶形成间壁，或者是某一个嵴的延伸，当其延伸到对侧内膜时，线粒体一分为二，形成具有相连外膜的两个独立的细胞器，接着线粒体就完全分离，鼠肝细胞内线粒体的增殖即为此种方式；②收缩分离，分裂时线粒体中央部分收缩，并向两端拉长，中央就成为很细的颈，整个线粒体呈哑铃状，最后再断裂为二，形成两个新的线粒体；③出芽分裂，这种分裂方式先从线粒体上长出小芽，然后小芽与母线粒体分离，经过不断长大，形成新的线粒体。酵母的线粒体增殖常表现为后两种方式。

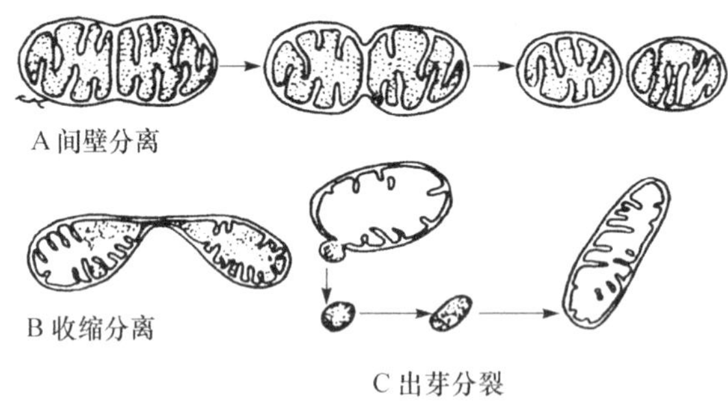

图 8-9　线粒体增殖方式（王培林等，2010）

二、线粒体的起源

大部分的专家学者认为，线粒体就是真核生物细胞内一种重要细胞器。但是很多学者也提出另一种假说，即线粒体和真核细胞是一种内共生的关系。**内共生学说**（endosymbiotic hypothesis）认为线粒体起源于一种需氧细菌，一种含有三羧酸循环酶体系和电子传递链的需氧型革兰阴性菌。该学说认为，古老的真核细胞是一种体积巨大、具有吞噬能力的厌氧细胞，通过糖酵解获取能量。当原始的厌氧真核细胞吞噬这种需氧细菌后，并不将其消化，而是形成密切的互利共生关系。

线粒体内共生学说的主要论据如下：①线粒体基因组在大小、形态和结构方面与细菌相似，都为闭合双链环状 DNA 分子；②线粒体有自己完整的蛋白质合成系统，能独立合成蛋白质，其蛋白质合成体系和细菌类似；③线粒体内、外膜有不同的进化来源。外膜与内膜的结构及成分差异很大，外膜与真核细胞的内膜系统相似，内膜与细菌质膜相似；④线粒体以分裂的方式进行增殖，与细菌的繁殖方式相同；⑤线粒体能在异源细胞内长期生存；⑥线粒体与紫色非硫光合细菌的磷脂成分、呼吸类型和细胞色素 c 的一级结构相似，线粒体的祖先很可能来自紫色非硫光合细菌。

膜内折起源学说认为，需氧型原始真核细胞的体积较大，其呼吸链和磷酸化系统位于细胞膜和细胞膜内陷的结构上。在进化过程中细胞膜逐渐发生褶皱与内陷，通过扩增细胞表面积来满足呼吸功能的需要，细胞膜内陷，折叠，愈合形成的小囊就是线粒体的雏形。在以后漫长的进化过程中进一步发生了分化，细胞核的基因组有了高度发展；线粒体的基因组则丢失一些基因，并演变为专门具有呼吸功能，完善结构的线粒体。

上述两种学说均有一定的理论依据和实验证据的支持。然而，它们都无法对线粒体起源的所有问题作出全面的解释。要得到线粒体起源的最终答案尚需进一步的研究。

第四节 线粒体与医学的关系

线粒体是细胞内一种敏感而多变的重要细胞器，与细胞的许多生命活动有关。许多研究表明，线粒体与疾病的发生有着密切的关系，一方面很多疾病的病变可以引起细胞内线粒体产生继发性的变化，是疾病在细胞水平上的一种表现形式，如人体原发性肝癌细胞癌变过程中，线粒体嵴的数目逐渐下降最终成为液泡状线粒体；另一方面线粒体的异常会影响整个细胞的正常功能，从而导致病变，这种以线粒体结构和功能缺陷为主要病因的疾病常称为**线粒体病**（mitochondrial disorders）。

一、疾病发生发展过程中存在的线粒体变化与疾病诊断

细胞内、外环境因素的变化，往往可直接导致线粒体形态、结构和功能的异常。因此，线粒体可以作为疾病诊断和环境测定的生理指标之一。

1. 线粒体与肿瘤

尽管肿瘤的发生并不是由于线粒体的异常呼吸损伤所致，但所有肿瘤组织在代谢上的一个显著特征是呼吸能力减弱，糖的无氧酵解增加。与之相对应，肿瘤细胞常表现为线粒体及线粒体内嵴数量减少。

2. 线粒体对代谢变化的反应

机体发生生理变化，如胚胎发育、激素改变等都可引起线粒体变化，包括形态改变和数目改变。例如，人的肝细胞在发育早期，其线粒体呈短棒状，在发育晚期则为长棒状。而机体发生损伤性变化时，如组织缺血、细胞内氧分压下降等可引起线粒体结构的改变和功能的减弱以至停止。组织体外培养实验表明，若短时间内缺血，可在培养液中加入提纯的牛血清蛋白，线粒体的功能可能重新恢复。若缺血时间持续 30～60min，则可导致线粒体结构和功能的不可逆性病变，表现为线粒体内膜通透性改变，内室缩小，外室扩

增，体积增大，进而出现肿胀、凝集现象，最终使线粒体基质成分变性，线粒体整体结构解体、消失。

3. 药物和毒物对线粒体的作用

研究发现，某些药物可抑制线粒体 DNA 的复制与 RNA 的转录，对细胞质中 RNA 转录及蛋白质的合成无大的影响，如低浓度的溴化乙锭和苯氨醇。

4. 线粒体对微波照射和射线的反应

有人认为，线粒体对辐射效应较敏感，用 X 射线照射鸡后发现，精细胞线粒体嵴的数目减少。但也有人认为在辐射条件下，即使细胞发生不可逆的退化其线粒体仍旧保持不变。微波是一种高频电磁波，它可对机体产生综合效应，对细胞亚微结构有明显的影响。

二、线粒体 DNA 突变与疾病

线粒体基因组中的基因与线粒体的氧化磷酸化作用密切相关，因此关系到细胞内的能量供应。由 mtDNA 突变引发的各种疾病统称为线粒体遗传病，它的传递完全不同于由核基因突变引起的遗传病，表现为母系遗传，即母亲将她的 mtDNA 传给她所有的子女，她的女儿又将其 mtDNA 传给下一代。mtDNA 具有阈值效应的特性，即当突变的 mtDNA 达到一定比例时，才有受损表型出现。线粒体遗传病可导致某些线粒体功能障碍，肌细胞和神经细胞对能量的需求特别大，因此主要表现为神经肌肉方面的问题，如肌肉无力、运动障碍、听力丧失、平衡协调能力减退、惊厥等都是线粒体病的主要特征。具有 mtDNA 突变的患者，其表型与氧化磷酸化缺陷的严重程度及各器官系统对能量的依赖性密切相关。脑、骨骼肌、心脏、肾、肝，对能量的依赖性依次降低。当线粒体中 ATP 产生减少，最先受损的是中枢神经系统，其后为肌肉、心脏、胰腺、肾和肝。

mtDNA 突变可分为四种类型：①错义突变，此类突变主要与脑、脊髓性及神经性疾病有关，如 Leber 遗传性视神经病等；②插入、缺失突变，绝大多数眼肌疾病是由该类突变所致；③蛋白质生物合成基因突变，均为 tRNA 突变，如线粒体脑肌病乳酸中毒及脑卒中（MELAS 综合征）等；④拷贝数目突变，表现为 mtDNA 拷贝数远远低于正常，发现于乳酸中毒，肝、肾衰竭及一些致死性婴儿呼吸障碍的病例，是一种比较少见的突变形式。

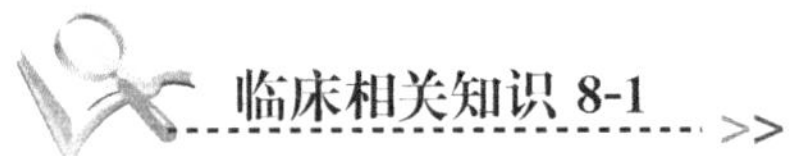

★常见且重要的线粒体遗传病★

1. Leber 遗传性视神经病（LHON）

主要表现为双侧视神经萎缩引起急性或亚急性视力丧失，视力损害通常较重，可致全盲。还可伴有神经、心血管及骨骼肌等系统异常。任何年龄均可发病，通常 LHON 患者的主要生化缺陷是线粒体酶复合体 Ⅰ 缺乏，基因异常为 mtDNA 11 778 位点上的移位突变，此外还有 14 484 和3 460 点突变的报道。

2. 线粒体脑肌病-乳酸酸中毒-卒中样发作（MELAS）综合征

MELAS是一组以卒中为主要临床特征的线粒体病，80%以上患者在20岁前发病。主要累及中枢神经系统和骨骼肌，临床表现包括认知功能障碍、言语功能障碍及头痛。复合体Ⅰ缺乏是MELAS最常见（50%）的生化缺陷，此外还可有复合体Ⅲ和Ⅳ缺乏；80%的MELAS为mtDNA A3243G点突变。

3. 氨基糖苷类诱发的耳聋

氨基糖苷类抗生素（AmAn）诱发的耳聋（AAID）是指使用此类抗生素（链霉素、庆大霉素等）而引起的失聪。慢性毒性反应之一是对耳蜗系损害，一般发生较迟，常在用药数月后或停药以后发生，主要症状是耳鸣和耳聋。耳蜗核糖体可能是氨基糖苷耳毒的靶细胞器。AAID在我国的发病率为0.035%，已成为我国聋病的主要病因。mtDNA 12S rRNA基因1555位点的A→G的突变是AmAn所致耳聋的重要诱因之一。这类耳聋患者中有30%～40%携带有mtDNA A1555G突变。若一家族成员被确认为突变携带者或AAID，应建议同一家族的所有成员都做遗传咨询，并终身避免使用AmAn。

三、线粒体某些组分与疾病治疗

线粒体中的某些独特组分，对一些疾病有临床治疗作用。例如，细胞色素c已经作为一氧化碳中毒、新生儿窒息、肺功能不全、高山缺氧、心肌炎及心绞痛的急救用药或辅助治疗用药；CoQ与NAD^+对高血压、牙周病、肌萎缩和肝病具有一定的疗效。

复 习 题

1. 如何测定线粒体的呼吸链各组分在内膜上的排列分布？
2. 如何证明线粒体的电子传递和磷酸化作用是由两个不同的结构系统来实现的？
3. 氧化磷酸化偶联机制的化学渗透假说的主要论点是什么？有哪些证据？
4. 由核基因组编码、在细胞质核糖体上合成的蛋白质是如何运送至线粒体的功能部位上进行更新或装配的？
5. 为什么说线粒体是半自主性细胞器？
6. 简述线粒体的内共生起源学说和非共生起源学说的主要论点及其实验证据。

（新乡医学院 杨慈清）

第九章 细胞骨架

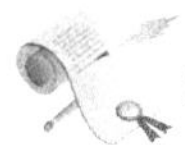

关键知识点

- 细胞骨架是广泛存在于细胞内非膜相的蛋白质纤维网络系统。广义的细胞骨架包括细胞质骨架（微管、微丝和中间丝）、细胞核骨架、细胞膜骨架和细胞外基质纤维骨架结构体系。狭义的细胞骨架仅指细胞质骨架。
- 微管是由微管蛋白组装的中空管状结构，直径约 24nm。其通过微管蛋白异二聚体的聚合与解聚，改变它的结构与分布，参与细胞形态的维持、胞质运动及染色体的移动等。微管结合蛋白及微管特异性药物对微管的装配和功能具有重要的调节作用。微管还与其他的蛋白质组成中心粒、鞭毛、纤毛、基粒等特化结构。
- 微丝是由肌动蛋白组成的骨架纤维，直径约 7nm。其在微丝结合蛋白的协同下，可形成应力纤维、细胞皮层、微绒毛及精子顶端的刺突等，在维持细胞形态，参与细胞运动、肌肉收缩和胞质分裂中发挥重要作用。细胞松弛素 B 及鬼笔环肽是其特异性药物。
- 中间丝是一类形态相似、结构稳定，对秋水仙碱和松胞菌素均不敏感的蛋白质。其主要有角蛋白、结蛋白、波形蛋白、神经胶质原纤维酸性蛋白、神经丝蛋白及核纤层蛋白等。中间丝构成细胞完整的支撑网架系统，为细胞提供机械强度支持，参与细胞的分化与细胞内信息传递等。

★关键词： 细胞骨架；微丝；微管；中间丝；微管组织中心；踏车现象；中间丝结合蛋白；微管相关蛋白；微丝结合蛋白；肌动蛋白相关蛋白

细胞骨架（cytoskeleton）是广泛存在于真核细胞内的蛋白质纤维网络系统，参与维持细胞形态、细胞内物质运输、细胞运动与信息传递及细胞分裂与分化等重要的生命活动，是细胞内除了生物膜体系和遗传信息表达体系外的第三类重要结构体系。传统电镜样品制备通常采用锇酸或高锰酸钾低温固定的方法，致使大多数细胞骨架被破坏。直到 1963 年 M. K. Ledbetter 等采用戊二醛常温固定法后，细胞骨架系统的存在才得以确认。随着对真核细胞中的蛋白质纤维网架结构与功能的深入研究，有学者提出了关于细胞骨架的概念有狭义与广义之分的观点。狭义的细胞骨架，是指由微管、微丝和中间丝组成的细胞质骨架（图 9-1）。广义的细胞骨架还包括细胞核骨架、细胞膜骨架和细胞外基质纤维骨架结构体系。本章着重介绍细胞质骨架。

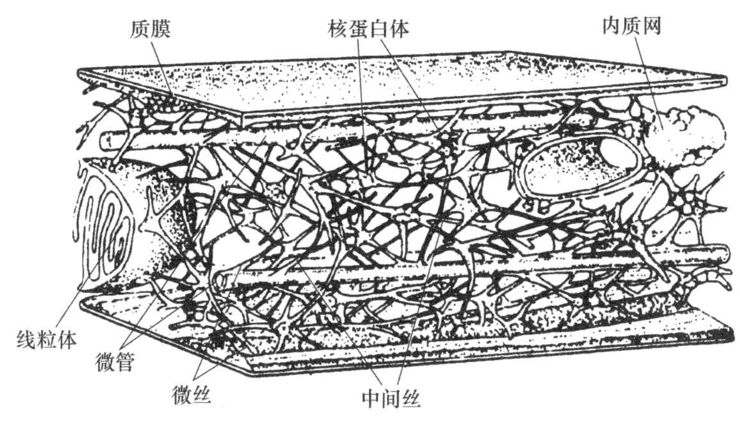

图 9-1 细胞骨架立体结构模式图（杨恬，2010；杨保胜等，2009）

第一节 微 丝

微丝（microfilament，MF），又称**肌动蛋白丝**（actin filament）或**纤维状肌动蛋白**（F-actin），直径约为 7nm，普遍存在于所有真核细胞中。微丝在微绒毛及伪足的形成、胞质分裂、肌肉收缩、吞噬作用等多种细胞运动中发挥重要作用。微丝有两种主要类型：一种可被**松胞菌素**（cytochalasin）B（又称**细胞松弛素** B）破坏，呈疏松网状，主要分布在细胞质膜下。另一种不能被松胞菌素 B 破坏，形成鞘或粗纤维。虽然这两种微丝在细胞移动时具有不同的功能，但它们在结构与功能上是密切联系的。

一、微丝的结构与组装

（一）肌动蛋白是微丝的基本结构成分

微丝的主要结构成分是**肌动蛋白**（actin）。在哺乳动物细胞中已分离到三种肌动蛋白异构体，即 α 肌动蛋白、β 肌动蛋白和 γ 肌动蛋白。α 肌动蛋白为横纹肌、心肌与血管及肠壁平滑肌细胞所特有；β 肌动蛋白和 γ 肌动蛋白可见于所有肌细胞和非肌细胞中。其中 β 肌动蛋白通常位于细胞的边缘，而 γ 肌动蛋白与张力纤维有关。虽然不同类型的细胞具有不同的肌动蛋白种类，但在同一细胞中也可以同时存在两种或两种以上的肌动蛋白类型，不能彼此替代，这种现象与不同肌动蛋白特殊的生物学功能和各异的功能调节机制有关。

胞内肌动蛋白有两种存在形式。一种是游离状态的单体，称为**球状肌动蛋白**（G-actin）。纯化的肌动蛋白单体是由 375 个氨基酸残基组成的一条多肽链，分子质量为 43kDa，外观呈哑铃状，其上具有 Mg^{2+}、K^{+}、Na^{+} 等阳离子，ATP（或 ADP）及肌动蛋白结合蛋白等相结合的位点；另一种是由单体组装而成的纤维状肌动蛋白，又称 **F 肌动蛋白**(F-actin)。

在电子显微镜下所观察到的微丝呈双股螺旋状，且具有极性结构特征的蛋白质纤维。微丝结构装配分为三个层次，即球状肌动蛋白（G-actin）单体→纤维状肌动蛋白（F-actin）→微丝。首先，具有极性的 G-actin 单体彼此头尾顺序结合，串联组装成链状的 F-actin；然后，每一条 F-actin 通过其自身的螺旋形成螺距约为 37nm、含有 14 个 G-actin 单体、直径为

7nm左右的微丝结构（图9-2）。

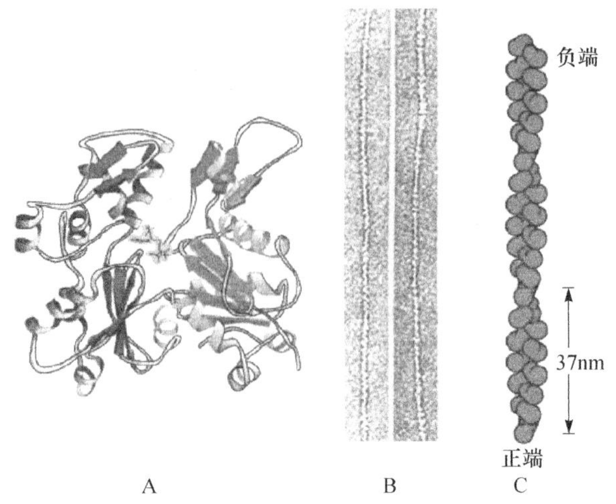

图9-2 微丝的成分、形态与结构（杨抚华，2011；杨恬，2010）
A. 肌动蛋白分子的模式结构；B. 电镜下微丝的形态结构；C. 微丝形态结构模式图

（二）微丝的组装过程及影响因素

1. 微丝组装的基本过程

肌动蛋白单体组装成微丝的具体过程大致可以划分为以下3个阶段。

（1）成核期

成核期（nucleation phase）是微丝组装的起始和限速阶段，整个组装过程在这一阶段会滞留相对较长的时间，故又称为延迟期。激活的G-actin单体可以聚合成二聚体、三聚体或四聚体。肌动蛋白二聚体极不稳定，需要在一些**成核蛋白**（nucleating protein），如Arp2/3复合体、formin等辅助因子的参与下形成不易被水解、相对稳定的多聚体核心，然后G-actin单体在核心两端聚集、结合，形成一段可供肌动蛋白继续组装的寡聚体。

（2）生长期

随着成核期过程的进行和完成，G-actin单体在核心两端的集结、聚合速度不断加快，从而使得F-actin得以较迅速的增长、延伸。因此，也把这一阶段称为延长期。肌动蛋白具有ATP酶活性，肌动蛋白单体在参与微丝的组装前先与ATP结合，组装到微丝末端的肌动蛋白发挥ATP酶活性，将ATP水解为ADP。当微丝的组装速度快于肌动蛋白水解ATP的速度时，在微丝末端就形成一个肌动蛋白-ATP帽，这种结构使得微丝比较稳定，可以持续组装。相反，当肌动蛋白亚基的末端结合的是ADP时，在微丝末端就形成一个肌动蛋白-ADP帽，则肌动蛋白单体倾向于从微丝上解聚下来。由于G-actin单体在微丝两端聚集、结合的速度不同，其结果表现为微丝两端明显的差速生长和延伸。一般把生长、延伸速度快的一端称为正（+）端，另一端即为负（-）端。这种生长、延伸速度的差异，有时甚至可超过10倍。

（3）平衡期

随着F-actin的不断组装、延长，G-actin单体的浓度逐渐下降，G-actin单体聚集、结合和掺入微丝的速度与其从微丝上解离、脱落的速度慢慢接近，最终达到一种动态平衡状态，并以此维持微丝长度的相对恒定。标志着微丝的组装进入了第3个阶段——平衡期。

在体外组装过程中，有时可见G-actin单体在正极不断添加聚合而使微丝延长；而负极则由于G-actin单体的脱落解聚，导致微丝缩短，称为**踏车现象**（tread milling）（图9-3）。

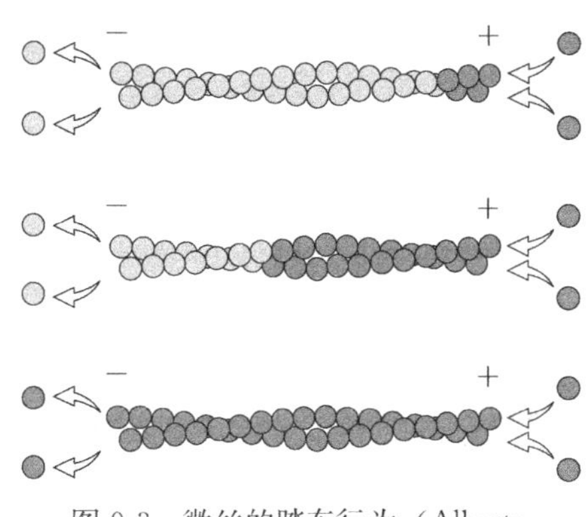

图9-3　微丝的踏车行为（Alberts et al.，2008）

2. 影响微丝组装的因素及特异性药物

在体外，微丝的组装/去组装与溶液中所含肌动蛋白单体的状态（结合ATP或ADP）、离子的种类及浓度等参数有关。通常只有结合ATP的肌动蛋白单体才能参与微丝的组装。当溶液中含有ATP、Mg^{2+}和高浓度的Na^{+}、K^{+}时，则可诱导G-actin单体聚合组装为F-actin。而当溶液中含有适当浓度的Ca^{2+}及较低浓度的Na^{+}、K^{+}时，则会导致微丝解聚为G-actin单体。

此外，一些药物可以特异性地影响微丝的组装/去组装，从而影响细胞内微丝网络的结构。松胞菌素又称细胞松弛素，是一组真菌的代谢产物，与微丝结合后可将微丝切断，并结合于微丝末端，阻止新的G-actin单体的添加、聚合，从而破坏微丝的网络结构，但对微丝的解聚没有明显影响。**鬼笔环肽**（philloidin）是一种从毒蕈中分离出的双环杆肽，与微丝表面有强亲和力，抑制微丝的解聚，可使肌动蛋白丝保持稳定状态，但它不与肌动蛋白单体结合。

二、微丝结合蛋白

肌动蛋白是微丝的主要结构组分，它们以其特定的方式组装为不同存在形式的微丝网络结构，参与细胞的各种生命活动。但是，细胞内微丝网络的组织形式和功能通常取决于与微丝结合的**微丝结合蛋白**（microfilament associated protein），而不是微丝本身。细胞微环境内的各种微丝结合蛋白通过影响微丝的组装/去组装，介导微丝与其他细胞结构之间的相互作用来决定微丝的组织行为（图9-4）。

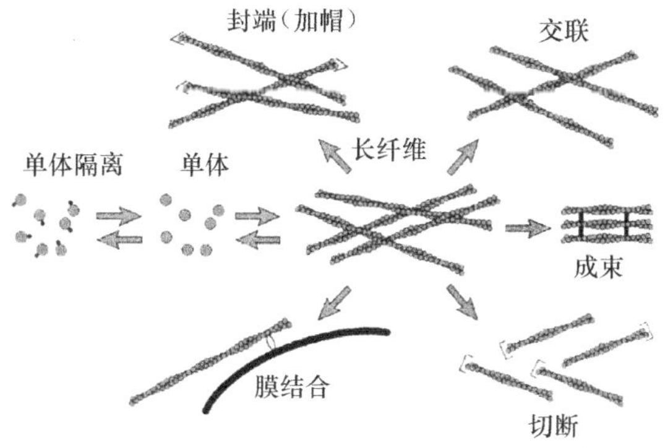

图9-4　微丝结合蛋白的功能示意图（杨恬，2010）

微丝结合蛋白种类繁多，分布广泛，在各种组织细胞中已被分离、鉴定的微丝结合蛋白超过 100 种。以下简要介绍几种最常见的微丝结合蛋白。

（一）与肌肉收缩直接相关的微丝结合蛋白

1. 原肌球蛋白

原肌球蛋白（tropomyosin，Tm）在肌细胞中占总蛋白质含量的5%～10%。其相对分子质量大约为6.4×10^4，分子长度为40nm，由两条平行的多肽链形成α螺旋结构。原肌球蛋白位于肌动蛋白组成的细丝的螺旋沟内，一个 Tm 分子的长度相当于 7 个肌动蛋白单体。其主要功能是稳定肌动蛋白，调节肌动蛋白与肌球蛋白头部的结合，在肌肉的收缩活动中发挥重要作用（图 9-5）。

2. 肌钙蛋白

肌钙蛋白（troponin，Tn）是肌肉的主要调节蛋白，相对分子质量为8×10^4。在细肌丝中，每隔 40nm 就有一个肌钙蛋白分子与原肌球蛋白结合，直接参与钙所控制的肌肉收缩。肌钙蛋白是由 3 个不同亚基组成的复合结构，其中 Tn-C 特异性地与 Ca^{2+} 结合；Tn-T 与原肌球蛋白高度亲和；Tn-I 则可抑制肌球蛋白 ATP 酶的活性。

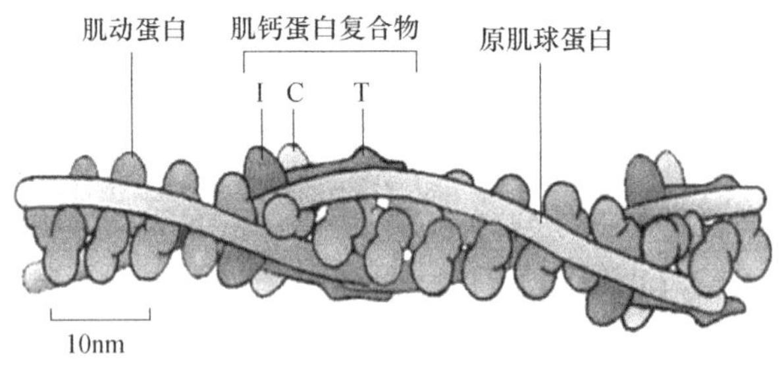

图 9-5 原肌球蛋白与肌钙蛋白（Alberts et al.，2008）

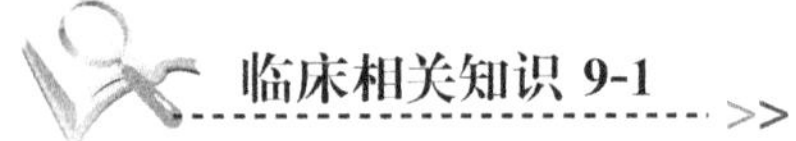

★肌钙蛋白亚基——心肌梗死诊断的标志物★

心肌肌钙蛋白（Tn）是横纹肌收缩的重要调节蛋白，由 3 个亚基组成。Tn-C 主要调节钙离子依赖型的肌肉收缩；Tn-I 是肌原纤维 ATP 酶的抑制性亚单位；Tn-T 是原肌球蛋白结合亚基，主要调节 Tn 复合体与肌球蛋白间的相互作用，影响心肌的收缩活动。

临床研究发现，当心肌细胞发生缺血性损伤，细胞膜通透性增强，细胞质中可溶性的 cTn-T 首先释放入血，引起血中 cTn-T 短暂、低水平升高。当发生不可逆心肌缺血时，心肌细胞坏死，其结构蛋白降解，可导致细肌丝上结合的 cTn-T 游离下来，通过细胞间质进入血液循环，使血中 cTn-T 含量急剧增高。通常心肌梗死发生后 2～4h 血 Tn-T 即可出现阳性改变，并保持 2 周以上。血 cTn-T 是能够反映急性心肌损伤的特异性抗原，现已成为诊断心肌梗死的标志物。

3. 肌球蛋白

目前已经发现10余种不同类型的**肌球蛋白**（myosin）。其中研究较多的是Ⅰ型、Ⅱ型和Ⅴ型。在肌细胞中，Ⅱ型肌球蛋白组装成肌原纤维的粗肌丝，其含量可占到肌细胞总蛋白质含量的50%。在非肌细胞中，Ⅱ型肌球蛋白参与胞质分裂过程中收缩环的形成和张力纤维的活动，属于可与肌动蛋白丝相互作用的马达蛋白。

典型的Ⅱ型肌球蛋白分子相对分子质量为4.5×10^5，由6条多肽链组成，包括2条重链和4条轻链，形成高度不对称的结构。用胰蛋白酶处理Ⅱ型肌球蛋白，可产生**轻酶解肌球蛋白**（light meromyosin，LMM）和**重酶解肌球蛋白**（heavy meromyosin，HMM）。重酶解肌球蛋白又可被木瓜蛋白酶进一步分解为头、杆两部分。其头部即马达蛋白结合域，具有ATP酶活性，构成粗肌丝的横桥，是与肌动蛋白结合的部位（图9-6）。

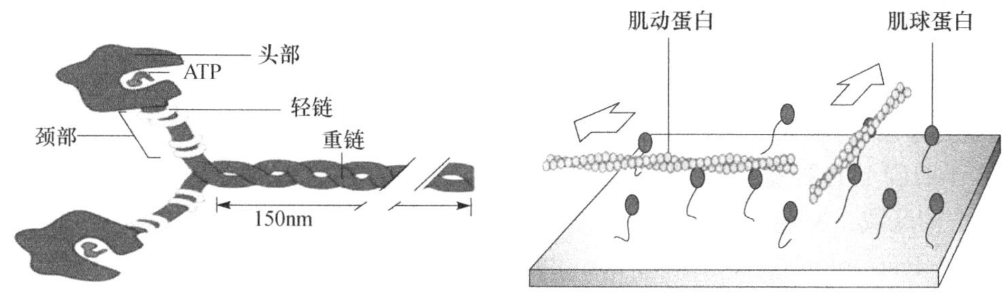

图9-6 肌球蛋白的结构与功能（Alberts et al.，2008）

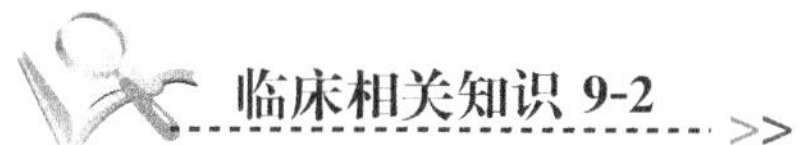

★肌球蛋白基因突变与心肌病★

心肌是人体中工作最为繁重的肌肉，在人的一生中收缩达3亿次。在人体心肌纤维中，粗肌丝包含约400个肌球蛋白分子。几乎所有错义突变均发生于球状头部和头杆结合部。

家族性肥厚型心肌病（FHC）是一种以心肌非对称性肥厚和心室内腔变小为特征的原发性心肌病。在编码心脏β肌球蛋白重链的基因上超过40个微小突变都会引起动力结构域或临近区域的改变。另外，编码其他收缩蛋白包括肌钙蛋白T、α原肌球蛋白、肌球结合蛋白-C、调节性肌球蛋白轻链、肌钙蛋白I、α肌动蛋白等的基因上大约20个位点异常可导致FHC的临床表现。

扩张性心肌病（DCM）是一种以心腔左心室和（或）右心室扩大、心肌收缩功能障碍为主要特征的心肌疾病，其临床表现以进行性心力衰竭、心律失常、血栓栓塞或猝死为基本特征。研究显示，心肌细胞β肌球蛋白重链基因的错义突变和肌钙蛋白T基因的缺失突变可导致患者早年便发生心室的扩张，心肌收缩力下降，极易引发心力衰竭。

（二）参与微丝组装调节的部分微丝结合蛋白

除上述直接参与肌肉系统收缩功能运动的几种微丝结合蛋白外，绝大多数微丝结合蛋白的作用主要体现于对微丝组装、解聚及其各种生物学功能的调节方面。

1. 肌动蛋白相关蛋白

肌动蛋白相关蛋白（actin-related protein，ARP）是一类在结构上与肌动蛋白具有同源性的蛋白复合物。ARP 的功能类似于微管组织中心的 γ 微管蛋白环状复合物，可以促进肌动蛋白的成核作用及肌动蛋白丝的聚合。

2. 辅肌动蛋白

辅肌动蛋白（actinin）是集中分布于 Z 盘和与质膜结合的应力纤维的点状黏附端的一类肌动蛋白结合蛋白，包括 α 辅肌动蛋白和 β 辅肌动蛋白两种。α 辅肌动蛋白与多聚体纤维蛋白的尾端具有强亲和力，可使肌动蛋白丝牢固连接到质膜的脂类分子上。β 辅肌动蛋白可缩短 F-actin 的长度。

3. 肌萎缩蛋白

附着于肌膜上的**肌萎缩蛋白**（dystrophin），也称肌养蛋白或肌营养不良蛋白，分为 4 个特征结构区域：N 端区、三螺旋区域、富含半胱氨酸区域和 C 端区。肌萎缩蛋白-糖蛋白复合体（dystrophin-glycoprotein complex，DGC）是细胞膜上具有重要功能的结构。DGC 是多分子的跨膜复合物，联结细胞内骨架蛋白和细胞外基膜，对维持肌细胞完整性和肌力的产生起关键作用。

4. 黏着斑蛋白

黏着斑蛋白（vinculin）的分子质量为 130kDa，存在于应力纤维末端与质膜连接的黏着斑上和黏着小带中。它是肌动蛋白微丝与质膜上的蛋白质分子连接的媒介，起固定微丝的作用。

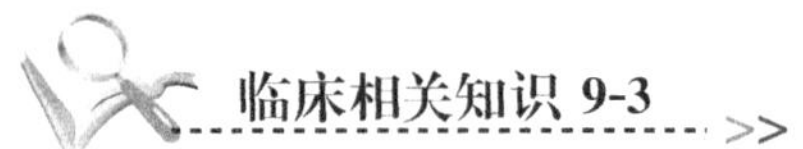

★肌萎缩蛋白与肌营养不良症★

肌萎缩蛋白基因变异可导致各种肌营养不良症。例如，Duchenne 肌营养不良症（DMD）是由于缺乏 dystrophin 所致；Becker 肌营养不良症（BMD）由于 dystrophin 以截短的形式表达。

DMD 是一种严重致残致死性 X 连锁隐性遗传病，临床表现以肌肉的进行性萎缩和无力为特征。患者多在 3～5 岁发病，运动发育迟缓甚至倒退，行走困难呈鸭子步态，大部分患者有腓肠肌假性肥大现象和不同程度的心肌损害。DMD 的基因的主要分子缺陷是缺失，占总突变类型的 60%左右。缺失主要发生于 5′端的第 4～21 外显子和中央区第 45～52 外显子。

5. 肌动蛋白解聚因子

肌动蛋白解聚因子（actin depolymerizing factor，ADF）是一类具有调节肌动蛋白聚合作用的肌动蛋白结合蛋白。活化的 ADF 可以加速微丝负端的单体解离，解离的加速提高了单体肌动蛋白-ATP 复合体的浓度，高浓度的单体肌动蛋白-ATP 复合体又可以促进正端的快速生长，从而平衡了负端的快速解聚。因而 ADF 从整体上促进了微丝骨架的踏车运动，从而加快了细胞运动的速度。

此外，在低 Ca^{2+} 条件下，**钙调蛋白**（calmodulin，CaM），又称**钙调素**，可与原肌球蛋白及肌动蛋白结合，并阻止肌球蛋白相互结合。胸腺素（thymosin）和**肌动蛋白抑制蛋白**（profilin）属于隔绝蛋白，可以在溶液中和 G-actin 结合，阻止肌动蛋白的聚合。截断蛋白（fragmenting protein）可以打断肌动蛋白纤维，使之成为较短的片段，并结合在断点上，使之不能再进行连接。**细丝蛋白**（filamin）可使微丝连接成网状。抑制蛋白能够结合 G-actin 单体，阻断 F-actin 的组装等。表 9-1 列举了部分目前了解较多的存在于脊椎动物细胞内的微丝结合蛋白及其组织分布类型。

表 9-1 微丝结合蛋白及其组织分布类型

微丝结合蛋白	相对分子质量	组织分布类型
膜结合蛋白		
肌萎缩蛋白	427	骨骼肌细胞
黏着斑蛋白	130	各种组织细胞
交联蛋白		
细丝蛋白	250	平滑肌细胞
肌动蛋白结合蛋白	250	血小板，巨噬细胞
成束蛋白		
丝束蛋白	68	小肠上皮细胞
绒毛蛋白	95	肠上皮，卵巢
α 辅肌动蛋白	95	肌细胞
纤维切割蛋白		
凝溶胶蛋白	90	哺乳动物细胞
短杆素	93	血浆
单体隔离蛋白		
抑制蛋白	12～15	各种组织细胞
胸腺素	5	各种组织细胞
末端阻断蛋白		
β 辅肌动蛋白	35～37	肾，骨骼肌细胞
Z 帽蛋白	32	网柄菌，脊椎动物细胞

三、微丝的主要功能

微丝在微丝结合蛋白的协同作用下，形成真核细胞独特的组织结构，参与细胞中许多重要的生理功能。大致归纳为以下 5 点。

（一）构成细胞的支架，维持细胞形态

在绝大多数细胞的膜下都普遍存在着一个由微丝及其结合蛋白共同组成的动态网状结构，称为细胞皮层（cell cortex）。该结构极大地增加了细胞膜的韧性与强度，是细胞形态维

持的重要结构。细胞中的多种运动，如胞质环流、阿米巴运动、变皱膜运动及膜蛋白的定位等都与细胞皮层的状态有关。

在真核细胞中广泛存在的一种较为稳定的束状纤维结构，称为**应力纤维**（stress fiber）或张力纤维。应力纤维由大量平行排列的肌动蛋白组成，还含有Ⅱ型肌球蛋白、原肌球蛋白、α辅肌动蛋白和细丝蛋白等。应力纤维具有肌节结构，与骨骼肌中肌原纤维非常相像，其一端连接于穿膜整联蛋白，常与细胞长轴平行排列，并贯穿到细胞长轴的两端。应力纤维具有收缩功能，不仅与细胞运动密切相关，还可加大细胞的强度和韧性，赋予细胞对其表面张力的抵抗能力，从而保证了细胞形态的维持。由整联蛋白介导的细胞外基质同细胞内的连接也是通过应力纤维。

密集存在于小肠上皮细胞游离面的**微绒毛**（microvillus），核心是由20～30个与微绒毛长轴平行排列的微丝束及相关的微丝结合蛋白相互作用，共同形成的一种特殊结构，维持微绒毛直立状态或摆动功能。

（二）参与肌肉收缩

骨骼肌细胞，又称肌纤维，是由数百条肌原纤维集结而成的。肌原纤维是由粗肌丝和细肌丝有序地组装在一起。粗肌丝的成分是肌球蛋白，细肌丝的成分是肌动蛋白，辅以原肌球蛋白和肌钙蛋白。肌肉收缩就是粗肌丝和细肌丝相互滑动的结果。

（三）参与细胞质的运动

在非肌细胞中，微丝参与细胞内多种形式的运动，如变形运动、胞质环流、细胞的内吞和外吐、细胞内物质运输等。变形虫、巨噬细胞、白细胞、成纤维细胞等许多动物细胞多采用变形运动的方式进行位置移动。这些细胞内含有丰富的微丝，细胞依赖肌动蛋白和微丝结合蛋白的相互作用进行移动。在细胞内物质运输过程中，微丝为物质运输提供运行轨道，肌球蛋白携带运输小泡等物质沿着微丝的负极向正极移动。

（四）参与受精作用

卵子表面有一层胶质层，受精时，精子头部顶体释放水解酶溶解卵子的胶质层，同时启动微丝组装，形成顶体刺突，随着顶体刺突微丝束的不断聚合延长，穿透胶质层和卵黄层，使精子和卵子的膜融合而完成受精作用。

（五）参与细胞质的分裂

动物细胞有丝分裂末期，核分裂完成后，要进行胞质分裂才能形成两个子细胞。胞质分裂通过收缩环的收缩来完成。收缩环位于分裂细胞的赤道面质膜下方，由大量平行排列的微丝束组成。收缩环收紧的动力来自纤维束中肌动蛋白和肌球蛋白的相对滑动。

此外，微丝还具有许多尚待探明的重要功能。例如，在细胞的形态发生、细胞的分化、组织的形成、细胞的信号传递等方面，微丝的作用近年来也已受到广泛的关注。

第二节　微　　管

微管（microtubule，MT）是普遍存在于真核细胞中由微管蛋白组装成的一种不分支的中空管状纤维结构。大部分微管在细胞内形成临时性的结构，如间期细胞的细胞质微管、分裂细胞的纺锤体微管等，这些微管对细胞内细胞器的分布和大分子物质的运输起重要作用。另外，一些微管则形成永久性结构，如存在于鞭毛或纤毛内的轴丝微管、神经元突起内部的微管束等结构。

一、微管的基本结构及分子组成

（一）微管的基本结构

微管是一种中空的圆柱状结构，管的外径约 24nm，内径约 15nm，管壁厚 6～9nm。长度变化很大，一般细胞内微管仅长几微米；但在某些特化细胞中，如中枢神经系统的运动神经元的轴突中微管可长达数厘米。用电子显微镜观察到的微管横截面上有 13 个球形蛋白亚基，微管的圆柱状管壁是由 13 条**原丝**（protofilament）纵行螺旋排列而成。由于相邻的原纤维之间在排列上存在 1nm 左右的交错，以致微管蛋白沿微管的圆周呈螺旋状排列，在微管合拢的位置微管蛋白构成的螺旋被终止，出现 α 微管蛋白和 β 微管蛋白之间的横向结合，并产生纵贯微管长轴的接缝。由于微管组装的基本结构单位是 αβ 微管蛋白异二聚体，对每一根原纤维来说，在微管的一端都是 α 微管蛋白，而另一端都是 β 微管蛋白，这使得微管中所有的原纤维的两端都是不对称的，从而使整根微管在结构上呈极性状态。结构上的不对称也导致了微管组装时微管蛋白二聚体在两端聚合速度上的差异，人们通常把组装较快的一端称为**正端**（plus end），而组装较慢的一端称为**负端**（minus end）。微管的极性与微管的动态性质及功能密切相关（图 9-7）。

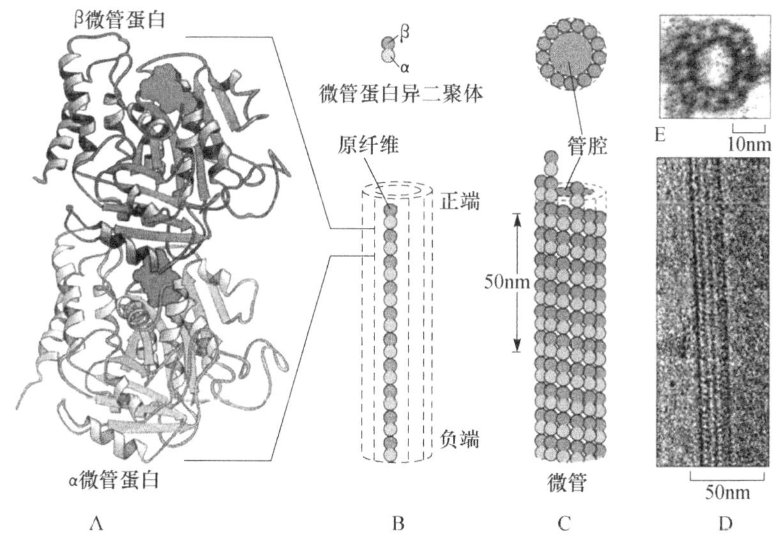

图 9-7　微管的基本形态结构（Alberts et al.，2008）

A. 微管蛋白三维结构；B、C. 微管形态结构模式图；D、E. 电镜下微管的形态结构

（二）微管的分子组成

生化分析表明，构成微管的基本成分是**微管蛋白**（tubulin）。微管蛋白呈球形，是一类酸性蛋白，占微管总蛋白质的 80%～95%。α 微管蛋白和 β 微管蛋白是组成微管的两种主要成

分。它们的理化性质相似，分子大小相近（相对分子质量约为 5×10^4）。α 微管蛋白的多肽链中含有 450 个氨基酸残基，β 微管蛋白由 455 个氨基酸残基组成，二者均具有酸性的 C 端序列，使微管表面带有较强的负电荷。但二者多肽链中的氨基酸种类及排列顺序有差异，二者约有 35%～40%的氨基酸序列同源。有些微管蛋白亚基上特定的氨基酸残基可以被乙酰化修饰。

在细胞质中，微管蛋白通常以 α 和 β 两种微管蛋白结合而成的较稳定的异二聚体（heterodimers）形式存在。否则，极易被降解。αβ 微管蛋白异二聚体是微管装配的基本结构单位，若干个异二聚体首尾相连，形成细长的原纤维，13 根原纤维靠非共价键排列形成微管结构。研究表明，αβ 微管蛋白异二聚体上含有二价阳离子（Mg^{2+} 与 Ca^{2+}）、鸟嘌呤核苷酸（GTP 与 GDP）、秋水仙碱和长春花碱的结合位点。它们在微管组装与解体、聚合与离散的调节过程中具有重要作用。

近年来，人们又发现了微管蛋白家族的第三个成员——γ 微管蛋白。尽管 γ 微管蛋白只占微管蛋白总含量的不到 1%，但是在微管的功能活动中却具有不可缺少的重要作用。γ 微管蛋白分子质量约为 50kDa，多肽链由 455 个氨基酸残基组成。用 γ 微管蛋白特异性抗体染色显示，其位于微管组织中心，通常以 **γ 微管蛋白环状复合物**（γ-tubulin ring complex，γTuRC）的形式存在于微管组织中心。该复合物是由 γ 微管蛋白、α 微管蛋白、β 微管蛋白和 P75、P109、P133、P195 等多种非微管结构蛋白所构成。γTuRC 的功能是促进微管组装的成核作用，稳定微管的负端结构。如果编码 γ 微管蛋白的基因发生突变，往往会引起胞质微管数量的减少、长度的缩短改变及细胞有丝分裂器的缺失，而且可以强烈地抑制核分裂，从而影响细胞的正常分裂（图 9-8）。

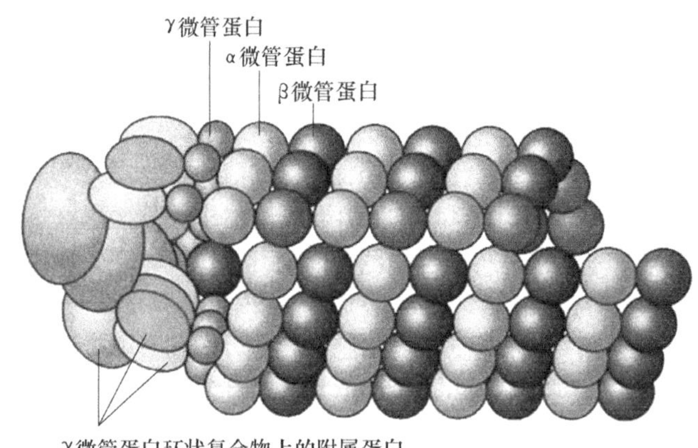

图 9-8　γ 微管蛋白环状复合物（杨恬，2010）

二、微管的组装过程及影响因素

（一）微管的组装过程

1. 微管的体外装配

微管在体外的组装过程与微丝类似，通常也分为 3 个时期。

(1) 成核期

微管开始组装时，先由 αβ 异二聚体首尾相接聚合成一个短的寡聚体核心，然后异二聚体在核心的两端和侧面结合、延伸、扩展成片状结构。当片状结构聚合扩展至 13 根原纤维时，即横向卷曲、合拢成一段微管。由于该期微管蛋白异二聚体的聚合速度缓慢，是微管聚合的限速阶段，也称为延迟期。

(2) 聚合期

聚合期，也称延长期（elongation phase）。在这一时期，新的微管蛋白不断地添加到成核期形成的那段微管的两端，使之延长。由于微管的一端是 α 微管蛋白，而另一端是 β 微管蛋白，这种差异导致微管蛋白二聚体在两端进行组装时的速度大不相同，通常持有 α 微管蛋白的负端组装较慢，而持有 β 微管蛋白的正端组装较快。

(3) 稳定期

随着细胞质中游离微管蛋白浓度的下降，达到临界浓度时，微管的聚合与解聚速度达到平衡，即微管的组装/去组装速度相等，微管长度趋于相对稳定状态。当前，较为流行的微管组装踏车模型（tread milling model）认为：微管的组装表现为一种非稳定性的动态特征，即在一定条件下，微管正端发生组装，使微管得以延长；而其负端，则可通过去组装，使微管缩短。

2. 微管的体内组装与调控

微管蛋白的体内合成是一个自我调节的过程。当微管蛋白浓度过高时，多余的微管蛋白单体便可结合于合成微管蛋白的核糖体上，导致编码微管蛋白的 mRNA 降解。这种负反馈作用保证了细胞内始终有一定量的微管蛋白亚基供微管组装使用。微管在体内的装配要比体外装配复杂得多，除了遵循体外装配的规律外，还受到严格的时间和空间控制。所谓时间调控，是指微管的组装/去组装受细胞周期的精确调控。间期细胞中，胞质微管与微管蛋白处于一种相对平衡的状态；有丝分裂前期，一方面是细胞质微管网络中的微管解体，另一方面胞质中游离的微管蛋白进行聚合，组装为纺锤丝微管，并聚合排列成纺锤体；到了分裂末期，则又发生逆向变化，即纺锤丝微管的解体和网络微管的组装。微管组装的空间调控分为两个方面：一是指微管的体内装配有特殊的始发区域，即**微管组织中心**（microtubule organizing center，MTOC）。MTOC 是微管进行组装的始发区域，包括中心体、动粒、纤毛和鞭毛的基体等部位。二是指细胞内微管的定向排列及与其他细胞内结构的有机连接。最近研究发现，γ 微管蛋白环状复合物（γTuRC）作为 MTOC 中微管蛋白异二聚体结合的核心，不仅是微管在生理状态及实验处理解聚后重新组装的始发位置所在，可促使微管由此得以生成和延长，而且也控制着细胞质中微管形成的数量、位置和方向。通常，微管的负端总是指向 MTOC 并延伸到 γ 微管蛋白环状复合物之中，而正端则与之相背，游离于胞质一侧。这样，γ 微管蛋白环状复合物就犹如套在微管负端的一个箍环，对该端起到一定的稳定作用（图 9-9）。

（二）影响微管组装的条件和因素

体外实验证明，微管蛋白浓度是影响微管组装的关键因素之一。只有当微管蛋白达到一定浓度时，才可进行微管的聚合组装。因此，把这一微管蛋白聚合与微管组装时必需的最低的微管蛋白浓度，称为临界浓度（critical concentration）。临界浓度值大约为 1mg/ml，但它随温度及其他聚合、组装条件的变化而改变。

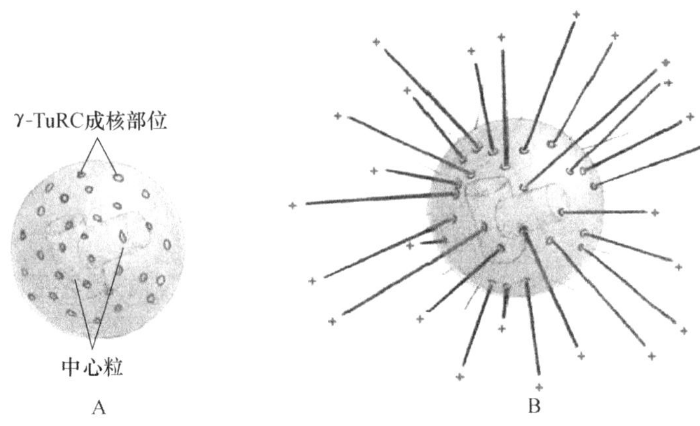

图 9-9　中心体、γ-TuRC 与微管的组装（杨抚华，2011）
A. 中心粒与 γ-TuRC；B. γ-TuRC 与微管的组装

除微管蛋白浓度外，较高的 Mg^{2+} 浓度、适当的 pH（约 6.9）、合适的温度（>20℃）及 GTP 和氧化氘（D_2O）的供应等，均可促进微管的聚合组装。相反，低于 4℃ 的温度、较高的 Ca^{2+} 浓度及秋水仙碱和长春花碱的存在等多种因素，都可抑制微管的聚合组装，甚至促使微管解体。

微管的组装是一个耗能的过程。前已述及，异二聚体上有鸟嘌呤核苷酸的 2 个结合位点，它们可与 GTP 和 GDP 结合，分别构成微管蛋白-GTP 帽（tubulin-GTP cap）与微管蛋白-GDP 帽（tubulin-GDP cap）。在适合微管聚合的高浓度游离微管蛋白异二聚体的条件下，增长的微管正端结合 GTP，形成微管蛋白-GTP 帽，此时，微管趋于生长、延长；而随着游离微管蛋白异二聚体浓度的降低，GTP 不断地水解，GTP 帽转变成为 GDP 帽，其结果导致和促成了微管的解聚（图 9-10）。

三、微管相关蛋白

（一）微管相关蛋白的主要类型

研究表明，不同的微管在整体结构和功能上表现出的差异，主要与结合于微管上的非微管结构蛋白有关，该类蛋白质被统称为**微管相关蛋白**（microtubule-associated protein，MAP）。它们参与微管的组装，维持微管的稳定和微管与其他骨架纤维间的连接，表现出广泛的功能性作用。微管相关蛋白一般由两个功能结构域组成。一个是碱性的微管结合域，可结合于微管，对微管组装成核具有加速作用；另一个是酸性的连接域，以横桥的方式与其他相邻的骨架纤维相连接。突出连接域的长度决定微管在成束时的间距大小。根据 MAP 在电泳时显示的条带不同，微管相关蛋白可被划分为以下几种类型。

1. Ⅰ型微管相关蛋白

Ⅰ型微管相关蛋白是一类相对分子质量为 2.7×10^5 的热敏感蛋白质，包括 MAP-1A 和 MAP-1B 两种。其肽链中富含 Lys-Lys-Glu-X（即赖氨酸-赖氨酸-谷氨酸-任意氨基酸）氨基酸序列。Ⅰ型微管相关蛋白可见于不同生长发育阶段的神经轴突中。它们可在微管间形成横桥（但不使微管成束），或作为一种胞质**动力蛋白**（dynein），与轴突的逆向运输有关。

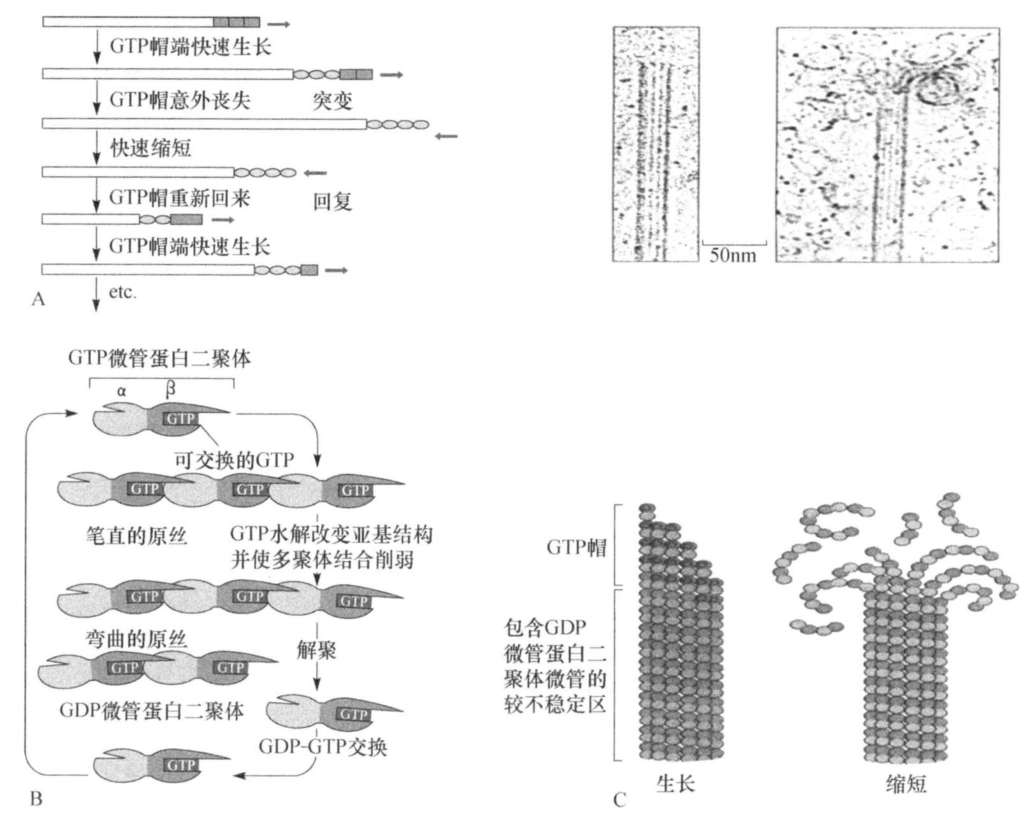

图 9-10　微管蛋白-GTP 帽、微管蛋白-GDP 帽与微管的组装（Alberts et al.，2008）

2. Ⅱ型微管相关蛋白

Ⅱ型微管相关蛋白以含有与微管结合的多个 18 氨基酸重复序列为共同特征，主要由 MAP-2、MAP-4 和 **τ 蛋白**（tau protein）组成。

（1）MAP-2

MAP-2 存在于神经元的树突和胞体内，是一类热稳定蛋白质，和 MAP-1 不具同源性。MAP-2 的分子构型呈“L”状。其碱性结合域位于 L 构型底端的短臂，并以此结合于微管管壁之上；酸性连接域位于 L 构型上端外伸的长臂上，可与相邻的微管或中间丝相互交联成桥（图 9-11）。

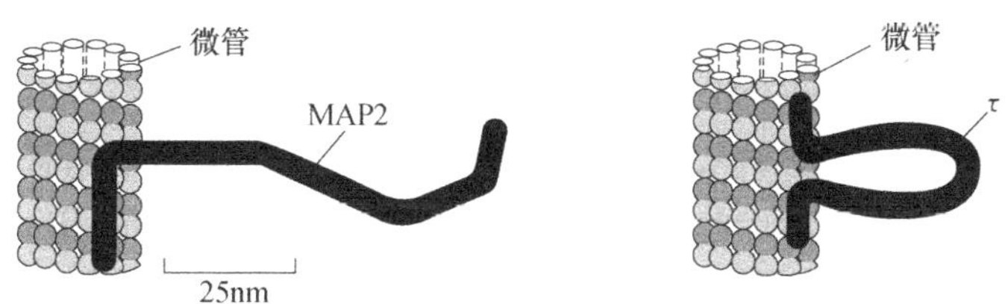

图 9-11　微管与 MAP-2 及 τ 蛋白（Alberts et al.，2008）

MAP-2 包括 MAP-2A、MAP-2B 和 MAP-2C 三种不同的亚型。MAP-2A 与 MAP-2B 的相对分子质量均为 2.7×10^5。MAP-2A 在神经元发育过程中表达持续性增加；MAP-2B 表达保持恒定；MAP-2C 的相对分子质量约为 7×10^4，见于未成熟神经元树突中。

（2）MAP-4

MAP-4 是普遍存在于各类细胞中的一种具高度热稳定性的蛋白质，在细胞分裂期具有调节微管稳定性的作用。

（3）τ 蛋白

τ 蛋白，即 tau 蛋白，是一类分子质量较小、含量最高的微管相关蛋白。由于 tau 蛋白 mRNA 剪辑方式不同，可表达出 6 种同工异构体。tau 蛋白多见于神经轴突、树突中，其突起区域比 MAP-2 短，可使轴突和树突中的微管紧密排列，提高微管的稳定性，以增强神经突起的抗外界应力作用。tau 蛋白为含磷酸基蛋白，正常成熟脑中 tau 蛋白分子含 2～3 个磷酸基。而阿尔茨海默病（Alzheimer's disease）患者脑的 tau 蛋白则异常过度磷酸化，每分子 tau 蛋白可含 5～9 个磷酸基，并丧失正常生物功能。

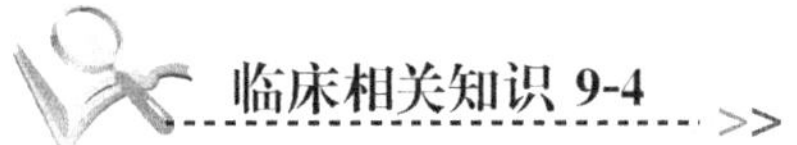

★tau 蛋白与阿尔茨海默病★

阿尔茨海默病（AD）的主要特征有两个：一是 β-淀粉样蛋白在神经元细胞外异常沉积；二是 tau 蛋白的异常磷酸化。最近研究表明，相比 β-淀粉样蛋白的异常沉积，tau 蛋白的异常磷酸化所导致的聚集与 AD 的相关性更高。AD 患者脑中存在大量异常 tau 蛋白。tau 蛋白修饰异常、含量变化对临床 AD 病理发生有重要作用。其可能的病理机制是：微管蛋白与微管相关蛋白以高磷酸化方式结合，形成稳定的 tau 蛋白，使得微管聚合受阻，进而影响到胞内的物质运输，从而导致神经元营养代谢障碍，引发痴呆症状。

3. 新发现的其他微管相关蛋白

近年来，又新发现了几类微管相关蛋白，它们在微管的聚合装配和功能的调节控制中具有重要作用。

（1）正端追踪蛋白

正端追踪蛋白（plus-end-tracking protein，＋TIPs），也称"＋TIPs"微管相关蛋白。这是一类定位于微管正端的结合蛋白，在微管形成的控制、微管与质膜或动粒的连接及微管的踏车运动中起重要作用。"＋TIPs"有 GLIP-170 和 Ebl 两个亚型。GLIP-170 首先与游离的微管蛋白异二聚体或寡聚体结合，然后通过共聚作用，共同结合到微管的正端。在动物细胞中发现的 GLIP-170 家族的调节因子——GLIP 相关蛋白（GLIP-associated protein，CLIP），可通过磷酸化来调节、控制 GLIP-170 与微管之间的联系。而 Ebl 可结合在微管的末端帮助生长的微管末端特异性地靶向细胞皮层蛋白，以控制微管的定位。

（2）XMAP215

XMAP215 是一种普遍存在的蛋白质，从酵母到人类都有它的同系物（XMAP 代表非洲蟾蜍属的微管相关蛋白，215 代表相对分子质量）。XMAP215 能优先结合于微管表面，稳定微管游离的末端，抑制微管从延伸到缩短的转变。在细胞有丝分裂时 XMAP215 可通过其自身的磷酸化，抑制这种功能活性。

(3) 抑微管装配蛋白

抑微管装配蛋白（stathmin），又称**微管去稳定蛋白**或癌蛋白 18，是一种小分子的蛋白质。该蛋白广泛存在于增殖细胞的胞质溶胶中，分子质量为 19kDa。1 分子的 stathmin 可同时与 2 个微管蛋白异二聚体相结合，从而阻止微管蛋白异二聚体添加到微管的末端。细胞内高活性的 stathmin 能够降低微管组装、延长的速率。而 stathmin 的磷酸化会抑制其自身与微管蛋白的结合活性。因此，导致 stathmin 磷酸化的信号，往往能促进、加速微管的延长过程和动力不稳定性（图 9-12）。

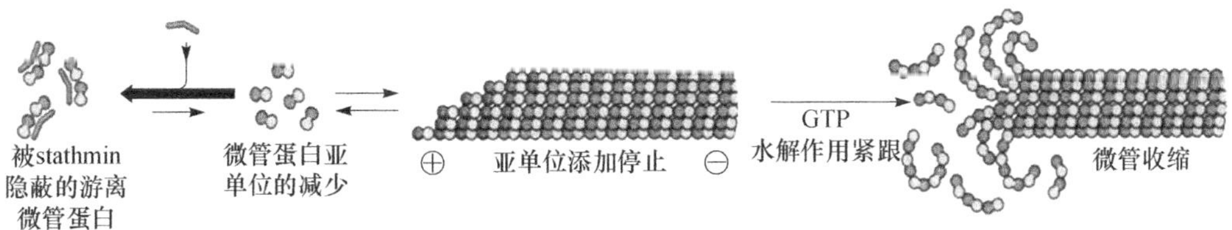

图 9-12 抑微管装配蛋白对微管聚合作用的影响（Alberts et al.，2008）

（二）微管相关蛋白的主要功能

微管相关蛋白的功能主要有以下 4 个方面。

1. 调节微管的组装

微管相关蛋白以其肽链中的微管结合区与多个微管蛋白同时结合，促进微管蛋白聚合核心的形成，加速微管蛋白的聚合，使微管得以生长和延伸。另外，微管相关蛋白激酶可使微管相关蛋白外伸功能区域磷酸化，从而解除对微管的结合活性，阻滞微管蛋白的聚合，延缓微管的组装，促使微管的解离。

2. 增加微管的稳定性和强度

MAP 与微管的结合有助于提高微管的稳定性。例如，用使微管解聚的药物秋水仙碱处理间期细胞，可阻止微管的组装，但并不影响微管的解聚。MAP 不仅通过各种不同的作用方式，直接或间接地影响和调节着微管的装配、解离过程，而且对于建立、维系和增强胞内细胞骨架纤维结构网络系统的整体性、稳定性和持久性也具有重要的作用。

3. 参与胞内物质的轨道定向运输

微管提供了胞内囊泡及颗粒物质定向转运的轨道，而 MAP 作为微管动力蛋白，则利用水解 ATP 所释放的能量，驱动着细胞内囊泡和颗粒物质在微管上的定向转运。

4. 介导细胞的信号转导

例如，MAP-4 是细胞周期蛋白 cdc2 激酶的作用靶点，而微管相关蛋白激酶则作用于多种细胞信号转导途径。

四、微管的主要功能

作为细胞骨架的重要结构组分，微管与其他细胞器之间存在着许多复杂而密切的相互作用关系。微管的主要功能可归纳为以下几个方面。

1. 构成细胞的网状支架，维持细胞形态

微管在细胞内构成细胞的网状支架，具有一定的强度，可以抗压和抗弯曲，为细胞提供机械支持。例如，真核细胞内部是高度区域化的结构，内质网、高尔基体、蛋白质和mRNA在细胞内都有特定的空间分布。当用秋水仙碱处理体外培养的细胞时，微管结构的破坏，使细胞变成了圆球形。与此相应的变化是内质网缩回到细胞核周围，高尔基体解体成小膜泡结构分散在细胞质中。此外，在神经细胞发育阶段，微管帮助轴突生长，并指导轴突突入周围的神经组织，对神经细胞之间建立联系至关重要。

2. 参与细胞内物质的定向转送运输

细胞内的微管以中心体为中心向四周辐射延伸，一直抵达质膜下方，为细胞内的物质运输提供轨道。细胞内合成的一些运输小泡、分泌颗粒、色素颗粒等物质就是沿着微管提供的轨道进行定向运输的。例如，病毒和色素颗粒在细胞内可沿微管进行快速移动；由高尔基体分泌、形成的分泌囊泡，常以分布于该细胞器周围的微管为轨道，定向地从细胞近核区向细胞外围进行转运。另外，在成熟的神经细胞轴突和树突中，微管束沿长轴排列，起支撑作用且是物质运输的轨道。

3. 参与多种形式的细胞运动

有些细胞，如白细胞通过细胞质的延伸和收缩形成伪足进行移动；有些细胞依赖于鞭毛、纤毛的摆动进行运动，如精子靠鞭毛的摆动进行游动，动物呼吸管道上皮细胞靠纤毛的规律摆动排出液体。微管的导向作用不仅与通过细胞质运动变化的细胞变形运动密切相关，而且也是鞭毛、纤毛等特殊运动细胞器的主体结构成分。

4. 参与细胞分裂过程中染色体的定向移动

微管作为有丝细胞分裂器纺锤体的主要成分，在有丝分裂后期，牵引分离的姐妹染色单体移动，并最终到达细胞两极，使得遗传物质得以平均分配到两个子细胞中。

5. 参与细胞内的信号转导

近年来，有研究表明微管参与了ERK（细胞外调节蛋白激酶）、JNK（c-jun氨基末端激酶）、PKA（蛋白激酶A）、Wnt等多条信号转导通路的信号转导过程。信号分子可通过与微管直接或间接的相互作用，进而影响胞内的囊泡运输、细胞器的定位分布与移动及细胞的极化等一系列重要的生物学活动。

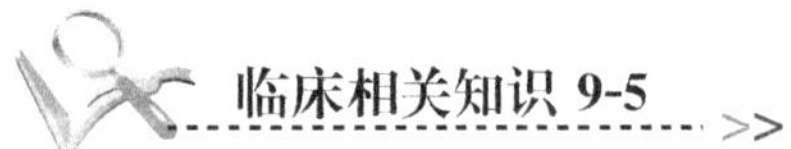

★肿瘤细胞中的微管异常★

采用荧光素标记抗体技术发现，肿瘤细胞中微管的数量仅为正常细胞的一半，但恶性肿瘤细胞内钙调蛋白的数量却是正常细胞的2倍。钙调蛋白具有抑制微管蛋白聚合的作用，导致肿瘤细胞内微管的数量减少。微管的数量减少是细胞恶性转化的一个重要特征。此外，人们还发现肿瘤细胞内中心粒的排列丧失了正常的相互垂直排列的特征，是无序紊乱的排列。微管在细胞质内的分布也是紊乱的，常常表现为微管分布达不到质膜下的胞质溶胶层，造成肿瘤细胞的形态与细胞器的运动发生异常。

五、微管的存在形式及特化结构

（一）微管的存在形式

细胞质中，微管常以单管（singlet）、二联管（doublet）和三联管（triplet）三种不同的结构形式存在（图 9-13），各自执行不同的功能。

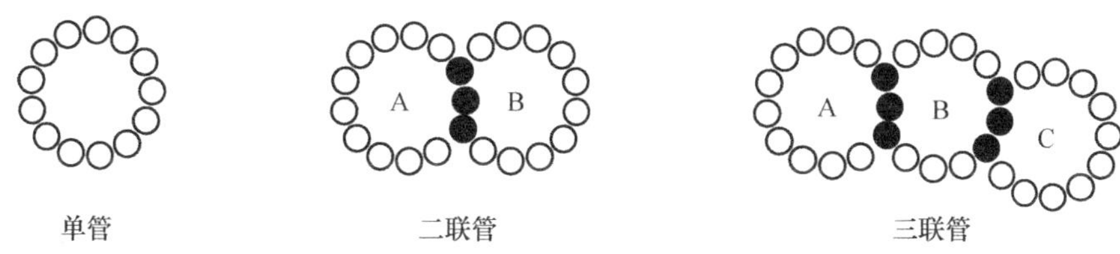

图 9-13　微管的三种不同存在形式

1. 单管

单管是胞质中最常见的微管存在形式，它由 13 根原纤维环绕而成。单管可以以单体形式分散于胞质中，也可以相互聚集成微管束，或者依一定方式定向排列，构成执行某种专一功能的临时性胞内结构。单管为不稳定型微管，因为它容易受到低温、Ca^{2+} 和秋水仙碱及细胞生理活动的改变等诸多因素的影响，而处于不断地组装、聚合与解聚、离散的动态变化之中。

2. 二联管

二联管主要构成鞭毛和纤毛的周围小管。每一个二联管，由 A、B 两个微管组成。A 管与单管结构相同，其管壁包含了 13 根原纤维。B 管与 A 管在相连接处共用 3 根原纤维。因此，每个二联管实际上共由 23 根原纤维组成。

3. 三联管

三联管见于中心粒、鞭毛和纤毛的基体中。在组成三联管的 A、B、C 3 个单管中，A 管与 B 管、B 管与 C 管两两之间，皆分别以相互共用的 3 根原纤维彼此连接在一起，因此，每个三联管的原纤维总数为 33。

二联管和三联管作为细胞内某些永久性功能结构细胞器的主体组分，属细胞内稳定型微管结构，通常不易受低温、Ca^{2+} 及秋水仙碱等的影响而发生解聚。

（二）微管的特化结构

1. 中心体和中心粒

一般来说，只有在细胞进行有丝分裂时方可明显地看到中心体结构。光学显微镜下所见的中心体，是一种复合构造，由位于中央的**中心粒**（centriole）和包围在中心粒外周的中心球（centrosphere）两部分组成。

（1）中心粒的亚微结构

中心体的核心结构为中央部位一对相互垂直的短筒状小体——中心粒，中心粒的直径为 0.16～0.26μm，其长度变动于 0.16～2.0μm。由于中心粒总是成对地出现，且彼此呈垂直排列，因此，有人将之合称为双心体（diplosome）。中心粒横断面显示其亚微结构为：9 束三联管，相互斜向环列似风车的旋翼，形成了筒状小体壁的主体结构；在三联管束与束之间及壁的周围，往往充满了无定型的电子致密物质——中心体基质（centrosome matrix）（图 9-14）。

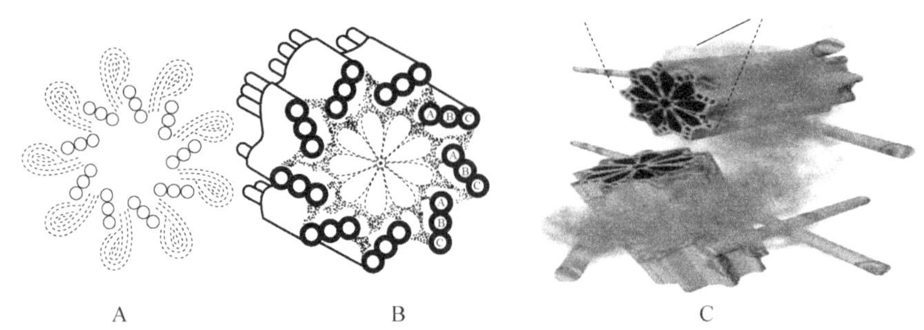

图 9-14 中心粒亚微结构示意图（Karp，2007）

（2）中心体和中心粒的功能

动物细胞的分裂间期，微管通常都是从中心体开始生长，中心体是动物细胞中的微管组织中心。有丝分裂期时，分布于细胞质中的微管消失，在中心粒周围形成由短的微管组成、呈放射状排列的星体。倍增后两对中心粒分离，决定了细胞的分裂极。它们之间的微管延长、生长，形成了纺锤体。作为中心体核心结构的中心粒，其功能与微管蛋白的合成及微管的聚合有关，并参与细胞的有丝分裂过程。同时，由于中心粒存在 ATP 酶，因而可能与细胞能量代谢相关联，为细胞运动和染色体移动提供能量。

（3）中心粒的复制

在细胞周期的 DNA 合成期（S）之前，中心粒为一对，S 期加倍。中心粒的形成，不同于线粒体和叶绿体，无须现成的模板。在一些没有中心粒的细胞，也可以自我发生。其大致过程如下：成对的中心粒先分离；然后由每个中心粒的一端，垂直地生出 1 个小的中心粒，称之为**原中心粒**（procentriole）。原中心粒在其产生时，先形成只有 9 个单管的微管环，即先形成每一个三联管中最内侧的一个，再依次由内向外，形成第二个和第三个。最后，在此基础上进一步延长生长（图 9-15）。

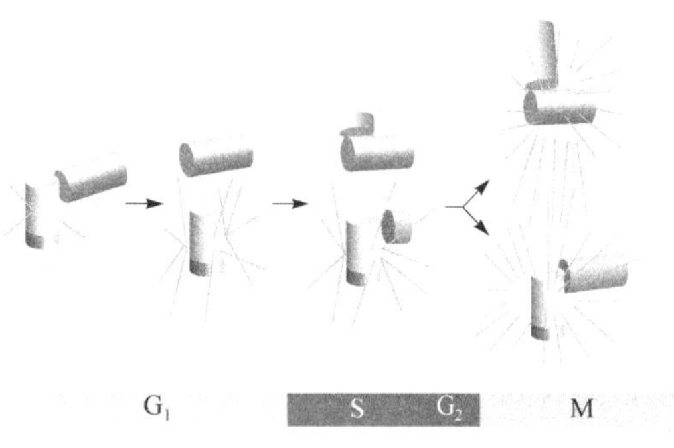

图 9-15 中心粒的复制（Alberts et al.，2008）

2. 鞭毛与纤毛

鞭毛（flagellum）与**纤毛**（cilium）是细胞表面具有运动功能的细胞特化结构。通常将少而较长的称为鞭毛，多而较短的称为纤毛。二者形态虽然有所差异，但基本结构完全相同。

（1）鞭毛与纤毛的形态结构

鞭毛与纤毛的长轴从结构上可分为毛部、基体和根丝 3 个部分。毛部（shaft）指伸出于细胞外面的部分；**基体**（basal body）与毛部连接，埋藏在膜下细胞质内；根丝（rootlet）是由基体生出的细丝，深入细胞质的内部。

纤毛与鞭毛外面包裹一层质膜，内部是由微管组成的平行的**轴丝**（axoneme）。构成毛部轴丝的微管呈规律性排列，即 9 组二联管在周围等距离地规则环绕排列成一圈，一对以单管形式存在的中心微管，这种轴丝微管的排列方式被称为“9×2+2”的排列。每组外周二联管中，电子致密度较高的称为亚微管 A（submicrotubule A），亚微管 A 是完全微管，由

13个球形亚基环绕而成；另一条电子致密度较低者，称为亚微管B，亚微管B为不完全微管，仅由10个亚基组成，另外3个亚基与亚微管A共用。亚微管A具有2个由动力蛋白构成的短臂结构，长约15nm，粗约5nm，伸向与之相邻近的一组二联管的亚微管B。一对中央管，其外围有中央鞘（central sheath）。中央鞘与每一组周围的二联管之间，均有放射辐（radia spoke）的细丝相连接（图9-16）。

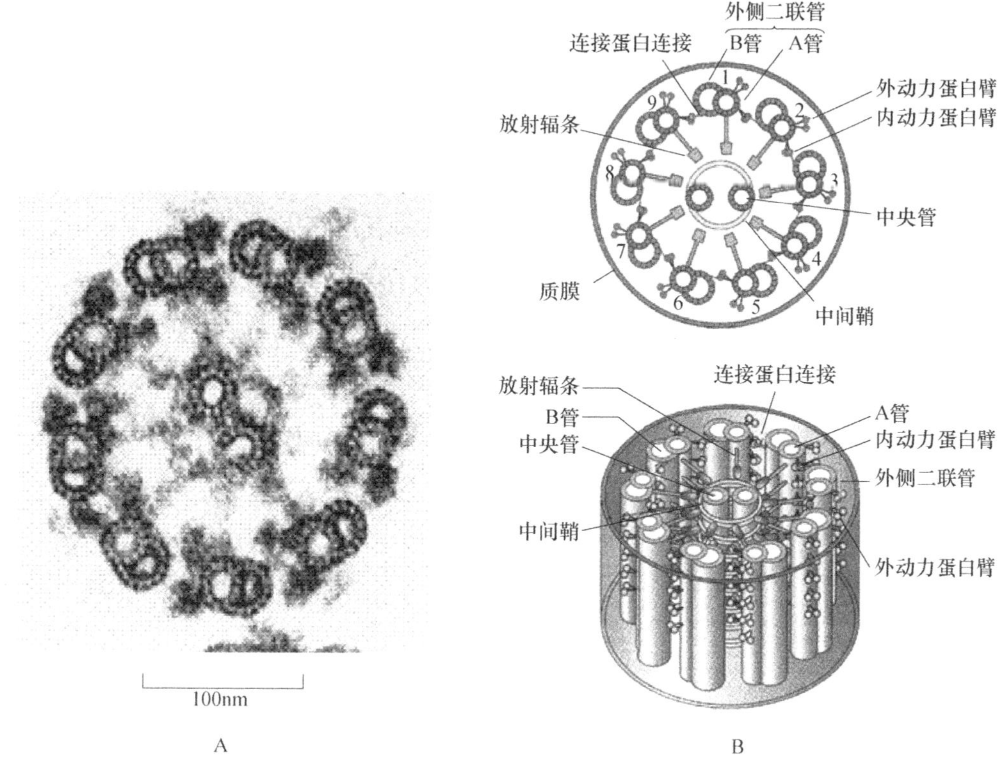

图9-16 纤毛与鞭毛的结构（杨抚华，2011）
A. 纤毛的毛部横断面电镜图；B. 纤毛的毛部横断面结构模式图

在纤毛的毛部与基体之间，存在一个缺少中心鞘及中心微管的过渡结构。而位于纤毛和鞭毛基部的基体结构与中心粒同形、同源，基体外围含有9组三联管，没有中央微管。基体中的亚微管A和亚微管B向外延伸而成为纤毛或鞭毛中的二联管。

（2）纤毛与鞭毛的化学组成

纤毛与鞭毛含有多种蛋白质，较为重要的有微管蛋白、动力蛋白及连接蛋白。微管蛋白是构成周围9组二联管的蛋白质，前已述及。

动力蛋白最初是在纤毛与鞭毛内发现的，是构成周围微管上短臂的蛋白质，它们的作用是将化学能转变为机械能，使纤毛或鞭毛运动，被统称为**轴丝动力蛋白**（axoneme dynein）。动力蛋白是已知马达蛋白中最大、移动速度最快的成员。

轴丝动力蛋白分子包括重链（含马达结构域）、轻链和中间链三部分。重链包含ATP结合部位和微管结合部位，含有3个马达结构域，负责将ATP储存的化学能转化为机械能，并介导沿微管的运动。轻链与中间链则用来调节马达蛋白结构域的活性，并帮助动力蛋白在细胞内的正确定位。

另外，还有存在于二联管亚微管彼此连接处的**微管连接蛋白**（nexin）。用蛋白酶处理，可以消化二联体间连接和辐射丝，证明它们二者皆为蛋白质成分。

（3）纤毛与鞭毛的运动机制

纤毛与鞭毛尽管其组成及结构形式相似，也都执行细胞的运动功能。但是，二者在运动形式上却并非完全相同。纤毛为双向波动（biphasic beating），即由快速的有效拍击和慢速的回复拍击组成；而鞭毛则表现为一种均匀的波动。

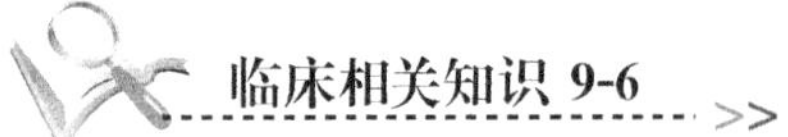

★微管与不动纤（鞭）毛综合征★

纤毛不动综合征（ICS）是一种和遗传有关的纤毛超微结构缺陷，如动力臂缺失、轮辐缺陷、微管排列异常等，均可导致纤毛运动异常，丧失正常摆动。纤毛轴丝含有100多种多肽，任何1种多肽有缺陷，均可造成同样的病理结果，因此该病具有明显的遗传异质性。

纤毛分布于呼吸道、胃肠道、耳道、输卵管、输精管及精子等，纤毛的结构缺陷常引起多系统受累，常以呼吸道最严重。主要表现为反复发生的咳嗽、咳痰、呼吸道感染、呼吸困难、支气管扩张等，常并发鼻炎、鼻窦炎、中耳炎等。一些患者表现为内脏转位（如右位心等）和神经系统症状。男性患者可并发不育，女性患者宫外孕发生率增加或表现为不孕症。

关于纤毛与鞭毛的运动机制一般用滑动学说来解释。该学说认为，纤毛或鞭毛的运动，是在ATP存在的条件下，由轴丝动力蛋白所介导的相邻的二联管间相互滑动所致。其大致过程如下：A微管短臂动力蛋白头部与相邻亚微管B接触，促使动力蛋白结合的ATP水解产物释放，并引起动力蛋白头部角度的滑动改变；随之，新结合的ATP使短臂动力蛋白头部和亚微管B脱离接触；接着ATP水解，所释放的能量使短臂动力蛋白头部角度复原；然后，带有水解产物的短臂动力蛋白头部再次和亚微管B上的另一位点结合，开始新一轮的循环（图9-17）。

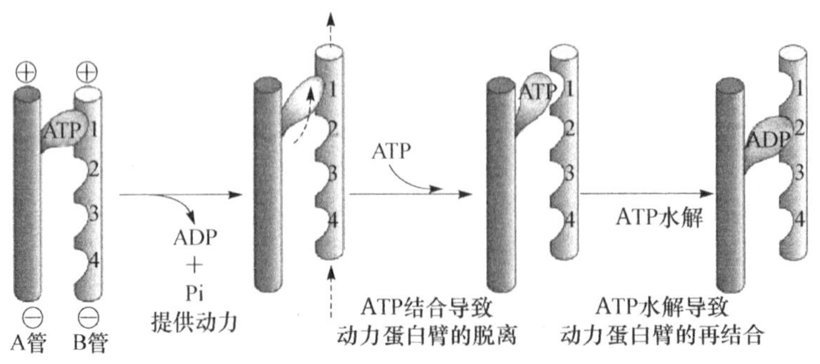

图9-17　纤毛运动的滑动假说（杨抚华，2011）

按照滑动学说，纤毛运动始于短臂动力蛋白与 ATP 的作用；而放射状辐射丝和亚微管连接蛋白的作用也至为关键，正是由它们将相邻二联管间的相互滑动，转换为纤毛的弯曲运动的。因为当用胰蛋白酶消化这些连接蛋白后，从纤毛或鞭毛分离到的轴丝就丧失了传播波动运动的能力。

第三节　中　间　丝

中间丝（intermediate filament，IF）直径 10nm 左右，因其粗细介于肌细胞的粗肌丝和细肌丝之间，故又命名为中间纤维。中间丝存在于大多数动物细胞内，是细胞骨架纤维中最复杂的一种。中间丝与微管、微丝不同，它们化学成分复杂，但形态相似、结构稳定，对秋水仙碱和松胞菌素均不敏感，是广泛存在于真核细胞中的第三种细胞骨架成分。

一、中间丝的类型与结构

（一）中间丝的分类

中间丝的组成成分比微丝和微管复杂得多，不同来源的组织细胞表达不同类型的中间丝蛋白。根据中间丝蛋白的氨基酸序列、基因结构、组装特性及组织来源和免疫原性的不同，将中间丝分为 6 种类型。

Ⅰ型（酸性）和Ⅱ型（中性、碱性）**细胞角蛋白**（cytokeratin）在上皮细胞内以异源二聚体的形式参与中间丝的组装。Ⅲ型中间丝，包括**波形蛋白**（vimentin）、**结蛋白**（desmin）、**胶质细胞原纤维酸性蛋白**（glial fibrillary acidic protein，GFAP）与外周蛋白（peripherin），分别定位于间充质来源细胞、肌肉细胞、神经胶质细胞、中枢神经元及外周感觉神经元，通常在各自的细胞内形成同源多聚体。Ⅳ型中间丝在神经系统发育过程中，在波形蛋白和**神经上皮干细胞蛋白**（nestin）（也称巢蛋白）表达一定时间后开始表达，并加入到细胞内存在的中间丝网络。构成神经细胞轴突中间丝的蛋白质称为**神经丝蛋白**（neurofilament protein，NFP）。**核纤层蛋白**（lamin）A、B、C 同属于Ⅴ型中间丝，其中核纤层蛋白 B 在所有细胞内均表达，而核纤层蛋白 A 只在原肠胚形成后分化的细胞内表达。晶状体纤维细胞中组成中间丝的蛋白质称为**晶状体丝蛋白**（filensin）。最近在神经干细胞和上皮细胞发现的神经干细胞蛋白、微管卷曲蛋白与丝晶蛋白属于Ⅵ型中间丝蛋白家族的成员。

中间丝蛋白的多样性与人体内 200 多种细胞类型相关，这些细胞不同的功能与其特殊的细胞骨架成分密切相关，因此，中间丝被认为是区分细胞类型的身份证。

（二）中间丝的分子结构

中间丝蛋白单体是中间丝的基本组成单位，已发现 50 多种单体，它们来源于同一基因家族，具有高度的同源性。中间丝蛋白单体具有共同的结构特点：由非螺旋化的头（N 端）部、尾（C 端）部和 α 螺旋化的杆部组成。

在细胞质中间丝蛋白分子中部的 α 螺旋杆状区约含 310 个高度保守的氨基酸残基，是中间丝的重要结构特征。其内含 4 个高度保守的 α 螺旋段，每段都是由 7 个一组的氨基酸重复序列组成，由3个短的非螺旋间隔连接。具体来说，α螺旋区可划分为2个部分，即长度各为22nm左右的螺旋Ⅰ区和螺旋Ⅱ区。它们之间通过1个短的L_{12}片段（约17个氨基酸残基）相连接。螺旋Ⅰ区和螺旋Ⅱ区，又各自含有2个螺旋亚区和1个短的连接片段，依次为$Ⅰ_A$(35个氨基酸残基)、$Ⅰ_B$(101个氨基酸残基)、$Ⅱ_A$(19个氨基酸残基)、$Ⅱ_B$(121个氨基酸残基)、L_1（10个氨基酸残基）及L_2（8个氨基酸残基）。L_1是介于$Ⅰ_A$和$Ⅰ_B$螺旋亚区间的连接片段；而$Ⅱ_A$和$Ⅱ_B$螺旋亚区间，则通过L_2相连接。

杆状区两端非螺旋化的头部和尾部呈球形，头、尾两端的氨基酸组成是高度可变的，具有不同的肽链长度和化学性质，构成了各类不同的中间丝蛋白分子差异的基础。因此，各中间丝蛋白之间的区别主要取决于其非螺旋头部、尾部的长度和氨基酸顺序。每一特定类型的中间丝蛋白，其头、尾部也由不同的亚区构成，包括H亚区（同源区）、V亚区（可变区）和E亚区（末端区）。中间丝蛋白分子多肽链结构模式如图9-18所示。

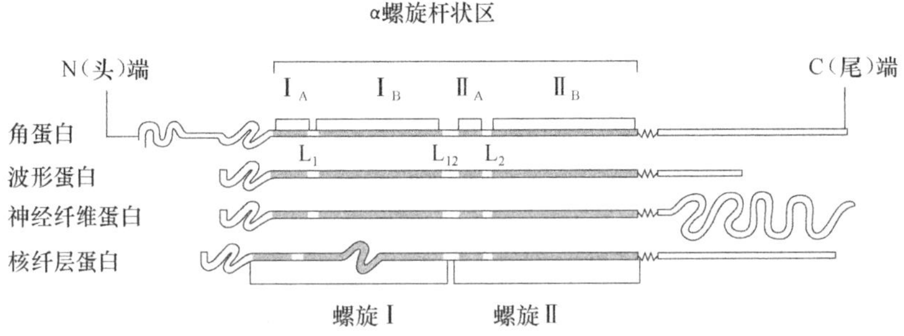

图9-18　中间丝蛋白分子的结构模式图（杨抚华，2011）

二、中间丝的组装与调节

（一）中间丝的组装过程

中间丝的组装过程比微管、微丝更为复杂，大致分4步。

1. 形成双股超螺旋二聚体

由2条中间丝蛋白单体分子对应的α螺旋区相互缠绕，形成长40～50nm的双股超螺旋二聚体杆部结构。此为中间丝组装的第一步，也是不同类型中间丝蛋白分子共同的结构特征。

2. 形成四聚体

由2对二聚体以反向平行、半分子长度交叠的形式排列结合形成四聚体（tetramer）。四聚体被认为是中间丝解聚的最小亚单位。四聚体是由2个二聚体以反向平行的方式进行组装的，因此其没有极性。

3. 形成原纤维

不同的四聚体彼此顺序连接，形成一条原纤维；随后，每2根原纤维聚集成一根亚丝。

4. 形成中间丝

4根亚丝（8根原纤维）构成直径约10nm的圆柱状纤维，即中间丝。中间丝的组装模型如图 9-19 所示。

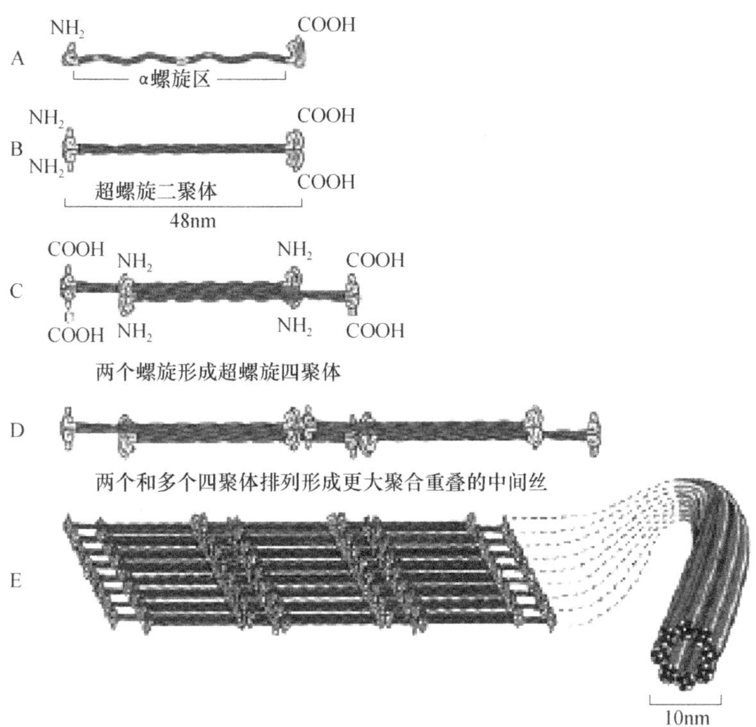

图 9-19 中间丝结构组装模式图（杨抚华，2011）

中间丝组装有下述几个特点。①四聚体及八聚体（原纤维）的组装是反向平行排列，两端对称，故中间丝无极性。②中间丝遵循半分子长度交叠的原则进行组装。③中间丝的体外组装既不需要其他蛋白质的参与，也不需要核苷酸或结合蛋白的辅助。④中间丝在体内组装时，中间丝蛋白绝大部分已装配成中间丝，几乎不存在相应的可溶性蛋白库，也没有踏车行为；而微管或微丝组装时只有 30%的蛋白分子处于组装状态。

（二）中间丝组装的影响因素

中间丝蛋白二聚体的双股超螺旋杆部区，形成中间丝的核心，而其非螺旋化的头、尾末端大多凸出于核心之外，可能具有稳定中间丝和连接其他结构的作用。

中间丝的体外组装不需要核苷酸参加；不依赖于蛋白质的浓度；无需结合蛋白的辅助；也不受温度变化的影响。但是，一些中间丝在低离子强度和微碱条件下，可有明显的解聚。用秋水仙碱或松胞菌素 B 处理细胞，除可见波形蛋白纤维发生位移聚集于核周缘之外，其他类型的中间丝，仍保持原有的分布状态和结构。

中间丝的组装/去组装是通过中间丝蛋白亚基的磷酸化和去磷酸化进行调控的。有丝分裂前期，去组装的中间丝被磷酸化，然后中间丝上被磷酸化的蛋白亚基与 14-3-3 蛋白结合，导致中间丝网络的解体。细胞分裂结束后，中间丝蛋白的可溶性组分发生去磷酸化，14-3-3 蛋白从去磷酸化的中间丝蛋白亚基上脱落，中间丝蛋白重新参与中间丝网络的组装。

中间丝结合蛋白（intermediate filament associated protein，IFAP）本身并非中间丝结构的组分蛋白，但它们或紧密或松散地结合于中间丝的不同部位，充当细胞内中间丝超分子结构的调节者，介导中间丝之间或中间丝与其他结构间相互作用，形成 IF 网络。已报道了 10 多种中间丝结合蛋白，如联丝蛋白（synemin）就是与结蛋白和波形蛋白结合在一起的一种 IFAP。它们具有以下特征：①IFAP 具有中间丝类型特异性。②IFAP 具有其表达细胞的专一性。③某些 IFAP 的表达与细胞的发育和功能状态相关联，如丝聚蛋白的表达，是角质化细胞分化的特异性标志。

三、中间丝的主要功能

中间丝的类型复杂而多样，它们在细胞生命活动中具有十分重要的意义。其功能可大致归纳为以下几点。

1. 中间丝与微丝、微管一起构成细胞完整的支撑网架系统

中间丝在胞质内形成发达的纤维网络，向外通过膜整联蛋白与质膜和细胞外基质相联系，向内与核膜、核基质相联系，与微管、微丝一起在细胞内形成一个完整的支撑网架系统。此外，由Ⅴ型中间丝蛋白组装而成的核纤层结构成为核膜的重要支撑结构，对细胞核的定位和固定具有重要作用。

2. 中间丝为细胞提供机械强度支持

中间丝在那些受到机械应力作用的组织细胞（如肌肉细胞和皮肤上皮细胞）中特别丰富，其主要作用是使细胞能够承受较大的机械张力和剪切力。体外实验证明，中间丝在受到较大的变形力时，比微管、微丝更耐受化学药物的剪切力。当细胞失去中间丝网络结构后，细胞易碎、易破裂。例如，角蛋白基因发生突变，可导致单纯性大疱性皮肤松解症发生。这说明中间丝纤维网络对于维持上皮组织细胞间的联结及为细胞提供机械强度支持起重要作用。

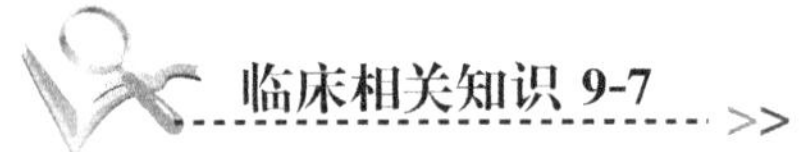

★中间丝蛋白基因突变与疾病★

人类多种遗传病或性状异常与中间丝基因的突变密切相关。例如，角蛋白 K16、K6a、K17、K6b 等的基因突变可导致先天性厚甲症。该病是一组常染色体显性遗传病，特点是厚甲伴有局灶性掌跖角化、口腔黏膜白斑及多发性脂囊瘤等。角蛋白 CK14 的基因发生基因突变，可导致患者表皮基底细胞中的角蛋白纤维网受到破坏，使皮肤很容易受到机械损伤，称为单纯性大疱性皮肤松解症。结蛋白基因突变还可以引起骨骼肌和心肌的病变。胶质细胞原纤维酸性蛋白基因突变引起亚历山大病（Alexander disease）。此外，检测羊水中的中间丝，可以对某些宫内先天畸形进行辅助诊断。例如，羊水中含有胶质纤维或神经纤维的细胞，提示胎儿可能患有中枢神经系统畸形。

3. 中间丝参与细胞的分化

中间丝的表达和分布具有严格的组织特异性，这一特性表明中间丝与细胞分化密切相关。例如，在小鼠的胚胎发育过程中，8 细胞之前阶段，IF 没有表达。到桑葚胚后期，细胞开始表达角蛋白，在将要发育为间叶的细胞群中，角蛋白表达停止，波形纤维蛋白开始表达。细胞的这种在不同的发育阶段表达不同类型中间丝的特点，使中间丝蛋白可以作为一种细胞类型特化性标志物，被广泛应用于干细胞鉴定及分化的研究中。

绝大多数肿瘤细胞，通常继续表达其来源细胞的特征性中间丝，即使在转移之后，仍表达其原发肿瘤的中间丝。因此，可将中间丝蛋白作为肿瘤诊断和分类鉴别的依据。表 9-2 列出了不同中间丝蛋白在细胞、组织及肿瘤中的表达。

表 9-2 不同中间丝蛋白在细胞、组织及肿瘤中的表达

中间丝类型	阳性细胞种类	阳性肿瘤细胞类别
角蛋白	角化和非角化上皮细胞	癌
波形蛋白	间叶细胞，如成纤维细胞、软骨、内皮细胞等	非肌肉瘤，淋巴瘤，黑色素瘤
结蛋白	横纹肌，平滑肌	横纹肌肉瘤，平滑肌肉瘤
胶质细胞原纤维酸性蛋白	星型细胞，贝格曼神经胶质细胞	神经胶质细胞瘤
神经丝蛋白	中枢神经元，周围神经元	神经母细胞瘤，神经节母细胞瘤，嗜铬细胞瘤

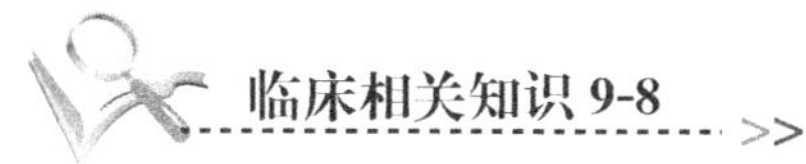

★中间丝与肿瘤的发生与诊断★

绝大多数肿瘤细胞，即使在转移之后，仍表达其原发肿瘤的中间丝蛋白。因此，临床上检测肿瘤组织、转移灶、淋巴结、外周血、尿脱落细胞等的中间丝蛋白表达，有助于肿瘤的诊断分类、监测转移、预后预测和指导治疗。例如，乳腺癌 CK18 表达升高与患者良好的预后相关，而乳腺癌波形蛋白过度表达则与肿瘤细胞运动能力和浸润能力增强有关。CK13 表达缺失是肿瘤分级、分期的标志物，CK14 的从头合成表达标志着肿瘤鳞状细胞分化和预后不良。中间丝蛋白还可以分出许多亚型，已建立了人类主要肿瘤类群的中间丝目录。利用中间丝单克隆抗体分析技术鉴别诊断疑难肿瘤，已经成为临床肿瘤病理诊断的有力工具。

4. 中间丝参与细胞内信息传递

不以纤维形式存在的中间丝蛋白，可作为一种信息分子或信息分子的前体，参与细胞内的信号转导过程，影响 DNA 的复制和转录。有实验证实，在信息传递过程中中间丝水解产物进入核内，通过与组蛋白和 DNA 的作用来调节复制和转录。

复 习 题

1. 何谓细胞骨架？细胞骨架有哪些类型和功能？
2. 简述微管组装各个时期的特点。
3. 什么叫微管组织中心（MTOC）？有哪些结构可起 MTOC 的作用？
4. 简述微丝的化学组成及生物学功能。
5. 试述中间丝分子结构组成和组装特点及主要生物学功能。
6. 试述纤毛和鞭毛的结构与运动机制。

（郑州大学　贺　颖）

第十章　细　胞　核

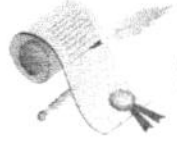

关键知识点

- 细胞核是真核细胞非常重要的细胞器，是遗传物质储存的主要场所，也是细胞内DNA复制、RNA转录的中心，对细胞代谢、生长、分化、衰老、死亡等生命活动起重要作用。典型的间期细胞核由核被膜、染色质、核仁、核纤层和核基质等组成。
- 核被膜使基因的转录和翻译在时间和空间上得以分离。核被膜包括内核膜、外核膜、核周隙和核孔。核孔和核孔边缘的环孔结构构成核孔复合体，是细胞核与细胞质间物质交换和信息交流的通道。核纤层是附着于内核膜下，由核纤层蛋白构成的纤维蛋白网，提供核被膜和染色质附着的支架，还参与基因的复制和转录。
- 染色质和染色体都是由DNA、组蛋白、非组蛋白和少量RNA组成。常染色质结构疏松，功能活跃；异染色质折叠紧密，功能不活跃。染色质的基本组成单位是核小体，主要是由约200bp的DNA分子盘旋组蛋白八聚体核心构成，组蛋白H_1位于连接DNA上。核小体串珠进一步组装成直径30nm的螺线管，螺线管包装成染色体。
- 分裂中期染色体形态稳定，主要结构包括染色体臂、着丝粒、次缢痕、随体、端粒、核仁组织区等。染色体含三种关键序列：自主复制DNA序列、着丝粒DNA序列、端粒DNA序列。一个细胞中的全部染色体在有丝分裂中期的表型称为核型。
- 核仁由纤维中心、致密纤维组分和颗粒成分组成，是一个高度动态的结构，在细胞分裂过程中呈现周期性的消失和重建，是rRNA合成加工和核糖体亚单位组装的场所。
- 真核细胞的DNA复制方式是半保留复制，其特点为多点起始、双向复制、不连续复制、不同步复制。DNA转录后形成的各种前体RNA分子经过加工后成为成熟的RNA分子，被输入到细胞质后参与蛋白质的合成。

★关键词： 核质比；核被膜；核孔复合体；核输入信号；核输出信号；动粒；核小体；端粒；剪接；核内不均一RNA；核质蛋白；核纤层，核骨架；核仁；核型细胞核是细胞遗传物质储存、复制和转录的场所，对细胞代谢、生长、分化及繁殖具有重要的调控作用。细胞核的出现是生物进化历程中的一次重要飞跃，也是真核生物区别于原核生物的重要标志。原核细胞没有细胞核，其DNA物质位于细胞质的局部，称为拟核。真核细胞中遗传物质被核被膜所包围，即保证了细胞的遗传稳定性，又使得遗传信息的转录和翻译在不同的时间和空间进行，从而确保了真核细胞基因表达的准确和高效。

细胞核的数目、形状、大小和位置因细胞类型不同而异。通常每个细胞只有一个细胞核，但也有些细胞为双核或多核。例如，肝细胞、软骨细胞为双核，骨骼肌细胞可有数百个核。细胞核一般位于细胞中央；但有些也可位于细胞一侧，如腺细胞；而在脂肪细胞中，由于脂滴较多，核常被挤于细胞边缘。细胞核的形状一般与细胞形态相适应，球形或柱形细胞的核多呈圆球形或椭圆形；细长的肌细胞的核呈杆状；哺乳动物中性粒细胞的核呈分叶形；形态不规则细胞的核可呈杆状、折叠状或锯齿状。细胞核的大小在不同生物和不同生理状态下有所差异。高等动物的细胞核一般在5～10μm，常用核质比，即细胞核和细胞质的体积比，来表示细胞核的相对大小。核质比＝细胞核的体积/细胞质的体积，其与细胞类型、发育时期、生理状态等有关。幼稚细胞的核较大，成熟细胞的核较小。例如，胚胎细胞、肿瘤细胞、淋巴细胞的核质比较大，而表皮角质化细胞、衰老细胞的核质比较小。

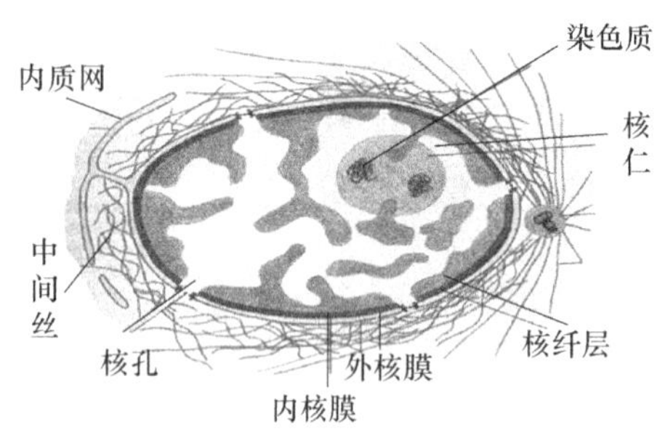

图10-1　间期细胞核结构（Alberts et al.，1998）

细胞核的形态随细胞的增殖周期过程而呈现周期性的变化，细胞进入到分裂期后，核被膜裂解，各种核组分重新组合，无明显的核结构。只有处于分裂间期的细胞，才能观察到完整的细胞核结构，包括核被膜、核仁、染色质、核纤层和核基质（图10-1）。

第一节　核被膜与核孔复合体

核被膜（nuclear envelope）简称**核膜**（nuclear membrane），位于分裂间期细胞核的最外层，为内膜系统的一部分，是细胞区域化的结果。核被膜的特殊位置决定了它有两方面的作用，一方面构成了核、质之间的天然性选择屏障，使核内物质处于一个较为稳定的环境，成为相对独立的系统；另一方面核被膜又不是完全封闭的，核、质之间有频繁的物质交换和信息交流，这主要是通过核被膜上的核孔复合体进行的。

一、核被膜

（一）核被膜的结构组成

核膜的主要化学成分是蛋白质和脂类，蛋白质占65%～75%，脂类次之，此外可能还有少量的DNA和RNA。

通过电泳分析可检测到核膜含有20多种蛋白质，包括组蛋白、基因调节蛋白、DNA

和 RNA 聚合酶、RNA 酶及与电子传递有关的酶类等。核膜的某些组分与内质网极为相似，如内质网膜上的内质网标记酶——葡萄糖-6-磷酸酶和电子传递有关的 NADH 细胞色素 c 还原酶、NADH 细胞色素 b_5 还原酶、细胞色素 P450 等也存在于核膜上。核膜和内质网所含脂类也相似，如均含有不饱和脂肪酸卵磷脂和磷脂酰乙醇胺，以及胆固醇、甘油三酯等，但浓度有差别，核膜上的不饱和脂肪酸浓度较低，胆固醇和甘油三酯的浓度较高。核膜和内质网结构成分的相似性，说明它们有着密切联系，但同时二者又有各自的结构特点。

电镜下，核膜是由内外两层平行、呈同心排列但不连续的单位膜组成。面向核质的一层膜被称为**内核膜**（inner nuclear membrane），面向胞质的一层被称为**外核膜**（outer nuclear membrane）。两层膜厚度基本相同，约为 7.5nm。两层膜之间有 20～40nm 的透明间隙，称为**核周隙**（perinuclear space），其宽度随细胞类型、细胞功能状态而改变。外核膜结构与糙面内质网相似，并彼此相连，使核周隙与内质网腔也彼此相通，其外表面常有核糖体附着，可进行蛋白质的合成，被认为是内质网的特化区域。外核膜的胞质面可见中间丝、微管形成的细胞骨架网络，可能与细胞核的定位有关。内核膜表面光滑，无核糖体附着，内侧附着一层结构致密、对核膜起支持作用的纤维蛋白网络，即**核纤层**（nuclear lamina）。

（二）核被膜在细胞周期中的动态变化

在真核细胞的细胞周期中，核膜随细胞周期的运转而进行有规律的解体与重建。在分裂间期，核膜完整；而在分裂期，双层核膜崩解成单层膜泡，核孔复合体解体，核纤层去装配；在分裂末期，核膜开始围绕染色体重新形成，核孔复合体、核纤层重新装配，如此周而复始。核膜将 DNA 与细胞质分隔开，形成独立的微环境，既保护 DNA 分子免受损伤，又有利于定位于核膜上的染色体解旋、凝缩、平均分配于子细胞核，保证了遗传物质的准确传递。

二、核孔复合体

（一）核孔

所有真核细胞的核膜上均分布着由内、外核膜融合而形成的小孔，称为**核孔**（nuclear pore）。核孔的数目和分布随细胞的种类和功能状态的不同而呈现较大的变化，一般来说，合成功能旺盛的细胞其核孔数目较多。例如，代谢低、增殖不活跃的有核红细胞和淋巴细胞的核孔数仅为 1～3 个/μm^2，而高度分化代谢活跃的细胞（肝、肾、脑等细胞）中，核孔数为 12～20 个/μm^2，非洲爪蟾卵母细胞中核孔数可高达 60 个/μm^2。一个典型的哺乳动物细胞核膜上一般有 3000～4000 个核孔。

电镜下，核孔并不是一个单纯的孔洞，而是一个复杂且由多种蛋白质构成的有规律的盘状结构体系，称为**核孔复合体**（nuclear pore complex）。

（二）核孔复合体的结构模型与成分研究

关于核孔复合体的结构已有多种结构模型，目前普遍被接受的是捕鱼笼式（fish trap）

模型。该模型认为核孔复合体的基本结构包括以下 4 个部分。①**胞质环**（cytoplasmic ring），是朝向胞质面并与外核膜相连的环状结构，其上对称分布有 8 条细长的纤维。②**核质环**（nucleoplasmic ring），朝向细胞核基质并与内核膜相连，其上也对称分布有 8 条细长的纤维，这些纤维的末端交汇成捕鱼笼式或篮网状结构的**核篮**（nuclear basket）。③**核孔复合体中央颗粒**（central granule），又称**中央栓**（central plug），由跨膜糖蛋白组成，位于核孔的中央，呈颗粒状或棒状，对核孔复合体在核膜上的锚定有一定作用。④辐（spoke），由核孔边缘伸向中央呈辐射状八重对称的结构，可把胞质环、核质环、中央栓连接在一起（图 10-2）。

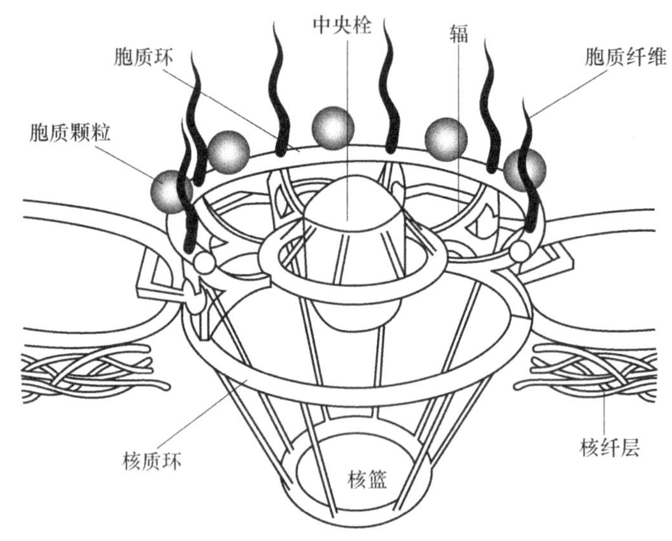

图 10-2　核孔复合体结构模型（Alberts et al.，1998）

核孔复合体是一个多蛋白复合体，由约 30 种不同的**核孔蛋白**（nucleoporin，Nup）组成。这些核孔蛋白在进化上高度保守，多含有由苯丙氨酸（Phe，F）和甘氨酸（Gly，G）组成的 FG 重复序列。这些序列填充于核孔复合体的活性运输通道内，可提供与核转运受体-亲核蛋白复合体的结合位点，从而介导亲核蛋白通过核孔复合体进入细胞核。有些核孔蛋白缺乏 FG 重复序列，被认为是核孔复合体形成的支架。只有少数核孔蛋白具有跨膜结构域，可使核孔复合体锚定在核膜上。大多数核孔蛋白对称地分布于核孔复合体中央通道的胞质面和核质面，少数不对称地分布于中央通道的两侧。

（三）核孔复合体的功能

核孔复合体是细胞核和细胞质间物质交换的双向选择性亲水通道，既介导蛋白质的入核转运，又介导 RNA、核糖体蛋白颗粒的出核转运。同时，核孔复合体参与核质交换又是双功能性的，即可通过被动运输和主动运输两种形式来控制细胞核和细胞质间的物质交换。

1. 通过核孔复合体的被动运输

核孔复合体作为被动运输的亲水通道，其有效直径为 9～10nm，有的可达 12.5nm，故无机离子及小分子物质，如水分子、K^+、Ca^{2+}、Mg^{2+}、Cl^-等及单糖、氨基酸、核苷酸等分子质量低于 5000Da 的物质，均可以自由地通过核膜，但核膜对有些离子，如 Na^+，有一定的屏蔽作用，有些小分子也可能因与其他大分子结合而不能自由通过。绝大多数大分子及一些小颗粒物质，通过核孔复合体选择性运输的方式进行转运。

2. 通过核孔复合体的主动运输

细胞内许多大分子物质、颗粒和纤维物质的转运，目前认为与核转运受体有关，并具有选择性。核转运受体分为**核输出受体**（nuclear export receptor）和**核输入受体**（nuclear import receptor），是一些可溶性蛋白质或 RNA-蛋白质（RNP），呈酸性。核转运受体既能与核孔复合体结合，同时其分子中又具有与转运物结合的区域。被转运的大分子物质中具有可与核转运受体识别的位点，即**核输入信号**（nuclear import signal，NIS）［也称**核定位信号**（nuclear localization signal，NLS）］和**核输出信号**（nuclear export signal，NES），当这些信号被核转运受体识别并结合后，可使核孔的孔径发生暂时性扩大，从而允许带有这些信号、直径较大的分子通过核孔。核孔复合体上分布的 ATP 酶，提供分子转运所需的能量。

3. 亲核蛋白的核输入

在胞质中合成、经核孔转运到细胞核中发挥作用的蛋白质称为**亲核蛋白**（karyophilic protein），如核糖体蛋白、组蛋白、DNA 聚合酶、RNA 聚合酶等。核输入信号存在于多种亲核蛋白中，通常为 4～8 个氨基酸残基组成的短肽或信号斑，这些信号可位于蛋白质的任何部位。不同亲核蛋白的核输入信号氨基酸组成虽有所差异，但均富含带正电荷的 Lys、Arg 等碱性氨基酸，且一般都含有 Pro，有些亲核蛋白中存在多个核定位信号。

核输入信号首先被发现于 SV40 病毒的 T 抗原，该抗原对于病毒 DNA 在宿主细胞中的复制具有重要作用，常分布于被 SV40 感染的宿主细胞核内。若 T 抗原分子中一个八肽片段的某个氨基酸残基发生突变，T 抗原就不能进入细胞核内，此段八肽片段即为 T 抗原的核输入信号，可通过与核转运受体结合而被主动转运到细胞核内。有关**核质蛋白**（nucleoplasmin）的实验证实了核输入信号的存在。核质蛋白是一种与核小体组装相关的亲核蛋白，可被酶切成头、尾两部分，把带有放射性标记的完整核质蛋白和它的头部、尾部片段分别注射到爪蟾卵母细胞的细胞质中，结果发现完整的核质蛋白和其尾部片段可以在细胞核内出现，而它的头部却停留在细胞质中。把直径为 20nm 的胶体金颗粒用尾部包裹，虽然该颗粒的直径已大大超出了核孔复合体允许物质被动运输的有效直径（9nm），但电镜下可观察到胶体金颗粒通过核孔复合体进入到细胞核中（图 10-3）。上述实验表明，协助核质蛋白由胞质进入细胞核的核输入信号存在于该蛋白的尾部，该信号与核转运受体结合，使核孔暂时性扩大，允许较大的蛋白质进入细胞核内。

4. 生物大分子的双向运输

核孔复合体除了将亲核蛋白运输到细胞核内以外，还要把新合成的核糖体亚基、RNA 和一些与 RNA 结合的蛋白复合体输出到细胞质，这些颗粒的直径达 15nm，不能以自由扩散的形式通过核孔，而是靠核孔复合体的主动运输来完成的。用实验手段将直径为 20nm 的胶体金颗粒包上小 RNA 分子（tRNA 或 5S rRNA）注射到蛙的卵母细胞核内，可发现它们迅速地通过核孔复合体进入细胞质中。若把它们注入细胞质中，则停留在细胞质内。该实验说明，核孔复合体除了具有识别核输入信号的受体外，尚有一个或多个识别 RNA（或输出信号）的受体。

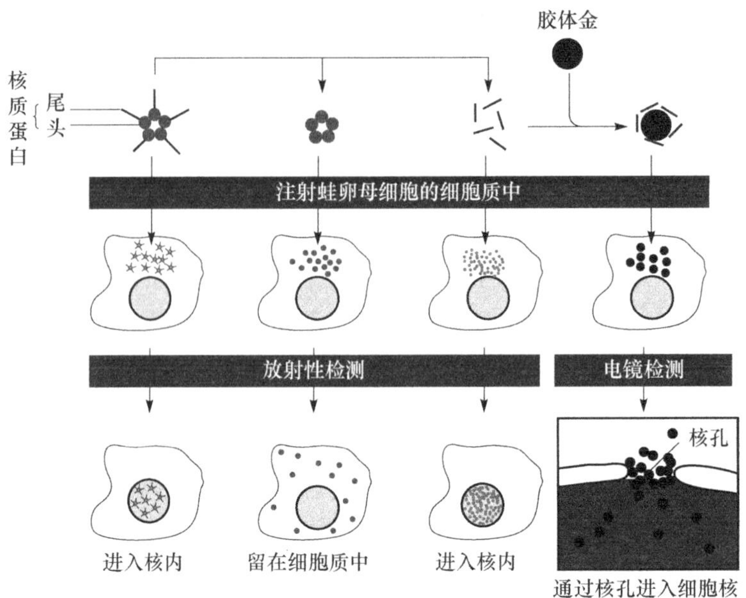

图 10-3 核质蛋白通过核孔复合体的选择性运输（杨抚华，2011）

核孔复合体对生物大分子的运输是双向的，如果把一套用 RNA 包裹的胶体金颗粒注射到蛙卵细胞核，把另一套用核输入信号肽包裹的胶体金颗粒注射到同一细胞的细胞质，可以在同一个核孔复合体中观察到双向运输。

第二节 核纤层和核骨架

一、核纤层

核纤层（nuclear lamina）是附着于内核膜下高电子密度的纤维蛋白网，在细胞核内与核骨架相连，在细胞核外与中间丝相连，形成贯穿于细胞核和细胞质的骨架体系。核纤层的厚度随细胞种类的不同而有所差异，在多数细胞中，其厚度为 10～20nm。核纤层在高等真核细胞间期的细胞核中普遍存在，而在分裂期核纤层解体并以单体形式存在于细胞质中。

（一）核纤层的组成成分

核纤层蛋白（lamin）是组成核纤层的主要成分，其分子质量为 60～70kDa，是中间丝蛋白超家族成员。哺乳动物和鸟类细胞的核纤层蛋白有 A、B、C 三种类型，均有亲膜结合作用。研究证明核纤层蛋白 A 与核纤层蛋白 C 是由同一基因转录成 mRNA 后经过不同剪接而形成的亚型。因此，核纤层蛋白分为两类：A 型核纤层蛋白（包括核纤层蛋白 A 和 C）与 B 型核纤层蛋白（核纤层蛋白 B）。核纤层蛋白 B 经转录后的修饰，在羧基端添加了脂肪酸，可帮助其插入到核膜的内脂层，与膜的结合能力最强。

通过对核纤层蛋白的氨基酸序列分析发现，它们与中间丝具有较高的同源性，都具有 N

端的头部结构域、卷曲螺旋的杆状结构域和球状的尾部结构域。杆状结构域是高度保守的 α 螺旋区，介导核纤层蛋白二聚体的形成；头部和尾部的相互作用可促使核纤层蛋白多聚化及更高级结构的形成。核纤层蛋白主要分布于核膜边缘，但它们也可形成稳定的复合体在核内聚集成点状结构或分散存在。

（二）核纤层的主要功能

1. 维持核膜的形态与染色质的核周锚定

核纤层与核骨架及穿过核膜的中间丝相连，支撑核膜并可提供染色质的核周锚定位点，对维持核孔的位置、细胞核的形态和染色体的高度有序性有重要作用。

2. 与核膜重建及染色质凝集关系密切

在细胞分裂过程中，核膜的崩解与重建与核纤层蛋白的磷酸化水平的周期性改变密切相关。在细胞分裂前期，**促成熟因子**（maturation promoting factor，MPF）作用于核纤层蛋白，使其高度磷酸化而解聚，核膜崩解成核膜小泡，其中核纤层蛋白 B 因与膜具有较强的结合力而与核膜小泡结合，核纤层蛋白 A 和核纤层蛋白 C 则溶于胞质中；在细胞分裂末期，核纤层蛋白去磷酸化而重新聚合组装，引导核膜小泡相互融合并包绕染色体，形成新的核膜。核纤层在细胞周期中的解聚和重组与染色质的螺旋化和解螺旋有关。在细胞分裂间期，核纤层内表面有与染色质结合的特殊位点，可阻止染色质螺旋化形成染色体（图 10-4）。细胞分裂前期，核纤层解聚，染色质可螺旋化而形成染色体。研究表明将微量核纤层蛋白抗体注射入分裂期细胞，不仅可抑制分裂末期核纤层的重新装配，同时可阻断分裂末期染色体的解旋而使其保持在凝聚状态。

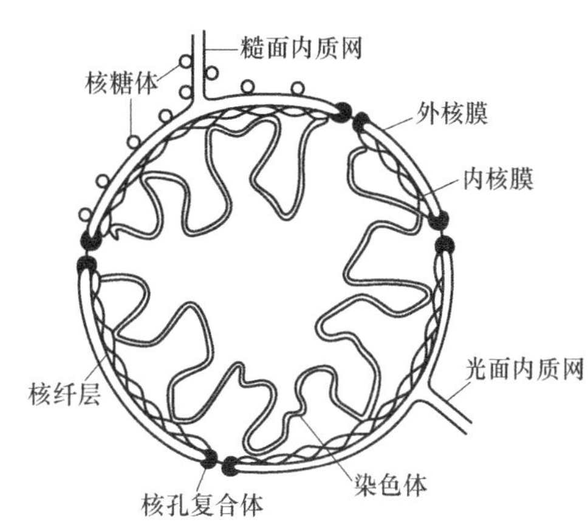

图 10-4 核纤层的结构及功能（杨抚华，2011）

3. 参与细胞核的构建与 DNA 复制

研究发现，从来源于中国仓鼠卵巢（Chinese hamster ovary，CHO）分裂细胞的非细胞体系中选择性地去除核纤层蛋白，可广泛抑制核膜和核孔复合体围绕染色体的组装，说明核纤层对间期细胞核的组装具有决定性作用；同时缺乏核纤层的细胞核不能进行 DNA 复制，从侧面反映了核纤层在 DNA 复制中的作用。

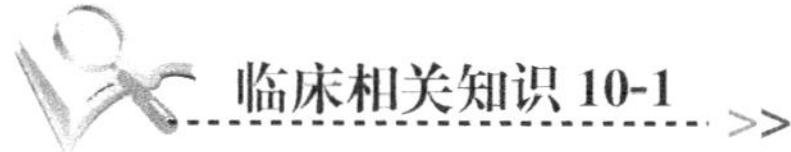

★核纤层与扩张型心肌病★

核纤层蛋白与细胞核的稳定性、染色质结构及基因表达有关，并可决定细胞核的大小及形状。研究发现核纤层蛋白 A 的基因突变是扩张型心肌病病因之一，已经发现许多与扩张型心肌病发病相关的突变位点。核纤层蛋白 A 的基因突变可引起心肌细胞核膜被破坏，导致核纤层蛋白与其他核膜蛋白、染色质连接异常，进一步引起心肌细胞功能失常，影响转录、染色体的构成和细胞收缩功能，从而导致扩张型心肌病的发生。

二、核骨架

核骨架（nuclear scaffold），又称**核基质**（nuclear matrix），是充满间期细胞核的、由非组蛋白组成的纤维网架结构。其在结构上与核纤层、核孔复合体、核仁、染色质及细胞质中的中间丝共同构成一个网络系统，对真核细胞染色体的空间构建、基因表达调控、DNA 复制、损伤修复、RNA 转录及转录后的加工和运输具有重要的作用。

（一）核骨架的组成成分和形态结构

将细胞核纯化后进行一系列生化抽提，除去 DNA、RNA、组蛋白与脂类等成分，电镜下可观察到核骨架组成的复杂而有序的三维网络结构，由粗细不均、直径 3～30nm 的纤维和颗粒状结构相互连接构成，充满整个细胞核空间。纤维单体的直径为 3～4nm，较粗的纤维是单体纤维的聚合体。

核骨架的主要化学成分是蛋白质，含量可在 90％以上，还含有少量的 RNA、DNA。组成核骨架的蛋白质成分极为复杂，目前已测出大约有 400 多种核骨架蛋白存在，可分为核骨架蛋白和核骨架结合蛋白两类。核骨架蛋白为各类细胞所共有，呈纤维颗粒状分布于核骨架，其中多数是纤维蛋白，也含不少硫蛋白。核骨架结合蛋白因细胞类型、细胞生理状态和分化程度不同而有较大差异，常见的种类有与核基质结合的蛋白、细胞调控蛋白、RNP、病毒蛋白 4 种类型。

核骨架 RNA 常以 RNP 形式存在，在维持核骨架三维网络结构完整性方面起重要作用。经 RNase 消化的核骨架的三维结构会发生很大的变化，核骨架上的网状颗粒结构变得稀疏，表明核骨架中的 RNA 含量虽少，但在连接核骨架纤维网络过程中发挥一定的作用。现一般认为 DNA 不是核骨架的成分，而仅仅是功能性结合。

（二）核骨架的功能

核骨架为细胞核内组分提供了一个非常重要的纤维网络结构，不仅在维持细胞核的形态方面，而且在 DNA 复制、基因转录调控、染色体组装等一系列活动中发挥重要作用。

1. 核骨架是 DNA 复制的支架

研究显示，用^{3}H-TdR 放射性脉冲标记培养的大鼠 3T3 细胞后，在分离的核骨架上发现大量被标记的 DNA 分子，证实核骨架是 DNA 复制的空间支架，不仅复制起始点能不断地与核骨架结合，复制所形成的新 DNA 也可与核骨架结合，而且数量极多，占核骨架结合 DNA 的 90％。电镜放射自显影进一步显示，DNA 聚合酶和 DNA 拓扑异构酶在核骨架上有特定的结合位点，DNA 与参与 DNA 复制的酶及因子也锚定在核骨架上，形成 DNA 复制复合体（DNA replication complex）进行 DNA 复制。DNA 结合于核骨架后，其复制的准确率及效率均可显著提高。

2. 核骨架在基因转录中发挥重要作用

核骨架不仅可参与基因转录活性的调节，也参与转录后 RNA 的修饰加工和定向运输。D. A. Jachson 等用^{3}H-UdR 脉冲标记 HeLa 细胞，发现 95%以上新生的转录本与核骨架紧密相连。更多的研究结果表明，细胞内三种 RNA 合成都是在核骨架上进行的，核骨架上不仅富含具有转录活性的基因，同时也分布有 RNA 聚合酶的结合位点，还存在 ADP 核苷酸转移酶、核苷三磷酸化酶等与 RNA 化学合成相关的酶类，基因只有与核骨架结合后才可进行转录。核骨架与不均一核 RNA（hnRNA）的加工过程也有密切联系。核骨架可能是细胞核内 hnRNA 加工的场所。例如，^{3}H-UdR 脉冲标记实验显示，高比活性发生在与核骨架结合的高分子质量的 RNA 上，hnRNA 上的 polyA 区可能就是 hnRNA 在核骨架中的附着点。在一些疾病中发现，某些核骨架蛋白或核骨架相关蛋白出现异常表达，同时可引起基因表达失控，也提示核骨架在基因表达中起重要作用。

3. 核骨架参与染色体和核膜的构建

在细胞分裂过程中，用抗体封闭某些核骨架蛋白的作用，会观察到核膜崩解，染色质凝集将受到抑制。现已证实核骨架是染色质组装的支架。在染色质组装的放射环结构模型中认为，真核细胞中的 DNA 形成 30nm 的染色质纤丝并以袢环形式锚定在核骨架上，有些工作提示染色体骨架与核骨架具有相同的蛋白质成分，如 DNA 拓扑异构酶Ⅱ，可能核骨架的某些结构组分在分裂期转变为染色体骨架，对核内 DNA 有规律的空间构型起着维系和支架的作用。但核骨架如何参与染色体构建，目前仍是一个有待深入探讨的问题。核骨架也参与有丝分裂后期核膜的重建，若核骨架相关蛋白 AKAP149（A-kinase anchoring protein 149）与 PP1（protein phosphatase 1）相互结合，核膜的构建将受到抑制。

4. 核骨架和病毒复制有关

病毒的生命活动都必须依赖宿主细胞进行，其 DNA 复制、RNA 转录及加工与宿主细胞的核骨架密切相关。例如，单纯疱疹病毒的核壳体是在核骨架上进行装配的，腺病毒的核内 DNA 的复制及装配过程也与核骨架相关。

5. 核骨架与细胞癌变有关

核骨架形态结构及其蛋白质组成在癌细胞中有显著变化。有些癌细胞的核骨架结构很不规则，而且其蛋白质组成与正常细胞的核骨架有显著不同，如膀胱癌、肝癌及胃癌等肿瘤中都发现了核骨架蛋白的异常改变。

癌基因的表达和其他基因一样，也是在核骨架上进行的。实验中用多瘤病毒转化成纤维细胞，分离细胞核后先将 DNA 进行部分消化，将游离的 DNA 与核骨架分开，再抽提与核骨架一起沉淀的 DNA，然后将这两种来源的 DNA 进行电泳，用癌基因探针进行杂交，证明与核骨架一起沉淀的 DNA 片段中也有很多癌基因。这说明癌基因结合在核骨架上才能转录。

核骨架还可能是致癌物作用的位点。例如，致癌物 α-苯甲芘进入细胞核后，结合在 DNA 与核骨架结合的位点上或靠近这个位点的区域，通过影响核内 DNA 的复制和转录导致细胞恶性改变。

第三节 染色质与染色体

染色质（chromatin）和**染色体**（chromosome）是遗传物质的载体，具有共同的化学组成，能被碱性染料着色，但在细胞周期的不同时相表现不同的相态。在间期细胞核中，遗传物质呈延伸、分散的细丝网状的染色质状态；而在细胞进入有丝分裂期时，染色质高度螺旋、折叠、盘曲成短棒状的染色体。可见，染色质与染色体是同一物质在细胞周期不同阶段的不同表现形式。

一、染色质

（一）染色质和染色体的化学组成成分

染色质和染色体的主要成分是DNA和组蛋白，此外还含有非组蛋白和少量的RNA，DNA和组蛋白的比例约为1∶1，含量高且较为稳定，二者占染色质总化学含量的98%以上，非组蛋白与RNA的含量可随细胞生理状态不同而有很大变化。

1. DNA

DNA是染色质的重要成分，携带有大量遗传信息，具有高度稳定性和高度复杂性，在真核细胞中有多少条DNA分子，就会有多少条染色体。在同一物种体细胞中的DNA分子结构和含量一致，但不同物种的DNA分子，其长度和所含碱基对的数量有很大差异。一般来说，生物体的遗传复杂性越高，基因组越大、越复杂，但基因组的大小并不能完全反映生物体遗传复杂性的高低，如肺鱼DNA含量就比人的DNA含量高出15倍。

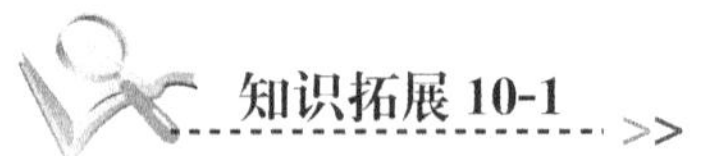

★脱氧核糖核酸的分子结构与诺贝尔生理学或医学奖★

20世纪50年代初，M. H. F. Wilkins等用X射线衍射技术对DNA结构潜心研究了3年，意识到DNA是一种螺旋结构。女物理学家R. E. Franklin在1951年底拍到了一张十分清晰的DNA的X射线衍射照片。1952年，美国化学家L. Pauling发表了关于DNA三链模型的研究报告，这种模型被称为α螺旋。J. D. Watson与M. H. F. Wilkins、R. E. Franklin等讨论了L. Pauling的模型。M. H. F. Wilkins出示了R. E. Franklin拍下的DNA X射线衍射照片，J. D. Watson看出了DNA的内部是一种螺旋形的结构，他立即产生了一种新概念：DNA不是三链结构而应该是双链结构。他们继续循着这个思路深入探讨，极力将有关这方面的研究成果集中起来。根据各方面对DNA研究的信息和自己的研究、分析，J. D. Watson和F. H. C. Crick得出一个共识——DNA是一种双链螺旋结构，并马上在实验室中联手开始搭建DNA双螺旋模型。J. D. Watson和F. H. C. Crick的这个模型正确地反映出DNA的分子结构。此后，遗传学和生物学的历史都从细胞阶段进入了分子阶段。由于J. D. Watson、F. H. C. Crick和M. H. F. Wilkins在DNA分子研究方面的卓越贡献，他们分享1962年的诺贝尔生理学或医学奖。

单倍体细胞中所含有的全部遗传信息称为**基因组**（genome），人的基因组含有大约3×10^9

核苷酸对，由 24 条不同的 DNA 分子组成 24 条染色体，即 22 条常染色体和 2 条性染色体。基因组中包括两类遗传信息：①结构基因：负责编码一个特定功能产物（如蛋白质或 RNA 分子等）的一段核苷酸序列，占基因组的 10%～15%；②调控元件：可调控结构基因在不同细胞周期、个体发育的不同阶段、不同的组织细胞中严格按时空顺序选择性地进行表达并控制表达的强度。

遗传信息储存在 DNA 分子的核苷酸序列之中，真核细胞中 DNA 的核苷酸除了单一序列外，还有重复序列。根据其在基因组中出现次数的不同，DNA 序列可分为 3 类。

(1) 单一序列

单一序列（unique sequence）又称为单拷贝序列，在一个基因组中仅出现一次或少数几次，占基因组的 60%～70%。绝大多数编码蛋白质的结构基因都是单拷贝序列，但它们仅占单一序列的一小部分，其他单一序列的功能尚不清楚。

(2) 中度重复序列

中度重复序列（intermediate repetitive sequence）占人类基因组的 20%～30%，长度单位通常大于 300bp，重复拷贝数在$1\times10^2\sim1\times10^5$，多为非编码序列，少部分具有编码功能或基因调控功能，在染色体上常串联排列成基因簇。例如，具有编码功能的组蛋白基因、免疫球蛋白基因、rRNA 基因、tRNA 基因及具有基因调控作用的 Alu 家族等。

(3) 高度重复序列

高度重复序列（highly repetitive sequence）约占人类基因组的 10%，重复次数可超过 1×10^6，多由长度为 6～200bp 的简单序列组成基本单元。有些序列中 AT 含量较高，在 CsCl 密度梯度离心时，由于 AT 段浮力密度较小，常在 DNA 主带上形成一个次要的 DNA 伴随带，称卫星 DNA。高度重复序列不能转录，多数形成异染色质，分布于染色体的着丝粒区和端粒区，参与染色体结构的维持、形成结构基因间隔，并与减数分裂过程中染色体的配对有关。

2. 组蛋白

组蛋白（histone）是真核细胞特有的、构成染色质的主要蛋白质，富含带正电荷的精氨酸、赖氨酸等碱性氨基酸，可与带负电荷的酸性 DNA 紧密结合，对维持染色质结构的稳定性起关键作用。组蛋白包括 5 种，H_2A、H_2B、H_3、H_4，没有种属和组织特异性，在进化上高度保守；组蛋白 H_1 在构成核小体时起连接作用，赋予染色质以极性，有一定的种属和组织特异性。5 种组蛋白的主要特性见表 10-1。

表 10-1　组蛋白的主要特性

种　类	赖氨酸和精氨酸/%	氨基酸残基数	分子质量/kDa	变异性	每 200bp 中的数量
H_1	22.0	215	21.5	广泛	1
H_2A	1.17	129	14.5	保守	2
H_2B	2.50	125	13.7	保守	2
H_3	0.72	135	15.3	高度保守	2
H_4	0.79	102	11.8	高度保守	2

组蛋白在细胞周期的 DNA 合成期与 DNA 同时合成，合成后立即从胞质转移到细胞核内与 DNA 紧密结合，抑制 DNA 的复制和转录。组蛋白甲基化可增强组蛋白与 DNA 的结

合力，从而降低DNA的转录活性。当组蛋白N端尾部氨基酸发生多种共价修饰（如乙酰化、磷酸化等）后，可改变组蛋白的电荷性质，导致组蛋白与DNA结合力减弱，从而有利于复制和转录的进行。

3. 非组蛋白

染色质中除组蛋白外的其他所有蛋白质统称为**非组蛋白**（nonhistone），是维持染色体结构和催化酶促反应的蛋白质。非组蛋白富含带负电荷的天冬氨酸、谷氨酸，属酸性蛋白质。非组蛋白在细胞内含量较少，但种类繁多，有500多种。非组蛋白在整个细胞周期都能合成，具有与特异DNA序列识别和结合的特性，表现出种属和组织特异性。非组蛋白可在核小体串珠结构的基础上帮助DNA分子进一步折叠，形成不同的结构域，从而有利于DNA的复制和RNA的转录，并能特异性解除组蛋白对DNA的抑制作用，促进复制和转录，调控基因的表达。

4. RNA

染色质中含有少量的RNA，其含量变化较大，大部分是新合成的各类RNA前体，还有部分RNA具有促使染色体结构稳定的作用，如端粒RNA。

（二）染色质的基本结构单位——核小体

人类一个体细胞的细胞核中的DNA连接起来可长达1.74m，而这么长的DNA要在直径只有5μm的细胞核内储存并行使其功能，需经过与组蛋白、非组蛋白等相互作用，经过有序的折叠、螺旋、包装，构建染色体的高级结构，才能保证遗传物质在细胞分裂过程中平均地分配到子细胞中。大量的研究结果证实，染色质的基本结构是由无数核小体串联组成，核小体经过进一步压缩折叠形成更高级的结构。

核小体（nucleosome）是染色质的基本结构单位，每个核小体由一个组蛋白核心、200bp左右的DNA及1分子的组蛋白H_1组成。组蛋白核心由H_2A、H_2B、H_3、H_4各2分子组成一个八聚体球形结构，形成直径约为10nm的圆盘状颗粒，而约有146bp的DNA缠绕在核心颗粒的外周1.75圈。组蛋白核心常以特定位点与DNA双螺旋小沟中富含AT的区域结合，该位置的结合有利于DNA分子在组蛋白八聚体的弯曲盘旋。相邻的两个核小体之间有一长约60bp的DNA片段相连，称为**连接DNA**（linker DNA）。连接DNA对内切核酸酶敏感。组蛋白H_1与连接DNA结合，封闭了核小体DNA的进出口，可稳定核小体的结构，并与染色质的凝聚有关（图10-5）。染色质中平均每200bp出现一核小体，一个DNA分子可连接多个核小体颗粒，形成直径为10nm的串珠状结构。核小体串珠的形成使DNA分子压缩为原先的1/7。

（三）染色质的组装

现在人们公认，染色质的基本结构单位是核小体，而核小体如何进一步组装成染色体，普遍被大家所接受的是多级螺旋模型（multiple coiling model）和染色体的支架-放射环结构模型（scaffold-radial loop structure model）。

1. 多级螺旋模型

由DNA与组蛋白包装成的核小体在组蛋白H_1的介导下彼此连接成直径约为10nm的核小体串珠状结构，构成了染色体的一级结构。

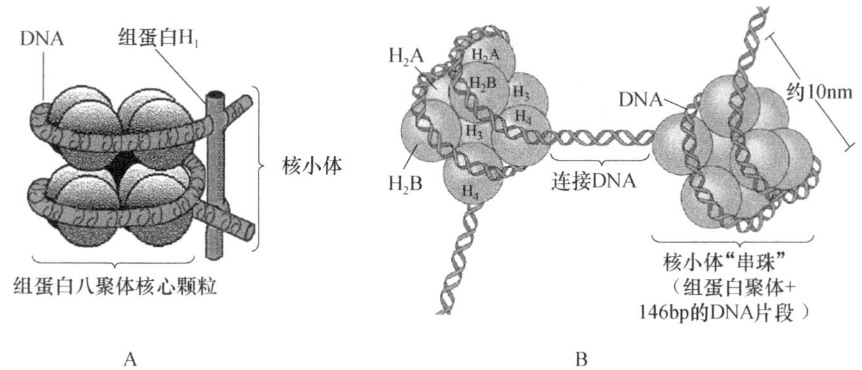

图 10-5 核小体结构模型示意图（http://www.zoology.ubc.ca/）

将细胞核进行温和处理时，在电镜下往往很少见到染色质呈伸展的串珠状结构，而是观察到以一种结构较为紧密、直径约为 30nm 的染色质纤维形式存在。30nm 的染色质纤维为核小体串珠结构进一步盘绕形成的中空**螺线管**（solenoid）。在组蛋白 H_1 存在的情况下，由直径 10nm 的核小体串珠结构螺旋盘绕，每圈 6 个核小体，形成外径 30nm，内径 10nm 的螺线管（图 10-6）。组蛋白 H_1 通常位于中空螺线管内部，是螺线管形成和稳定的关键因素。组蛋白 H_1 分子可成簇地结合于 DNA 上或成簇地从 DNA 分子上脱落，从而使螺线管形成或松解，进而对相关基因的活性进行调节。螺线管是染色质包装的二级结构。

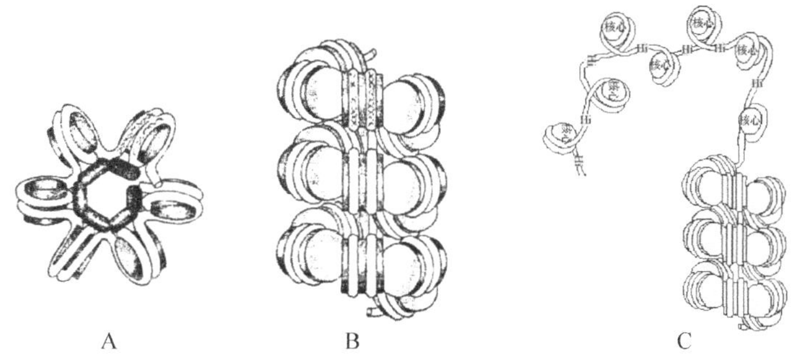

图 10-6 螺线管模型（左伋，2009）
A. 顶面观；B. 侧面观；C. 从核小体到螺线管图解

Bak 等（1977）用从人胚胎离体培养的分裂细胞中分离出的染色体经温和处理后，在电镜下看到直径 0.4μm、长 11～60μm 的染色线，称为单位线（unit fiber）。在电镜下观察发现，单位线是由螺线管进一步螺旋化形成的圆筒状结构，称为超螺线管（supersolenoid），这是染色体构建的三级结构。

超螺线管进一步螺旋和折叠，形成长 2～10μm 的染色单体，即染色体构建的四级结构。根据多级螺旋模型，由 DNA 线性分子到染色体经过了四级结构的包装（图 10-7），DNA 双螺旋到核小体压缩率为 1/7，核小体到螺线管压缩率为 1/6，螺线管到超螺线管压缩率为 1/40，超螺线管到染色单体压缩率为 1/5，DNA 长度压缩为原先的 1/10 000～1/8000。

2. 染色体支架-放射环结构模型

目前对染色质的包装，在一级结构和二级结构上有一致的认识，但 30nm 的螺线管如何

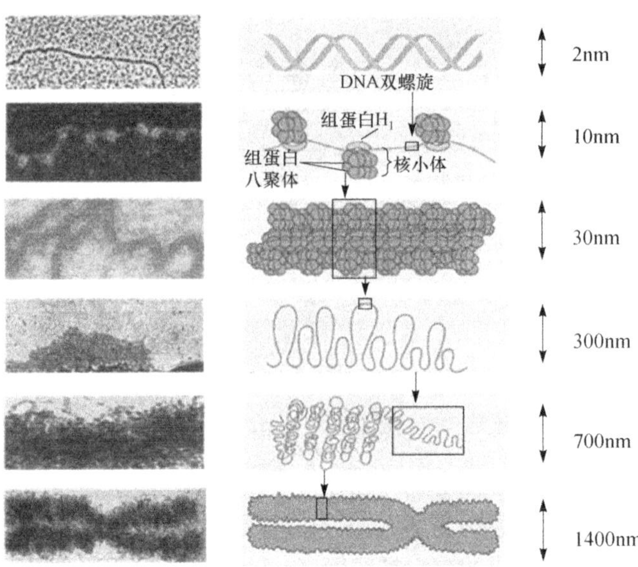

图 10-7　染色体包装模型示意图及电镜照片（杨抚华，2011）

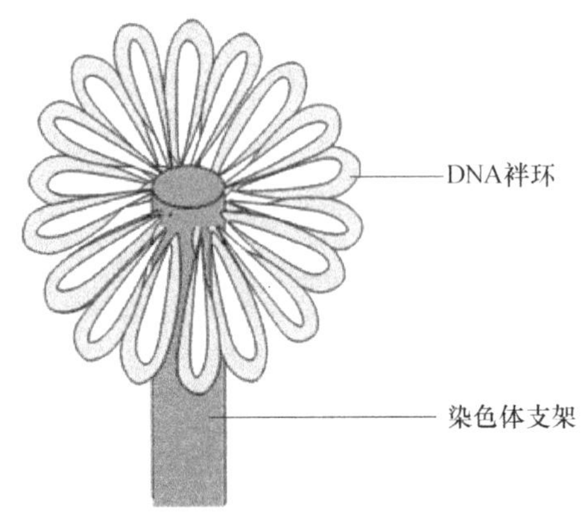

图 10-8　染色体组装的放射环模型

进一步包装成染色单体，尚存在不同的看法。

1977 年，Laemmli 等发现，当去除染色体的组蛋白和大部分非组蛋白后，电镜下观察到在染色体的核心是由非组蛋白构成的支架，DNA 侧环从支架的一点出发又返回到其相邻近的点，构成染色体纵轴周围的放射环（图 10-8）。

染色体支架-放射环模型认为染色体是由 30nm 的螺线管折叠的袢环构成的，袢环的基部集中于染色单体的中央，染色质纤维沿染色体纵轴从中央支架向周围放射状伸出，每个 DNA 袢环长 30 000～100 000bp，平均包含 315 个核小体。每 18 个袢环以染色体支架为核心呈放射状平面排列，形成微带（miniband）。微带是染色体更高级的结构，大约 1×10^6 个微带沿染色体中央支架纵向排列，形成**染色单体**（chromatid）。

（四）常染色质和异染色质

间期染色质按其形态特点和染色性能的不同分为两类：常染色质和异染色质。

1. 常染色质

常染色质（euchromatin）是间期细胞核中处于伸展状态的染色质细纤丝，折叠压缩程度较低，用碱性染料染色时着色较浅，常位于细胞核的中央，也可以袢环形式伸入到核仁中，DNA 包装比为 1/2000～1/1000。常染色质 DNA 主要由单一序列或中度重复序列的核苷酸组成。常染色质具有转录活性，在正常状态下经常处于功能活性状态，参与 DNA 复制及 RNA 转录过程，在一定程度上调节、控制着细胞的代谢活动。常染色质的复制多发生在细胞周期 S 期的早期和中期，但并非所有常染色质上基因都具有转录活性，处于常染色质状态只是基因转录的必要条件，而不是充分条件。

2. 异染色质

异染色质（heterochromatin）为间期细胞核中高度凝集、折叠压缩程度高的染色质纤维丝，碱性染料染色时着色较深。异染色质一般是转录不活跃或无转录活性，与组蛋白结合紧密的 DNA 分子，主要分布于间期核的边缘，即核膜内表面的附近，也有一些异染色质与核仁相结合，构成核仁相随染色质的一部分。

异染色质又分为结构异染色质和兼性异染色质两类。**结构异染色质**（constitutive heterochromatin）是指在所有类型细胞的全部发育阶段都处于凝集状态的染色质。在中期染色体上，主要位于染色体的着丝粒、端粒、次缢痕或染色体臂的常染色质之间，由相对简单、高度重复的 DNA 序列组成。结构异染色质具有显著的遗传惰性，不转录也不编码蛋白质，但可能与细胞分裂、分化过程及结构蛋白质表达的调控有关。结构异染色质一般在 S 期的晚期复制，且表现为比常染色质早凝集。

兼性异染色质（facultative heterochromatin）是在某些细胞中或在细胞一定的发育阶段，由常染色质失去转录活性，转变为凝集状态的异染色质。异染色质在一定条件下能向常染色质转变而恢复其转录活性，二者的转化可能与基因的表达调控有关。例如，雌性哺乳动物体细胞的细胞核中的**巴氏小体**（Barr body），又称 **X 小体**（X body），即为典型的兼性异染色质。在胚胎发育早期，雌性哺乳动物体细胞的细胞核中的一对 X 染色体均有活性，但在胚胎发育的16～18d，两条 X 染色体之一将随机发生异染色质化而失活，在核膜内缘形成一个高度浓缩、凝集的深染小体。兼性异染色质不是由简单的 DNA 重复序列构成，其总量随不同类型细胞而变化，在分化程度较低的胚胎细胞含量较少，而高度特化细胞中含量较多。这表明随细胞分化，较多基因可因染色质凝聚而逐渐关闭，丧失其转录和表达活性。因此，染色质的紧密折叠凝集可能是关闭基因活性的一种途径。

细胞所处的生活周期、分化阶段和生理状态不同，常染色质与异染色质在细胞中的分布比例也有差别。一般来说，快速增殖的细胞中，如胚胎细胞、骨髓细胞及肿瘤细胞中，常染色质所占的比例较大；而在分化程度高的细胞中，异染色质所占的比例较大，如精子细胞核中，异染色质可占染色质总量的 90%～100%。

常染色质与异染色质的化学成分相同，是染色质存在的两种不同状态，在一定条件下，二者可以相互转变。例如，在一种细胞中为常染色质的，在另一种细胞中则可能成为异染色质。而同一种细胞在不同功能状态下，两种染色质也可发生相互转化，兼性异染色质的存在即说明了这一点。电镜下观察到常染色质与异染色质在结构上是连续的，常染色质与异染色质形态的差异可能与组蛋白的分布比例有关，当常染色质结合一定量的组蛋白后，即可向异染色质发生转化。

（五）染色质结构与基因活化

染色质按功能状态的不同可分为活性染色质（active chromatin）和非活性染色质（inactive chromatin）。活性染色质是可进行基因转录的染色质，一般为具有转录活性的常染色质；而非活性染色质是指不进行基因转录的染色质，因大多数细胞中 90%以上的基因在转录上是不活跃的，这些没有转录活性的基因，大量存在于不转录的常染色质上，少量分布于高度凝缩的异染色质中，因此，非活性染色质既包括异染色质，也包括部分常染色质。

非活性染色质因真核生物细胞核内的DNA盘绕组蛋白核心形成核小体，以非裸露状态存在，限制了RNA聚合酶、转录因子等非组蛋白与组蛋白核心紧密结合的DNA的相互作用，而使基因处于非转录状态。当一个调控蛋白结合到染色质DNA的一个特定位点时，可使DNA局部结构改变而影响核小体的相位，使核小体构型发生构象改变，具有疏松的染色质结构，便于转录调控因子与顺式调控元件结合和RNA聚合酶在转录模板上滑动而导致染色质活化。此外，组成核小体的组蛋白八聚体的N端都暴露在核小体之外，当某些特殊的氨基酸残基乙酰基化、甲基化、磷酸化时，可改变染色质的结构，直接影响转录活性，或者通过改变核小体表面结构，使其他调控蛋白易于和染色质相互接触，间接影响转录活性，使非活性染色质活化，激活基因的表达。

二、染色体

染色体的数目、形态和结构在同种生物中相对恒定，在不同种类的生物中均有差异，这对于维持生物物种的稳定和生物进化具有重要意义。

（一）中期染色体的形态结构

在细胞有丝分裂中期，染色质高度凝集，此时染色体形态结构特征明显、典型，易于进行染色体的观察和分析。中期染色体由两条相同的**姐妹染色单体**（sister chromatid）构成，彼此以**着丝粒**（centromere）相连，染色体在着丝粒处内凹，称**主缢痕**（primary constriction）或初级缢痕。着丝粒部位染色质的螺旋化程度低，DNA含量少，因此染色很浅或不着色。该区域由高度重复的异染色质组成，并将染色单体分成两条短臂（p）和两条长臂（q）组成的四臂结构。在主缢痕处，有与着丝粒并列的动粒。沿染色体纵轴尚有次缢痕、随体和端粒等不同结构域（图10-9）。

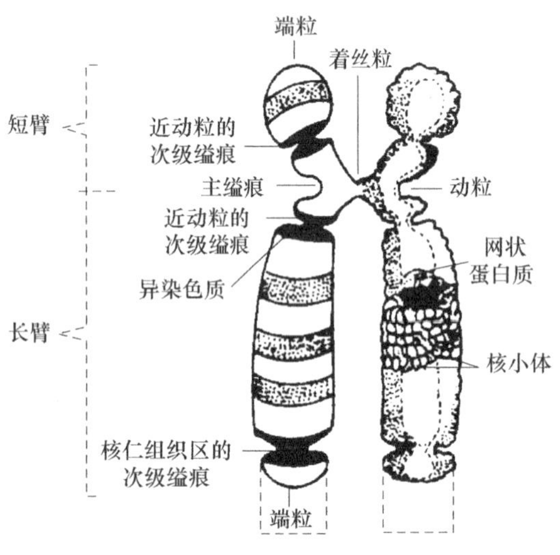

图10-9 中期染色体的形态特征（左伋，2009）

染色体上着丝粒的位置是恒定的，如果将染色体纵向分成8等份，根据着丝粒所处位置的不同，染色体可分为四类（图10-10）：①**中着丝粒染色体**（metacentric chromosome），着丝粒位于染色体的中央（1/2～5/8），将染色体分成大致相等的两臂。②**亚中着丝粒染色体**（submetacentric chromosome），着丝粒偏向一端（5/8～7/8），将染色体分成长短明显不同的两个臂。③**近端着丝粒染色体**（subtelocentric chromosome），着丝粒靠近染色体的一端（7/8～末端）。④**端着丝粒染色体**（telocentric chromosome），着丝粒位于染色体的一端，形成的染色体只有一个臂。人类染色体只有前3种类型，没有端着丝粒染色体，而小鼠染色体都是端着丝粒染色体。

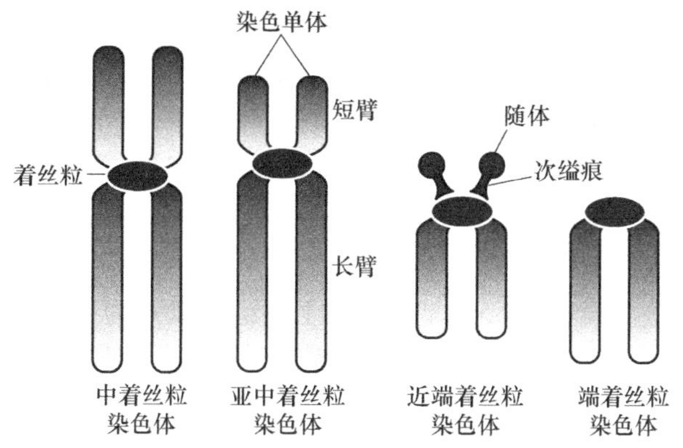

图 10-10 染色体的四种类型

典型的中期染色体包括以下部分。

1. 着丝粒和动粒

着丝粒位于主缢痕中央，由高度重复的异染色质构成，是中期染色单体相互联系在一起的特殊部位。**动粒**（kinetochore）又称着丝点，是指在主缢痕处位于两条染色单体外侧表层部位的特殊结构，与着丝粒形成一个高度有序、不可分割的统一体，即着丝粒-动粒复合体（图 10-11）。该复合体由外向内分成**动粒域**（kinetochore domain）、**中心域**（central domain）和**配对域**（pairing domain）三个不同的部分，对细胞有丝分裂过程中染色体与纺锤体的整合及染色体有序的分离起重要作用。

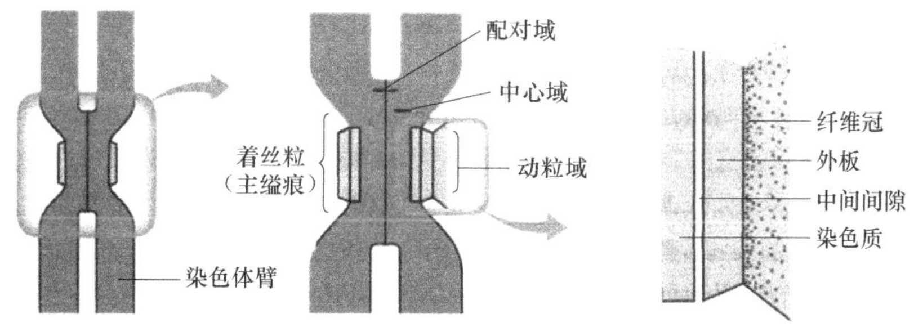

图 10-11 染色体上着丝粒-动粒复合体结构（翟中和等，2007）

（1）动粒域

动粒域位于着丝粒外表面，是微管蛋白的聚合中心之一。动粒域包括外板、中间间隙、内板三层结构。外板电子密度较高，是大部分纺锤丝微管连接的位点，有的纺锤丝微管深入到外层中，与内层相连。在无纺锤丝微管存在时，外板层还可见覆盖着一层由微管蛋白构成的**纤维冠**（fibrous corona），纤维冠上结合有马达蛋白，是支配染色体运动和分离的重要结构。中间间隙电子密度较低，无特殊结构，呈半透明状。内板呈颗粒状，电子密度高，与着丝粒中心域的异染色质相连接。

（2）中心域

中心域位于动粒域的内表面，是着丝粒-动粒域的主体。由高度浓缩、富含 DNA 重复序列的异染色质组成，能抵抗低渗膨胀和核酸酶消化。不同物种之间中心域的 DNA 重复序列变异很大，说明这些序列的进化速率很快。

(3) 配对域

配对域位于着丝粒-动粒复合体的内表面，是细胞有丝分裂中期姐妹染色单体相互连接的位点。在该区域分布有两种蛋白质：内着丝粒蛋白（inner centromere protein，INCENP）和染色单体连接蛋白（chromatid linking protein，CLP），这些蛋白在姐妹染色单体的配对、分离过程中起重要作用。

2. 次缢痕

次缢痕（secondary constriction）是染色体上主缢痕以外的缢缩狭窄的部位，为某些染色体所特有的形态结构。次缢痕在染色体上的数目、位置、大小通常比较恒定，是鉴别染色体的显著特征。

3. 随体

随体（satellite）是某些染色体末端的棒状或球形结构，通过次缢痕与染色体的短臂相连，含高度 DNA 重复序列，是识别染色体的重要特征之一。人类第 13、14、15、21、22 号近端着丝粒染色体均具有随体。

4. 端粒

端粒（telomere）是染色体末端的特化部位，由端粒 DNA 和端粒结构蛋白构成。端粒 DNA 为富含 GC 的 5～8bp 的短串联重复序列，在进化上高度保守，不同生物的端粒 DNA 都很相似。在 DNA 复制过程中，引物被切除后留下的 5′端序列空隙由端粒 DNA 填补，可防止染色体末端 DNA 在复制过程中丢失，从而保证了染色体 DNA 复制的完整性。端粒结构蛋白属非组蛋白，可使端粒免受酶或化学试剂降解。端粒在维持染色体结构稳定性方面起重要作用，可避免染色体末端之间相互粘连，确保 DNA 的完全复制，并参与染色体在核内的空间定位。有实验研究显示，当用 X 射线破坏了染色体的末端后，会发生染色体片段缺失和末端融合现象，可导致疾病或肿瘤形成，在肿瘤细胞中常可观察到端粒融合。

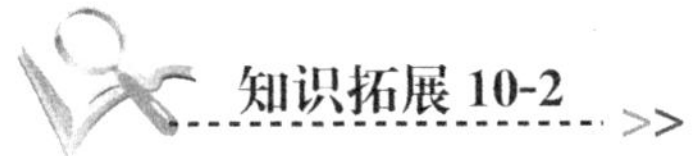

★端粒/端粒酶与诺贝尔生理学或医学奖★

2009 年诺贝尔生理学或医学奖授予美国科学家 E. H. Blackburn、C. W. Greider 和 J. W. Szostak。他们发现的端粒和端粒酶解决了生物学上的一个重大问题，即在细胞分裂时染色体如何完整地自我复制及染色体如何受到保护以免于退化。携带基因信息的 DNA 线状长分子挤压形成染色体，端粒就像一顶高帽子置于染色体头上。E. H. Blackburn 和 J. W. Szostak 发现的端粒也被称作“生命时钟”。C. W. Greider 和 E. H. Blackburn 确定端粒酶是形成端粒 DNA 的成分，并在一些失控的恶性细胞的生长中扮演重要角色。大约 90%的癌细胞都有着不断增长的端粒及相对来说数量较多的端粒酶。端粒/端粒酶的发现阐明了疾病发生的可能机制，有助于未来新治疗方法的发展。

端粒的长短与细胞周期进程相关。在正常细胞中，染色体每复制一次，端粒的 DNA 序列丢失 50～100bp，当端粒缩短到一定程度，细胞即退出细胞周期而分化或衰老、死亡。而肿瘤细胞中存在一种**端粒酶**（telomerase），该酶由具有反转录酶活性的蛋白质和与端粒 DNA 互补的 RNA 组成，能以自身的 RNA 为模板合成端粒，以补充丢失的端粒片段。

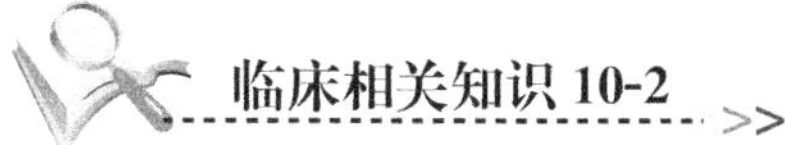

★端粒酶可作为抗肿瘤的靶点★

端粒酶在癌细胞的形成和增殖中起重要作用。研究证实它在 80%～90% 的肿瘤细胞中呈高水平表达，在细胞分裂中可保持恒定的端粒长度，使细胞无限制增殖而获得永生性；而正常人体细胞中却没有端粒酶表达或活性很低，因此端粒/端粒酶已成为抗肿瘤药物的新靶点。抑制癌细胞端粒酶活性或直接抑制端粒的延长，降低其稳定性，而使细胞无法连续增殖，继而进入衰老途径，直至死亡。同时端粒、端粒酶在肿瘤细胞与正常体组织之间的差别又可以减少端粒、端粒酶抑制剂对机体的毒副作用。对端粒酶结构及其功能的研究不仅加速了肿瘤靶向药物的研究进展，也为肿瘤治疗提供了新的途径。

5. 核仁组织区

核仁组织区（nucleolar organizing region，NOR）是含有 rRNA 的基因（5S rRNA 的基因除外）的一段染色体区域，该部位 rRNA 的基因转录活跃，染色质凝集程度低，多位于浅染的染色体次缢痕区，但并非所有的次缢痕都是核仁组织区。NOR 与间期细胞核中核仁的形成有关，对核仁的缔合具有重要作用。

（二）染色体 DNA 的 3 种功能元件

染色体要在细胞世代中保持稳定，一条功能性的染色质 DNA 分子必须首先进行复制，得到两个完全相同的 DNA 分子，再将其平均分配到两个子细胞中，保证遗传信息的稳定传代。这就要求染色体 DNA 必须具有 3 个功能元件：自主复制 DNA 序列，着丝粒 DNA 序列，端粒 DNA 序列（图 10-12）。

1. 自主复制 DNA 序列

自主复制 DNA 序列是细胞进行 DNA 复制的起始点。对于真核细胞来说，多个自主复制 DNA 序列可被成串激活，在 S 期解旋、解链，形成复制叉，开始双向复制。一条 DNA 分子上可同时在多个自主复制 DNA 序列处形成复制叉，使得 DNA 分子可在不同部位同时进行复制，保证了 DNA 快速、准确地自我复制，维持遗传物质稳定传递。

2. 着丝粒 DNA 序列

着丝粒 DNA 序列是复制完成的两姐妹染色单体连接的部位，在细胞分裂中期，该序列与纺锤丝相连，确保复制后的染色单体准确分离，并平均分配到两个子细胞。

3. 端粒 DNA 序列

端粒 DNA 序列广泛存在于真核生物染色体的末端，对于维持 DNA 分子两末端复制的

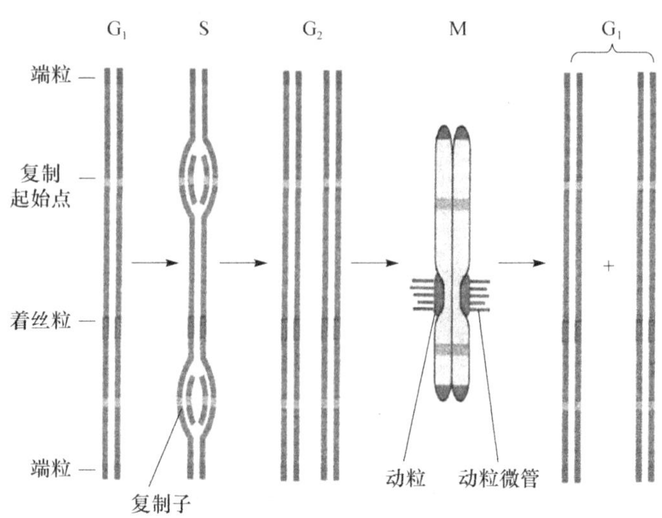

图 10-12　染色体中 3 种 DNA 序列功能示意图（杨抚华，2011；Alberts et al.，2002）

完整性与保持染色体的独立性、稳定性具有重要作用。

目前，采用分子克隆技术，可将真核细胞染色体的复制起点、着丝粒、端粒序列拼接在一起构成人工染色体，用于科学研究。

（三）核型与染色体显带

核型（karyotype）是指一个体细胞中全部中期染色体的总和，包括染色体的数目、大小和形态特征。按照中期染色体的形态特征、数目、大小对其进行分组、配对、排列的过程，称为核型分析（karyotype analysis）。核型分析可为人类遗传病的鉴定、物种亲缘关系与进化等方面的研究提供重要依据。

人类正常体细胞中有 46 条染色体，配成 23 对，其中 1～22 号染色体是男女共有的，称常染色体；另一对染色体男女不同，称性染色体。人类正常男性体细胞核型为 46，XY；正常女性为 46，XX。这 23 对染色体按照国际统一标准命名体系，从大到小分为 A、B、C、D、E、F、G 7 组。

通常采用普通染色和染色体显带技术来辨别染色体。由于各个染色体之间的形态有许多相似之处，普通染色使整条染色体均匀着色，不易准确识别和区分染色体。而染色体显带技术可使染色体不同区域被选择性地染上不同强度的带纹，使各条染色体具有独特的带型而易于识别。**染色体显带**（chromosome banding）是对染色体进行一定的处理后，用不同的染料使染色体沿纵轴显示出宽窄不同、深浅各异的一系列条带。这样就可以对染色体的微细结构进行观察，检测各条染色体的微小结构变化，如缺失、易位等。常用的显带技术包括：用荧光染料喹吖因可显示 Q 带；经胰酶处理后 Giemsa 染色可显示 G 带；热处理后 Giemsa 染色显示 R 带；银染显示核仁组织区；T 带显示端粒部位；C 带显示着丝粒区域等。20 世纪 70 年代中期，建立了高分辨显带技术。一般显带技术只能显示 320～550 条带，而高分辨显带技术制备的染色体标本片，一套染色体上可出现上千条带型，在识别染色体、分析染色体的微小变异、研究基因定位和生物进化等方面具有重要意义。

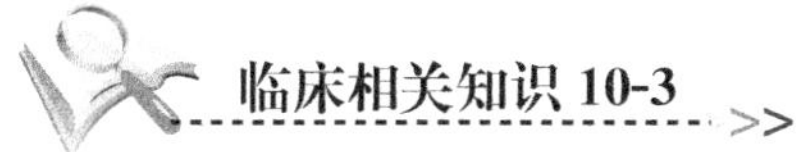

★染色体畸变与染色体病★

染色体畸变是因为先天性染色体数目异常或（和）结构畸变而形成的疾病。常染色体病患者一般有先天性多发畸形、智力发育障碍与生长发育迟缓等症状，有些还有特殊的皮肤纹理的改变。Down 综合征、18 三体综合征、猫叫综合征等均属于常染色体病。性染色体病患者除具有上述特征外，还有内外生殖器异常或畸形，如性腺发育不良，副性征不发育等。Klinefelter 综合征、Turner 综合征、脆性 X 综合征等均为性染色体异常的疾病。

第四节　核仁与核糖体的生物发生

核仁（nucleolus）是真核细胞间期细胞核内大分子物质聚集成的最明显的结构，光镜下为均匀、无包膜的海绵状结构。每个细胞中有 1～2 个核仁，甚至多个。核仁的大小、数目、形状、分布位置随生物物种、细胞类型和功能状态不同而异，并与蛋白质的合成水平密切相关。在蛋白质合成旺盛的细胞（如卵母细胞、分泌细胞）中，核仁很大；而在肌细胞等不具备蛋白质合成能力的细胞中，核仁很小。核仁在细胞中的位置通常不固定，可以在任何位置，在生长旺盛的细胞中，常靠近细胞核膜边缘，有利于核仁内成分在核、质之间的运输。

一、核仁的超微结构与核仁周期

核仁的主要化学组分为蛋白质、DNA、RNA 和酶类等。其中蛋白质占核仁干重的 80%，包括组蛋白、非组蛋白、核糖体蛋白和 RNA 聚合酶等多种酶系。RNA 约占 11%，包括前体 rRNA、成熟 rRNA 等，与蛋白质结合后以 RNP 形式存在。DNA 占 8%，主要是编码 rRNA 的基因（rDNA），存在于核仁相随染色质中。此外，核仁中还有少量的脂类。核仁的各种组分以某种方式特异地组合，实现 rRNA 的基因的转录和转录产物的加工、成熟。

（一）核仁的超微结构

电镜下，核仁为无界膜包裹、由多种纤维丝构成的网状海绵球体，其超微结构包括 3 个不完全分隔的部分，由内向外依次为纤维中心、致密纤维组分、颗粒区（图 10-13）。

1. 核仁纤维中心

纤维中心（fibrillar center，FC）位于核仁中央，是被致密的纤维组分包绕成的圆形结构小岛，在电镜下呈浅染的低电子密度区。纤维中心是由直径为 10nm 的染色质纤维以袢环的形式伸入核仁内部而形成的，含有编码 rRNA 的基因，称为 rDNA。袢环上的 rRNA 的基因成簇串联重复排列，可通过高速转录而形成 rRNA，在核仁的形成中发挥作用。因此，含有 rRNA 的基因的染色质区域又被称为**核仁组织区**（nucleolus organizer region，NOR）。人类细胞的 rRNA 的基因分布于第 13、14、15、21、22 号 5 对染色体上，在细胞分裂间期，这些核仁组织区相互融合，形成一个体积较大的核仁，10 条染色体的 NOR 以 DNA 袢环的形式伸入核仁中（图 10-14）。在细胞分裂中期，核仁组织区存在于染色体的次缢痕处。

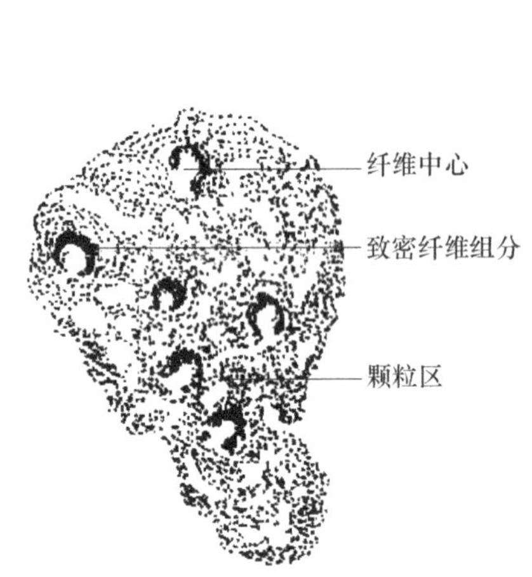

图 10-13　核仁的结构（Alberts et al.，2002）

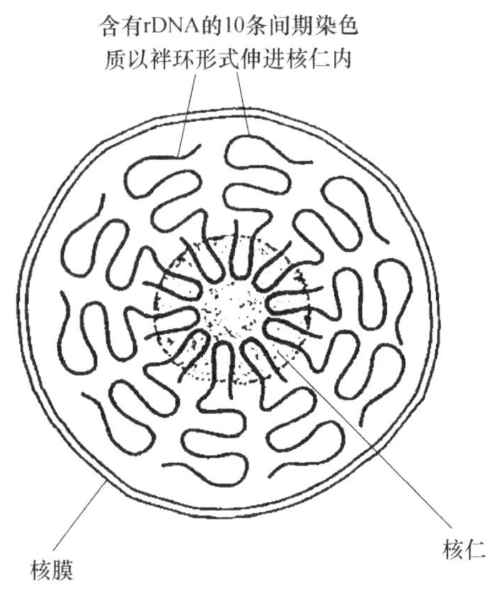

图 10-14　含 rRNA 的基因的 DNA 袢环伸入核仁（Alberts et al.，1998）

2. 致密纤维组分

致密纤维组分（dense fibrillar component，DFC）位于核仁浅染区周围的高电子密度区，染色深，呈环形或半月形分布，又称为核仁**纤维区**（pars fibrosa）。电镜下该区域由紧密排列的直径为 4～10nm 的细纤丝组成，主要含正在转录的 rRNA 分子、核糖体蛋白等。rRNA 与核糖体蛋白共同构成了核仁海绵状网架，用 RNA 酶和蛋白酶处理可将该区域的纤维丝消化掉。

3. 核仁颗粒区

颗粒区（pars granulosa）富含直径为 15～20nm 的高电子密度颗粒，主要成分是 RNA 和蛋白质，是正在进行加工的转录产物和处于不同成熟阶段的核糖体亚单位所在的部位。致密纤维组分转录形成的 rRNA 经过加工、剪切，与来自细胞质的蛋白质组装成核糖体亚基前体颗粒，密布于致密纤维组分的外侧至核仁边缘，形成核仁的颗粒区。

核仁中除颗粒区和纤维区以外的区域称为核仁**无定型区**（pars amorpha）。

除上述基本结构外，在核仁中还可见到核仁结合染色质、核仁基质等结构。**核仁结合染色质**（nucleolar associated chromatin）是紧靠核仁的染色质，由直径 10nm 的纤维组成，包括围绕在核仁周边的核仁周围染色质和伸入到核仁内部的核仁内染色质。前者常为无转录活性、不活跃的异染色质，后者是核仁相随染色质的主要部分，是具有转录活性的常染色质。核仁基质是核仁内由蛋白质组成的、无定形的液体物质。当用 DNA 酶和 RNA 酶处理核仁后，电镜下可见的残余结构即为核仁基质，是上述各核仁组分的结构环境。

（二）核仁周期

核仁是一种动态结构，在细胞周期中核仁的形态和功能发生着周期性的变化。间期细胞中核仁明显；当细胞进入有丝分裂前期，随着染色质的凝集，核仁组织区 rRNA 的基因 DNA 袢环缠绕、凝缩到相应染色体的次缢痕处，rRNA 的合成停止，组成核仁的各种组分分散在核骨架中，核仁逐渐变小直至消失；有丝分裂中期，细胞中观察不到核仁的结构；在细胞进入分裂后期及末期时，已到达细胞两极的染色体逐渐伸展松弛，解旋为染色质，核仁组织区的 DNA 袢环恢复其松散状态，开始重新合成 rRNA，核仁的纤维成分及颗粒成分开始形成，从而愈合形成新的核仁。在核仁周期性变化中，rRNA 的基因的活性是核仁重建的必要条件，同时原有的核仁成分也起协助作用。

二、核仁的功能

真核细胞中有 4 种 rRNA，除 5S rRNA 是在核仁外合成外，其他 3 种都是在核仁内合成的。这些 rRNA 分子可与 80 多种核糖体蛋白在核仁中组装成核糖体亚单位，然后再转运到细胞质中行使其功能。

1. rRNA 的基因的转录和 rRNA 前体的加工

真核细胞对核糖体的需求量很大，生长旺盛的细胞中大约有 1×10^7 个核糖体才可保证细胞对蛋白质合成的需求。因此，要求编码 rRNA 的基因数量也应较多，并需高度有效地进行转录。人类细胞每个单倍体基因组中约含有 200 个 rRNA 的基因拷贝，编码 5.8S rRNA、18S rRNA 和 28S rRNA 的基因组成一个转录单位，以成簇串联重复序列的形式分布于 5 条染色体的 DNA 袢环上，为 rRNA 的合成提供模板。应用染色质铺展技术，可在电镜标本中观察到核仁中 rRNA 的基因转录的形态学过程（图 10-15A）。如图所示，核仁的核心部位是一条长的 DNA 轴纤丝，沿轴纤丝有一系列重复的箭头状结构单位，每个结构单位中的 DNA 纤维是一个编码 rRNA 的基因（rDNA），它们在染色体上串联重复存在。在 DNA 纤维上结

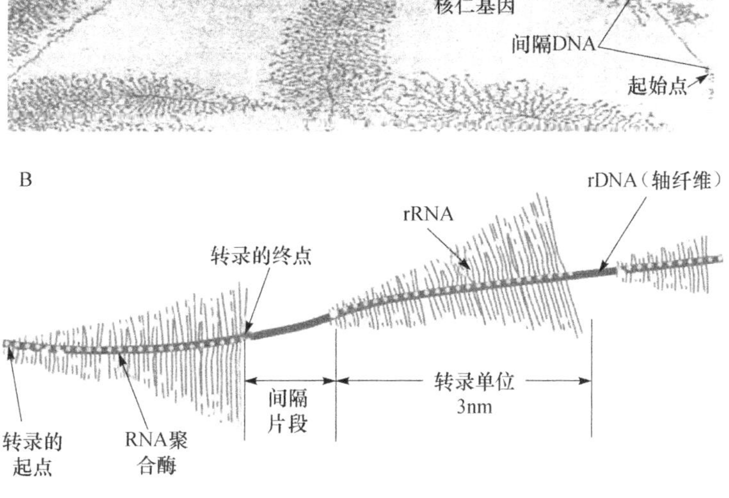

图 10-15 rRNA 的基因转录（杨抚华，2011）

合的 RNA 聚合酶可以快速地转录 rRNA，新生的 RNA 链沿 rDNA 长轴两侧向外垂直伸展，靠近转录起始端处较短，沿转录方向逐渐增长，形成了电镜下独特的箭头状或“圣诞树”样结构。在各个转录单位之间由裸露的、不被转录的间隔 DNA 片段连接（图 10-15B）。

核仁中串联重复排列的 rRNA 的基因（rDNA）在 RNA 聚合酶 I 作用下进行转录，每个基因都产生同样的约 13kb 的 45S rRNA 初级转录产物，即 rRNA 前体分子。在核仁中由 RNase 对 rRNA 前体分子进行进一步加工。45S rRNA 经过几个中间阶段的加工后，可裂解为 32S rRNA 和 20S rRNA，20S rRNA 进一步裂解为 18S rRNA，而 32S rRNA 可再被剪切为 28S rRNA 和 5.8S rRNA。RNA 的加工还涉及 rRNA 部分核苷酸的甲基化。

2. 核糖体亚单位的组装

45S rRNA 在转录形成后可迅速与进入到核仁中的蛋白质结合形成 80S 的核糖核蛋白颗粒，再以核蛋白方式进行加工，因此核仁中 rRNA 的合成、加工和核糖体的装配是同步进行的。在加工成熟过程中，80S 的核糖核蛋白颗粒逐渐丢失一部分 RNA 和蛋白质，形成核糖体大、小两个亚基的前体。18S rRNA 与 33 种蛋白质构成 40S 小亚基，28S rRNA、5.8S rRNA 和 49 种蛋白质组装成 60S 大亚基（图 10-16）。

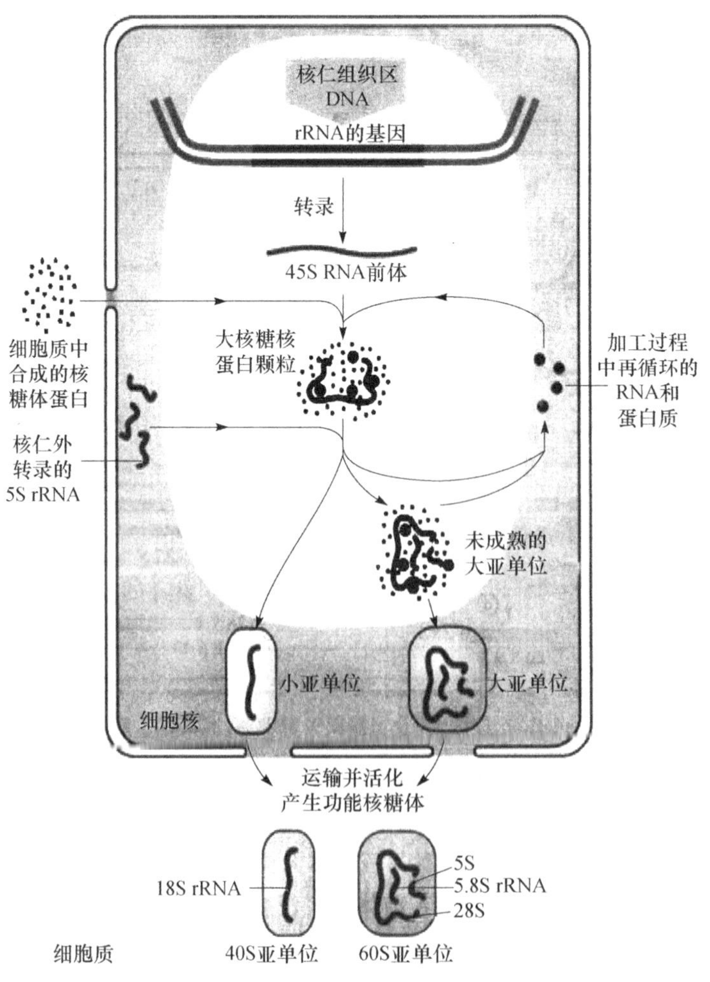

图 10-16 核仁在核糖体亚单位前体组装中的作用（翟中和等，2007）

3. 核糖体亚单位的运输和核糖体的成熟

放射性脉冲标记和示踪实验显示，核糖体小亚基通常在30min内完成组装并很快出现在细胞质中，而大亚基完成组装并进入细胞质中需约1h，因此核仁中所含的核糖体大亚基比小亚基多得多。加工下来的蛋白质和小的RNA存留在核仁内，可能对催化核糖体的构建起一定作用。

核糖体大、小亚基在核仁中装配，在胞质中成熟，避免了有功能的核糖体在细胞核内提前与mRNA结合，从而使蛋白质的合成只能在细胞质中进行，保证了真核细胞的转录和翻译过程在时间和空间上得以分离，确保了真核细胞基因准确、高效的表达。

第五节　细胞核的功能

细胞核是遗传物质DNA存在的主要部位，是遗传信息储存、复制、传递及核糖体大、小亚基组装的场所，在维持细胞遗传稳定性及细胞代谢、生长、分化、增殖等生命活动中起控制中心的作用。

一、遗传信息的储存

细胞核中的DNA是生物遗传信息的携带者，决定着生物体的遗传性状及生物学行为。遗传信息蕴藏于组成DNA分子的核苷酸序列中，通过核苷酸序列不同的排列顺序决定了遗传信息的多样性和复杂性。遗传信息的基本结构单位是基因，基因是DNA分子中具有一定生物学功能的核苷酸片段，控制着生物某一特定性状。有些基因能编码蛋白质，另一些基因的编码产物为RNA序列，如编码tRNA、rRNA的DNA序列。携带遗传信息的DNA序列在细胞核内与组蛋白结合成复合体后，通过有序的组装和高度的压缩存在于染色体中，使DNA分子稳定在细胞核内，有利于真核细胞的染色单体在细胞分裂过程中准确地进入两个子细胞，维持遗传信息的稳定传递。同时核膜将遗传物质包裹在核内，确保了DNA复制、转录和修复在一个相对稳定的内环境中进行，保证了细胞的遗传稳定性。

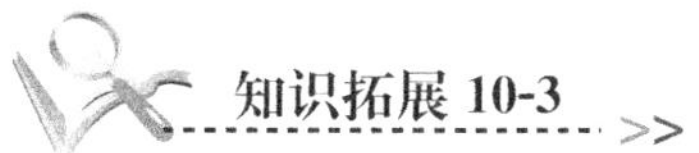

★试管授精（IVF）疗法与诺贝尔生理学或医学奖★

2010年诺贝尔生理学或医学奖授予R. G. Edward，他因发展体外授精疗法，即试管授精（IVF）的卓越贡献而获奖，他的贡献使治疗不育症成为可能。早在1950年，他发现了人类受精的重要原理，并成功实现人类卵细胞在试管（培养皿）中受精。1978年7月25日，世界上第一例试管婴儿的诞生，就是对R. G. Edward的不懈努力的最好表彰。到目前为止，因为IVF而得以出生的人大约有400万，他们中的许多人现已成年，甚至有的已为人父母了。

二、遗传信息的复制

在细胞周期中，为了维持亲代细胞和子代细胞间的遗传稳定性，作为遗传物质的 DNA 必须首先正确复制其核苷酸序列。**DNA 复制**（DNA replication）是指通过 DNA 合成酶系的作用，亲代 DNA 合成与自身分子结构相同的子代 DNA 的过程。真核细胞 DNA 复制的特点为半保留复制、多点起始双向复制、不连续复制和不同步复制。DNA 复制过程涉及多种酶和蛋白质的参与，这些物质相互作用，才可确保 DNA 复制过程的准确性和保守性。

三、遗传信息的传递

遗传信息的传递是指 DNA 储存的遗传信息从 DNA 传递给 RNA、RNA 再指导蛋白质合成的过程。在细胞核中以 DNA 为模板合成 RNA 的过程称为**转录**（transcription）。在转录时，是以 DNA 双链中的反编码链为模板，合成互补的 RNA 链，此链与编码链的序列基本相同，只是将编码链中的 T 变成了 RNA 中的 U。转录的终产物为 RNA，包括 mRNA、tRNA、rRNA 及其他具有结构或催化活性的 RNA 分子。真核生物转录形成的 RNA 前体分子需要经过加工和修饰，才能成为具有正常功能的成熟 RNA。

RNA 聚合酶是转录过程中很重要的功能蛋白。原核细胞和真核细胞转录过程由不同的转录酶和转录因子催化完成。真核细胞中的 RNA 聚合酶有 3 种，其分子特性与作用见表 10-2。

表 10-2　真核细胞 3 种 RNA 聚合酶的功能和特性

RNA 聚合酶	部位	基因初级转录本	加工后产物
Ⅰ	核仁	45S rRNA	5.8S rRNA、18S rRNA、28S rRNA
Ⅱ	核基质	hnRNA	mRNA
Ⅲ	核基质	tRNA 前体、5S rRNA	tRNA、5S rRNA

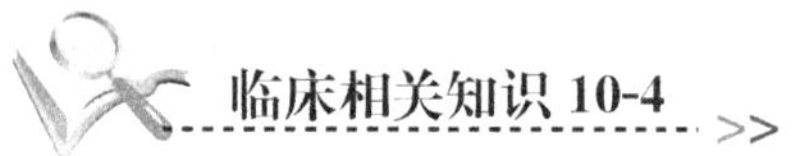

★以 RNA 聚合酶为靶点的抗生素和毒素★

细菌 RNA 聚合酶是很多抗生素药物的靶点。细菌中 RNA 聚合酶的启动环对 DNA 转录过程中链的延伸具有重要意义，可能有助于增强抗生素的效力并帮助解决抗生素的耐药问题。人和细菌 RNA 聚合酶具有较大差异，未来针对细菌 RNA 聚合酶的抗生素将只杀死细菌，而不伤害健康的人类细胞。以细菌 RNA 聚合酶为靶点的抗生素研究提供了新的抗生素探索方向，还可用来改进已有的药物，提高药物的有效性与特异性。

（一）mRNA 的转录和加工

mRNA 是三种 RNA 中唯一具有编码蛋白质功能的 RNA 分子，其前体分子是结构基因在 RNA 聚合酶Ⅱ作用下催化转录合成的，新合成的前体分子大小不一，称为**核内不均一 RNA**（heterogeneous nuclear RNA，hnRNA），也称为**核内异质 RNA** 或**不均一核 RNA**。hnRNA 需要经过剪切修饰才能成为成熟的 mRNA。

整个转录过程包括 RNA 聚合酶与启动子结合、转录的起始、延伸和终止等步骤。RNA 聚合酶遇到 DNA 特定序列，即含 RNA 合成启动部位和开始信号的启动子后，可与启动子牢固结合，结合后的 RNA 聚合酶可识别转录的起始点，打开 DNA 双链间的氢键，以反编码链为模板，按碱基互补配对原则，合成一条单链 RNA，转录的方向是 5′→3′，直到 DNA 模板上出现终止信号方终止转录。

在真核细胞转录过程中需一类特殊的蛋白因子协助，它们能够与 DNA 的特殊序列结合调节基因转录，这些蛋白因子被称为**转录因子**（transcription factor，TF），如 TFⅡD、TFⅡB、TFⅡE、TFⅡS 等。

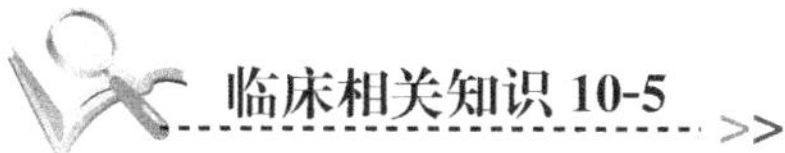

临床相关知识 10-5

★转录因子与心血管疾病★

近年来的研究表明，转录因子在心肌缺血时参与炎症介质的调节，还对心肌细胞的凋亡具有调节作用，如核转录因子 NF-κB、转录辅助活化因子 PGC-1、MEF2 转录因子家族、转录因子 AP-1、Nkx2.5、GATA 转录因子家族等均与心血管疾病的发生密切相关。

GATA 属于锌指蛋白转录因子，含有两个锌指结构，是直接与（T/A）GATA（A/G）序列结合的高度保守的 DNA 结合域。GATA 家族有 6 个成员，其中 GATA-1、GATA-2、GATA-3 与造血组织发育有关，而 GATA-4、GATA-5、GATA-6 对心脏基因表达的直接调节非常重要。GATA-4 是与心脏发育密切相关的一种特定细胞核转录因子，它在心脏前体细胞分化、心脏发育、心肌肥厚和抗凋亡及基因突变引起先天性心脏病等方面发挥着重要的调节作用。

转录形成的前体 hnRNA 需要经过戴帽、加尾和剪接等加工过程才能成为成熟的 mRNA，进入细胞质中进行蛋白质的合成。

1. 戴帽（capping）

hnRNA 进行化学修饰首先是在其 5′端的第一个核苷酸上连接一个三磷酸鸟嘌呤，然后在甲基化酶的作用下，在鸟嘌呤第 7 位的氮上进行甲基化，形成 7-甲基鸟嘌呤三磷酸的帽子结构，同时在原来第一个核苷酸的 2′-*O* 上也进行甲基化，形成一个带有两个甲基的帽结构。当新生的 RNA 合成到 30 个核苷酸时就立即加帽。

5′端的帽结构一方面封闭了 mRNA-5′端，使其不再加接核苷酸，并防止延长的 RNA 分子被核酸酶水解，加强 mRNA 的稳定性；另一方面帽子结构能被核糖体小亚基识别，有利于 mRNA 最初翻译的准确性。

2. 加尾（tailing）

hnRNA 的第二步修饰是在其 3′端加上 100～250 个腺苷酸残基组成的 polyA 的尾巴，加尾是在多聚腺苷酸聚合酶的催化下完成的。加尾可稳定 mRNA-3′端，防止被核酸酶水解，同时有利于 mRNA 由细胞核到细胞质的转运。

3. 剪接（splicing）

剪接是将前体分子中的内含子切除掉，将外显子拼接的过程。真核生物的基因是断裂基因，其编码序列（外显子）被非编码序列（内含子）所隔开，在基因转录过程中是以一段连续的 DNA 碱基序列为模板进行的，形成的初级转录本 hnRNA 中同时包含外显子和内含子。在成熟 mRNA 形成过程中，剪接体可识别内含子特定的剪接信号，即内含子 5′端的 GT 和 3′端的 AT 序列，从而将内含子切除，将外显子连接起来形成成熟的 mRNA。

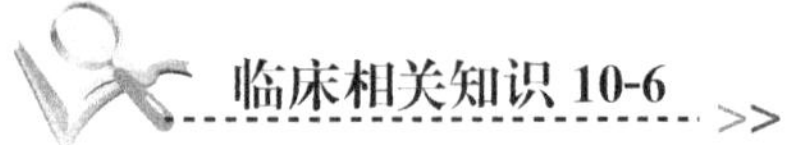

临床相关知识 10-6 >>

★脆性 X 综合征：一种 DNA 复制和转录障碍引起的疾病★

脆性 X 综合征（FXS）是一种不完全外显的 X 连锁显性遗传病，因患者 X 染色体的短臂 Xq27.3 带有一脆性断裂点而得名。FXS 是一种家族性智力障碍疾病，智力低下、特殊面容、巨睾症、大耳、语言和行为异常是其典型表现。

脆性 X 智力低下 1 基因（*FMR1*）5′端非翻译区 CGG 三核苷酸重复序列异常扩增是导致该病的主要原因。正常人 $(CGG)_n$ 中 n 一般在 6～52，当 CGG 结构的重复超过 220 次时，*FMR1* 基因 5′端的 CpG 岛开始非正常甲基化，这种甲基化延伸至启动子区，并在 CGG 高度重复区域形成发夹结构，造成 DNA 聚合酶和 RNA 转录酶不能跨过这样的障碍，从而阻止 DNA 复制和转录，*FMR1* 基因编码的蛋白产物也因之缺乏，导致临床症状产生。

（二）tRNA 的转录和加工

在真核细胞中含有多个编码 tRNA 的基因，在染色质上成簇存在，在 RNA 聚合酶Ⅲ的作用下转录出 tRNA 前体。在加工过程中，前体 tRNA 在 RNA 酶的作用下，首先切除掉其 5′端的先导序列，再由核酸内切酶切掉内含子序列。此外，需要在 3′、5′端进行修饰，如将 3′端残基用 CCA^{OH}取代，以便为蛋白质合成过程中携带氨基酸提供结合位点。

（三）rRNA 的转录与加工

真核细胞中的 rRNA 的基因串联重复排列于核仁染色质的特定区域，并由不转录的 DNA 分隔开来。每个基因包含 3 个外显子和 2 个内含子，3 个外显子依次为编码 18S rRNA、5.8S rRNA、28S rRNA 的前体序列，共同组成一个转录单位。在 RNA 聚合酶Ⅰ催化下首先转录形成 45S rRNA 前体，在第一步加工过程中，把由转录间隔区转录来的 RNA 切去。第二步将内含子切除，形成 18S rRNA、5.8S rRNA、28S rRNA 的成熟

rRNA。在此加工过程中完成其化学修饰，如甲基化。5S rRNA 由核仁外的基因编码，在 RNA 聚合酶Ⅲ催化下，由 5S rDNA 转录而来，当其转运到核仁后，直接参与核糖体大、小亚基的装配。

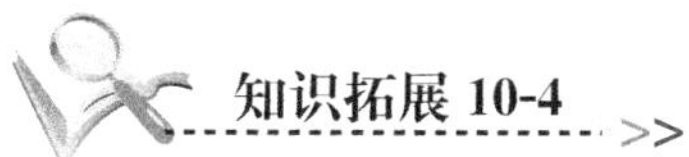

知识拓展 10-4 >>

★遗传密码与诺贝尔生理学或医学奖★

在破译遗传密码的研究中，美国科学家 M. W. Nirenberg 建立的一种无细胞蛋白质合成系统起着十分重要的作用。1961 年 M. W. Nirenberg 宣布他们破译了第一个密码子。在随后的 5 年中，美国科学家 H. G. Khorana、R. W. Holley、M. W. Nirenberg 分别通过各自的实验合成了全部 64 个顺序固定的三联体密码，并于 1966 年对所有的遗传密码进行了阐明。1968 年，M. W. Nirenberg 由于“对遗传密码及其在蛋白质合成过程方面作用的解释”而与 H. G. Khorana 和 R. W. Holley 分享了诺贝尔生理学或医学奖。遗传密码的发现，把生物体内两种巨大的分子聚合体（核酸和蛋白质）的语言连通了，它表明在地球上全部生命的形成都是共同使用这种遗传语言的。这一发现是 20 世纪自然科学的一项伟大成就，也是后来蓬勃兴起的基因工程和人类基因组计划得以实现的基础。

四、DNA 损伤的修复

遗传信息储存于 DNA 分子中，DNA 分子的碱基序列决定了遗传性状。DNA 复制严格遵守碱基互补配对的原则，以保证遗传的稳定性。但另一方面，生物体所处的内外环境都存在一些可造成 DNA 损伤的因素（如紫外线、电离辐射、化学诱变剂、病毒等），将引起 DNA 碱基序列的改变甚至引起 DNA 链的断裂，如若不能将这些损伤有效地修复，则会引起细胞衰老、死亡或基因突变。在漫长进化过程中，生物体中逐渐建立了一套有效的纠正 DNA 错误序列或修补断链的机制，即为 **DNA 的修复**（DNA repairing）。

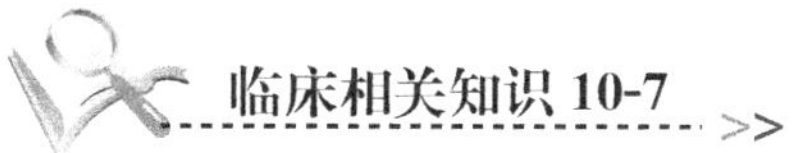

临床相关知识 10-7 >>

★DNA 修复缺陷与疾病★

DNA 修复机制是由相互作用的基因产物所催化的复杂酶体系组成。一个或多个酶或辅助蛋白的改变、缺失或减少都能阻碍修复过程。某些人类疾病已清楚地显示出 DNA 修复缺陷的特征，如毛细血管扩张性共济失调、着色性干皮病和库克综合征等。另外，一些原发性神经变性病，如脊髓侧索硬化、阿尔茨海默病、帕金森病，也表现出 DNA 修复系统功能异常。

DNA 错配修复是细胞复制后的一种修复机制，具有维持 DNA 复制保真度、控制基因变异的作用。DNA 修复是细胞对 DNA 受损伤后的一种反应，这种反应可恢复 DNA 结构，使其重新执行原来的功能。在 DNA 错配修复机制中涉及多种酶和蛋白质的共同作用，在此过程中任何一种酶的缺陷或异常都使 DNA 修复不能正常进行，引起细胞衰老、死亡。此外，DNA 错配修复缺陷还使整个基因组不稳定，染色体易于发生断裂，最终会导致肿瘤和癌症的发生。

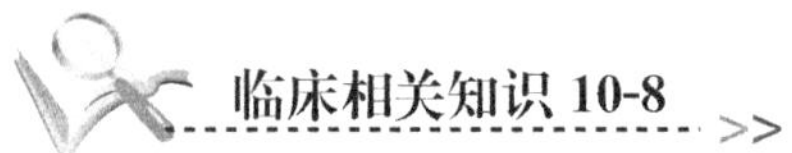

★化疗、DNA 损伤和修复★

DNA 错配修复系统不仅通过矫正在 DNA 复制过程中产生的碱基错配而保持基因组的稳定，而且通过诱导 DNA 损伤细胞的凋亡而消除由突变细胞生长形成的癌变。DNA 修复功能缺陷虽可引起肿瘤的发生，但已癌化细胞本身的 DNA 修复功能并不下降，相反地却显著地升高，并能够充分地修复化疗药物引起的 DNA 损伤，这也是大多数抗癌药物不能奏效的原因。在动物实验中发现地鼠细胞的 DNA 损伤修复的方式以复制后修复为主，如在培养物中加入环磷酰胺等抗癌药后，瘤细胞照样生长，但加入环磷酰胺的同时再加入咖啡因（复制后修复的抑制剂），则观察到瘤细胞的生长受到明显的抑制。因此，进行靶向 DNA 修复机制研究，增强抗肿瘤化疗药物的疗效、克服肿瘤耐药正成为肿瘤个体化化疗研究的一个重要领域。

复 习 题

1. 概述细胞核的基本结构及其主要功能。
2. 试述核孔复合体的结构及其功能。
3. 染色质按功能分为几类？它们的特点是什么？
4. 试述从 DNA 到染色体的包装过程。DNA 为什么要包装成染色质？
5. 分析中期染色体的 3 种功能元件及其作用。
6. 归纳细胞核的基本功能。

（郑州大学 陈 辉）

第十一章 细胞通信与信号转导

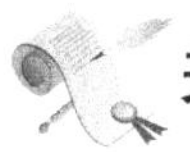

关键知识点

- 细胞信号转导是指细胞通过细胞膜或细胞内受体感受信息分子的刺激，经细胞内信号转导系统转换，从而影响细胞的生物学功能的过程。细胞信号转导的相关分子包括细胞外信号分子、受体和胞内信号转导分子。
- 细胞之间可通过分泌信号分子与受体作用而发生联系，信号也可通过细胞与细胞间的直接接触、细胞与细胞外基质间的相互作用来产生。这种细胞之间通过分泌信号分子或直接接触而发生的联系，称为细胞通信。
- 受体的基本类型包括胞内受体和膜受体两大类。细胞信号转导的主要类型有：离子通道介导的信号转导途径、G-蛋白偶联受体介导的信号转导途径、酪氨酸蛋白激酶介导的信号转导途径、胞内受体及核受体介导的信号转导途径等。
- 各种信号转导分子的特定组合及有序的相互作用，构成了不同的信号转导途径。信号转导分子通过引起下游分子的数量、分布或活性状态变化而传递信号。小分子信号以浓度和分布的迅速变化为主、蛋白质信号转导分子依赖蛋白质的相互作用为主而传递信号。

★关键词： 细胞通信；信号转导；受体；信号分子；信号转导分子；第二信使；G蛋白；蛋白激酶 A/C；cAMP 信号途径；DG；IP_3；钙调蛋白；磷酸化级联反应；MAPK 级联反应；酪氨酸激酶偶联受体；Wnt 信号转导通路；NF-κB 信号转导通路；信号网络；收敛作用

多细胞生物的细胞间功能协调和细胞的代谢、增殖、组织发生与形态建成、分化和死亡及一些特化的行为，如分泌、收缩和游走等，都是由各种刺激所引起的反应。这些刺激就是引起细胞反应的信号。信号细胞发出的信息传递到靶细胞并与受体相互作用，引起靶细胞产生特异性生物学效应的过程，称为**细胞通信**（cell communication）。通过信号分子与受体的相互作用，将信号导入细胞并进行传递，引发细胞内特异生物学效应的过程称为细胞**信号转导**（signal transduction，cell signaling）。

细胞信号转导是目前生命科学研究的一个重要内容，有关信号转导的研究至今已获得10次诺贝尔奖。通过胞外信号分子介导的细胞通信通常涉及如下步骤：①产生信号的细胞合成并释放信号分子；②运送信号分子至靶细胞；③信号分子与靶细胞受体特异性结合并导致受体激活；④活化受体启动胞内一种或多种信号转导途径；⑤引发细胞功能、代谢或发育的改变；⑥信号的解除并导致细胞反应终止。

第一节 细胞通信类型与信号转导概述

一、细胞通信类型

依据信号发放细胞与靶细胞之间的相互作用方式，大致可将细胞通信分为 3 大类型：①细胞通过分泌化学信号进行细胞间通信，该类型又可分为内分泌型、旁分泌型、自分泌型和突触型；②细胞间**接触依赖性的通信**（contact-dependent communication），指细胞间直接接触（详见第四章）；③通讯连接（详见第四章）。

按信号分子作用的性质及作用方式可将细胞通信分为以下 5 种类型。

1. 近分泌

近分泌（juxtacrine）是指细胞间接触依赖性的通信，无需信号分子的释放，信号发放细胞表达信号分子于质膜上或细胞外基质，靶细胞也表达受体分子于质膜上，这类信号分子与受体都是细胞的跨膜蛋白，受体对信号分子的感知依赖于细胞之间或细胞与细胞外基质之间的直接接触，来介导细胞间的通信（图 11-1A）。这种通信方式包括细胞-细胞黏着、细胞-基质黏着（详见第三章）。

2. 内分泌

内分泌（endocrine）细胞分泌的信号分子称为激素（hormone），可通过血液循环或汁液（植物）运送到体内各个部位，作用于靶细胞（图 11-1B）。

3. 旁分泌

旁分泌（paracrine）是指信号发放细胞通过分泌局部化学介质（多为生长因子和细胞因子）到细胞外液中，经过局部扩散作用于邻近靶细胞（图 11-1C）。其特点是信号分子可被细胞间质所阻滞或被细胞间质中的酶类降解，因此有效作用范围很小。但旁分泌方式对创伤或感染组织刺激细胞增殖以恢复功能具有重要意义。

4. 突触型

突触（synapses）型见于神经元轴突末端与其靶细胞之间形成的化学突触。神经元轴突末端分泌神经递质（neurotransmitter）于突触间隙内，靶细胞上有神经递质受体可接受神经递质并引发信号转导（图 11-1D）。

5. 自分泌

自分泌（autocrine）是指细胞对自身分泌的物质产生反应或作用于邻近同一类型的细胞（图 11-1E）。该类细胞通信可促进同型细胞向同一个方向演化，在胚胎早期发育中具有重要意义。自分泌信号常存在于病理条件下，如肿瘤细胞合成并释放生长因子刺激自身，导致肿瘤细胞的持续增殖。

二、信号分子与受体

（一）信号分子

细胞所接受的信号多种多样，按信号的性质可分为物理信号（如光、电和机械信号等）

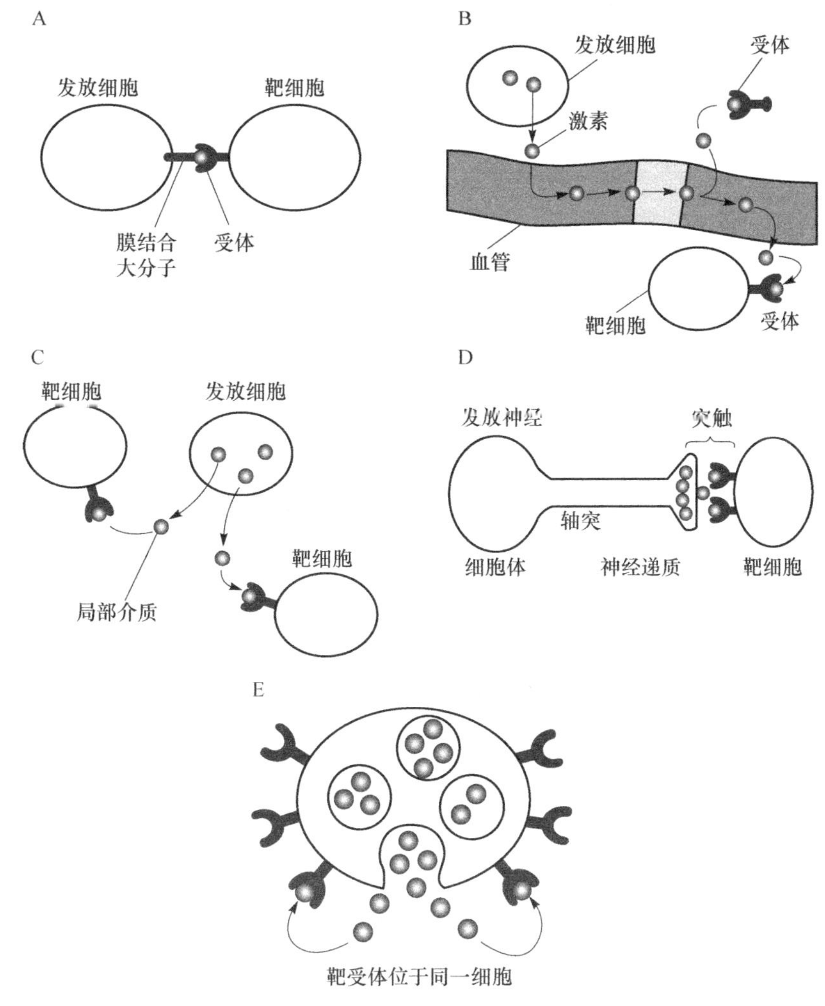

图 11-1　不同的细胞间通信方式（Devlin，2008）

A. 近分泌；B. 内分泌；C. 旁分泌；D. 突触型；E. 自分泌

和化学信号两类。具有调节细胞生命活动的化学物质称为**信号分子**（signal molecule），又称为**配体**（ligand），包括体液因子、气味分子、细胞的代谢产物及进入体内的药物，如细菌毒素在内的毒物等。信号分子的特点是具有特异性、高效性和可被灭活性，但不具备酶活性，唯一的功能是与靶细胞的受体结合，通过信号转换机构把细胞外信号转变为细胞内信号。化学信号分子一般是指细胞间（或细胞外）的信号分子。一般按照信号分子的化学本质，可以分为亲水性信号分子、亲脂性信号分子和气体信号分子。

1. 亲水性信号分子

亲水性信号分子包括神经递质、细胞因子和水溶性激素等。其又可分为：①蛋白质和肽类，如蛋白质类的胰岛素和生长激素等，小肽类的促甲状腺素释放因子和促乳素等，糖蛋白类的促黄体激素等；②氨基酸及其衍生物，如肾上腺素和甘氨酸等。

2. 亲脂性信号分子

亲脂性信号分子包括：①类固醇激素，如糖皮质激素和类固醇激素等；②氨基酸衍生物，如甲状腺素等；③脂酸衍生物，如前列腺素（其受体在细胞膜上）；④维生素类，如维生素 A 等。

3. 气体信号分子

气体信号分子主要有一氧化氮和一氧化碳，以及各种各样的气味等。

（二）受体

受体（receptor）是一类存在于靶细胞膜或细胞内的可特异识别并结合外界信号分子（配体），进而引起靶细胞内产生相应的生物效应的分子。绝大多数受体为蛋白质，少数为糖脂。根据受体在细胞的位置分为膜受体和胞内受体。

1. 膜受体

膜受体（membrane receptor），又称细胞表面受体，是亲水性化学信号分子的受体。根据结构、接收信号的种类和转换信号的方式等，膜受体可分为以下几大类型（图 11-2）。

（1）离子通道偶联受体

离子通道偶联受体（ion channel-linked receptor）自身是一种离子通道或与离子通道偶联的受体（图 11-2A），通过与神经递质结合而改变通道蛋白的构型，导致离子通道开启或关闭，从而改变膜对某种离子的通透性，把胞外化学信号转换为电信号。

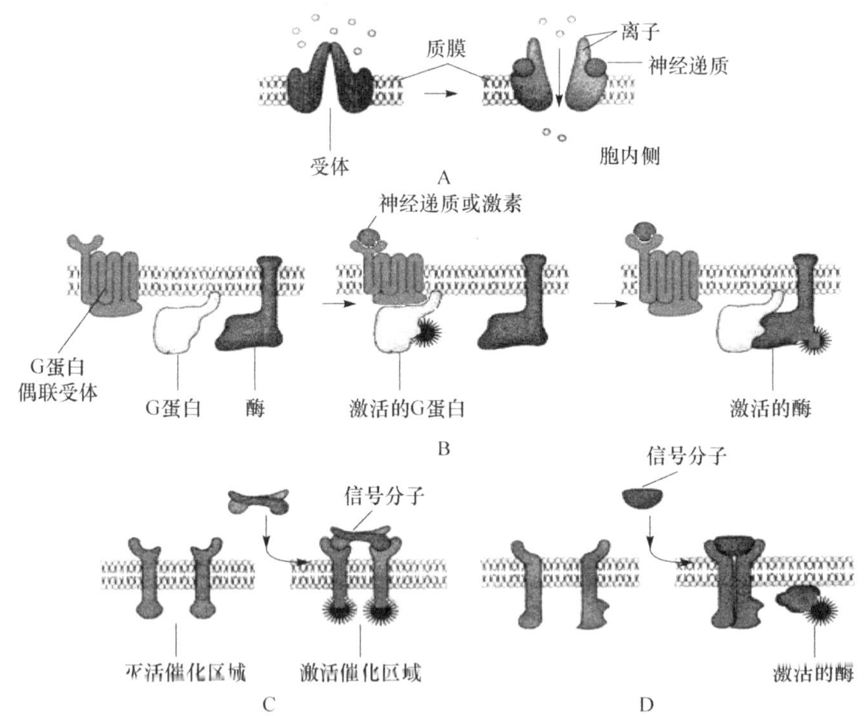

图 11-2 膜受体的主要类型（Alberts et al.，2002）

A. 离子通道偶联受体；B. G 蛋白偶联受体；C. 酪氨酸蛋白激酶受体；D. 细胞因子受体

（2）G 蛋白偶联受体

G 蛋白偶联受体（G protein-coupled/linked receptor，GPCR）是具有 7 个跨膜区的、由一条肽链组成的跨膜糖蛋白（图 11-2B）。其肽链可分为胞外区、跨膜区和胞内区三个区。受体的细胞外结构域识别细胞外信号分子并与之结合，细胞内结构域（第三内环区）与G蛋白偶联。**G蛋白**（G-protein）可以与GTP结合并具有GTP酶活性。GPCR通过不同的G蛋白而影响**腺苷酸环化酶**（adenylate cyclase，AC）或磷脂酶C等的活性，使细胞内产生第二信使，从而将细胞外信号跨膜传递到细胞内。大多数常见激素受体和慢反应神经递质受体属于G蛋白偶联受体，在味觉、视觉和嗅觉中接收外源理化因素（光、气味等）的受体同样属于GPCR。GPCR是研究得最为广泛和透彻的一类受体，已报道GPCR的成员超过1000个，而且数量还在增加。GPCR是糖蛋白，不同的GPCR有不同的糖基化模式。

（3）酶偶联受体

酶偶联受体（enzyme linked receptor）大多为单次跨膜糖蛋白。此类受体可分为**酪氨酸蛋白激酶受体**（tyrosine protein kinase receptor，TPKR）和非酪氨酸蛋白激酶受体两大类。①TPKR：也称**受体酪氨酸激酶**（receptor tyrosine kinase，RTK），为单次跨膜蛋白，其胞外部分为配体结合区，胞质侧的部分为激酶活性区，具有酪氨酸激酶的活性。当配体与受体结合后，通过受体蛋白构象的变化，使位于胞质部分的激酶活性区酪氨酸残基发生自体磷酸化，从而把胞外信号转导到细胞内（图11-2C）。②非酪氨酸蛋白激酶受体：此类受体包括酪氨酸激酶偶联受体（对应配体多为细胞因子）、受体丝氨酸/苏氨酸激酶、组氨酸激酶偶联受体、受体鸟苷酸环化酶和类受体酪氨酸去磷酸酶5类。例如，酪氨酸激酶偶联受体本身没有酶活性，当与配体结合后，可与受体酪氨酸激酶偶联而表现出酶活性，使胞内蛋白质磷酸化引起细胞反应（图11-2D）。

2. 胞内受体

胞内受体（intracellular receptor）位于细胞质或细胞核基质中，细胞质受体结合相应配体后也转位入核，因此统称为**核受体**（nuclear receptor，NR）。不过一般将细胞质受体称为Ⅰ型核受体（NR-Ⅰ），将细胞核基质中的受体称为Ⅱ型核受体（NR-Ⅱ）。

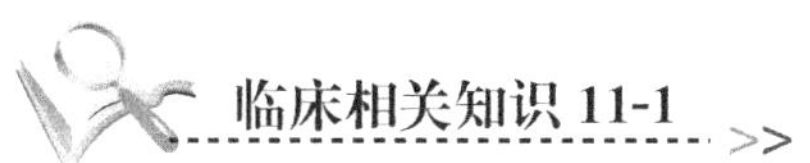

★膜受体异常与疾病★

膜受体数量增减和结构上的缺陷及特异性、结合力的异常改变，都可引起疾病，常将此类疾病称为受体病。受体异常包括遗传性受体病、自身免疫性受体病和受体调节性的改变3类，如TPR家族的胰岛素受体异常可导致糖尿病。

重症肌无力患者的体内产生了抗乙酰胆碱受体的抗体，抗体与乙酰胆碱受体结合，封闭了乙酰胆碱的作用，并促进乙酰胆碱受体分解，使患者体内受体数目明显减少，使通过乙酰胆碱受体进行的信号转导过程障碍，而出现重症肌无力的症状。

某些肿瘤是由于膜受体基因突变引起。例如，编码促甲状腺素受体的基因发生突变，使该受体呈持续性激活状态，进而活化cAMP信号通路，导致细胞异常增殖。

（三）受体与配体的结合特点

受体与配体结合有以下几个特点。①高度专一性，受体与配体结合具有专一性，通常一种受体仅识别并结合一种配体，它们通过分子结构空间构象的互补相结合。②高度亲和力，受体与配体的结合力很强，极低浓度（通常≤1×10^{-8}mol/L）的配体即可与受体结合并引起明显的生物效应，足见二者的亲和力之高。③可饱和性，受体与配体的结合有一个饱和度，通常情况下，低浓度的配体与受体结合就可使受体处于饱和状态，过高的浓度并不能增加其结合量。④可逆性，受体与配体呈非共价结合，是可逆性结合。当结合引起生物效应后，受体与配体复合物就解离，受体可恢复到原来状态，能再与配体结合。⑤特定的作用模式，受体在细胞膜或细胞内的分布，从数量到种类，均有组织特异性，并表现出特定的作用模式，提示某些受体与配体结合后能引起某种特定的生物学效应。不同类型的细胞对同一信号的反应也是不尽相同的，这是由于细胞所具有的受体蛋白或所触发的信号转导通路不同。

在多细胞生物体内，一个细胞实际上处于数百种信号的“轰炸”之下，这些信号可以形成数百万种不同的组合。细胞生存需要一套特定的信号组合，不同类型的细胞所需求的生存信号组合是不同的。一种细胞具有一套特定的受体，可以对特定的信号组合作出反应。

三、信号转导系统组成

（一）细胞信号转导的基本组成与信号转导分子

1. 细胞信号转导途径的组成

细胞信号转导途径主要包括信号接收装置、信号转导装置及第二信使系统。

通过细胞表面受体介导的**信号途径**（signaling pathway）包括以下 4 个步骤（图 11-3）。①细胞外信号分子与靶细胞膜上的特异性受体结合并激活受体。②细胞外信号分子通过适当的分子开关机制实现信号的跨膜转导，产生细胞内第二信使或活化的信号转导分子。③信号在靶细胞内经一系列信号转导分子进行传递，引发胞内信号放大的级联反应，并激活特定的靶蛋白，如基因调节蛋白、参与代谢反应的酶、细胞骨架蛋白等，由此引起基因表达的变化、代谢活性的变化、细胞形状的变化或细胞运动等多种反应。④细胞反应由于受体的脱敏（desensitization）或受体下调，启动反馈机制，从而终止或减低细胞反应。在外来信号持续作用下，细胞并不能一直保持很高的反应性，这一现象称为细胞对外来信号的适应或脱敏。

2. 信号转导分子

细胞外的信号经过受体转换进入细胞内，通过细胞内一些蛋白质和小分子活性物质进行传递，这些能够在细胞内传递特定调控信号的化学物质称为**信号转导分子**（signal transducer）或细胞内信息分子。胞内信号转导分子一般可分为信号转导蛋白和第二信使两大类。

（1）信号转导蛋白

根据功能的不同，信号转导蛋白主要可分为以下几大类（图 11-4）。

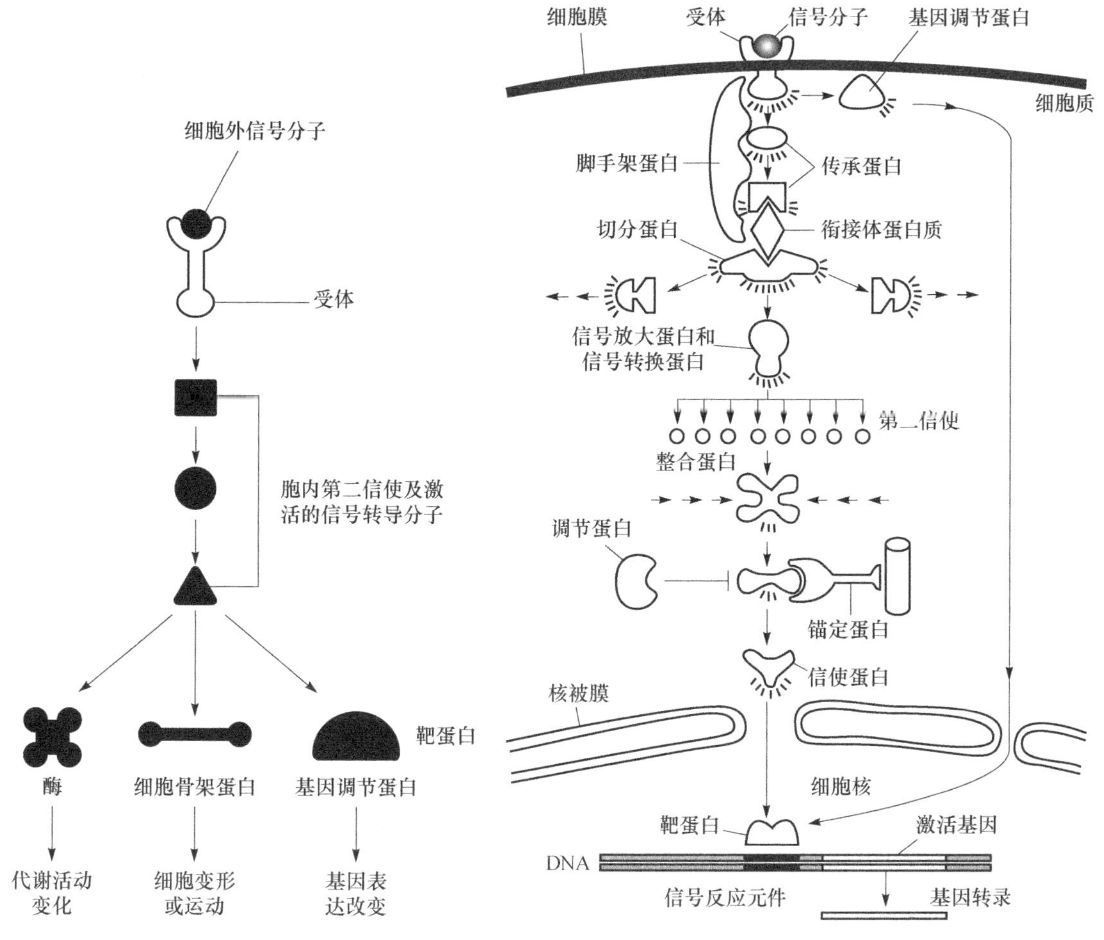

图 11-3　细胞信号转导基本模式图（Alberts et al.，2002）

图 11-4　从细胞表面受体到细胞核信号转导中涉及的信号转导分子（Alberts et al.，2008）

1）传承（relay）蛋白：负责把信号传递至信号转导链上相邻的下游信号蛋白，也称接力蛋白，如 G 蛋白等。

2）信使蛋白：把信号从细胞内的一个亚区传递到另一个亚区，如将信号从细胞质传递到细胞核的蛋白激酶 A。

3）衔接体蛋白质（adaptor protein）：自身没有酶活性，连接上游和下游信号转导分子，也称接头蛋白，通过变构效应激活下游分子，其结构基础是含有蛋白质相互作用结构域，功能是募集和组织信号转导复合物，如 **Src 类似物 2**（Src homology2，SH2）等。

4）信号放大（amplifier）蛋白：通常由酶或离子通道组成，功能是放大其所接收的信号，生成大量调节性小分子（即第二信使）或激活大量下游的信号转导蛋白，介导产生信号**级联反应**（cascade），如腺苷酸环化酶和鸟苷酸环化酶。

5）信号转换（transducer）蛋白：把一种信号转换成另一种形式的信号，有时信号转换和放大可由同一蛋白质完成，如腺苷酸环化酶可催化**环腺苷酸**（cyclic AMP，cAMP）的生成，在完成信号转换的同时，cAMP 的大量生成也实现了信号的放大。

6）切分（bifurcation）蛋白：将信号从一条信号通路传播到多条信号通路，如**磷脂酶**

Cβ（phospholipase Cβ，PLCβ）等。

7）整合（integrator）蛋白：接受两条或多条信号通路的信号并整合、输出为一条信号通路，如蛋白激酶 C（PKC）等。

8）潜在基因调节蛋白：这类蛋白质在细胞表面被活化受体激活，然后直接迁移至细胞核内，引发基因转录，如**β联蛋白**（β-catenin）。

9）辅助性蛋白：这类蛋白质虽未直接参与信号转导链的构成，但也在信号转导中发挥着重要作用，包括可调节信号转导蛋白活性的**修饰蛋白**（modulator protein）、可特异地把某种信号转导蛋白锚定在细胞特定部位的**锚定蛋白**（anchoring protein）、类似于脚手架的方式把多个信号蛋白连接为一个功能性复合体的**脚手架蛋白**（scaffold protein）等。

对多数信号转导蛋白来讲，接收到上游信号后可迅速被活化，在活化状态下完成信号向下游传递的功能，然后自身失活，恢复非活化状态，以接收下一次的上游信号。信号转导蛋白每经历一次“活化—非活化”变换，就转导一次信号。具有这种特征的信号转导蛋白称为“分子开关”，如 G 蛋白可以通过结合 GTP 或结合 GDP 的转换实现“活化—失活”的调节。对于信号转导蛋白，则是通过与上、下游分子的迅速结合与解离而传递或终止信号，或者通过磷酸化—去磷酸化作用在活性状态和无活性状态之间转换而传递信号或终止信号传递。

（2）第二信使

大多数肽类激素、神经递质和生长因子等亲水性信号分子（也称为第一信使）不能直接进入细胞内，它们通过与靶细胞的膜受体结合，通过信号转换机制，把胞外信号转变为细胞内的**第二信使**（second messenger），诱发细胞对外界信号作出相应反应。细胞内小分子第二信使具有以下共有特点：①在细胞中的浓度或分布可以迅速改变，即可在短时间内迅速生成，短时间内又可迅速灭活；②不位于能量代谢途径的中心；③阻断该分子的变化可以阻断细胞对外源信号的反应；④作为变构效应剂作用于细胞内相应的靶分子。催化第二信使生成和水解的酶都是膜受体信号转导途径中的重要信号转导分子。

细胞内的第二信使大致可分为 3 类：①环核苷酸，主要有环腺苷酸（cAMP）和环鸟苷酸（cGMP）两种；②脂类衍生物，主要包括二酰甘油、1,4,5-三磷酸肌醇、神经酰胺和花生四烯酸等；③无机物，主要有 Ca^{2+}、NO、CO 和 H_2S 等。

（二）细胞内信号转导分子的相互作用

许多细胞信号转导分子之间通过特定结构域相互作用，这一类结构域在进化上高度保守，称为**调节性结合结构域**（modular binding domain）。这些结构域具有相同的结构特征，可以相互识别并发生聚合，具有这种结构域的信号蛋白可以形成一个三维的相互作用网络，决定信号的传递途径（图 11-5）。常见的此类结构域有：①SH2 结构域，SH2 可与不同蛋白质分子的 SH2 结构域结合；②SH3 结构域，能识别和结合蛋白质分子中富含脯氨酸的序列；③**磷酸化酪氨酸结合性**（phosphotyrosine-binding，PTB）结构域，可以识别并结合一些含磷酸化酪氨酸的位点；④ Pleckstrin 类似物（Pleckstrin homology，PH）结构域，Pleckstrin 是一种血小板内主要的蛋白激酶 C 的底物，PH 可以与磷脂酰肌醇衍生物（PIP_2 或 IP_3）等结合，此外，PKC 和 G 蛋白的 βγ 亚单位等也可以与 PH 结构域结合。

图 11-5 显示了信号蛋白之间的相互作用以转导信号的机制。信号蛋白 1 含有 3 个不同的调节性结合结构域：PH、PTB 和 SH2，该蛋白还具有酪氨酸激酶活性。受体与外来信号

结合后，其胞内段磷酸化，信号蛋白 1 的 SH2 结构域可识别受体的磷酸化位点并与之发生相互作用，形成一个胞质面的锚定位点，可被信号蛋白 1 的 PH 结构域识别并相互作用；信号蛋白 2 可被信号蛋白 1 磷酸化，其某些磷酸化位点可被信号蛋白 1 的 PTB 结构域识别并锚定，某些磷酸化位点则可被其下游的衔接体蛋白质的 SH2 结构域识别锚定，该衔接体蛋白质还具有 SH3 结构域，SH3 与信号蛋白 3 的富含脯氨酸的序列区发生相互作用，从而有利于信号蛋白 2 对信号蛋白 3 的磷酸化作用。因此，来自于受体的信号以信号蛋白 1、2、3 的顺序在复合体内得到高效和精确的传递。此外，细胞还利用脚手架蛋白，把一组相互作用的信号转导蛋白组织成一个**信号转导复合体**（signaling complex），可避免不必要的信号通路之间的交谈（cross talk），从而使信号传递更为精确、快速和高效（图 11-4，图 11-5）。但是，在复合体内的信号是不能放大的，并且信号也不能在细胞的亚区之间传递。

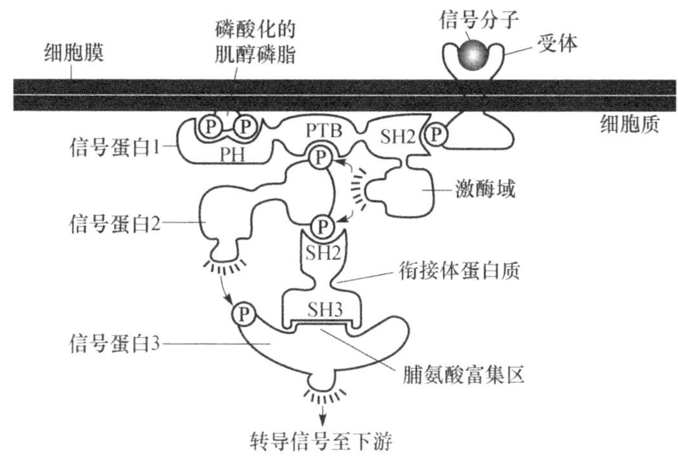

图 11-5　调节性结合结构域信号转导途径（Alberts et al.，2008）

第二节　细胞内受体介导的信号通路

一、核受体及其对基因表达的调控

胞内受体位于细胞质或细胞核基质中，其相应配体主要是疏水的小信号分子，如类固醇激素、甲状腺素和维甲酸等。胞内受体常为单体蛋白，一般都含有 3 个功能结构域：位于 C 端的配体结合域，中部结构域是 DNA 结合域或 Hsp90 的结合位点，N 端的转录激活域（图 11-6）。核受体多为反式作用因子，实际上是一类转录因子。脂溶性信号分子可自由透过胞膜及核膜进入胞质或核内，与胞内受体结合形成配体-受体复合物，可直接传递信号，即作用于 DNA 分子，直接调控基因表达，从而影响细胞的物质代谢和生理活动。另有一些胞内受体可结合胞内产生的信号分子（如细胞应激反应中产生的胞内信号分子），直接激活效应分子或通过一定的信号转导途径激活效应分子。

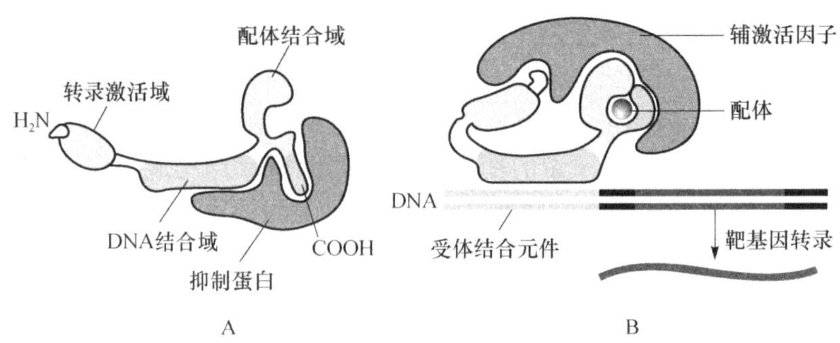

图 11-6　细胞内受体及其作用模型（翟中和等，2007）
A. 失活的核受体；B. 活化的核受体

细胞核受体通过 3 种基本的作用模式调节基因转录：①核受体与其伴侣转录因子的二聚体受到其配体——亲脂性小分子激活后，结合至靶 DNA 的靶序列从而调节转录；②该二聚体受到配体激活后招募其他转录因子，通过其他转录因子与靶 DNA 的靶序列结合调节转录；③该二聚体受到细胞表面受体或周期蛋白依赖性激酶（CDK）的激活而与靶 DNA 的靶序列结合调节转录。

胞内受体介导的信号转导，调控着细胞的生长和分化，人类核受体家族包含数十个成员，它们与糖尿病、脂肪肝等疾病的发生和发展密切相关。

二、一氧化氮气体信号分子与胞内信号转导

一种小分子气体一氧化氮（NO）可激活一类特别的胞内受体，NO 作为细胞内信号转导的信使是 20 世纪 90 年代以来生物医学领域的一个重要发现。R. Furchgott、L. J. Ignarro 及 F. Murad 由于发现 NO 作为心血管系统的细胞内信号分子，获得了 1998 年诺贝尔生理学或医学奖。血管内皮细胞和神经细胞里的精氨酸在**一氧化氮合酶**（NO synthase，NOS）的催化下能转化形成 NO 和瓜氨酸。NOS 是一种 Ca^{2+}/CaM 敏感酶，Ca^{2+}/CaM 与 NOS 的结合可激活 NOS 的活性，任何使细胞内 Ca^{2+} 浓度升高的因素都可能增强 NOS 的活性，并通过 NO 调节细胞代谢。

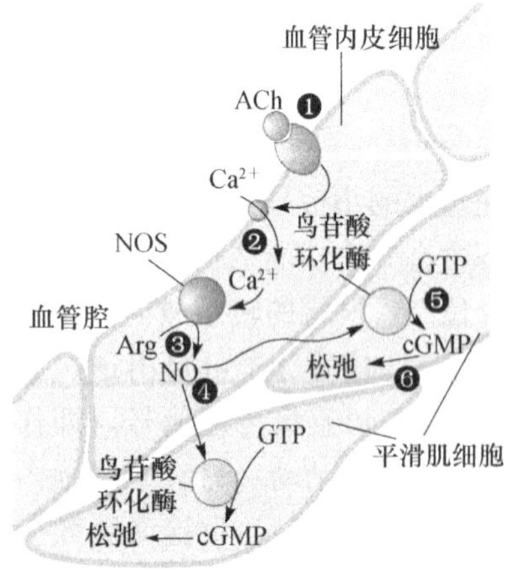

图 11-7　NO 在导致血管平滑肌舒张中的作用（Karp，2007）

体内多种刺激因素如乙酰胆碱（ACh）、缓激肽与血管内皮细胞上的受体结合均可引起内皮细胞内 Ca^{2+} 的短暂升高，激活 NOS 合成并释放 NO。如果 NO 弥散出内皮细胞进入邻近的平滑肌细胞，通过与平滑肌细胞内的鸟苷酸环化酶（GC）活性中心的 Fe^{2+} 结合，改变酶的构象而激活可溶性的 GC，产生 cGMP，cGMP 水平升高，可降低血管平滑肌细胞中 Ca^{2+} 浓度，使平滑肌舒张，血管扩张（图 11-7）。临床上用硝酸甘油治疗缺血性心脏病，就是通过释放 NO 气体而舒张血管平滑肌，从而扩张血管的。除了 NO 以外，CO 和 H_2S 的第二信使作用近年来也得到证实。

第三节　细胞表面受体介导的信号通路

大多数细胞信号转导途径都是从细胞外信号分子与细胞受体的相互作用开始的。每种类型受体都有许多种，同一类型的受体所介导的信号转导途径有许多共同之处。

一、G 蛋白偶联受体信号转导通路

G 蛋白偶联受体是机体细胞中存在最广泛的，也是信号传递最复杂的一类受体。

（一）G 蛋白简介

G 蛋白的全称为**鸟苷酸结合蛋白**（guanine nucleotide-binding protein），可以与 GTP 或 GDP 结合，并具有内在的 GTP 酶活性。与膜受体偶联的异三聚体 G 蛋白的分子质量大约为 100kDa，由 α、β、γ 三种亚基组成。G 蛋白的 α 亚基（简称 Gα）分子质量为 39～46kDa，各种 G 蛋白亚基中 α 亚基差别最大，因此 Gα 可被用作 G 蛋白的分类依据。Gα 结构的共同特点是都有 7 个特化位点，即一个受体结合并受其活化调节的位点、与 βγ 亚基相结合的位点、与靶蛋白结合的位点、与 GDP 或 GTP 结合的位点、GTP 酶的活性位点、ADP 糖基化位点和毒素修饰位点。α 亚基具有 GTP 酶活性。在胞内 β 和 γ 亚基形成紧密结合的二聚体，其主要作用是与 α 亚基形成复合体并定位于质膜内侧，也可直接作用于下游效应分子。

对 G 蛋白分类主要依据它们的效应分子或对细菌毒素的敏感性，如能激活腺苷酸环化酶（AC）的 G 蛋白称为 G_s，对 AC 有抑制作用的 G 蛋白称为 G_i，另外还有 G_o、G_t 和 G_q 等。依据 α 亚基的氨基酸序列的相关性可将异三聚体 G 蛋白分为 4 种主要类型：①具有激活作用的 α 亚单位有 α_{s1}、α_{s2} 和 α_{olf}；②具有抑制作用的 α 亚单位有 $\alpha_{i1\sim3}$、$\alpha_{o1\sim3}$；③$\alpha_{t1\sim2}$、α_{gust}；④G_z 等。通过分子克隆的方法已分离鉴定了 20 多种 α 亚基，β 亚基和 γ 亚基也有数种（β_1～β_4 4 个亚基和 γ_1～γ_5、γ_7 6 个亚基），理论上它们可以组成上千种异三聚体 G 蛋白，因而增加了信号转导的多样性。

传统认为组成 G 蛋白的 βγ 亚基在信号转导过程中的重要性不及 α 亚基，但越来越多的证据显示，βγ 亚基不仅是 G 蛋白实现功能所必不可少的，还对调节 G 蛋白的活性具有重要意义，G 蛋白受体激活后 βγ 亚基游离出来也可直接激活胞内的效应酶。

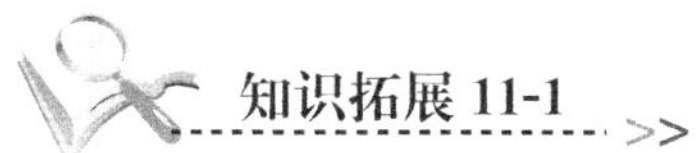

★G 蛋白与诺贝尔生理学或医学奖★

20 世纪 80 年代 M. Rodbell 发现胰岛细胞分泌的胰高血糖素在有 ATP 参与下，能通过 AC 刺激糖原分解，但拥有 ATP、胰高血糖素和 AC 三要素并不一定能达到刺激糖原分解的目的。为研究其原因，他与 A. Gilman 合作，建立了 G 蛋白突变细胞系。结果发现，突变细胞虽然胞内 AC 和 GTP 的含量正常，但加入胰高血糖素仍不能激活 AC。据此他们推测在胰高血糖素与 AC 之间可能存在某种“桥梁”物质。它们在突变细胞中加入从正常细胞提取的膜蛋白，胰高血糖素刺激 AC 的作用就出现了。经过对加入的膜蛋白的纯化分析，发现所谓的“桥梁”物质就是 G 蛋白。由于发现了 G 蛋白在细胞信号转导中的作用，M. Rodbell 和 A. Gilman 获得了 1994 年的诺贝尔生理学或医学奖。

参与细胞信号转导的 G 蛋白有三聚体 G 蛋白和小 G 蛋白两大类。**小 G 蛋白**（small G protein）因分子质量只有 20～30kDa 而得名，由一条亚基组成。小 G 蛋白主要包括 Ras 家族、Rho 家族和 Rab 家族，其中 Ras 家族成员已超过 50 种。多种细胞外信号可使小 G 蛋白从 GDP 结合的非活性形式转为 GTP 结合的活性形式，并导致进一步的信号转导。

（二）G 蛋白偶联受体信号转导的基本过程

G 蛋白偶联受体（GPCR）介导的信号转导可通过不同的途径产生不同的生物学效应，其基本过程大致包括以下几个阶段。

1. 配体结合受体并激活受体

配体与 GPCR 结合导致受体构象改变并将受体激活，当胞外配体的浓度降至一定水平，即与受体解离，受体回复到无活性状态，停止该信号的传递。

2. G 蛋白活化及 G 蛋白循环

G 蛋白通过一定的机制进行有活性和无活性状态的连续转换，称为 G 蛋白循环，主要有以下几个步骤（图 11-8）。①配体-受体结合激活 G 蛋白。GPCR 激活后，暴露出与 G_s 结合的位点，使配体-受体复合物与 G 蛋白结合，G 蛋白的 α 亚基排斥 GDP，结合 GTP，此刻 G 蛋白处于活化状态。②G 蛋白活化信号的传递。结合了 GTP 的 G 蛋白使 α 亚基构象改变，G 蛋白解离出 α 亚基-GTP 及 βγ 亚基，激活的 α 亚基-GTP 及 βγ 亚基都能分别作用于各自的下游信号分子。③G 蛋白的失活。G 蛋白激活维持时间很短，大约只有 10s。当受体与配体的信号解除时，α 亚基-GTP 复合物迅速水解 GTP 为 GDP，GDP 便可与 $G_{\beta\gamma}$ 重新组合，形成无活性的 G 蛋白。

3. G 蛋白激活下游效应分子

活化的 G 蛋白激活的下游信号分子可以是 AC、PLCβ、磷酸二酯酶等酶类或离子通道。不同的 α 亚基激活不同的效应分子。

4. 第二信使的产生及分布变化

G 蛋白的效应分子主要是催化产生第二信使。例如，激活的 α 亚基与 AC 结合，催化 ATP 生成 cAMP，使细胞内 cAMP 水平升高；PLCβ 催化产生 IP_3 和 DG；而某些离子通道是 βγ 亚基最常见的下游分子。

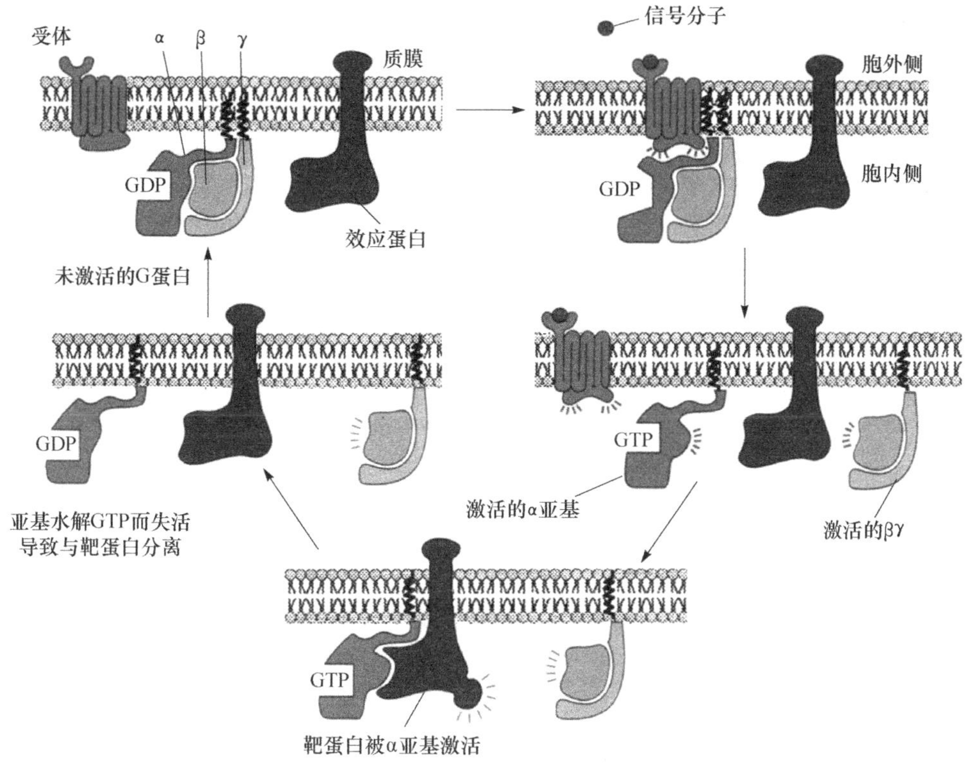

图 11-8　G 蛋白激活及信号转导基本过程（Alberts et al.，2002）

5. 第二信使激活蛋白激酶进而激活效应蛋白

第二信使作用于相应的蛋白激酶（有的可通过离子通道的调节改变 Ca^{2+} 在细胞内的分布），使之构象发生改变而激活。蛋白激酶通过磷酸化作用激活下游效应蛋白，如一些与代谢相关的酶、与特定基因表达相关的转录因子和细胞骨架蛋白等，从而产生各种生物学效应。

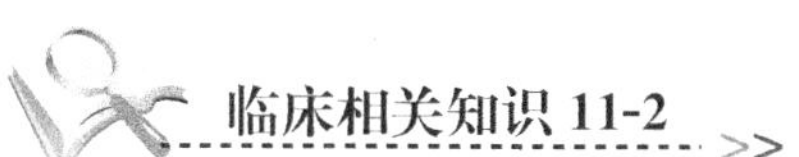
临床相关知识 11-2

★G 蛋白与疾病★

G 蛋白基因突变可导致色素性视网膜炎、侏儒症、先天性甲状旁腺功能低下、先天性甲状腺功能低下或功能亢进等遗传性疾病。例如，在甲状腺瘤和垂体瘤中，G 蛋白的突变体维持其与 GTP 结合的活化型空间构象，持续激活 cAMP 信号途径，刺激细胞增殖。

霍乱是由霍乱弧菌所产生的霍乱毒素 A 亚基与 G 蛋白偶联受体结合的 α 亚基结合，使 G 蛋白处于持续激活状态，同时腺苷酸环化酶被活化的 α 亚基持续激活，从而使细胞中的 cAMP 大量增加，可高为正常值的 100 倍以上，促使大量的 Cl^- 和 HCO_3^- 从细胞内进入肠腔，引起大量水分进入肠腔，造成剧烈的腹泻。

（三）G 蛋白偶联受体信号转导的基本类型

根据信号转导中所产生的第二信使的种类，可将 G 蛋白偶联受体的信号转导途径分为 AC-cAMP-PKA 信号转导途径和 PLCβ-IP_3/DG-PKC/Ca^{2+} 信号转导途径。

1. AC-cAMP-PKA 信号转导途径

cAMP 信号途径有刺激型（stimulatory）信号途径和抑制型（inhibitory）信号途径两种：刺激型信号分子作用于刺激型受体（R_s）和刺激型 G 蛋白（G_s）；抑制型信号分子作用于抑制型受体（R_i）和抑制型 G 蛋白（G_i）。二者作用于同一效应器——AC，前者刺激 AC 的活性，催化 ATP 生成 cAMP，使细胞内 cAMP 水平升高；后者则抑制 AC 的活性，使细胞内 cAMP 的水平下降。二者相互制约，使胞内 cAMP 水平保持动态平衡。同一信号分子作用于不同的 GPCR，产生的结果可能截然相反。例如，肾上腺素作用于心肌细胞膜上的 β-肾上腺素受体，激活 $G_{\alpha s}$，可使心肌细胞产生 cAMP，导致心率加快，收缩增强。但是，如果肾上腺素作用于平滑肌细胞膜上的 α-肾上腺素受体，激活 $G_{\alpha i}$，后者抑制 cAMP 生成，结果使平滑肌舒张。

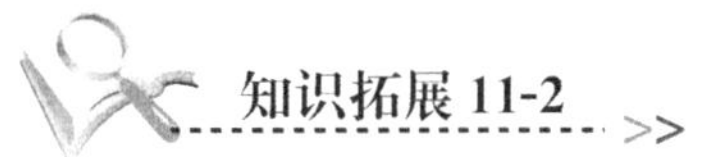

知识拓展 11-2 >>

★cAMP 在激素作用机制研究和诺贝尔生理学或医学奖★

1957 年 E. W. Sutherland 在研究激素诱导糖原分解实验中发现，在狗肝匀浆液中加入肾上腺素或胰高血糖素都能使肝细胞中 cAMP 含量升高，这两种激素可使 AC 活化，促使 ATP 分解成 cAMP，在匀浆液中直接加入纯化的 cAMP 也能刺激糖原分解，从而替代激素的作用，在匀浆液中加入磷酸二酯酶抑制剂，可阻止 cAMP 降解。他认为这类激素是通过 cAMP 途径发挥作用的。E. W. Sutherland 等在阐明 cAMP 在激素作用机制方面作出了卓越贡献，因此被授予 1971 年的诺贝尔生理学或医学奖。

AC 是位于细胞膜上的 G 蛋白的效应蛋白之一，是 cAMP 信号转导途径的关键酶，分子质量为 150kDa，跨膜 12 次，目前已发现 6 种亚型。cAMP 在静息状态下胞内浓度不超过 5×10^{-8}mol/L，当 Gα 被激活后，cAMP 含量迅速升高，达 1×10^{-6}mol/L，为静息状态的 20 倍。cAMP 为水溶性分子，故可将信息传递到胞质、胞核及其他区室内的下游信号分子。

在绝大多数真核细胞中，cAMP 的作用都是通过活化 cAMP 依赖性**蛋白激酶 A**（protein kinase A，PKA），从而使其底物蛋白发生磷酸化来调节细胞的新陈代谢（图 11-9）。PKA 由 4 个亚基组成，包括 2 个相同的调节亚基和 2 个相同的催化亚基。cAMP 与 PKA 的调节亚基结合可导致其调节亚基与催化亚基分离，游离的催化亚基表现出激酶活性。PKA 是一种丝氨酸/苏氨酸激酶，能引起靶（底物）蛋白中丝氨酸/苏氨酸的磷酸化。PKA 的底物非常广泛，这种底物蛋白通常是细胞质中的磷酸化酶激酶或是细胞核内的 **cAMP 反应元件结合蛋白**（cAMP responsive element-binding protein，CREB）等基因表达的调节因子。激活的 PKA 的催化亚基经核孔进入细胞核，引发 CREB 的磷酸化而使之活化，活化的 CREB 在 **CREB 结合蛋白**（CREB-binding protein，CBP）的协同下，启动特定基因的表达。

在不同的组织中，PKA的底物大不相同，cAMP通过活化或抑制不同的下游信号分子，使细胞对外界不同的信号产生不同的反应，包括糖原的合成或分解、蛋白质的合成或分解、细胞的分泌反应等。

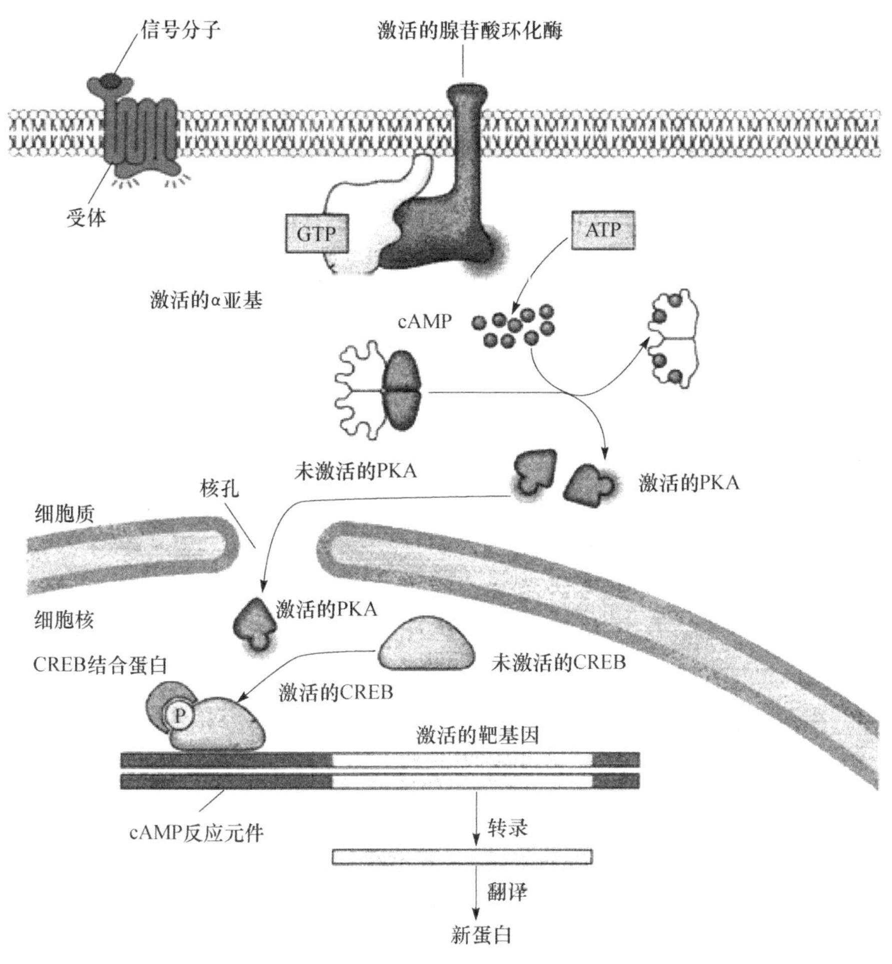

图11-9 cAMP水平升高引起的基因转录的过程（Alberts et al.，2002）

例如，cAMP激活PKA，一方面，PKA使胞质中磷酸化酶激酶磷酸化，促进糖原分解为葡萄糖，PKA还使糖原合成酶磷酸化，抑制葡萄糖合成糖原，最终使血糖升高；另一方面，PKA的调节亚基可以进入细胞核并与核蛋白反应，启动与糖异生相关的酶的基因表达，促进葡萄糖的合成。细胞中存在多种催化环核苷酸水解的**磷酸二酯酶**（phosphodiesterase，PDE），PDE对cAMP和cGMP的水解具有相对特异性。磷酸化和去磷酸化是信号转导中最简便而又十分快捷的反应方式，一般是通过磷酸化而激活底物，去磷酸化而使底物失活。人类基因组编码的蛋白激酶和磷酸酶分别有2000多种和300多种，约有1/3信号分子的活化形式是蛋白质磷酸化。第二信使调节基因表达是一个缓慢过程，这一过程常需几分钟甚至几小时。

cGMP信号途径与cAMP信号途径的作用过程相似，不同之处在于cGMP信号途径的第二信使为cGMP，是由**鸟苷酸环化酶**（guanylate cyclase，GC）分解GTP成为cGMP。cGMP在不同的细胞中，它们作用的底物各不相同。在视网膜光感受器上的cGMP能够直接作用于离子通道；血管平滑肌细胞的 cGMP 通过 cGMP 依赖性蛋白激酶的活化进而激活肌动蛋白-肌球蛋白复合物的信号途径，导致血管平滑肌的收缩。

2. PLCβ-IP_3/D G-PKC/Ca^{2+} 信号转导途径

GPCR 与相应的信号分子结合之后，G 蛋白激活磷脂酶 Cβ（PLCβ），催化质膜上的磷脂酰肌醇-4，5-二磷酸（phosphatidylinositol-4，5-biphosphate，PIP_2）水解生成**二酰甘油**（diacylglycerol，DG/DAG）和 **1，4，5-三磷酸肌醇**（inositol1，4，5-triphosphate，IP_3）两个重要的第二信使，然后分别激发两个信号转导途径，即 DG-PKC（蛋白激酶 C）和 IP_3-Ca^{2+} 信号途径，因此又把这一信号系统称为“双信使系统”（图 11-10）。刺激 PIP_2 分解代谢的胞外信号分子包括神经递质（如毒蕈碱型乙酰胆碱）、多肽激素（如促甲状腺素释放因子）、生长因子（如血小板生长因子）等。

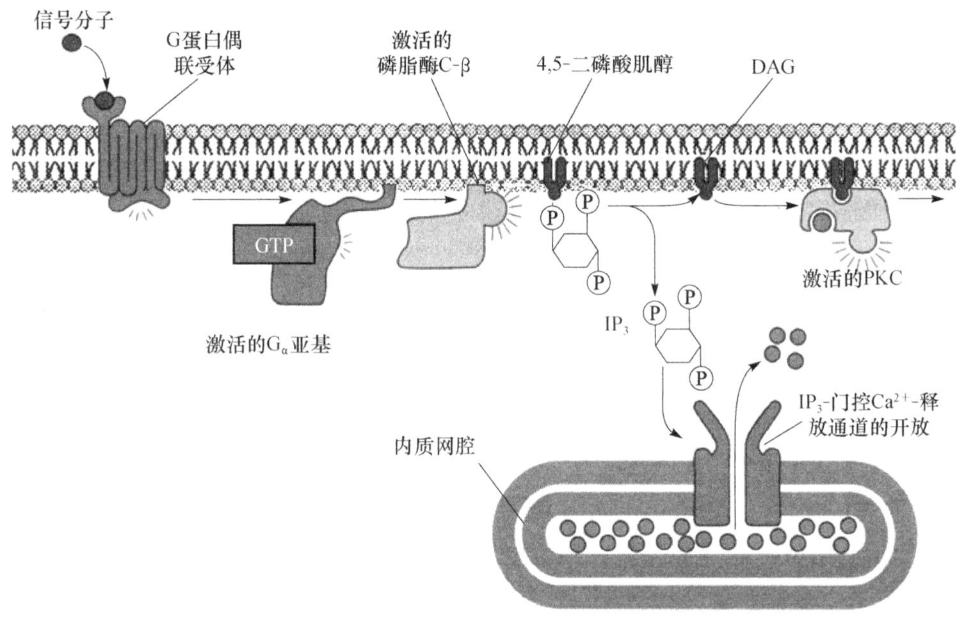

图 11-10　DAG/IP_3 信号途径（Alberts et al.，2002）

（1）DG-PKC 途径

PLCβ 水解 PIP_2 产物之一为水溶性的二酰甘油（DG），结合于质膜上，可活化与质膜结合的**蛋白激酶 C**（protein kinase C，PKC）。PKC 对 Ca^{2+} 的亲和力增加，暴露出活性中心，从而实现其对底物蛋白酶的丝氨酸和苏氨酸残基磷酸化功能。PKC 是 Ca^{2+} 和磷脂酰丝氨酸依赖性酶，具有广泛的作用底物（如膜蛋白和多种酶），在调节细胞增殖与分化过程中起着不可或缺的作用。例如，PKC 可通过磷酸化作用激活质膜上的 Ca^{2+} 通道，促进 Ca^{2+} 内流，提高胞质 Ca^{2+} 浓度；PKC 也可通过磷酸化作用激活肌质网上的 Ca^{2+}-ATP 酶，促进胞内 Ca^{2+} 进入肌质网，降低胞质 Ca^{2+} 浓度。

DG 只是由 PIP_2 水解的暂时性产物，可通过两种方式终止其信号作用：①被 DG 激酶磷酸化为磷脂酸后参加肌醇脂循环重新形成 DG；②被 DG 脂酶水解为甘油和花生四烯酸。

DG 促进细胞增殖、分化的现象可以由佛波酯（phorbol ester）致癌的相关实验得以旁证。佛波酯是一种从植物提取的肿瘤促进剂，其分子结构与 DG 相似，在细胞内它能取代

DG 与 PKC 相结合而激活 PKC，引发下游一系列蛋白磷酸化。但它不像 DG 那样会被很快降解，从而使 PKC 长时间不可逆的活化，导致细胞增长失控，呈恶性化倾向。

（2）IP_3-Ca^{2+} 途径

IP_3 从质膜上扩散到胞质中，与肌质网上的 IP_3 受体结合，可调控 Ca^{2+} 通道，将储存在钙储库中的 Ca^{2+} 迅速释放到胞质中，以提高胞质中游离 Ca^{2+} 的浓度。另外，IP_3 的进一步磷酸化产物 IP_4 也可以引发细胞外的 Ca^{2+} 内流。IP_3 信号的终止是通过依次去磷酸化形成自由的肌醇。IP_3 引起的胞内 Ca^{2+} 浓度的升高，一旦完成其信号作用后，即可通过 Ca^{2+} 泵等机制将其泵至胞外或胞内钙库。在双信使系统中，Ca^{2+} 的作用占有极其重要的位置，这一作用发生在几乎所有真核细胞中。胞内存在一类能通过识别并以高亲和力与 Ca^{2+} 结合的蛋白质，这些蛋白质统称为 Ca^{2+} 结合蛋白。Ca^{2+} 结合蛋白的种类很多，有的只是与 Ca^{2+} 结合后起到缓冲 Ca^{2+} 浓度或 Ca^{2+} 运输者的作用，不起信号转导作用；有的是 Ca^{2+} 直接调节的，与信号转导有关，如**钙调蛋白**（calmodulin，CaM）和肌钙蛋白等，其中钙调蛋白也称为钙调素，是细胞中分布最广、功能最多、研究也最深入的一种蛋白质。

胞内 Ca^{2+} 浓度升高后，除可与 DG 协同激活 PKC 外，还可形成另一信号途径，即 Ca^{2+}/CaM 依赖的蛋白激酶途径。G 蛋白偶联受体至少可通过 3 种途径引起胞内 Ca^{2+} 浓度升高：①某些 G 蛋白可直接激活质膜上的钙通道，引起 Ca^{2+} 内流；②在 cAMP-PKA 途径中，PKA 通过磷酸化作用激活钙通道，促使 Ca^{2+} 流入细胞质；③IP_3/D G-PKC 途径中的 IP_3 和 PKC 也可促使细胞质内 Ca^{2+} 浓度升高。Ca^{2+}/CaM 依赖的蛋白激酶途径包括以下几个主要阶段。

1）胞质内 Ca^{2+} 浓度升高促使 Ca^{2+}/CaM 复合物形成。CaM 是真核细胞质中普遍存在的 Ca^{2+} 结合蛋白，含 4 个结构域，每个结构域可结合一个 Ca^{2+}。胞质内 Ca^{2+} 浓度低时（正常 $\leqslant 5\times10^{-8}$mol/L），CaM 不易结合 Ca^{2+}，此时 CaM 无活性；随胞内 Ca^{2+} 浓度升高，CaM 可结合不同数目 Ca^{2+}，形成不同构象的 Ca^{2+}/CaM 复合物而被活化并具调节功能。但长时间维持胞质中 Ca^{2+} 的高浓度会使细胞中毒，该复合物的形成或解离是受 Ca^{2+} 浓度控制的可逆反应。

2）Ca^{2+}/CaM 复合物激活蛋白激酶。Ca^{2+}/CaM 复合物能激活信号转导途径下游的一些钙调蛋白依赖蛋白激酶。CaM 的 N 端和 C 端为球形，整个分子呈哑铃状。当与 Ca^{2+} 结合时，CaM 发生构象变化，就像一把折叠刀，紧紧卡住靶蛋白。

3）钙调蛋白依赖蛋白激酶激活效应蛋白。钙调蛋白依赖蛋白激酶能使底物蛋白在丝氨酸和苏氨酸残基上发生磷酸化。例如，糖原磷酸化酶激酶等都是 CaM 激酶，这些激酶可激活各种效应蛋白，在物质代谢、收缩和运动、神经递质的合成、细胞分泌和细胞分裂等多种生理活动中起作用。

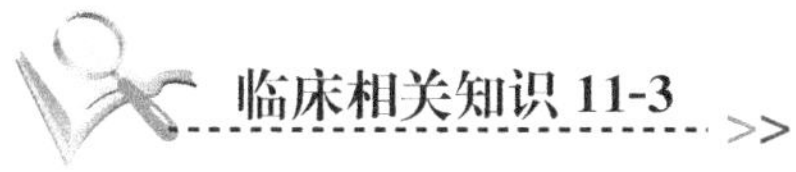

★信号转导与分子靶向药物★

研究各种病理过程的信号转导分子结构与功能的改变为新药的筛选和开发提供了靶位，由此产生了信号转导药物（signal transduction drug）这一概念。近年来，发现新药物的注意力已由单分子药物靶点转向以疾病的细胞分子信号动态转导网为靶标的多靶点药物设计。

肿瘤的发生和发展与细胞信号转导异常有关，以蛋白激酶为靶点的抗肿瘤治疗已成为肿瘤研究中十分活跃的领域。目前作为抗癌药物已经上市的激酶抑制剂多数为多靶点抑制剂，如伊马替尼（Imatinib）和吉非替尼（Gefitinib）等。我国自主研发的靶向抗癌药——盐酸埃克替尼（Icotinib hydrachloride），是一种以表皮生长因子受体激酶为靶标的药物，用于治疗晚期非小细胞肺癌，2011 年获国药批准文号，该药疗效不逊于国际专利品牌药物吉非替尼，且在安全性上有明显优势。

应用 Rho 激酶抑制剂可能在多种心血管疾病的治疗方面具有潜在价值，如作为蛛网膜下腔出血后脑动脉痉挛的治疗用药盐酸法舒地尔已经在日本上市。

二、酶偶联受体信号转导通路

酶偶联受体与配体结合后可激发受体本身的酶活性，或者激发受体偶联酶的活性使信号继续向下游传递。酶偶联受体胞内信号转导的主要特征是**级联磷酸化反应**（phosphorylation cascade），通过蛋白质分子的相互作用激活细胞内蛋白激酶，蛋白激酶通过磷酸化修饰激活代谢途径中的关键酶和反式作用因子等，最终影响代谢途径、细胞运动、细胞增殖和分化等。

蛋白激酶（protein kinase，PK）和**蛋白磷酸酶**（protein phosphatase）催化蛋白质的可逆性磷酸化修饰。根据其底物蛋白被磷酸化的氨基酸残基种类，可将蛋白激酶分为 5 类，即蛋白丝氨酸/苏氨酸激酶、蛋白酪氨酸激酶、蛋白组氨酸/赖氨酸/精氨酸激酶、蛋白色氨酸激酶和蛋白天冬氨酰基/谷氨酰基激酶。蛋白激酶在信号转导中通过磷酸化调节蛋白质活性，并通过蛋白质的逐级磷酸化，使信号逐级放大，引起细胞反应。已发现 10 多条此类转导途径，这里介绍 3 条较常见的途径。

（一）酪氨酸蛋白激酶受体介导的信号转导

酪氨酸蛋白激酶受体（TPRK）又称受体酪氨酸激酶（RTK），是研究得最为清楚的，本身具有酪氨酸激酶活性的酶偶联受体。

1. RTK 的结构与 RTK 的活化

（1）RTK 的结构

已发现的 RTK 超过 50 种，主要包括表皮生长因子受体（EGFR）家族、血小板衍生生长因子受体（PDGFR）家族和胰岛素受体（INSR）家族等 7 个家族（图 11-11）。这类受体的共同点是：大多为单次跨膜糖蛋白，胞内具有位于 C 端的酪氨酸激酶结构域，胞外区一般由 N 端 500～850 个氨基酸残基组成，有的含有免疫球蛋白同源的结构，有的区段富含 Cys，该区为配体结合部位。

（2）RTK 的活化

RTK 为催化型受体，当配体与受体膜外部分结合后，相邻两受体会迅速汇聚成二聚体或三聚体及其以上的多聚体，二（寡）聚体化的受体其膜内部分发生构象变化，导致受体胞内酪氨酸蛋白激酶结构域的酪氨酸残基发生自体磷酸化（图 11-12），对 SH2 结构域呈现出极强的亲和性，可与具有 SH2 结构域的下一级信号分子结合，形成一个大的信号转导复合体。它们之间相互作用可激活下一级信号分子的 SH2，以此类推，从而把胞外的信号转导到细胞内。

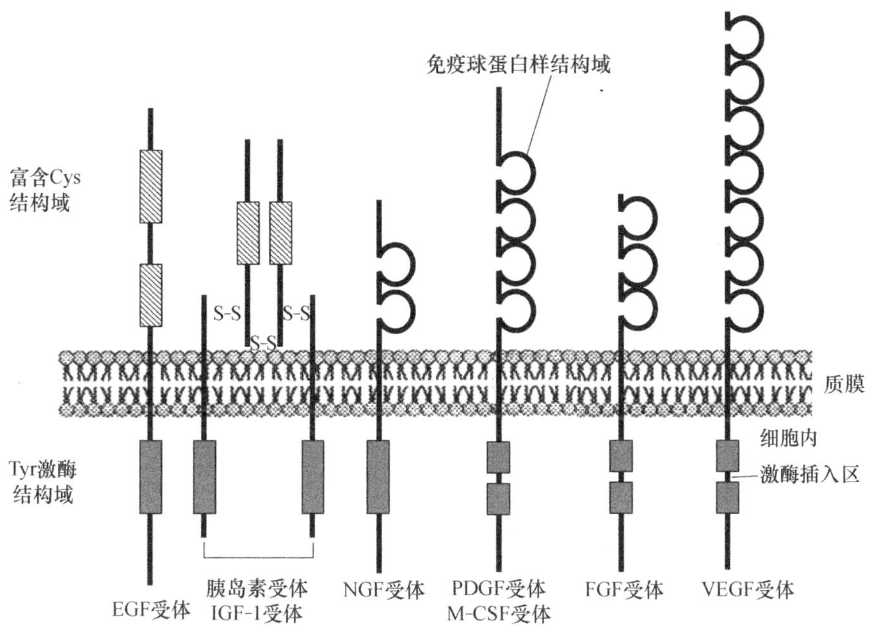

图 11-11　受体酪氨酸激酶的分子结构（Alberts et al.，2002）

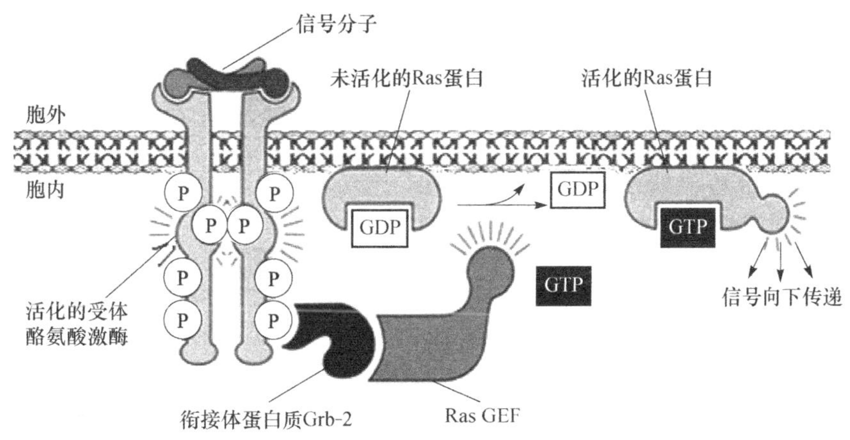

图 11-12　Gas、GTPase 在 RTK 激活的细胞内信号转导中的作用（Alberts et al.，2002）

2. RTK 信号转导途径

与 RTK 结合的信号蛋白有些是作为 RTK 的底物被激活，有些是衔接体蛋白质。不同信号转导蛋白可启动不同的信号途径。这里简要介绍几种常见的下游信号途径。

（1）Ras-MAPK 级联反应信号途径

以促分裂原活化的蛋白激酶（MAPK）为代表的信号转导途径称为 MAPK 途径。在不同的细胞中，该途径的成员组成及诱导的细胞应答有所不同。其中了解最清楚的是 Ras-MAPK 途径，该途径转导多种生长因子、细胞因子、淋巴细胞抗原受体和整合素等信号。Ras 是一种小 G 蛋白，在细胞增殖过程中起着重要的作用，大约 30%的人类肿瘤细胞中含有突变的 Ras 癌基因。受体与配体结合后形成二聚体，激活受体的蛋白激酶活性；受体自身酪氨酸残基磷酸化，形成 SH2 结合位点，从而能够结合衔接体蛋白质 Grb-2；Grb-2 的两个 SH3 结构与 SOS 分子中富含脯氨酸的序列结合，将 SOS 活化，SOS 是一种鸟嘌呤交换因子（guanine exchange factor，GEF）；活化的 SOS 与 Ras 蛋白结合，促进 Ras 释放 GDP、结合 GTP，导致 Ras 活化（图 11-12）。

活化的 Ras 瞬时结合并刺激丝氨酸/苏氨酸蛋白激酶家族，从而触发 **MAPK 级联反应**（MAP kinase cascade），此级联反应包括 3 种蛋白激酶的级联激活。MAPK 在未受到刺激的细胞内处于静止状态，活化的 Ras 蛋白可激活 **MAPK 激酶的激酶**（MAPK kinase kinase，MAPKKK），活化的 MAPKKK 可磷酸化 **MAPK 激酶**（MAPK kinase，MAPKK）而将其激活；活化的 MAPKK 将 MAPK 磷酸化而激活，表现为逐级磷酸化。活化的 MAPK 可以在细胞质或转位至细胞核内，通过磷酸化作用激活多种效应蛋白，包括在细胞分裂、细胞存活、表型分化中调控基因表达的转录因子等，从而使细胞对外来信号产生相应的应答（图 11-13）。

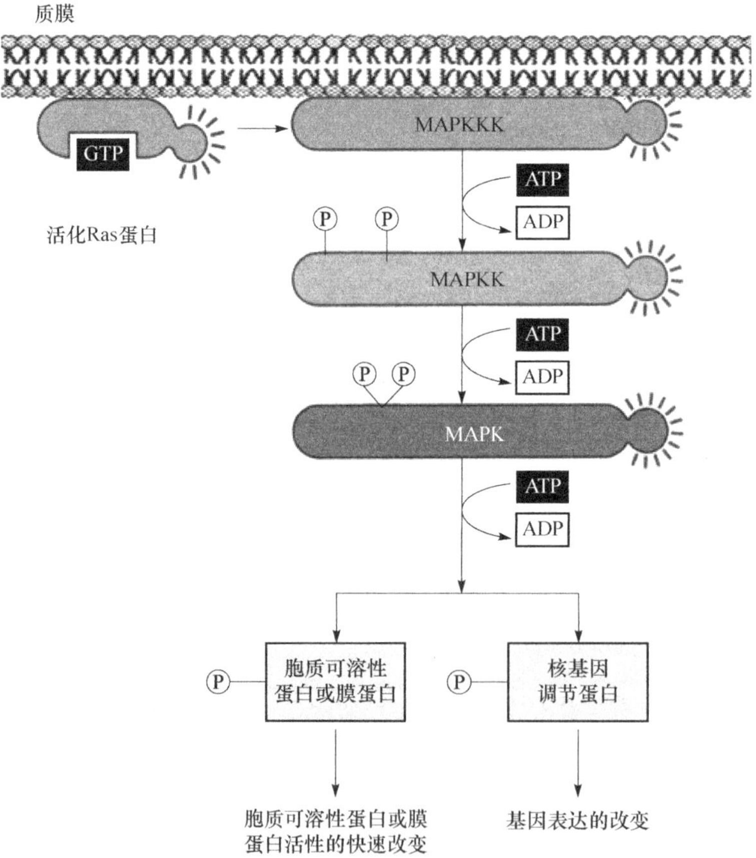

图 11-13　MAPK 级联反应在 RTK 激活的细胞内信号转导中的作用（Alberts et al.，2002）

MAPK 途径的相关信号是一类高度保守的蛋白激酶家族。已发现有 14 种 MAPKKK，7 种 MAPKK，至少 13 种 MAPK。MAPK 家族中的 ERK 家族广泛存在于各种组织，多种生长因子受体都需要 ERK 的活化来完成信号转导过程，进而调控细胞增殖与分化。

MAPK 激活持续的时间及影响细胞的反应的类型因配体不同而不同。例如，在表皮生长因子（EGF）作用于神经前体细胞时，MAPK 活性在 5min 达到高峰后迅速下降，随后细胞开始分裂增殖；相反，当 NGF 作用于神经前体细胞时，MAPK 可保持较高活性达数小时，细胞则停止增殖而分化。

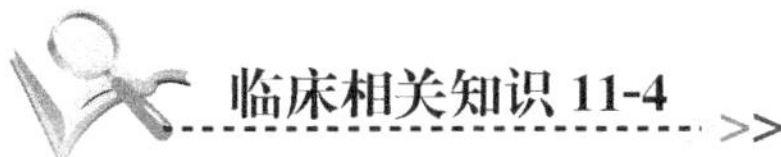

★抗抑郁药信号转导途径与药物作用靶点★

参与抑郁症和抗抑郁药作用的信号转导途径主要有 cAMP 途径、钙调蛋白激酶（CaMK）途径和 MAPK 途径 3 条。①cAMP 途径：多数抗抑郁药可引起脑内 5-羟色胺（5-HT）和去甲肾上腺素（NE）浓度增加，5-HT 和 NE 与 GPCR 结合，激活 cAMP 途径，催化 ATP 生成 cAMP→PKA 激活→CREB 磷酸化→调节基因转录→调节细胞存活和神经可塑性。②IP_3 途径：抗抑郁药可以通过激活 PLC，生成 IP_3，激活 IP_3 途径，IP_3→Ca^{2+} 释放→Ca^{2+} 与 CaM 结合→激活 CaMK→CREB 磷酸化→调节基因转录→逐渐改善抑郁患者的情绪。③MAPK 途径：抗抑郁药引起的神经递质、神经营养因子和生长因子等的改变可作用于 MAPK 途径，如抗抑郁药激活小分子 G 蛋白 Ras→活化 MAPKKK/RAF→MAPKK/MEK→活化 ERK1/2→活化核糖体 S6 激酶（RSK）→CREB 磷酸化→调节基因转录→生物学效应。

(2) 其他 RTK 信号转导途径

Ras-MAPK 级联反应信号途径是主要的 RTK 信号转导途径之一。此外，许多单跨膜受体也可激活这一信号途径，甚至 GPCR 也可通过一些调节分子作用于这一途径。由于 RTK 的胞内段存在着多个酪氨酸磷酸化位点，因此除 Grb 外，还可以募集其他含有 SH2 结构域的信号转导分子，形成 PLC-IP_3/DG 途径、PI3K/PKB 途径等其他信号途径。磷脂酰肌醇-3 激酶（PI3K）和蛋白激酶 B 共同构成一条重要的信号转导途径。PKB 可磷酸化多种蛋白，介导代谢调节、细胞存活等效应，还可通过 SH2 结构域与许多其他信号转导途径中的蛋白质相互作用，形成多种途径信号的交谈。

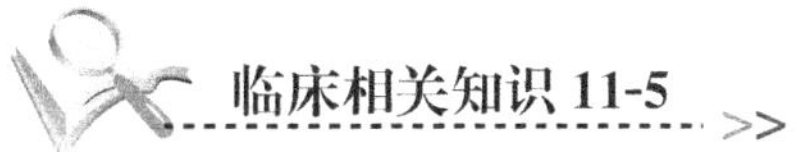

★Ras 小 G 蛋白与肿瘤★

现有的研究结果表明，在信号转导通路中与肿瘤无限制生长最直接相关的是 Ras 途径。Ras 途径介导着大多数生长因子刺激的细胞增殖，通路中任何环节发生改变，成为持续激活时，就会导致细胞不受控制的增殖。在 Ras 突变型细胞中，活化型的 Ras-GTP 处于一种持续结合的状态，因而增殖信号处于持续转导状态，最终导致细胞的迅速增殖，以至于癌变。

（二）受体丝氨酸/苏氨酸激酶介导的信号转导

转化生长因子β（TGF-β）、激活素（activin）和骨形态发生蛋白（BMP）等，称为TGF-β家族，拥有具有丝氨酸/苏氨酸激酶活性的受体。该家族除在发育过程中起重要作用外，还可调节细胞的增殖、分化、黏附、移行及细胞凋亡，此类受体的突变会促使某些肿瘤的发生。丝氨酸/苏氨酸激酶受体的胞内段为具有催化作用的C端。TGF-β家族的受体介导的信号转导途径中最重要的信号转导分子是Smad（Smad家族至少有8个成员），因而此途径称为Smad途径。Smad的命名源于首先发现的两种蛋白——线虫中的Sma蛋白和果蝇中的Mad蛋白，TGF-β超家族受体主要有Ⅰ型和Ⅱ型两种，激活后都具有丝氨酸/苏氨酸蛋白激酶活性，可将Smad磷酸化。

TGF-β信号转导的基本步骤是：①TGF-β同时结合2个Ⅰ型受体和2个Ⅱ型受体，形成异源四联复合物，受体结构的改变引起一个催化亚基磷酸化其相邻亚基的丝氨酸/苏氨酸残基，Ⅱ型受体被激活，其激酶活性将Ⅰ型受体磷酸化并活化；②这种自身的磷酸化作用使膜相关蛋白SARA（Smad anchor for receptor activation）结合Smad2和Smad3，并提呈给活化的Ⅰ型受体；③受体的邻近亚基募集并磷酸化Smad2和Smad3；④在未磷酸化的时候，Smad具有折叠构象，不能与其他Smad亚型结合并保持其在细胞质的溶胶定位；磷酸化的Smad2和Smad3亚型具有非折叠构象可与Smad4形成三聚体，暴露位于Smad上的核定位序列（NLS），从而使得细胞质溶胶复合物转移至细胞核内，Smad复合物与相应的基因调节蛋白结合，调控有关器官发育和组织分化的基因转录（图11-14）。

（三）酪氨酸激酶偶联受体介导的信号转导

酪氨酸激酶偶联受体（tyrosine kinase-linked receptor）本身无酶活性，而是与细胞质内的janus激酶（janus kinase，Jak）相偶联，Jak是一种酪氨酸激酶。该类受体的对应配体多为细胞因子，因此又称为细胞因子受体。不同的细胞因子受体亚家族可以募集大量的胞内信号转导蛋白，其中最重要的信号转导蛋白是非受体酪氨酸激酶，如各种Src家族激酶和Jak。当细胞因子结合于受体后，受体二聚化导致其胞内段富含脯氨酸的蛋白质-蛋白质相互作用基序与Jak结合，Jak结合到配体-受体复合物上，相邻受体偶联的Jak互为底物而引发对方的酪氨酸残基磷酸化Jak因此被活化，进而引起受体自身离细胞膜较远区域的酪氨酸残基磷酸化。这些磷酸化的位点可作为与其他含有SH2结构域的下游信号转导蛋白的识别和锚定位点，其中最重要的一类下游信号转导蛋白是**信号转导子/转录活化子**（signal transducer and activator of transcription，STAT），Jak-STAT途径是细胞因子信息在胞内传递的最重要的一条途径。

不同的受体利用不同的Jak和STAT 分子，Jak已发现的有4个成员，STAT 家族有7个成员。例如，α-干扰素（IFN-α）激活Jak-STAT 1途径的主要步骤有：①IFN-α结合受体并诱导其形成同型二聚体；②受体与Jak结合，Jak1和Jak2成为相邻蛋白，从而相互磷酸化使Jak活化，并将受体自身离细胞膜较远区域的酪氨酸残基磷酸化；③Jak将STAT 1磷酸化，磷酸化的STAT 分子彼此间通过SH2结合位点和SH2结构域结合而二聚化，并从受体复合物中解离；④磷酸化的STAT 同源二聚体转移到细胞核内，直接作用到DNA的某些顺式作用元件，调控其下游基因的转录（图11-15）。许多细胞因子受体也可触发MAP激酶级联反应的激活。

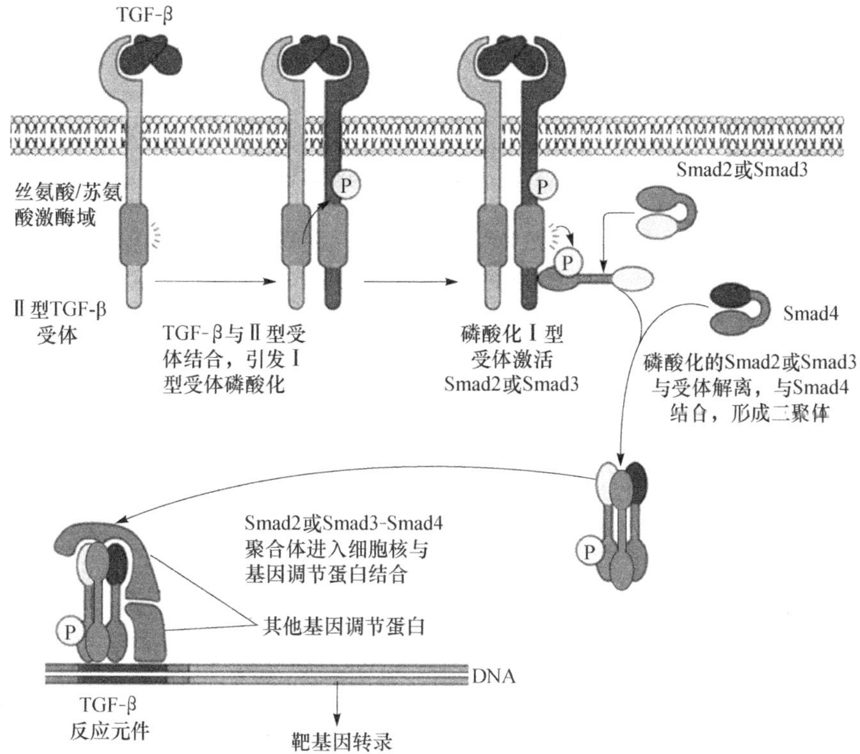

图 11-14　TGF-β激活丝氨酸/苏氨酸激酶介导的信号转导途径（Alberts et al.，2002）

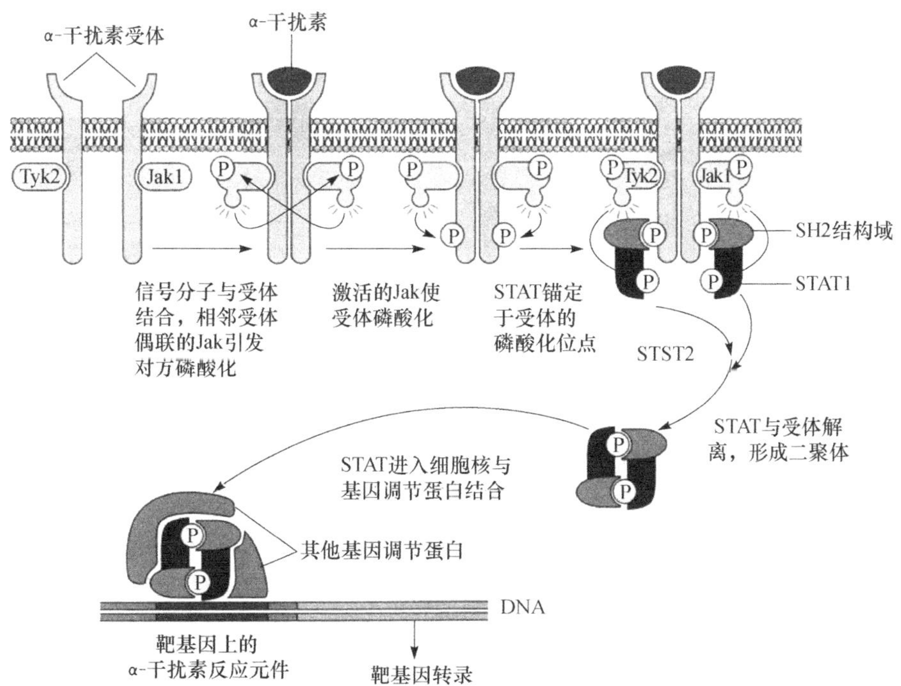

图 11-15　酪氨酸激酶偶联受体触发的信号转导途径（Alberts et al.，2002）

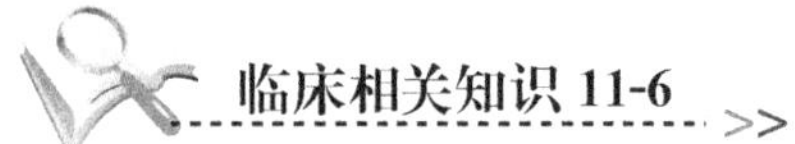

★Jak-STAT 信号转导途径异常与肿瘤★

Jak-STAT 信号转导途径的异常活化与肿瘤、白血病等多种疾病的发生、发展和预后有密切的相关性。尤其在白血病细胞中 Jak 和 STAT 发生了持续表达和磷酸化活化，细胞依赖 Jak 和 STAT 生长，用 Jak 和 STAT 抑制剂可有效抑制细胞增殖，并诱导细胞凋亡。

伊马替尼（Imatinib）是 2001 年由美国食品药品管理局（FDA）审批上市的第一个信号转导药物，对慢性粒细胞性白血病（CML）具有明显的疗效。Imatinib 主要通过同时抑制细胞膜上 PDGFR、c-Kit 受体激酶及细胞内 Bcr-Abl 酪氨酸激酶，达到抑制下游 Ras/Raf/MEK、Jak/STAT 和 PI3K/Akt 三条细胞信号转导途径，从而抑制癌细胞增殖、促进癌细胞凋亡和抑制肿瘤血管生成。

三、依赖于受调蛋白水解的信号转导通路

细胞上还存在一类既不偶联 G 蛋白或酶，本身也无酶活性的蛋白质，其信号转导的特点是在外来信号分子作用下，会引起某个**潜在基因调控蛋白**（latent gene regulatory protein）的**受调蛋白水解**（regulated proteolysis），受调蛋白水解过程能够调节相应靶基因的表达。这类信号途径包括 Wnt、NF-κB、Notch 和 Hedgehog 等，它们在胚胎发育中扮演着极为重要的角色，剔除任何一种此类基因的小鼠，均会在胚胎期或出生时死亡。下面简要介绍两种常见的此类信号途径。

（一）Wnt 信号转导通路

果蝇中无翅（wingless）突变基因和小鼠乳腺肿瘤中的 *Int-1* 原癌基因具有同源性，将二者合并后称为 Wnt。人类细胞中共含有 19 种 Wnt 的基因。Wnt 信号途径包括经典和非经典途径，参与调控发育，细胞分化、癌变、凋亡及机体免疫、应激等生理病理过程。

Wnt 的受体是卷曲蛋白（frizzled，Fzd），为 7 次跨膜蛋白，人类有 10 种 Fzd 成员。Fzd 胞外 N 端具有富含半胱氨酸的结构域，能与 Wnt 结合，同时 Wnt 还会与另外一个 **LDL 受体相关蛋白**（LDL receptor-related protein，LRP）的共同受体形成复合物。当没有 Wnt 信号时，酪蛋白激酶 1（casein kinase 1，CK1）能将 β 联蛋白（β-catenin）的 45 位丝氨酸磷酸化，随后轴蛋白迫使一种丝氨酸/苏氨酸蛋白激酶——**糖原合成激酶-3β**（glycogen synthase kinase-3β，GSK-3β）靠拢 β 联蛋白，并将 β 联蛋白的 41 位苏氨酸、33 和 37 位丝氨酸磷酸化；最终 GSK-3β、CK1、β 联蛋白和多发性结肠腺瘤（APC）蛋白结合在一起构成一种 β 联蛋白降解复合体，β 联蛋白受到泛素化修饰，被蛋白酶体降解，造成胞内 β 联蛋白的缺乏，使得 Wnt 调控靶基因不能表达。

当 Wnt 与 Fzd 和 LRP 结合后会激活蓬乱蛋白（dishevelled，Dvl），Dvl 能破坏 β 联蛋白降解复合物，从而使未磷酸化的 β 联蛋白在细胞质中积累，β 联蛋白进入细胞核内，取代转录抑制因子 Groucho，并与具有双向调节作用的 T 细胞转录因子结合，调节靶基因的表达。

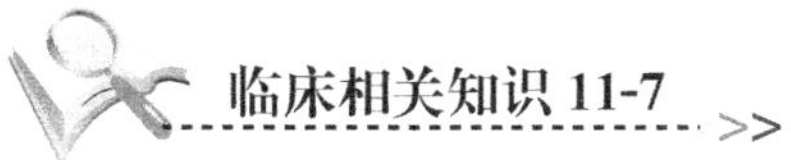

临床相关知识 11-7

★Wnt 信号途径异常与疾病★

Wnt 信号通路与肿瘤及肾、肺和肝纤维化的发生相关。

有 10 多种高发性癌变源于 Wnt 信号转导途径的失调。利用基因芯片检测发现，在原发性胆汁性肝硬化、原发性硬化性胆管炎及丙肝肝硬化患者肝组织中 *Wnt5a*、*Wnt13*、*β-catenin*、*frizzled* 基因表达水平上升，Wnt 通路活化的基因如 *c-myc*、*c-jun* 和 *c-fos* 相关抗原 1 及细胞周期蛋白 D1 在原发性胆汁性肝硬化患者中的表达水平也明显上升。

（二）NF-κB 信号转导通路

NF-κB 得名于它能够与 Igκ 轻链基因的增强子 κB 序列（GGGACTTTCC）特异结合，是一种重要的潜在基因调控蛋白（转录因子）。正常情况下，NF-κB 以同源二聚体的形式与其天然的抑制因子 I-κB（inhibitory kappa B，I-κB）家族蛋白（包括 I-κBα、I-κBβ 和 Bcl-3）结合在一起，I-κB 覆盖了 NF-κB 核定位信号，并使 NF-κB 以无活性形式被锚定在几乎所有人类细胞质中。

配体（如 TNT-α）与质膜上簇集的受体结合，导致受体的细胞质尾部招募并结合不同的衔接蛋白，主要有 **TNT 受体偶联死亡域蛋白**（TNT receptor-associated death domain protein，TRADD）和 TNT 受体偶联因子-2（TNT receptor-associated factor-2，NRAF-2），通过这两个衔接蛋白，受体作用蛋白激酶（receptor-interacting protein kinase，RIPK）被激活，并进一步激活 **I-κBα 激酶激酶**（I-κBα kinase kinase，IKKK），IKKK 直接磷酸化并激活 I-κBα 激酶（IKK），IKK 激活并磷酸化 I-κBα，磷酸化的 I-κB 与 E3 泛素连接酶结合，引起 I-κB **泛素化**（ubiquitination），然后被 ATP 依赖的 26S 蛋白酶体将 NF-κB-I-κB 复合物解体，从而使 NF-κB 暴露出自己的核定位信号，NF-κB 随之进入细胞核内，与特定基因启动子区域上针对 NF-κB 的特定序列结合，启动特定基因的转录。NF-κB 不仅可以调控免疫细胞的激活、T 淋巴细胞和 B 淋巴细胞的发育，还广泛参与机体的应激反应、炎症反应，并与细胞的增殖、分化和凋亡有密切关系。需指出的是 NF-κB 还可被 IL-1、细菌脂多糖、紫外线辐射等多种刺激因子激活。

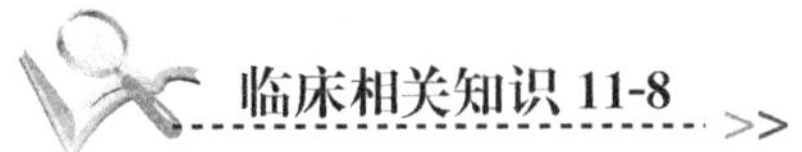

★信号转导与人类疾病的发生★

受体→信号转导分子→效应蛋白→细胞功能的信号转导异常，都可以导致疾病的发生。受体异常包括遗传性受体病、自身免疫性受体病和受体调节性的改变3类。例如，G蛋白基因突变可导致色素性视网膜炎、眼白化病、侏儒症、假性甲状旁腺功能低下、先天性甲状腺功能低下或功能亢进等遗传性疾病。TPR家族的胰岛素受体异常可导致糖尿病。早老蛋白参与阿尔茨海默病的过程，主要通过Notch信号转导来完成，早老蛋白基因突变可以阻断Notch剪接和核转位。牵拉刺激和一些局部信号可导致心肌细胞中生长因子和细胞因子合成分泌增多，并通过激活PLC-PKC途径、cAMP-PKA途径、MAPK家族的信号转导通路、PI3K-Akt和Jak-STAT通路等，引起心肌细胞增生，导致心肌肥厚。

绝大多数的癌基因或抑癌基因的编码产物都是信号途径中的关键分子，它们可以从多个环节干扰细胞信号转导过程，导致细胞增殖与分化异常，最终导致肿瘤的发生。一些细菌性感染性疾病（如破伤风和百日咳等），是由于破伤风毒素和百日咳毒素作用于G蛋白而导致受累细胞功能异常。

第四节　细胞信号转导通路的特征和调控

一、信号转导的一般特征

1. 信号转导一过性和记忆性的统一

信号的传递和终止实际上就是信号转导分子的数量、分布、活性转换的双向反应。连续不断的配体可刺激连续多次的信号转导，信号转导链的每一节点，在接收上游一次信号并把信号转导至下游后，该节点的信号会及时终止，并恢复到未接受信号的初始状态，以便接受下一次信号，信号转导的这一特征称为“一过性”。某些情况下，在上游信号已经终止后，某些信号转导蛋白仍保持一定时间的持续活化状态，表现出记忆性，但这种持续活化（记忆）是受到严格调控的。

2. 信号转导分子存在的暂时性

许多信号蛋白质的半衰期都很短，很快产生，很快灭活，这样才能使细胞得以不断接受新的信号刺激。例如，编码转录因子的原癌基因的诱导只有几到几十分钟，许多功能基因的被诱导过程也是以小时计算的。

3. 信号转导分子活性的可逆性变化

被激活的各种信号转导分子在完成任务后又回复钝化状态，准备接受下一次的刺激，它们不会总处在兴奋状态，如激酶的磷酸化与去磷酸化。

4. 信号转导分子激活机制的类同性

磷酸化和去磷酸化是绝大多数信号转导分子可逆地激活的共同机制，如Jak的激活需要其酪氨酸磷酸化，在传递信息后又都要去磷酸化。

5. 信号转导通路的连贯性

信号转导通路上的各个反应相互衔接，有序地依次进行，直至完成，形成一个级联反应过程。任何步骤的中断或出错，都将给细胞乃至机体带来灾难性后果。

6. 网络化

细胞内存在有一张很大的，由多个信号转导通路组成的网，在这张网中，各条通路相互沟通，相互串联，相互影响，相互制约，相互协调，相互作用。这样，细胞才能够对各种刺激作出迅速而准确的响应，才能顺应环境的变化而变化。

7. 专一性

信号转导专一性主要受下列几个因素的决定：①配体-受体之间的专一性；②细胞内信号转导的专一性；③基因转录的专一性。

二、信号转导效应的调控

（一）信号转导的放大效应

细胞在对外源信号进行转换和传递时，大都具有逐级将信号加以放大的作用。G蛋白偶联受体介导的信号转导过程和蛋白激酶偶联受体介导的MAPK途径都是典型的级联反应过程，一个信号→多个受体（R），一个活化R→多个G蛋白，一个G蛋白→多个效应器（酶）→许多第二信使→磷酸化更多靶蛋白（酶）→产生放大效应。因此，一个信号转导机构好比一个信号扩大器，将细胞外微小（少量）的信号逐级放大，作用于大量胞内效应分子，产生明显效应。例如，引起糖原分解的必需肾上腺素浓度为1×10^{-10}mol/L，如此微量的β肾上腺素可通过信号转导促使细胞产生1×10^{-6}mol/L cAMP，信号被放大了1万倍，此后经过3步酶促反应（PKA→糖原磷酸化酶激酶→糖原磷酸化酶），信号又可放大1万倍，使短时间内糖原分解为葡萄糖。信号转导的放大效应是受到一定调控的，是一种“一过性”的放大。

（二）信号转导的负性调控

利用负反馈机制终止或降低某节点的信号称为信号转导的负性调控。

1. 细胞对外来信号的适应和失敏

例如，很多细胞在β肾上腺素作用下，细胞内cAMP会迅速显著增高，但随着作用时间的持续，细胞的反应明显减弱甚至消失。这种失敏使细胞对水平持续不变的外来信号失去反应性，可对外来信号水平的突然变化作出及时反应。一般情况下，胞外信号转导分子的总量是远大于细胞信号系统的负载能力，失敏保证细胞信号系统对外来信号水平的变化能作出及时的反应。

2. 细胞信号转导负性调节

细胞对外来信号失敏的机制实际上就是细胞信号转导的负性调节。细胞信号转导的负性调节在时相上一般较“一过性”调节要晚，有时还涉及新的基因的转录表达，负性调节包括受体的失敏、受体滞留、受体量调节，以及某些信号转导蛋白的失活或抑制等。例如，某种信号蛋白通过去磷酸化失活的，称为“一过性”调节，如果其是与其他的抑制蛋白结合并抑制其活性的，称为负性调节。负性调节是对外界信号变化做出的灵敏反应，是对整个信号转导强度的调节，以利于细胞对外来信号做出一个适度的、精确的反应。

（1）受体的调节

激活的受体可被磷酸化修饰而失活，称为**受体失敏**（receptor desensitization）。失敏受体（实际上为受体-配体复合物）可通过受体介导的胞吞作用进入细胞质内，称为受体滞留（receptor sequestration）。滞留的受体-配体复合物可在细胞质中发生受体与配体的解离，解离后的受体可通过再循环重返细胞膜上恢复敏感性，某些滞留的受体-配体复合物被导向溶酶体而被降解。受体再循环与降解的比例是受严格调控的。由于溶酶体对受体的不断降解，很快就引起了细胞膜上受体数目的减少，同时随着胞外配体作用时间的延长，相应受体mRNA转录也开始减少，使膜受体数目进一步降低，称为受体的减量调节（down-regulation）。

（2）细胞内的某些信号蛋白直接参与负性调节

例如，NF-κB信号转导途径中，I-κB与NF-κB相结合形成复合体，覆盖了NF-κB的核定位信号而终止了信号蛋白的传递。更多的负性调节是信号转导激发了某抑制蛋白的活性或某抑制蛋白的转录表达，如在TGF-β信号途径中，*Smad3*基因是TGF的靶基因，其产物Smad3蛋白可以阻止TGF-β受体对Smad1的激活。

三、信号转导途径之间的相互作用

配体-受体-信号转导分子-效应蛋白并不是各自独立存在的，以一成不变的固定组合构成信号转导途径，一条信号转导途径中的功能分子可影响和调节其他途径，不同信号途径之间存在着复杂的多种交互的联系，它们相互作用，形成一个复杂的**信号网络**（signal network）。通过这个网络对不同信号途径的信号进行散播、收敛和整合，最后引发特定的细胞反应。

（一）信号途径间的串流

胞内的信号转导是多途径、多环节、多层次和高度复杂的可控过程。信号转导最重要的特征之一是构成复杂的信号网络系统，它具有高度的非线性特点（图11-16）。不同信号转导途径间的相互作用常形象地称为**串流**（crosstalk）或“交叉对话”，也称“交会”或“交谈”，“串流”表现为部分信号转导链的共享。串流主要有4种模式：①一条信号途径中的功能分子可影响和调节其他途径，如蛋白激酶C可调节蛋白酪氨酸激酶系统。②一种信号转导分子不一定只参与一条途径的信号转导，如G蛋白的βγ二聚体可激活一系列信号转导分子后，通过SOS、Ras激活MAPK途径。③不同信号转导途径下游分子作用于共同的靶转录因子复合体。例如，趋化因子可激活PKA途径、调节细胞内Ca^{2+}浓度、G蛋白βγ亚单位和磷酸酪氨酰肽协同作用可激活PI3K途径、MAPK途径，还可以激活Jak-STAT途径，作用于共同的靶转录因子复合体。④多种不同的信号途径汇合在一个共同的靶效应分子。例如，Ras可谓多种信号转导的汇合点，形成多条信号转导途径的汇聚，这一特点称为**收敛作**

用（convergence）。

（二）信号转导网络

多条细胞信号转导途径相互作用可形成一个复杂的细胞信号转导网络。例如，不同的MAPK级联反应构成的信号转导网络（图11-16）可对来自多条途径的信号进行整合，最后引发特定的一组基因转录。细胞信号转导网络的形成涉及以下几个层次。

1. 通过不同的膜受体间的相互作用

一方面，一条信号转导途径不是只能由一种受体激活，如多种受体都可以激活PI3K途径。另一方面，一种受体可以激活几条信号转导途径。例如，PDGF的受体激活后，可激活Src激酶活性、结合Grb-2并激活Ras、激活PI3K、激活PLCγ，因而同时激活多条信号转导途径而引起复杂的细胞应答反应。

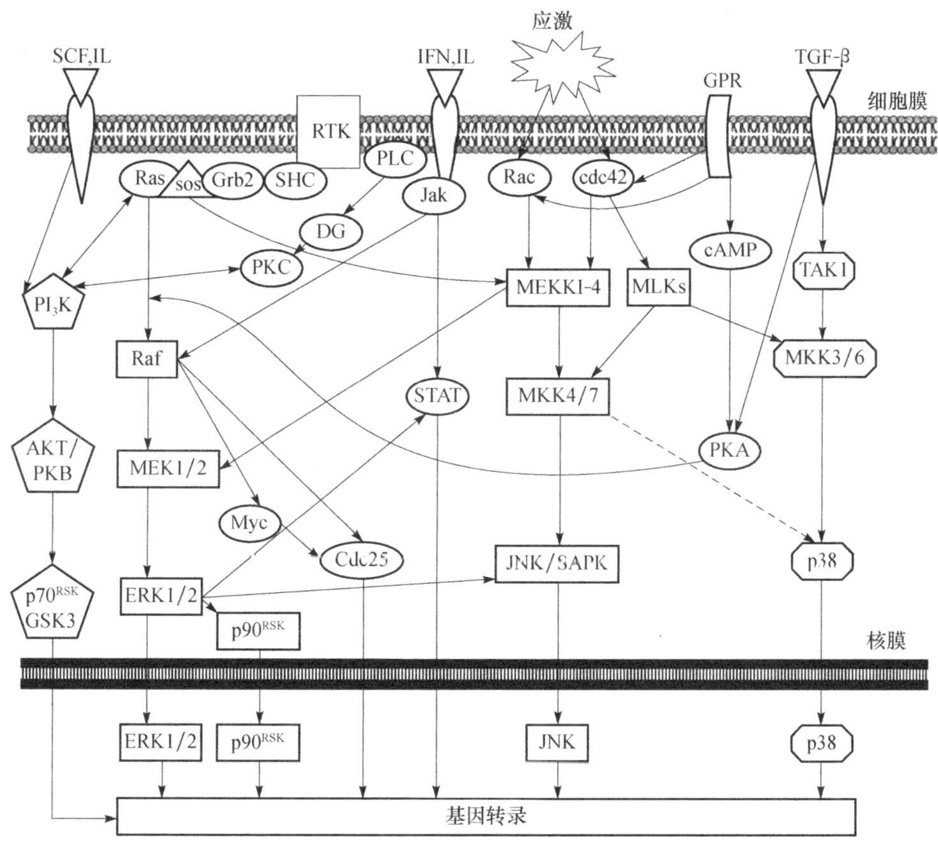

图11-16　MAPK信号途径及其形成的信号转导网络

2. 通过不同的信号转导分子间的相互作用

许多蛋白激酶可以磷酸化不同的信号转导蛋白，这使由单一信号引起的刺激在转导过程中多样化，同一信号可以产生多种不同的下游反应。信号转导分子聚合成复合体是形成信号传递网络的一般机制，如SH2、PTB、SH3和PH等调节性结合功能域可聚集连接，这些结合功能域又分别亲和结合磷酸化酪氨酸（Y-P）、SOS分子的富含脯氨酸基团（PXXP）和PIP3等位点或结构域。一个单一受体结合相应配体后，依赖上述这些结合功能域，就可募集许多相关的信号分子在受体胞质段周围，经过交会和整合，形成复合体的网络结构，发出多条信号途径，促进相应的一组基因转录表达。例如，PDGFRβ的胞质段上含有7个可被磷酸化的酪氨酸位点，可分别专一性连接含有SH2的衔接蛋白分子，效应分子和转录因子等，再经过多处正负交会，使由单一受体诱导形成的信号转导网络，至少可发出5条信号途径激活相应的一组基因转录表达。

形成网络的信号分子复合体是可塑性的、动态的。在静息状态下，这些信号分子散在胞质的不同部位。有的锚定在膜内侧，如Src和Ras等，有的存在于胞质内，如PI3K和PKA等。在外来刺激下，它们会重新定位，通过信号转导复合体等形式有序地组织起来，形成多个特定的信号模块，可在某些特定节点交叉，并最终形成一条独立于其他信号途径的、专一性的信号转导途径。通过形成信号转导复合体的三维网络，提高信号转导速度、效率和特异性。

3. 通过不同转录因子与顺式作用元件的相互作用

例如，转录因子Fos/Jun家族和CREB家族都具有亮氨酸拉链，并可通过亮氨酸拉链相互作用。由于细胞转录因子组分的数量、比例和它们相互作用形成的异源二聚体等的差别，可在基因转录水平形成自由交谈的局面，从而造成非常复杂的基因表达调节格局。

复 习 题

1. 归纳细胞以哪些方式进行通信，各种通信方式之间有何异同点。
2. 试以G蛋白偶联信号转导途径为例，简述细胞信号转导通路上的信号转导分子、受体、效应蛋白、第二信使及胞内信号转导分子的各种类型及各自的特点。
3. 实验发现，狗肝匀浆液中加入肾上腺素能使肝细胞中cAMP含量升高，能刺激糖原分解；鼠肝匀浆液中加入肾上腺素后，肝细胞中cAMP含量并不升高，但也能造成糖原分解。试解释此现象。
4. 试归纳Ca^{2+}作为一种细胞内信号转导分子，是怎样发挥其生物学作用的。
5. 概述受体酪氨酸激酶介导的信号转导通路的特点。
6. 总结信号转导的特征及调控机制。

（新乡医学院　杨保胜　新乡医学院三全学院　张　靖）

第十二章　细胞增殖与细胞周期

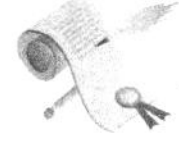

关键知识点

- 细胞增殖是细胞发育的一个阶段，增殖方式是细胞分裂。细胞分裂有无丝分裂、有丝分裂和减数分裂三种形式。连续分裂的细胞从一次分裂结束到下次分裂结束即走完一个细胞周期。细胞周期的时间长短可通过多种方法测定。细胞周期还可以通过某些方法实现同步化。
- 细胞增殖周期分为间期和分裂期。间期由 G_1 期、S 期、G_2 期组成，间期各期进行着复杂的生物化学变化，S 期是 DNA 合成的主要时期。有丝分裂期可分为前期、中期、后期、末期，分裂结果使原来的 1 个细胞分裂成 2 个带有与原来细胞相同遗传物质的新细胞。
- 在减数分裂过程中，染色体复制 1 次，细胞分裂 2 次，使生殖细胞的染色体数目为体细胞的一半。前期Ⅰ变化复杂，有联会、交叉和交换。后期Ⅰ有同源染色体的分离和非同源染色体的随机组合。后期Ⅱ有姐妹染色单体的分离和非同源染色体的随机组合。
- 周期蛋白依赖性激酶（CDK）是细胞周期调控中的重要因素，是细胞周期运行的引擎分子。一般情况下，CDK 激酶至少含有 2 个亚单位，即周期蛋白和 CDK 蛋白。周期蛋白为其调节亚单位，CDK 蛋白为其催化亚单位。周期蛋白有多种，分别与不同的 CDK 蛋白结合。不同的 CDK 在细胞周期中起调节作用的时期不同。CDK 通过磷酸化其底物而对细胞周期进行调控。CDK 活性也受到其他因素的直接调节。
- 影响细胞增殖的因素分为外源性环境因子和内源性遗传因子。环境因子包括生长因子、细胞增殖抑制因子和成熟促进因子；细胞周期基因、癌基因和抑癌基因等三大遗传因子是影响增殖的根本原因。

★关键词： 细胞增殖；细胞周期；限制点；复制前复合体；有丝分裂；减数分裂；联会；联会复合体；生长因子；抑素；癌基因；抑癌基因；细胞分裂周期基因；成熟促进因子；周期蛋白；CDK；检测点；有丝分裂器；细胞同步化；促成熟因子

第一节　细胞周期概述

细胞来自细胞，每一个活细胞都是 30 多亿年前一个始祖细胞的后代。生命的传承和进化是在细胞周期的基础上实现的。

一、细胞周期

（一）细胞周期概念及意义

细胞周期（cell cycle）是细胞增殖周期的简称，指连续分裂的细胞从上一次有丝分裂结束到下一次分裂完成所经历的整个过程。细胞周期是一切生命活动的基础，因为没有细胞周期就没有新细胞，生命也就不能延续。单细胞生物的一生就是一个细胞周期。多细胞生物由一个受精卵细胞通过分裂和分化而形成，机体的发育、成熟和衰亡都是在细胞周期的基础上完成的。从进化历史来看，生命起源过程其实就是地球上首次出现细胞周期的过程，持续不断的细胞周期扩增，在过度繁殖、生存竞争和自然选择机制的作用下，演化形成了丰富多彩的生物界，展现出生长、发育、生殖、遗传、变异、进化和疾病等生命现象。

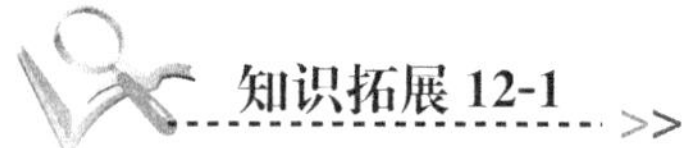

★细胞周期与诺贝尔奖★

2001 年的诺贝尔生理学或医学奖授予了 3 位研究细胞周期并取得卓越成就的科学家，以表彰他们发现了细胞周期的关键分子调节机制。他们分别为 L. H. Hartwell、R. T. Hunt 和 P. M. Nurse，其中，L. H. Hartwell 发现了大量控制细胞周期的基因，其中一种被称为“*START*”的基因对控制各个细胞周期的最初阶段具有决定性的作用。P. M. Nurse 的贡献是在 L. H. Hartwell 的基础上，发现了调节细胞周期的一种关键物质 CDK，CDK 是通过对其他蛋白质的化学作用来驱动细胞周期的。R. T. Hunt 的贡献是首次发现了调节 CDK 功能的物质 cyclin。许多癌基因、肿瘤抑制基因直接参与细胞周期的调控，或者本身就是细胞周期调控复合体的主要成分。这些基因变异的结果，导致了细胞周期的失控。失去控制的细胞无限制地增殖，形成的克隆群体便是肿瘤。因此，有学者认为肿瘤是一类细胞周期疾病。此次获奖的三位科学家在肿瘤诊断方面做出的基础性工作有可能为治疗癌症开辟新的途径。

（二）细胞周期测定

目前，将细胞周期分为 DNA 合成前期（G_1）、DNA 合成期（S）、DNA 合成后期（G_2）及分裂期（M）。各种不同的生物、不同的组织及机体发育的不同阶段，其细胞周期时间差异很大。周期短的不足 1h（如卵裂期细胞）；周期长的可达 1 年（如肝细胞）；甚至有些细胞的周期与人的寿命一样长（如骨骼肌细胞和神经细胞）。细胞周期的快慢也取决于细胞的状态和环境。例如，同时培养的一群酵母细胞，个体增殖速率可相差 2 倍以上；在不同的培养条件下，酵母细胞的平均细胞周期时间为 1～7h；酵母细胞群体经过同步化处理后，第 3 或第 4 次细胞周期时，由于个体差异，几乎完全失去同步。此外，细胞周期的长短还跟细胞体积大小有关。同类细胞中，体积大的能够较快地进入 S 期，而体积小的则需经过较长的 G_1 期，方可进入 S 期。一般地说，细胞周期中，S 期＋G_2 期＋M 期的时间变化小，而 G_1 期持续的时间差异却可能很大。通过在光镜下定期计算细胞的数目，并记录全部细胞数目增加 1 倍所需的时间，就可以估算出细胞周期的总时间。

S 期的时间可以通过添加氚标记胸苷到培养液中进行测定。通过放射自显影术，有些细胞的细胞核上显现银粒，表明放射性同位素掺入 DNA，细胞处于 S 期。计算同位素掺入细胞占全部细胞的比值，再乘以细胞周期的总时间，相当于这群细胞 S 期的平均时间。

M 期的时间可以相同的方式测定，即在光镜下检查细胞群，确定含有浓缩染色体各时相的细胞比值，即**分裂指数**（mitotic index）。由于在连续生长的细胞群中，通常是年轻的细胞比年老的细胞多（所谓年轻和年老，是指自最后一次细胞分裂起经历过的时间），这要求对 S 期和 M 期的计算必须采用不同的微小校正系数。例如，因为一个年老细胞在它分裂之后立即变为两个年轻细胞，于是，早 G_1 期的细胞就将比晚 M 期细胞多 2 倍。

测定 G_1 期和 G_2 期的时间一般采用间接方法。例如，用细胞分裂收获法得到的同步化细胞几乎立即就进入 G_1 期，从收集时起到氚标记胸苷开始掺入 DNA 为止，这一段时间就是 G_1 期的时间。

（三）细胞周期主要事件

细胞周期的结果是一个细胞变为两个细胞，各自拥有一套完整的基因组。细胞周期的主要事件是围绕着基因组的复制和分离而展开的（图 12-1）。

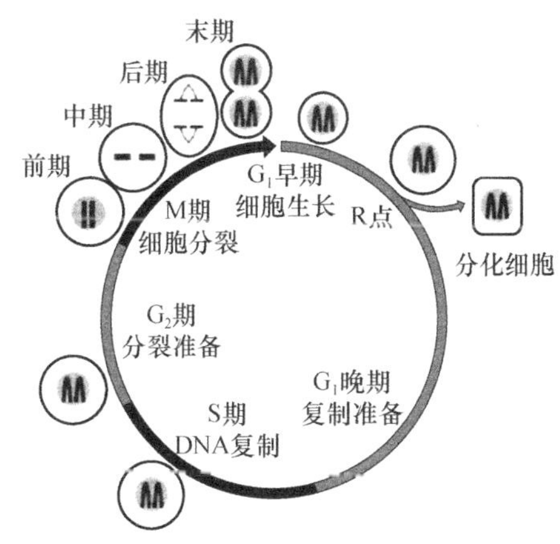

图 12-1　细胞周期进程（杨抚华，2011）

1. G_1 期

G_1 期的主要事件是细胞生长、分裂决定和复制准备。分裂产生的子细胞，体积只有母细胞的一半，通常要生长到体积倍增以后才会启动再次分裂相关事件。G_1 期细胞大量摄取营养，基因转录活跃，产生大量的 mRNA、tRNA 和 rRNA，因此蛋白质合成和代谢活动旺盛，细胞体积逐渐增大。

细胞是否增殖，关键取决于 G_1 早期的一个时期，称为**限制点**（restriction point）或 R 点。动物细胞如果缺乏生长因子，将不能越过 R 点过渡到 S 期，但如果已经越过了 R 点，则生长因子的缺乏不再能阻止细胞完成 G_1/S 期转换。细胞越过 R 点后开始做复制准备，合成一些启动复制的关键成分，并在染色质的 DNA 复制起点处组装形成**复制前复合体**（pre-replication complex），吸引 DNA 解旋酶和 DNA 聚合酶。当 DNA 合成开始时，细胞进入 S 期。

2. S 期

S 期的主要事件是 DNA 合成、染色质组装和中心粒复制。

DNA 合成是一个多步骤的过程，包括复制叉形成、RNA 引物合成、复制叉延伸、前导链复制、后随链复制、冈崎片段连接、端粒复制等分子事件。参与复制的酶包括DNA解旋酶、引物酶、DNA聚合酶、DNA连接酶、核苷酸还原酶、端粒酶等。整个复制过程需要高度协调这些酶的活性，并进行DNA差错的检测和修复，才能保证基因组复制的顺利进行。人类基因组DNA有上万个复制起点，按一定的时间顺序进行复制，总体说来是先复制常染色质，然后复制兼性异染色质，最后复制结构异染色质。

DNA复制伴随着染色质的重新组装。因此，在S期需要同步合成大量的组蛋白和非组蛋白。染色质的基本单位是核小体，在复制叉延伸的过程中，未复制DNA上的组蛋白核心八聚体依次脱离DNA链，2个H_2A/H_2B二聚体先脱离，H_3/H_4四聚体后脱离。新合成DNA的核小体组装是先组装H_3/H_4四聚体核心，再组装两边的H_2A/H_2B二聚体。在S期的染色质组装过程中，依照复制前的DNA甲基化和组蛋白乙酰化状态，对新合成的DNA链和组蛋白进行对应的化学修饰，使得两套新染色质保持原来染色质的表观遗传修饰特征。

中心体的复制和分离从S期开始。在细胞质中，中心体内两个相互垂直的中心粒彼此分开，然后合成两个新的中心粒，形成两个中心体。在S期和G_2期，这两个中心体逐渐向细胞两极移动，形成纺锤体两极的微管组织中心，控制着纺锤丝的组装和动态，并决定了分裂的方向。

3. G_2期

G_2期主要进行复制检查和分裂准备。

在S期完成的DNA合成和染色质组装，需要在G_2期进行检查，以保证基因组复制的准确性和完整性。例如，DNA复制过程可能会越过一些不易修复的DNA损伤片段，以使复制叉能够继续前进。遗留的未复制片段需要在G_2期进行后续修复。而在DNA修复完成以前，细胞将抑制M期的启动，否则会导致灾难性的基因组遗传差错。如果复制和修复失败，细胞将不启动分裂，而是走向分化或凋亡。

G_2期细胞为分裂做了很多的准备，包括合成纺锤体的微管蛋白、染色质凝集相关蛋白和M期调控蛋白。在G_2期中心体继续向两极移动，体积逐渐膨大，表明纺锤体微管已经开始组装。

除了上述的复制检查和分裂准备之外，在G_2期还存在分裂启动的抑制机制，只有当细胞内外条件都得到满足的情况下，才会解除分裂抑制，使细胞进入M期。

4. M期

细胞在M期完成染色体分离和胞质分裂。M期分为前期、中期、后期和末期，细胞内相继发生染色体凝集、细胞核解体、纺锤体形成、染色单体分离、子细胞核形成等显著的变化，通过核分裂和胞质分裂，母细胞将复制好的两套遗传物质准确地分配给两个新生的子细胞。

二、细胞周期各时相的主要特征

细胞周期是一个复杂的过程，它包含着复杂的生化活动及物质变化，其中遗传物质DNA含量的变化是最具有代表性的。为了便于对细胞周期活动的理解，根据DNA的含量及形态变化人为地将细胞周期划分为G_1期、S期、G_2期和M期4个时期。下面仅以DNA

的含量及形态变化为线索描述细胞周期过程各期的主要特点。

（一）G_1 期

G_1 期（G_1 phase）是指一次细胞分裂结束到下一次 DNA 合成期开始之间的一个阶段。G_1 期在细胞周期时间中占的比例最大，是细胞生长的主要阶段。此期细胞的主要特点如下。①合成大量的 RNA 和蛋白质，为细胞的下一步活动提供必要的物质基础。②决定细胞周期时间的长短。③G_1 期细胞对多种环境信号进行综合、协调并做出反应，以确定细胞的前途命运。

1. G_1 期的物质合成

G_1 期合成大量的 RNA（tRNA、rRNA、mRNA）及蛋白质。一方面，构建细胞结构，使细胞生长成熟；另一方面，合成调节蛋白以控制细胞周期进程，为 S 期做准备。在 G_1 期早期，合成的蛋白质主要是有丝分裂抑制因子、cAMP、启动蛋白质等，而到 G_1 期晚期则主要合成 DNA 复制所需要的各种前体物质（如脱氧核苷酸）、酶（如胸苷激酶、DNA 聚合酶）及复制因子等。

2. G_1 期的时间变化

细胞停留在 G_1 期的时间长短不同，有的细胞可以长期停留在 G_1 期，有的细胞则快速进入 S 期完成细胞周期活动，G_1 期时间决定细胞周期时间。

G_1 期时间变化大的根本原因是 G_1 期有 1 个或 2 个特殊的调节点，即**限制点**。限制点是指 G_1 期早期与 G_1 期晚期之间对环境因素的敏感点，它能接受多种环境信号的调节，控制着细胞周期的进程，是调节细胞周期开和关的“阀门”。可见限制点也是细胞周期对各种因素或信号的反应点。

G_1 期早期**启动蛋白**（trigger protein）的合成速率决定细胞周期时间。因为其合成速率不同，达到阈值的时间就不同，而只有启动蛋白达到阈值时，细胞才能越过 R 点进入 G_1 期晚期，再进入 S 期。如果启动蛋白的合成速度快，达到阈值的时间短，细胞就能快速进入 S 期完成细胞周期活动，即细胞周期时间短；反之，如果启动蛋白的合成速度慢，达到阈值的时间长，细胞周期时间长。启动蛋白不稳定，又称为**不稳定蛋白**（unstable protein），简称 U 蛋白。

影响 G_1 期细胞是否进入细胞周期的因素很多，如 U 蛋白、cAMP、各种生长因子、营养物质、pH、温度及射线等，它们都可以在 G_1 期影响限制点，调控细胞周期进程。

3. G_1 期细胞的增殖状态

通过限制点的调节，G_1 期细胞有 3 种去向，即 3 种不同的增殖状态（图 12-2）。①不增殖状态，即细胞不能越过 R 点，失去了增殖的能力。这类细胞合成其功能性蛋白质而走向分化，因此，又称不育细胞或终末细胞，如角质细胞、红细胞、骨骼肌细胞、神经元等。②持续增殖状态，即细胞越过 R 点连续增殖，不断进入细胞周期完成分裂，如皮肤生发层细胞、骨髓造血细胞等。③暂不增殖状态，这类细胞未越过 R 点，暂时停留在 G_0 期，其性质与 G_1 期相似，因此，可视为延长了的 G_1 期细胞。这部分 G_1 期细胞离开细胞周期暂停分裂，当给予适宜的刺激时又可进入细胞周期开始分裂，这类细胞称为 G_0 期细胞，如肝脏、肾脏、胰脏的实质细胞等，肝切除后可修复就是 G_0 期细胞重新进入细胞周期增殖的结果。

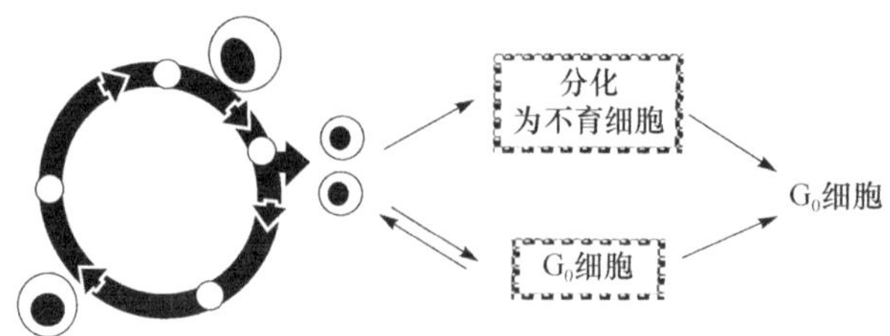

图 12-2 细胞增殖活动示意图（杨保胜等，2009）

（二）S 期

S 期（S phase）是 DNA 复制的时期，DNA 复制是细胞增殖重要的物质基础。细胞增殖的物质基础包括细胞质和遗传物质的倍增，前者贯穿整个细胞周期，后者仅限于 S 期。经过 DNA 复制，使细胞的 DNA 含量增加 1 倍，即由 2C 增加到 4C。

S 期的主要特征性变化有：①DNA 复制；②组蛋白、非组蛋白等染色体蛋白质的合成，以及与 DNA 复制相关的酶（如 DNA 聚合酶、胸苷激酶、胸苷酸合成酶）的合成。

（三）G_2 期

G_2 期（G_2 phase）为 DNA 复制完毕到细胞分裂之前的这段时间。此期细胞中 DNA 含量为 4C，较 G_1 期增加 1 倍。其特征性的变化如下：①复制因子的失活及染色质进行性的凝聚。G_2 期复制因子已丧失活性，可能是某种激酶所引起的蛋白质磷酸化和去磷酸化的功能性转变，染色质进行性的凝聚。②合成特殊的 RNA 和蛋白质，为进入 M 期做准备。

（四）M 期

M 期（mitotic phase，M phase）即细胞分裂期，又称有丝分裂期。真核细胞的细胞分裂主要包括两种方式，即有丝分裂和减数分裂，体细胞一般进行有丝分裂，成熟的生殖细胞进行减数分裂。M 期的显著特征是分裂过程中形成有丝分裂器，细胞经过分裂，将 S 期复制的 DNA 精确地分配到两个子细胞中去。

三、细胞周期的研究方法

（一）细胞同步化

实验样品细胞一般处于细胞周期的不同时相，增殖的快慢也有一定的个体差异。实验常常需要设法获得时相均一的细胞群，使得样品中的细胞都处于大致相同的细胞周期阶段，这种处理称为**细胞同步化**（cell synchronization）。

同步化的策略大致分为两类，诱导同步化和选择同步化。诱导同步化是在培养液中添加或去除某些成分，或者改变培养温度，使细胞的生长停滞在某个时相（如 G_1 期早期），然后再通过改变培养条件来使细胞重新启动细胞周期，这样就将不同步生长的细胞调整为同步生长，获得时相较为均一的细胞群。选择同步化是根据细胞的体积、黏附性等特征来对同一时相的细胞进行筛选和分离，从而得到同步的细胞群体。实践中两类方法常常结合使用。

细胞分裂收获法的原理是，单层培养的动物细胞在不分裂的时候，都贴附在瓶壁表面。

当有丝分裂开始，细胞就“站立”起来（呈圆球形）。这时如果轻轻摇瓶，正在分裂的细胞就被摇下来。这样，每隔1h摇一次并收获一次，放入2～4℃冰箱内保存，可连续收集24h。

代谢抑制法是在培养液中加入过量的胸苷，引起脱氧胸苷的合成受到抑制，结果DNA的合成也将受到阻止，细胞大都被阻滞在G_1/S期。经过清洗就可把多余的胸苷洗掉而得到同步化的细胞。如这时还不能充分同步时，可再加一次过量的胸苷处理。

低温培养法是将细胞在4℃下培养1h，并很快回到37℃中继续培养，在其后10多小时内几乎看不到分裂，但此后约有95%的细胞同时进行分裂。如果要保持这种同步分裂，可将分裂后的细胞再经过一次低温处理。

（二）流式细胞术

流式细胞仪（flow cytometer）是一种快速测定和分析流体中细胞或颗粒物各种参数的大型实验仪器。它可以逐个地分析细胞或颗粒物的某个参数，也可以结合各种细胞标记技术，同时分析多个参数，如细胞种类，DNA、RNA、蛋白质含量及这些物质在细胞周期中的变化等。它还可以被用作对某个细胞群体中的各种细胞进行分选。

流式细胞仪在细胞周期研究中应用广泛。从DNA含量着眼，G_1期和G_2/M期细胞含有固定的DNA含量，分别为1C和2C（$2n$和$4n$），S期细胞的DNA含量为1C～2C。应用流式细胞仪测定细胞周期，可以通过监察细胞DNA含量在不同时间内的变化，从而确定细胞周期时间长短，也可以通过直接标记DNA复制，如同应用放射性同位素标记技术，经过统计细胞数量和被标记的分裂期细胞比例，对细胞周期进行综合分析。如果应用流式细胞仪技术并结合细胞周期同步化，综合分析细胞周期时间，将会使实验结果分析更加简便可靠。例如，应用某些药物处理，将细胞抑制在细胞周期中的某个特定时期，然后将细胞从抑制中释放出来，所有细胞将会同步运转，应用流式细胞仪测定这些细胞的周期时间，实验既简单可靠，同时还可以通过改变某些因素，或者加进某些物质，从而研究这些物质（因素）对细胞周期的影响。

第二节 细胞增殖的方式

细胞增殖是细胞生命活动的重要特征之一，细胞通过生长和分裂使细胞数目增加的过程称为**细胞增殖**（cell proliferation）。细胞通过增殖在空间上不断增加群体的数量，在时间上通过遗传延续后代。

细胞增殖是一切生物机体结构建立的基础。单细胞生物通过细胞增殖形成新的机体，多细胞生物经过多次的细胞增殖和分化发育为成熟的机体。例如，人的发育由1个受精卵细胞开始，经过多次细胞增殖发育为约有1.5×10^{12}个细胞的婴儿机体，再经过细胞增殖发育为约有$20\times1.5\times10^{12}$个细胞的成人机体。

细胞增殖是生物机体维持正常生命活动的必要方式之一。在机体的生命活动过程中，不断有细胞衰老和死亡，需要通过细胞增殖不断地产生新的细胞，以补充和更新其衰老和死亡的细胞。例如，人红细胞平均寿命为120d；小肠绒毛膜上皮细胞2～3d更新一次；表皮细胞经常脱落等。

细胞增殖是机体损伤修复的基础。机体在意外损伤、手术治疗、器官移植等过程中创面的修复必须由细胞增殖产生新的细胞才能适应机体的需要。

细胞增殖是生命延续的一种必需的生物学行为。其一，通过细胞增殖产生生殖细胞，繁殖后代；其二，通过细胞增殖产生免疫细胞，抵抗病菌的侵袭，维持机体的生存。

多细胞机体的细胞增殖有精确的调控机制，表现出严格的时间和空间的顺序性，如果异常就会产生疾病。例如，造血细胞生成的速率小于血液中细胞死亡的速率时会造成贫血；机体局部细胞无休止的分裂时会产生肿瘤；细胞增殖过程中染色体分配异常会导致染色体病。因此，探讨细胞增殖的机制对于医学的理论和实践都有十分重要的意义。

细胞增殖的方式是细胞分裂，即细胞是通过细胞分裂实现增殖的。细胞分裂的方式有3种，即无丝分裂、有丝分裂和减数分裂。

一、无丝分裂

（一）无丝分裂概念及意义

无丝分裂（amitosis），又称直接分裂，因为在细胞分裂过程中没有染色体的组装和纺锤丝的出现等一系列细胞核的变化。无丝分裂是原核生物增殖的主要方式，在人体中只发生在某些迅速分裂的组织（如口腔上皮）及创伤修复、病理性代偿（如伤口附近、炎症）的组织中，离体培养的细胞中也会发生无丝分裂。对无丝分裂的生物学意义，还有待进一步的深入研究。

（二）无丝分裂过程

无丝分裂过程简单、迅速。例如，细菌的细胞分裂为先复制 DNA，然后在细胞膜上2个子代 DNA 的附着点之间的区域内陷，细胞壁也随之向内生长，细胞逐渐缢分为二，最后成为2个子细胞。

真核细胞无丝分裂的早期，球形的细胞核和核仁都伸长，然后细胞核进一步伸长呈哑铃形，中央部分狭细，最后细胞核分裂，这时细胞质也随着分裂，并且在光面内质网的参与下形成细胞膜。在无丝分裂中，核膜和核仁都不消失，没有染色体的出现，当然也就看不到染色体复制的规律性变化。但是，这并不说明染色质没有发生深刻的变化，实际上染色质也要进行复制，并且细胞核要增大。当细胞核体积增大一倍时，细胞核就发生分裂，细胞核中的遗传物质就分配到子细胞中去。

二、有丝分裂

（一）有丝分裂概念及意义

有丝分裂（mitosis）是真核细胞的主要增殖方式。在细胞分裂过程中，染色质凝集成染色体、复制的姐妹染色单体在纺锤丝的牵拉下分向两级，从而产生两个染色体数和遗传性相同的子细胞的一种细胞分裂类型。

（二）有丝分裂过程

有丝分裂是指从间期结束开始，到新的间期出现时的一段时期，有丝分裂过程发生的主要事件有：染色质组装成染色体，有丝分裂器和收缩环的形成，核膜和核仁的消失和重建。根据其形态学特征，可将分裂过程分为前期、中期、后期和末期（图 12-3）。

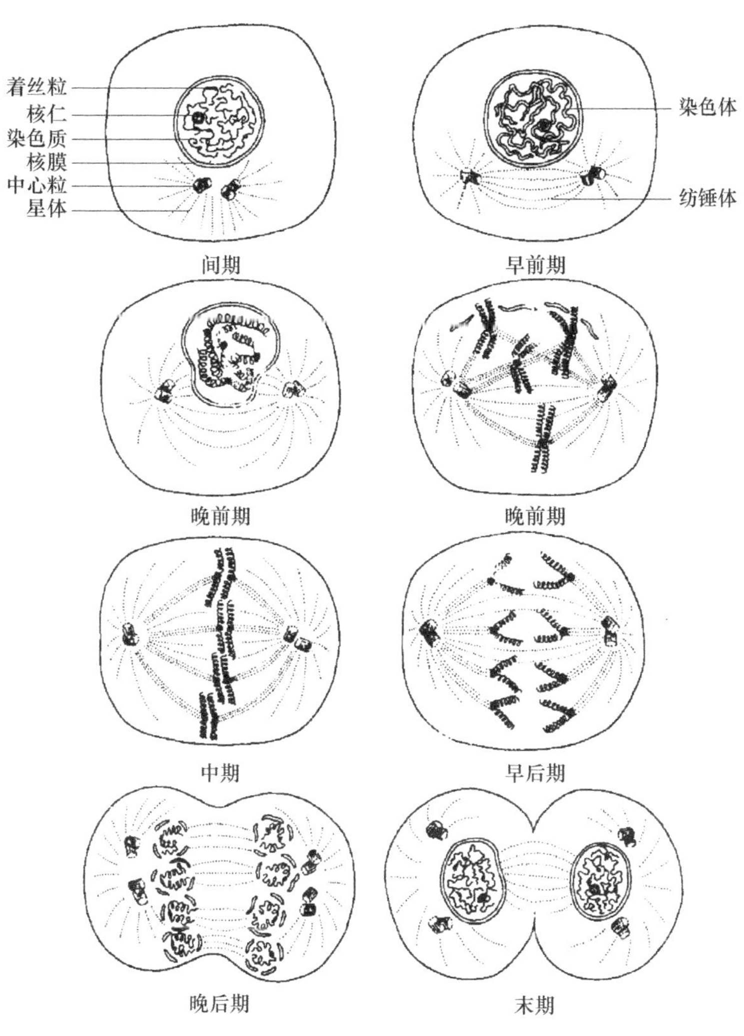

图 12-3　动物细胞有丝分裂过程（杨保胜，2010）

1. 前期

前期（prophase）的主要变化特点：①核膜、核仁等结构逐步消失。②染色质逐步螺旋化转变成染色体。③中心粒向两极移动，确定分裂极，有丝分裂器开始形成。**有丝分裂器**（mitotic apparatus）是细胞分裂期间由梭形纺锤体和围绕着中心粒的星体组成的结构。它们在维持染色体的平衡、运动和分配等方面起重要作用。

前期开始，细胞核内染色质形成丝状或颗粒状结构，这些丝状体为**染色体**（chromosome）。前期每条染色体是由 2 条螺旋化的**姐妹染色单体**（sister chromatid）所组成。每条姐妹染色单体上排列了一串染色较深的小颗粒，即染色粒（chromomere），连贯这些颗粒的丝为染色丝（chromonema）。随着前期的进展，姐妹染色单体缩短变粗，含有**着丝粒**（centromere）的**主缢痕**（primary constriction）变得清晰可见。前期染色体的出现，可能与一种有丝分裂因子有关，它是一种对 Ca^{2+}、Mg^{2+} 等阳离子敏感而具热不稳定性的蛋白，能促使染色质凝集。

在动物细胞中，有一种称为中心粒的结构，它的活动与分裂极的确定有关。在细胞分裂之前，中心粒已经复制，形成两对中心粒，每对中心粒连同外周物质各形成一个微管组织中心。许多微管的（－）端固定在外周物质中，（＋）端呈放射状向周围发出，形成光镜下可见的纺锤丝，它们的（＋）端可因微管蛋白的组装而延长，由于两个组织中心延长的微管（＋）端可形成交错搭桥、相互作用，推动两个组织中心沿着核膜呈弧线向两极移动达到相应位置，决定细胞分裂极。两极之间在靠近核膜处形成初步的**纺锤体**（spindle）。

晚前期，随着染色质凝集成染色体，构成核仁关键部分的核仁组织区便组装到染色体上，导致核仁的自然消失。前期末，核膜破裂，断片和小泡分散于细胞质中，前期结束。

2. 中期

中期（metaphase）是从细胞核膜消失到有丝分裂器形成的全过程，呈现典型的中期染色体的形态特征。中期的主要变化特点：①染色体的着丝点排列在细胞中央形成“赤道板”；②纺锤体完全形成并移向细胞中央。此期也可分为早中期（或前中期）和中期，早中期特指染色体已凝缩，但尚未排列在细胞的中央这一阶段。

各类生物的染色体在有丝分裂中期都有稳定的形态结构和数目。中期染色体是由一对姐妹染色单体组成的，姐妹染色单体仅在着丝粒部位相连接。

染色体在着丝粒区有一个特化部位称**动粒**（kinetochore），每条染色体上都有这样一种附加结构。动粒为染色质成分，在着丝粒区将 2 条染色单体结合在一起，此处有弱的 DNA 阳性反应，说明有 DNA 通过该区。动粒的主要功能是和染色体纤维相联系，微管可穿透动粒，同时，动粒还起着微管组织中心的作用。在光镜下，可以清楚地看到动粒与染色体纤维之间的连接。2 条姐妹染色单体的外侧表层部位还有一种主要由碱性蛋白质组成的着丝点，它与染色体微管相接触，是微管蛋白聚合中心。

由中心体和纺锤体所组成的暂时性细胞器称为有丝分裂器。它是在细胞有丝分裂过程中，专门执行有丝分裂功能的结构。这一结构的出现使有丝分裂机制更加完善，确保复制完备的两套遗传物质能均等地分配给 2 个子细胞，对维持遗传物质的稳定性起着重要的作用（图 12-4）。

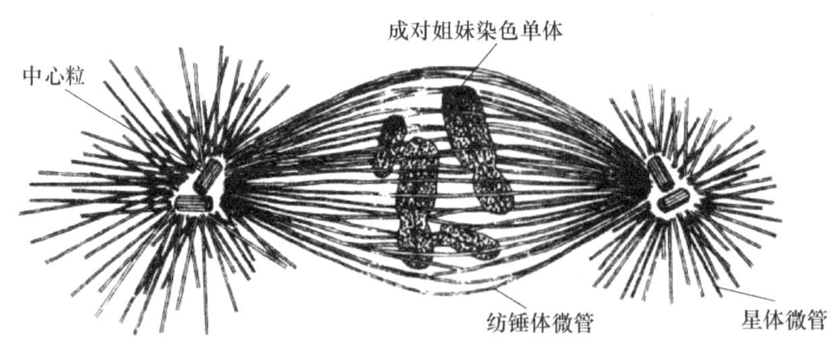

图 12-4 有丝分裂器模式图（Alberts et al.，2008）

3. 后期

后期（anaphase）是从着丝粒分离到染色单体分别移向两极。后期主要变化特点有：①排列在纺锤体赤道部位的染色体在着丝粒处纵裂，姐妹染色单体分离；②姐妹染色单体沿着动力微管分别向两极移动。

姐妹染色单体的分离是从着丝粒开始的，姐妹染色单体在染色体微管的牵引下逐渐移向两极。这种移动速度很慢，为0.2～5μm/min。在同一个细胞内，不论染色体大小，它们都以同样的速度移向两极，这保证了遗传物质均等地分配到2个子细胞，避免遗传物质在移动过程中的丢失，从而确保物种染色体数目的稳定性。

4. 末期

末期（telophase）是从染色体到达两极开始，至形成两个子细胞。此期的主要变化特点为：两组子染色体已完全移向两极，此时染色体解螺旋重新成为染色质，核膜、核仁重新形成，胞质分裂。动物细胞的胞质分裂是通过形成特殊的临时性结构“收缩环”（图12-5）来实现的。

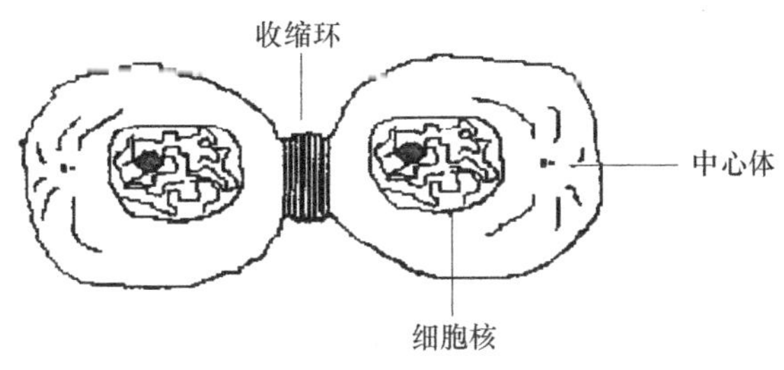

图12-5　胞质分裂（示收缩环）（杨保胜等，2009）

（三）有丝分裂机制

1. 染色体整列

近期的研究发现，至少有数种蛋白质参与染色体整列事件，其中首要的两组蛋白质称为Mad蛋白和Bub蛋白。Mad蛋白和Bub蛋白可使动粒敏化，促使微管与动粒接触。免疫荧光染色发现，Mad2和Bub1位于前期和前中期染色体的动粒上。如果染色体被纺锤体微管捕获，Mad2和Bub1很快会从动粒上消失。一侧的动粒被微管捕捉，一侧的Mad2和Bub1消失；两侧的动粒被微管捕捉，两侧的Mad2和Bub1消失。如果染色体不被微管捕捉，则Mad2和Bub1不从动粒上消失。因而认为Mad2和Bub1跟染色体组与纺锤体组装成有丝分裂器有关。进一步研究发现，由于某些染色体不能被微管及时捕捉而滞后，Mad2和Bub1不能从这些染色体的动粒上消失，后期则不能启动，姐妹染色单体不能相互分离。只有等到这些染色体也被微管捕捉并排列到赤道板上，Mad2和Bub1从动粒上消失，后期才能开始启动（图12-6）。

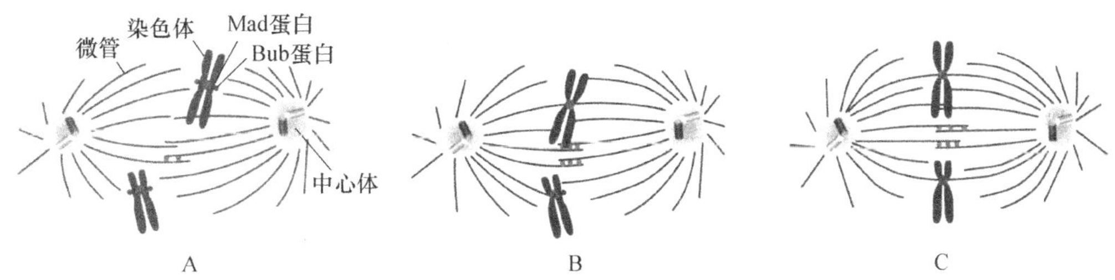

图12-6　染色体整列（翟中和等，2007）

A. 细胞分裂前期和前中期，Mad蛋白和Bub蛋白在染色体的动粒上聚集；B. 微管与动粒联结后，Mad蛋白和Bub蛋白消失，某些染色体滞后，未与微管联结的动粒依然含有Mad蛋白和Bub蛋白；C. 所有染色体的动粒均与微管联结，Mad蛋白和Bub蛋白消失，染色体列队到赤道板细胞有丝分裂进入中期的主要标志是染色体整列完成并且所有染色体排列到赤道面上，纺锤体结构呈现典型的纺锤样。当染色体上的两个动粒被微管捕获后，细胞通过什么机制将染色体排列到赤道面上呢？目前对此解释流行两种学说，即**牵拉假说**（pull hypothesis）和**外推假说**（push hypothesis）（图 12-7）。牵拉假说认为，染色体向赤道面方向运动，是由于动粒微管牵拉的结果。动粒微管越长，拉力越大，当来自两极的动粒微管的拉力相等时，染色体即被稳定在赤道面上。外推假说认为，染色体向赤道方向移动，是由于星体的排斥力将染色体外推的结果。染色体距离中心体越近，星体对染色体的外推力越强，当来自于两极的推力达到平衡时，染色体即被稳定在赤道面上。这两种假说也许并不相互排斥，有可能它们同时发挥作用，或者有其他机制共同参与。

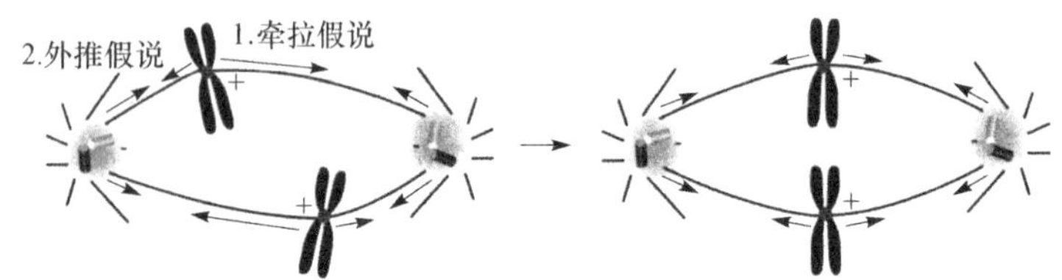

图 12-7 解释染色体在赤道面整列的两种假说（翟中和等，2011）

2. 姐妹染色单体分离和向两极移动的运动机制

细胞有丝分裂后期发生的标志性事件是中期整列的染色体的两条姐妹染色单体分离，分别向两极运动。1967 年，M. Inoue 的微管聚散学说认为，姐妹染色单体移向两极是由于着丝点微管向极端的不断解聚，而使着丝点微管变短，同时着丝点微管解聚出来的微管蛋白又不断地聚合到极间微管末端，从而使极间微管伸长。这种着丝点微管的解聚和极间微管的聚合使纺锤体伸长，两组子染色体向两极移动。整个后期阶段约持续数分钟，染色体运动的速度为 1～2μm/min。

染色体向两极的运动依靠纺锤体微管的作用。用破坏微管的药物，如秋水仙胺或秋水仙碱等处理，染色体的运动会立即停止。去除这些药物，染色体并不能立即恢复运动，而是要等到纺锤体重新装配后才能恢复运动。可见姐妹染色单体与纺锤体微管的联系也是染色体向两极运动所必需的。用实验方法破坏这种联系，姐妹染色单体运动停止，直到这种联系恢复，染色体的运动才能恢复。

曾有多种假说解释后期姐妹染色单体分离和向两极移动的运动机制。目前比较广泛支持的假说是后期 A 和后期 B 两个阶段假说。在后期 A，动粒微管变短，将染色体逐渐拉向两极。一般认为，动粒微管变短是由于其动粒端解聚所造成的；而这种解聚又是由于动力蛋白沿动粒微管向两极运动的结果。如图 12-8 所示，微管马达蛋白首先结合到动粒上，在 ATP 分解提供能量的情况下，沿动粒微管向两极运动，并带动动粒和染色体向两极运动。动粒微管的末端随之解聚成微管蛋白二聚体，动粒微管变短，动粒和染色单体与两极之间的距离逐渐拉近。当染色单体接近两极，后期 A 结束，转向后期 B。在后期 B，极微管游离端（正极）在 ATP 提供能量的情况下与微管蛋白聚合，使极微管加长，形成较宽的极微管重叠区。驱动蛋白相关蛋白（kinesin-related protein，KRP）与极微管重叠区的微管结合并在来自两极的极微管之间搭桥。KRP 向微管正极行走，促使来自两极的极微管在重叠区相互滑动，使重叠区逐渐变得狭窄，两极之间的距离逐渐变长。同时，细胞质动力蛋白在星体微管和细胞膜之间搭桥，并向星体微管负极运动，进一步将两极之间的距离拉长（图12-9）。

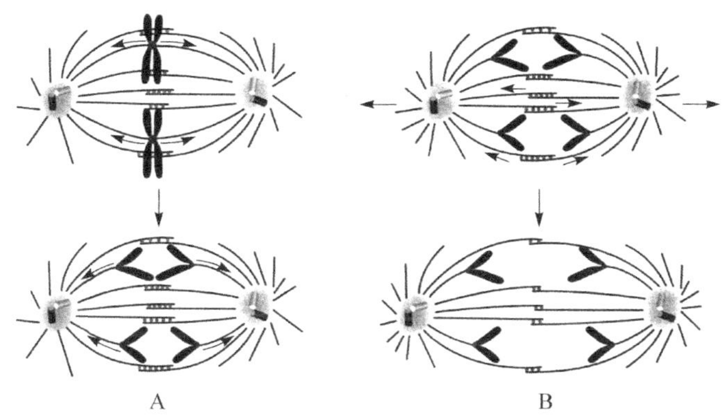

图 12-8　细胞分裂后期 A 和后期 B 产生染色体两极运动的示意图（翟中和等，2007）

A. 后期 A，动粒微管在两端解聚缩短，致使姐妹染色单体向两级运动；B. 后期 B，通过星体微管牵拉和极微管重叠区滑动，使纺锤体两极和染色体进一步分开

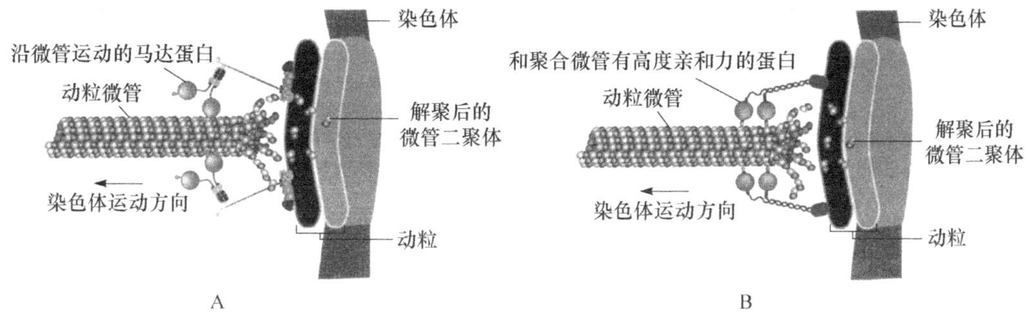

图 12-9　有丝分裂后期由 ATP 驱动的马达蛋白沿微管向两极运动使染色体分开（翟中和等，2011）

A. ATP 驱动的染色体运动促使微管解聚；B. 微管解聚促使染色体运动

三、减数分裂

减数分裂（meiosis），又称**成熟分裂**（maturation division），是有性生殖生物形成生殖细胞时的一种特殊的有丝分裂。在整个分裂过程中，DNA 只复制 1 次，而细胞连续分裂 2 次，结果产生使染色体数目减半的精子或卵子，即由 $2n$ 变成 n，故称减数分裂。由于减数分裂是发生在生殖细胞的成熟过程中，又将 2 次连续的细胞分裂合称为成熟分裂。

减数分裂的两次细胞分裂，分别称为减数分裂Ⅰ和减数分裂Ⅱ，各自包括间期和分裂期，减数分裂全过程可分为 4 个阶段，减数分裂前间期、减数分裂Ⅰ、减数分裂间期Ⅱ、减数分裂Ⅱ（图 12-10）。

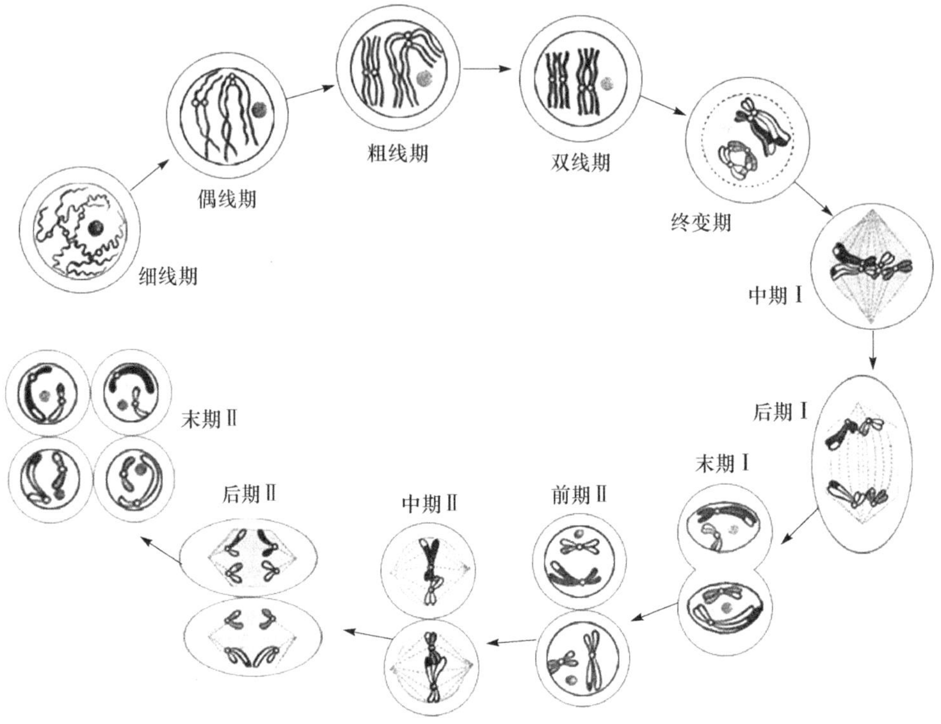

图 12-10　减数分裂过程示意图（杨保胜等，2011）

（一）减数分裂前间期

减数分裂前间期（间期Ⅰ）是为减数分裂做准备的阶段，需要经过较长的生长过程，进行足够的物质积累。该期也分为 G_1 期、S 期和 G_2 期，有 DNA 的复制。与有丝分裂的间期比较，有三方面不同：①S 期明显延长。②染色体只在一侧有动粒，所以在减数第一次分裂时姐妹染色单体不分离，共同进入一个子细胞。③G_2 期具有细胞增殖的限制点（R 点）。

（二）减数分裂过程

1. 减数分裂Ⅰ

与有丝分裂一样，减数分裂Ⅰ也分为前期Ⅰ、中期Ⅰ、后期Ⅰ和末期Ⅰ。

（1）前期Ⅰ

该期时间长，变化复杂，是减数分裂过程中最富特征和变化的时期，根据细胞核的形态变化分为细线期、偶线期、粗线期、双线期和终变期。

1）**细线期**（leptotene stage）：细胞核中染色体呈细线状，此时染色体的复制已完成，但在光学显微镜下看不出姐妹染色单体，所以每条染色体呈一条细线，故名细线期。

2）**偶线期**（zygotene stage）：该期的主要特征是同源染色体**配对**（pairing），即**联会**（synapsis）。**同源染色体**（homologous chromosome）是指大小、形态及着丝粒位置相同的一对染色体，其中一条来自父本，另一条来自母本。联会的结果是形成一个紧密相伴的**二价体**（bivalent）。人的 23 对染色体形成 23 个二价体。联会时，同源染色体之间形成**联会复合体**（synaptonemal complex，SC）（图 12-11）。联会复合体是联会时同源染色体之间形成的一种蛋白质的复合结构。电子显微镜下呈 3 条纵带状结构：两侧的纵带为侧成分，是同源染色体的姐妹染色单体的一部分；中央的纵带为中央成分，侧成分与中央成分之间由横纤维相连接，中央成分像拉链一样使同源染色体紧密相连。联会复合体是一临时性结构，在进入中期之前就消失。联会复合体的作用是识别并稳定同源染色体，便于非姐妹染色单体之间的交换和重组。

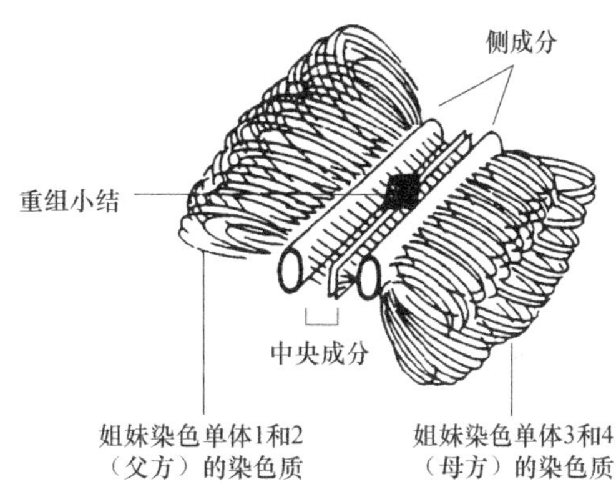

图 12-11　联会复合体的结构（翟中和等，2007）

3）**粗线期**（pachytene stage）：染色体进一步螺旋化，变粗变短，复制的染色体已能看清，二价体可见为 4 条染色单体，也称**四分体**（tetrad）。每条染色体含 2 条染色单体，一条染色体的两条染色单体互称**姐妹染色单体**（sister chromatid）；同源染色体的染色单体之间互称**非姐妹染色单体**（non-sister chromatid）。此期的重要特征是非姐妹染色单体存在**交叉**（chiasma）和互换，结果使同源染色体的基因之间产生部分重组。

4）**双线期**（diplotene stage）：染色体进一步螺旋化、缩短，联会复合体解体，同源染色体逐渐分开，交叉向两端移动，染色体的互换完成。

5）**终变期**（diakinesis）：染色体高度螺旋化，核仁、核膜消失。

（2）中期Ⅰ

二价体的着丝粒排列于细胞中央的赤道面，纺锤体形成，动粒区有纺锤丝微管相连，因为每条染色体只有一侧有动粒，所以只有一侧有微管相连。

（3）后期Ⅰ

由纺锤丝牵引，同源染色体分离，向细胞的两极移动，此时没有着丝粒的分裂。由于染色体的计数是以着丝粒为计算标准，细胞染色体数目减半，即人的每极含有 23 条染色体。但应指出的是，分离的 23 条染色体各包括 2 个姐妹染色单体，所含的全部遗传物质 DNA 还是双份的。后期Ⅰ同源染色体中分别来源于父、母的 2 条染色体并不一定向一个方向移动，而是随机的，此现象称为自由组合。

（4）末期Ⅰ

同源染色体趋向两极，解旋、伸展，核膜形成，胞质分裂成为 2 个细胞。此期的染色体变化在不同的生物有所不同，有的染色体解旋成为间期的形态，有的则不发生解旋，仍为凝集的染色体。

2. 减数分裂间期Ⅱ

此期时间很短，不发生 DNA 的复制。

3. 减数分裂Ⅱ

减数分裂Ⅱ的细胞形态变化基本与有丝分裂相同，分为前期、中期、后期、末期 4 期，只是在人的细胞中只有 23 条染色体而不是 46 条染色体。

（1）前期Ⅱ

每个二分体凝集，核膜、核仁消失。

（2）中期Ⅱ

各二分体排列于赤道面形成赤道板，每一条姐妹染色单体的着丝粒区上都附着一套动力微管，两套微管指向相反的方向。

（3）后期Ⅱ

两个姐妹染色单体分离，在纺锤丝的作用下移向细胞两极，每一极各含 n 个单分体（monad），即 n 条染色体。

（4）末期Ⅱ

各染色体移至两极后，解旋、伸展，分别形成细胞核，细胞质分裂，形成含有 23 条染色体的子细胞，即生殖细胞。

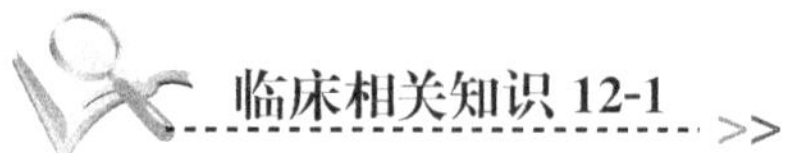

临床相关知识 12-1

★ 减数分裂染色体不分离与染色体病★

Down 综合征，又称先天愚型，是人类中最常见的一种染色体病。95%以上患者的核型为47，XX（XY）+21，全身体细胞均比正常人多一条 21 号染色体，故又称为 21 三体综合征。它是亲代配子形成的减数分裂时 21 号染色体发生不分离的结果。不分离约 95%发生在母亲的生殖细胞，主要是减数分裂Ⅰ发生 21 号染色体不分离，仅 5%发生在父亲的生殖细胞。母亲年龄是影响发病率的重要因素。母亲大于 35 岁时，发病率明显增高。患者有特殊的面部特征：头颅小而圆，枕部扁平；睑裂狭小而上斜，眼距宽，内眦赘皮，常有斜视；嘴小唇厚，舌大伸出口外，常流涎；耳小，耳位低。中度到重度智力低下是此病最突出的表现，智商通常为 25～50。

（三）联会复合体与基因重组

联会复合体（SC）是减数分裂偶线期两条同源染色体之间形成的一种结构，主要由侧成分、中央成分和连接侧生组分与中间区的 SC 纤维组成，它与染色体的配对、交换和分离密切相关。

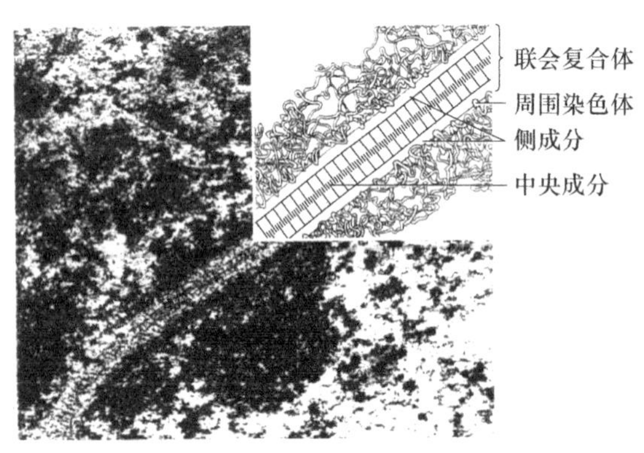

图 12-12　蝗虫粗线期的联会复合体（Wolfe，1993）
框内为联会复合体与染色质纤维之间的关系图解

SC 是同源染色体间形成的梯子样的结构。在电镜下观察，两侧是约 40nm 的**侧成分**（lateral element），电子密度很高；两侧之间为宽约 100nm 的中间区（intermediate space），在电镜下是明亮区，在中间区的中央为**中央成分**（central element），宽约 30nm。侧成分与中央成分之间有横向排列的粗 7～10nm 的 SC 纤维，使 SC 外观呈梯子状（图 12-12）。

第三节 细胞周期的调控

细胞增殖是通过细胞周期来实现的，这是高度严格受控的细胞生命活动。为确保细胞增殖这一生命过程严格有序地进行，细胞内发展了一系列调控机制，在细胞周期不同阶段有一系列检验点对该过程进行严密监控。任何细胞，不管是简单的单细胞，还是高等生物体内的细胞，其增殖过程都必须遵循一定的规律。例如，遗传物质 DNA 在没有完全复制之前，细胞不能分裂；在 DNA 复制准备阶段尚未完成之前，DNA 不能起始复制。在细胞增殖过程中，任何一个关键步骤的错误，都可能引起严重后果。在高等生物中，细胞增殖调控更为复杂。它不仅要遵循细胞自身的增殖调控规律，同时还要服从生物体整体的调控。不然，不受约束而生成的细胞将被机体免疫系统清除，或者癌变，转化为癌细胞。癌细胞不仅表现出增殖失控，同时还具有浸润和转移的特征，最终导致个体的死亡。

本节将重点介绍细胞增殖调控的机制及癌细胞的发生。

一、细胞周期调控因子

最近 20 年，细胞周期调控研究取得了突飞猛进的发展，获得了许多突破性成果。

（一）促成熟因子及其作用

促成熟因子（maturation promoting factor，MPF），又称**有丝分裂促进因子**（mitosis promoting factor，MPF），也称 **M 期促进因子**（M phase promoting factor，MPF），是一种在 G_2 期形成、能促进 M 期启动的调控因子。

1970 年，R. T. Johnson 和 P. N. Rao 将 HeLa 细胞同步化在细胞周期中的不同时相，然后将 M 期细胞与其他间期细胞在仙台病毒介导下融合，并继续培养一定时间。他们发现，与 M 期细胞融合的间期细胞发生了形态各异的染色质凝缩，并称之为**染色体超前凝集**（prematurely chromosome condensed，PCC），又称**早熟染色体凝集**。此种染色体则称为早熟凝集染色体。不同时期的间期细胞与 M 期细胞融合，产生的 PCC 的形态各不相同。G_1 期 PCC 为细单线状，S 期 PCC 为粉末状，G_2 期 PCC 为双线染色体状（图 12-13）。PCC 的这种形态变化可能与 DNA 复制状态有关。早熟染色体凝集在其他细胞中也被证明。M 期细胞可以诱导 PCC，提示在 M 期细胞中可能存在一种诱导染色体凝集的因子。

1971 年，Y. Masui 和 C. L. Markert 用非洲爪蟾卵细胞做实验，明确提出了 MPF 这一概念。非洲爪蟾卵细胞发育过程可以划分为 6 个阶段。第Ⅰ期至第Ⅳ期为卵母细胞生成和生长阶段。第Ⅳ期卵母细胞达到一定体积，停止生长，等待成熟。此时的卵母细胞处于减数第一次分裂期前期阶段，有一个体积较大的细胞核，称为**生发泡**（germinal vesicle，GV）。卵母细胞成熟需要孕酮的刺激，在孕酮作用下，卵母细胞向第Ⅴ期和第Ⅵ期转化，生发泡破裂，染色质凝缩，进行减数分裂Ⅰ；然后立即进行减数分裂Ⅱ，并停留在中期Ⅱ，即成熟的卵细胞（第Ⅵ期卵细胞）。卵细胞受精后，形成受精卵，很快便开始卵裂（图 12-14）。

Y. Masui 和 C. L. Markert 用解剖方法分离第Ⅳ期卵母细胞，并用孕酮进行体外刺激，诱导卵母细胞成熟，然后进行细胞质移植实验。他们发现，将孕酮诱导成熟的卵细胞的细胞

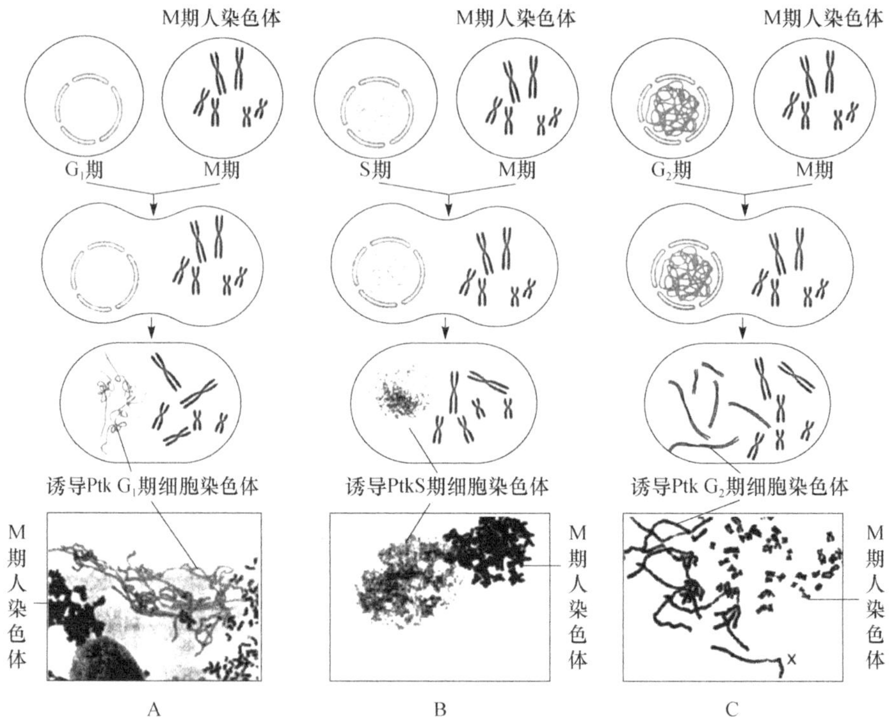

图 12-13　M 期 HeLa 细胞 G_1 期、S 期和 G_2 期袋鼠（Ptk）细胞融合诱导早熟染色体凝集（Karp，2010；翟中和等，2007）

A. M 期细胞与 G_1 期细胞融合；B. M 期细胞与 S 期细胞融合；C. M 期细胞与 G_2 期细胞融合

质注射到卵母细胞中，可以诱导后者成熟；再将后者的细胞质少量注射到一些新的卵母细胞中，这些新的卵母细胞仍被诱导成熟（图 12-15）。因而他们认为，在成熟的卵细胞的细胞质中必然有一种物质，可以诱导卵母细胞成熟。他们将这种物质称作**促成熟因子（MPF）**。

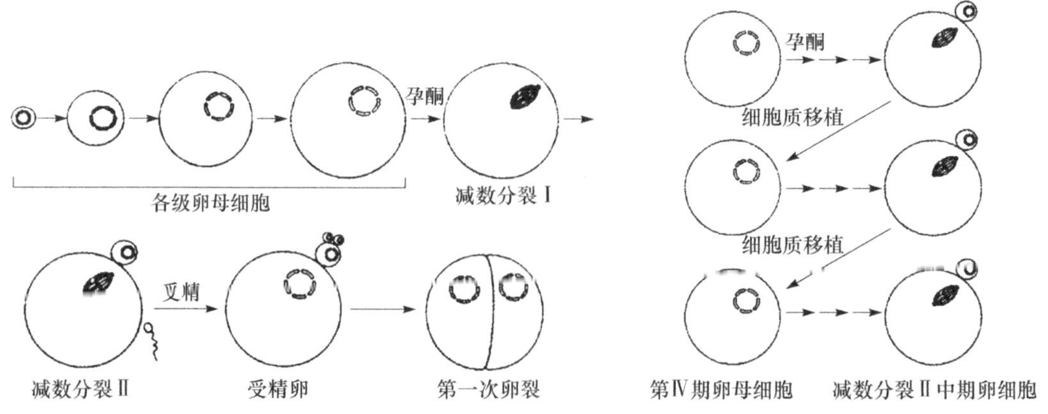

图 12-14　非洲爪蟾卵细胞成熟过程、受精和第一次卵裂示意图（翟中和等，2007）

图 12-15　成熟卵细胞细胞质移植发现 MPF 的存在（翟中和等，2007）

进一步研究发现，用孕酮诱导卵母细胞成熟，卵母细胞需要进行一定程度的蛋白质合成；在有蛋白质合成抑制剂存在的情况下，孕酮不能诱导卵母细胞成熟。成熟卵细胞的细胞质诱导卵母细胞成熟，则不需要蛋白质合成；在蛋白质合成抑制剂存在的情况下，也可以诱导卵母细胞成熟。这些结果提示在成熟卵细胞中，MPF已经存在，只是处于非活性状态，被称为前体MPF（pre-MPF）。非活性状态的前体MPF通过翻译后修饰，可以转化为活性状态的MPF。

MPF被发现以后，不少学者便着手MPF纯化工作，但进展缓慢。直到1988年，Lohka等以非洲爪蟾卵细胞为材料，分离获得了微克级的纯化MPF，并证明其主要含有p32和p45两种蛋白质。p32和p45结合后，表现出蛋白激酶活性，可以使多种蛋白质底物磷酸化。这些结果证明，MPF是一种蛋白激酶。

（二）cdc蛋白

细胞增殖周期的有序性是与细胞分裂周期基因（*cdc*基因）在细胞周期的不同阶段，形成不同的基因产物（酶、受体、载体等），以调节代谢过程，达到控制细胞增殖的作用有关的。例如，在酿酒酵母（*S. cerevisiae*）中，已确定了一些*cdc*基因表达顺序及其可能起到的作用。*cdc28*控制细胞周期开始；*cdc31*控制纺锤体的复制；*cdc8*控制DNA合成；*cdc24*控制细胞出芽。与增殖有关的基因及其产物可因外界环境的变化而影响其调节功能，使细胞暂停增殖而进入G_0期，或者通过转录水平的调控，使细胞脱离细胞周期而进行分化。

人类细胞同样有*cdc*基因，其中与酵母细胞*cdc2*同源的基因产物是MPF的p34蛋白，与酵母细胞*cdc13*同源的基因产物是MPF的p56蛋白。cdc*2*和cdc*13*的基因产物共同控制细胞进入和离开M期的过程。MPF是由p34和p56两种蛋白质组成的复合体，p56又称为细胞**周期蛋白**（cyclin），p34又称为细胞**周期蛋白依赖性激酶**（cyclin-dependent kinase，CDK，Cdk），二者只有结合在一起时才具有酶的活性，才能刺激细胞分裂。p34在细胞周期中是连续合成的，含量相当稳定，在MPF中起调节亚基的作用，而p56的合成和降解随着细胞周期的进程发生变化，在MPF中起着催化亚基的作用。

细胞周期的不同阶段有不同的cyclin，G_1期的cyclin与其CDK结合可缩短G_1期，推动G_1/S转换；M期的cyclin与其CDK结合可促进G_2/M期转换。p56于G_1期开始合成，G_2期和M期交界时达很高水平，M期的中期达到高峰值，后期便骤然下降，导致MPF失去活性。因此，p56含量规律性的升高和下降，调节着MPF的活性，进而调节着分裂过程的"开"与"关"。

cyclin对细胞周期进行正向调节；另有一类物质对细胞周期起负向调节作用，这类物质为细胞**周期蛋白依赖性激酶的抑制因子**（cyclin-dependent kinase inhibitor，CKI），如PRB、P53、P15、P16、P27等。当CKI与CDK结合后，阻止了CDK与cyclin结合，从而抑制了MPF的活性。通常CKI是肿瘤抑制基因的产物，而cyclin也是一些原癌基因的产物，因此原癌基因、癌基因、抑癌基因是与细胞周期调控有关的基因。

（三）周期蛋白

自1983年首次发现周期蛋白后，许多科学家纷纷开展周期蛋白研究，从各种生物体中克隆分离了数十种周期蛋白。例如，酵母的Cln1、Cln2、Cln3、Clb1～Clb6，高等动物的周期蛋白 A1、A2、B1、B2、B3、C、D1、D2、D3、E1、E2、F、G、H、L1、L2、T1、T2 等。目前在人体中已经发现 26 种周期蛋白，这些周期蛋白在细胞周期内表达的时相有所不同，所执行的功能也多种多样。这些周期蛋白有的只在 G_1 期表达并只在 G_1 期和 S 期转化过程中执行调节功能，因此常被称为 G_1 期周期蛋白，如 cyclinC、cyclinD、cyclinE、Cln1、Cln2、Cln3 等；有的虽然在间期表达和积累，但到 M 期时才表现出调节功能，因此常被称为 M 期周期蛋白，如 cyclinA、cyclinB 等。G_1 期周期蛋白在细胞周期中存在的时间相对较短，M 期周期蛋白在细胞周期中则相对稳定。

各种周期蛋白之间有着共同的分子结构特点，但也各有特性。首先，它们均含有一段相当保守的氨基酸序列，称为**周期蛋白框**（cyclin box）（图 12-16）。周期蛋白框约含 100 个氨基酸残基，其功能是介导周期蛋白与 CDK 结合。不同的周期蛋白框识别不同的 CDK，组成不同的 cyclin-CDK 复合体，表现出不同的 CDK 活性。M 期周期蛋白的分子结构还有另一个特点，在这些蛋白质分子的近 N 端含有一段由 9 个氨基酸残基组成的特殊序列（RXXLGXIXN，其中 X 代表可变性氨基酸残基），称为破坏框（destruction box）。在破坏框之后，为一段约 40 个氨基酸残基组成的赖氨酸富集区。破坏框主要参与泛素依赖性的 cyclinA 和 cyclinB 的降解。G_1 期周期蛋白分子中不含破坏框，但其 C 端含有一段特殊的 PEST 序列。据认为，PEST 序列与 G_1 期周期蛋白的更新有关。

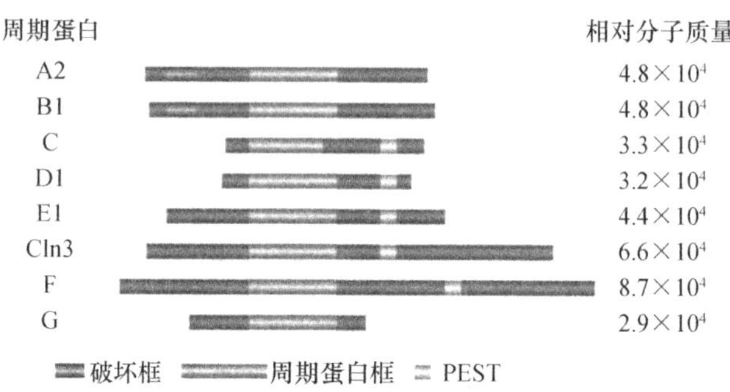

图 12-16 部分周期蛋白分子结构特征（翟中和等，2011）

图中显示的，除 Cln3 外，均为人类的周期蛋白；所有这些分子均含有一个周期蛋白框；M 期周期蛋白（A2、B1）分子的 N 端含有一个破坏框；G_1 期周期蛋白的 C 端含有一个 PEST 序列

不同的周期蛋白在细胞周期中表达的时期不同，并与不同的 CDK 结合，调节不同的 CDK 活性。图 12-17 显示了几种周期蛋白在哺乳动物细胞和酵母细胞中的表达和积累状况。在哺乳动物细胞中，cyclinA 在 G_1 期的早期即开始表达并逐渐积累，到达 G_1/S 期交界处，其含量达到最大值并一直维持到 G_2/M 期。cyclinB 则从 G_1 期晚期开始表达并逐渐积累，到 G_2 期后期阶段达到最大值并一直维持到 M 期的中期，然后迅速降解。作为 G_1 期周期蛋白的 cyclinD 在细胞周期中持续表达，而 cyclinE 则在 M 期的晚期和 G_1 期早期开始表达并逐渐积累，到达 G_1 期的晚期，其含量达到最大值，然后逐渐下降，到达 G_2 的晚期，其含量降到最低值。在裂殖酵母细胞和芽殖酵母细胞中，周期蛋白含量的消长情况与哺乳动物细胞中的有许多相似之处。

（四）周期蛋白依赖性激酶

当酵母 *cdc2* 和 *cdc28* 基因被分离出来后，几个实验室便立即着手 *cdc2* 和 *cdc28* 类同基因的分离工作。他们首先通过 PCR 技术构建了人类、非洲爪蟾和果蝇的 cDNA 文库，然后对 cDNA 文库进行筛选。结果成功分离到了 10 多个 *cdc2* 相关基因。通过基因序列和蛋白质功能分析，证明有的确实是 *cdc2* 类同基因，与酵母 *cdc2* 基因相比较，不仅同源性强，在蛋白质功能方面也有很强的互补性；有的不仅在序列方面与 *cdc2* 有一定差异，在蛋白质功能方面也表现出一定的特殊性。但是，它们又含有两个共同的特点：一个是它们含有一段类似的氨基酸序列，另一个是它们都可以与周期蛋白结合，并以周期蛋白作为调节亚基，进而表现出蛋白激酶活性。因而，它们被统称为周期蛋白依赖性激酶（CDK）。目前在人体中已被发现并命名的 CDK 包括 cdc2、CDK2、CDK3、CDK4、CDK5、CDK6、CDK7、CDK8、CDK9、CDK10、CDK11、CDK12、CDK13 等。由于 cdc2 第一个被发现，而其他几个 CDK 则是通过与其相比较而得来，cdc2 激酶被命名为 CDK1。不同的 CDK 所结合的周期蛋白不同，在细胞周期中执行的调节功能也不相同。对不同的 CDK 的功能认识，有的比较清楚，有的正在深入。某些 CDK 与周期蛋白的配对关系见表 12-1。

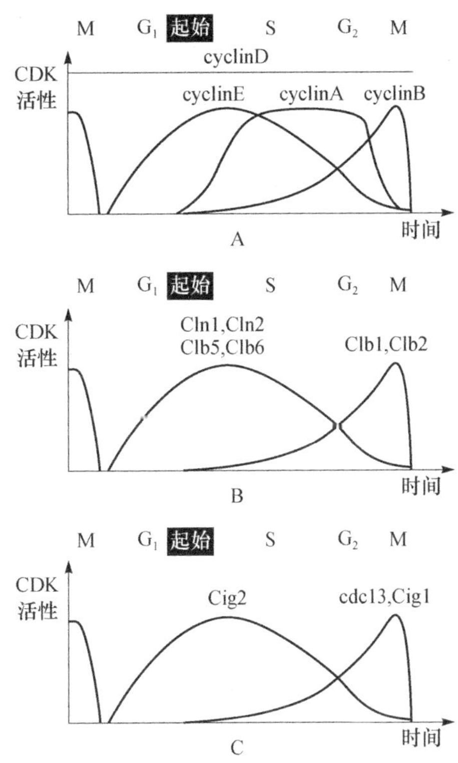

图 12-17　部分哺乳动物细胞和酵母细胞周期蛋白在细胞周期中的积累及其与 CDK 活性的关系（翟中和等，2011）

A. 哺乳动物细胞周期；B. 芽殖酵母细胞周期；C. 裂殖酵母细胞周期

表 12-1　某些 CDK 与周期蛋白的配对关系及执行功能的时期

CDK 种类	可能结合的周期蛋白	执行功能的可能时期
CDK1（$p34^{cdc2}$）	A，B1，B2，B3	G_2/M
CDK2	A，D1，D2，D3，E	G_1/S，S
CDK3		G_1/S
CDK4	D1，D2，D3	G_1/S
CDK5	D1，D3	
CDK6	D1，D2，D3	G_1/S
CDK7	H	
CDK8	C	
CDK9	T1，T2a，T2b，K	
CDK10		G_2/M
CDK11（p58）		
CDK12L	L1，L2	
CDK12S	L1，L2	

CDK蛋白	CDK激酶结构域	与CDK1序列相似度比例
CDK1(cdc2)	PSTAIRE	100%
CDK2	PSTAIRE	65%
CDK3	PSTAIRE	66%
CDK4	PV/STVRE	44%
CDK5	PSSALRE	57%
CDK6	PLSIRE	47%
CDK7(p40^{MO15})	NRTAIRE	40%

图 12-18 通过 PCR 技术测定与 CDK1 类似的 CDK 蛋白分子图解（翟中和等，2011）

图中以 CDK1（cdc2）氨基酸序列为标准（100%），将其他 CDK 激酶结构域的氨基酸序列与其比较，得到序列相似度比例

各种 CDK 分子均含有一段类似的 CDK 激酶结构域（CDK kinase domain）。与 CDK1 激酶结构域相比，其他几种 CDK 激酶结构域的保守程度有所不同（图 12-18）。但是，在 CDK 激酶结构域中，有一小段序列则相当保守，即 PSTAIRE 序列。此序列可能与周期蛋白结合有关。此外，在 CDK 分子中也发现一些重要位点。对这些位点进行磷酸化修饰，将对 CDK 活性起重要调节作用。细胞内存在多种因子对 CDK 分子结构进行修饰，参与 CDK 活性的调节。

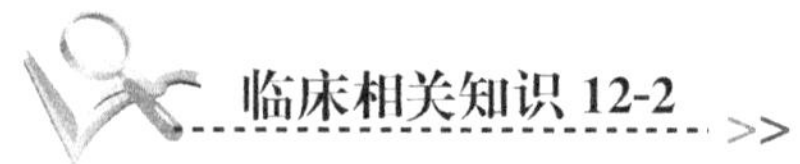
临床相关知识 12-2 >>

★细胞周期与分子靶向抗癌药物★

癌症治疗的一个新“武器”——分子靶向抗癌药物，与传统细胞毒药物不同，这类药物主要针对正常细胞不表达或很少表达而在肿瘤细胞生长、增殖过程中存在的某些特异性分子或结构位点（即靶点），故可以特异性地作用于肿瘤细胞。

CDK 是调控网络的核心，主导细胞周期的启动、进行和结果。在多种肿瘤的发生、发展过程中，CDK/cyclin 的过度表达或其内源性抑制因子（如 p16）的表达下降或 *pRb* 基因的突变，均可导致 CDK 的活性失控，出现失控性生长。CDK 的关键作用引起人们对发展阻断细胞周期进程和诱导生长阻滞的特异性激酶抑制剂，即 CDK 抑制剂产生浓厚的兴趣。

CDK 调节的关键是 DNA 完整性调控监测点（chk）。当 DNA 损伤时，细胞会阻滞在 G_1 期、S 期或 G_2 期，提供足够的时间来修复 DNA。抗癌药物通过断裂 DNA，杀伤肿瘤细胞的同时也激活了 chk，有一小部分肿瘤细胞在药物引起的周期阻断后能够激活修复系统而继续存活，从而降低了药物的疗效。人们试图通过减弱肿瘤细胞的 chk 或增强正常细胞的 chk 的作用来提高化疗效果。例如，50%以上的肿瘤细胞中存在 *p53* 突变或缺失，缺乏 G_1 期 chk，利用这一特性，可以修饰细胞周期，设计特定的处理方式，使正常细胞阻断在 G_1 期，以提高 S 期特异性药物对肿瘤细胞的选择性杀伤作用。

二、细胞周期运转的调控

细胞周期蛋白可分为 3 类：①S 期周期蛋白为 cyclinA，在 S 期开始表达，到中期时开

始消失；②M期周期蛋白为cyclinB，在S期开始表达，在G_2/M期到达峰值，中期到后期转换时消失；③G_1期周期蛋白在脊椎动物中为cyclinC、cyclinD、cyclinE，它们在G_1期开始表达，进入S期后消失。

在细胞周期的进程中，如果某一阶段的重要活动尚未结束或发生错误尚未修复，细胞就进入下一个阶段，生物的遗传特性将受到灾难性的损害，例如，产生早熟凝集染色体或导致染色体数目异常。为保证细胞染色体数目的完整性及细胞周期正常运转，细胞中存在着一系列监控系统，可对细胞周期发生的重要事件及出现的故障加以检测，只有当这些事件完成或故障修复后，才允许细胞周期进一步运行，该监控系统即为**检查点**（checkpoint），又称**检控点或关卡**，其包括：①未复制DNA检测点，监控DNA复制，决定细胞是否进入M期，参与该检测的主要蛋白质有ATR、cdc25、Chl1和cyclinA/cyclinB-CDK1。②纺锤体组装检测点，监控纺锤体组装，决定细胞是否进入后期，参与该检测的主要蛋白质有APC、Mad和**分离酶抑制蛋白**（securin）等。③染色体分离检测点，监控后期末的子代染色体在细胞中的位置，决定细胞是否进入末期及发生胞质分裂，参与该检测的主要蛋白质有cdc14、M期cyclin和Tem1等。④DNA损伤检测点，监控DNA损伤的修复，决定细胞周期是否继续进行，参与该检测的主要蛋白质有ATM/ATR、ChK1/ChK2、p53和cyclin E/cyclinA-CDK2等。检测点对细胞周期的调节机制与细胞内由多种蛋白质、酶及cyclin-CDK复合物等组成的生化路径相关。

（一）G_1/S期转换

细胞由G_1期向S期转化主要受G_1期CDK激酶控制。哺乳动物细胞中，与G_1期细胞周期蛋白结合的CDK激酶主要包括CDK2、CDK4和CDK6。cyclinD主要与CDK4和CDK6结合并调节后者活性；cyclinA常被划分为M期周期蛋白，但它也可与CDK2结合使后者表现激酶活性，说明cyclinA可能参与调控G_1/S期转换过程；cyclin E在G_1/S期转换过程与CDK2结合，呈现CDK2的激酶活性，促进细胞进入S期。

（二）G_2/M期转换的调控

G_2/M期转换过程主要受CDK1激酶调控，CDK1激酶即MPF，由$P34^{cdc2}$蛋白和细胞周期蛋白cyclinB组成。CDK1本身不具有蛋白激酶的活性，当cyclinA/cyclinB含量积累到一定值时，二者相互结合成复合体，结合cyclin的CDK1被Wee1将Thr14和Tyr15磷酸化，并被**CDK激活激酶**（cyclin-dependent-kinase activating kinase）将Thr161磷酸化。在M期，Wee1的活性下降，cdc25使CDK1的Thr14和Tyr15去磷酸化，其激酶活性才能表现出来。在G_2/M期转换过程中，cyclinA、cyclinB与CDK1结合，CDK1使底物蛋白磷酸化，如将组蛋白H_1磷酸化导致染色体凝缩，核纤层蛋白磷酸化使核膜解体。

（三）分裂中期向后期的转换

在M期，当MPF活性达到最高时，激活**后期促进复合物**（anaphase-promoting complex，APC），将泛素连接在cyclinA和cyclinB上，通过多泛素化作用，使它们被蛋白酶体降解，完成一个细胞周期。APC为一种多亚基的泛素连接酶性质的蛋白复合体，可促进一些蛋白质（如分离酶抑制蛋白）多泛素化而被蛋白酶体降解，从而引起姐妹染色单体分离，促进中期向后期转换。

三、细胞周期与医药学

（一）细胞增殖与组织再生

细胞增殖是机体再生的基础，在有机体的发育过程中，一部分细胞分化、衰老和死亡，因此需要新生的细胞不断地进行补充、更新，这种维持正常生理功能的补充过程称为生理性再生；另外还有一种是由于各种外因造成有机体损伤、手术或器官移植等，也必须有不断增殖的细胞去补充和修复，这种过程叫补偿性再生。

组织再生按照群体细胞的增殖状况，可分为 3 种类型：①更新型。据推算，正常人体细胞的平均更新率为 1%～2%，每天需要有几十亿个细胞新生。例如，大约 120d 内要全部更新红细胞；基底生发层细胞的不断分裂和分化，使正常的表皮细胞或损伤的皮肤得到补充和修复。②稳定型。肝、肾、骨髓等都是分化程度较高的组织，正常情况下细胞是没有增殖活动的。但当组织受到损伤或刺激时又可恢复到增殖状态，这种补偿再生的能力是稳定型组织的特点。③恒定型。高度分化的神经组织和肌肉组织没有增殖活动，当机体受到损伤时，这类组织的修复是靠后备细胞（未分化的间质细胞）的分裂来完成的。

（二）细胞增殖与肿瘤

肿瘤是由于机体对细胞正常生长失控，引起局部组织的细胞异常增殖而形成赘生物。细胞增殖理论的研究，对于肿瘤的病因、病理及诊断和防治具有十分重要的意义。在肿瘤组织中也有 3 种类型细胞。①增殖型：细胞群体处于连续增殖状态，组织迅速增长。一个癌细胞经过 30 次分裂就形成 $1cm^3$ 的肿物，经过 40 次分裂其体积就达 $10cm^3$。②暂不增殖型：细胞群体处于 G_0 期，增长速度慢，对环境因子和药物不敏感。③永不增殖型：是一类完全丧失增殖能力的细胞群体，经过一定的分化后趋于衰老、死亡。肿瘤组织中这类细胞占的比例越大，其恶性程度就越低。

G_0 期的肿瘤细胞对化疗药物不敏感，又具有肿瘤复发的潜在危险性。根据细胞增殖的调控机制，可以利用血小板源生长因子激活 G_0 期细胞，将它们驱入 G_1 期，进入增殖状态，再用放疗、化疗法就可以收到较为理想的效果。在肿瘤的治疗中，根据正常细胞与癌细胞的周期时间的差别，选择适宜的给药时间，可尽可能地减少药物对正常细胞的损伤。

利用 G_1 期限制点对环境因素敏感的特点，选择在该点进行治疗，将增强治疗效果。

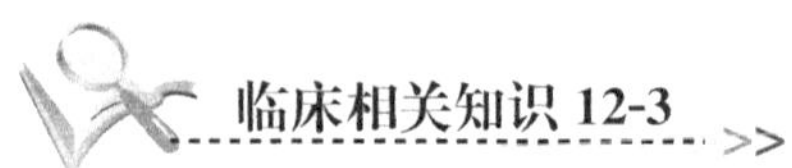

★致癌 DNA 病毒-乳头瘤病毒等（EB 病毒、乙肝病毒）★

某些病毒与肿瘤的发生之间有着十分密切的关系。例如，人乳头瘤病毒（HPV）和宫颈癌，EB 病毒和鼻咽癌，乙肝病毒（HBV）和肝癌、人类疱疹病毒 8

(HHV-8) 和 Kaposi 肉瘤等。这些病毒因而被形象地称为“致癌病毒”。

EB 病毒主要通过人类唾液传播，因此呼吸道是 EB 病毒潜伏的最大场所。90%以上的人都存在 EB 病毒的潜伏感染，或者成为 EB 病毒携带者。EB 病毒引发了全球 1%的癌症，并占所有感染性癌症的 5.6%。国际癌症研究署将 EB 病毒列在第一组致癌因子中。

乙型肝炎病毒（HBV）与肝癌之间有一定关系，HBV 感染者中仅少部分发展成为肝癌。HBV 虽然未被证实有直接致癌作用，但是无疑能引起慢性肝病，其中肝硬化已成为 80%以上的肝癌发生的背景。有学者认为在 HBV 感染引起肝细胞损害和增生的基础上，再有小剂量致癌剂（如黄曲霉素等）参与，易导致肝癌的发生。

复 习 题

1. 什么是细胞周期？细胞周期各时期主要变化是什么？
2. 细胞周期时间是如何测定的？
3. 试比较有丝分裂与减数分裂的异同点。
4. 细胞通过什么机制将染色体排列到赤道面？有何生物学意义？
5. 说明细胞分裂后期姐妹染色单体分离和向两极移动的运动机制。
6. 举例说明 CDK 在细胞周期中是如何执行调节功能的。

（新乡医学院　王文锋）

第十三章　细 胞 分 化

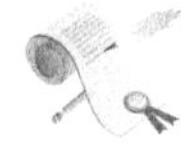

关键知识点

- 细胞分化是一个同源细胞通过分裂逐渐产生形态结构、生化组成和生理功能上的稳定性差异的过程。每一个已分化的细胞仍保存着整套的基因。细胞分化的分子基础是差别基因表达，基因差别表达的调控主要发生在转录水平。
- 细胞决定是指多数细胞在发生可识别的形态变化之前，内部已发生变化，确定了未来向着特定方向分化的命运。分化方向一旦决定便不会中途改变。已分化的细胞通常是稳定和可遗传的，在特定的条件下可以发生转分化，产生在形态和功能上不同的新细胞类型。
- 受精的卵细胞是全能的，但细胞分化的潜能随着个体发育的过程而逐渐变窄。细胞在发育过程中，逐渐由“全能”变为“多能”，最后趋向于“专能”稳定型。
- 奢侈蛋白对细胞自身生存无直接影响，但却是细胞向特殊类型分化的物质基础。持家蛋白在分化和未分化的细胞中都存在，是维持细胞生命活动所必需的，各类细胞普遍共有的，如细胞膜蛋白、核糖体蛋白、线粒体蛋白、糖酵解酶、核酸聚合酶等。奢侈蛋白和持家蛋白决定细胞分化程度并维持生命活动。
- 细胞分化有稳定性、时空性、一次性、持续性和可逆性等特点。影响细胞分化的因素有多种，包括细胞质的不均等分裂、胚胎细胞间的相互作用、激素及环境因素等。
- 细胞癌变是细胞分化领域的一个特殊问题，肿瘤细胞可以看成正常分裂与分化失控的一种特殊类型细胞，癌细胞与正常细胞分化明显不同，癌细胞与正常分化的细胞相比可能其基因组或有些基因发生了突变，另外还有其他一些特征。

★关键词： 细胞分化；差别基因表达；细胞全能性；持家基因；奢侈基因；细胞决定；RNA 干扰；选择性剪接；胚胎诱导；细胞抑制

从受精卵发育成多细胞生物，是通过细胞增殖和分化而实现的，细胞增殖和分化是多细胞个体发育必不可少的两个特征。细胞分化依赖于细胞的增殖，而细胞的增殖孕育了细胞的分化。细胞分化是个体发育的核心事件，是发育生物学的核心问题，深入研究细胞分化的机制对于了解个体发育、基因表达和调控及疾病的预防具有十分重要的意义。

第一节 细胞分化的概念与分化特点

一、细胞分化的概念

人类成体是由200多种不同类型的细胞组成，这些细胞都是由同一个受精卵分裂而来的，然而不同种类的细胞无论在形态结构、生化组成上，还是在生理功能上都有明显的差异。在个体发育过程中，后代细胞间在形态结构、生化组成和生理功能上发生这种稳定性差异的过程称为**细胞分化**（cell differentiation）。细胞分化是多细胞有机体发育的基础与核心，发生于生物体出生前及出生后的整个生命过程。细胞分化的主要特征是新的、特异性蛋白质的合成，随后细胞在生化组成、形态结构和生理功能方面发生变化，细胞表型出现差异。而特异性蛋白质合成的实质在于基因选择性表达。分子杂交实验表明，在任何时间一种细胞的基因组只有一少部分基因在活动。不同类别细胞的基因选择活动的现象称为**差别基因表达**（differential gene expression），也称选择性基因表达。

在多细胞动物的个体发育过程中，不仅有细胞增殖使细胞数目增加，同时有细胞形态、功能的变化和分工。受精卵经过卵裂，形成桑葚胚、囊胚。囊胚细胞开始分化，形成上皮滋养层细胞和内细胞团，随后通过细胞的有丝分裂、分化，形成含有外胚层、中胚层、内胚层的原肠胚，继而由各胚层进一步分化形成各种组织细胞。例如，外胚层形成神经组织细胞，中胚层形成肌肉、结缔组织细胞，内胚层形成呼吸道、消化道的各种上皮细胞等，最终使组成人体的细胞类型在数百种以上。机体的多种细胞类型不仅有形态的变化，而且不同类型的细胞在生化特性和生理机能上也有了差别。例如，神经细胞伸出长的突触，具有传导神经冲动和储存信息的功能；肌细胞呈长条状，可产生收缩蛋白（肌动蛋白和肌球蛋白），具有收缩功能；成熟的红细胞中间凹陷、呈扁圆盘状，含血红蛋白，具有携带氧和二氧化碳的功能。

在胚胎发育过程中，细胞分化与**形态发生**（morphogenesis）是相互联系的，后者是通过细胞的增殖、分化和行为（如黏附、迁移和凋亡）塑造组织、器官和个体形态的过程。

在不同动物胚胎中，细胞决定的时间是不同的，这与卵细胞的细胞质中物质分布的不均一有密切关系。受精卵每次卵裂，细胞核物质（包括基因组）都均匀地分配到子细胞中，它们都是等能的。但受精卵的细胞质物质分布及其在子细胞的分配并不是十分均匀，有的物质在细胞中有一定区域分布，这种不均匀性，对胚胎的早期发育有很大的影响，在一定程度上决定细胞的早期分化。

二、细胞分化的一般特点

（一）细胞形态结构出现稳定性差异

在正常生理状态下，细胞分化的状态一旦确定，将终身不变，既不能逆转也不能转变。例如：①多细胞生物成体中，各种细胞在直观上表现出大小、形状和结构上的差别。这种差别一般与细胞的功能相适应。机体中的骨骼肌细胞终生为肌细胞，呈纺锤形，能够进行收缩和舒张；神经细胞终生为神经细胞，从胞体伸出许多长短不同的突起，能够感知、整合和传递外界的信息；红细胞终生为红细胞，呈双凹的扁圆盘状，具有携带氧气和完成气体交换的功能。②细胞分化一旦被某种因素诱导“决定”其分化途径后，即使诱导分化的因素不再存在，分化仍按原方向继续进行下去。

（二）细胞分化的时空性和有序性

一个细胞在不同的发育阶段有不同的形态与功能，这是时间上的分化。单细胞生物仅有时间上的分化，而多细胞生物的细胞不仅有时间上的分化，且由于同一个体内的各个细胞所处的位置不同，产生不同的结构和功能，这是空间上的分化。同一个体的细胞由于所处位置不同，而在细胞间出现功能分工，头与尾、背与腹、内与外等不同空间的细胞会表现出明显的差别。

1. 分化方向的决定先于形态差异的出现

细胞在发生可识别的形态变化之前的一定时间，内部已经发生变化，使细胞受到约束而向着特定的方向分化，即细胞形态上发生分化之前其内部的变化已决定了其未来的发育命运，称之为**细胞决定**（cell determination）。细胞决定是基因选择性表达的过渡阶段，虽然此时细胞还不能分辨其分化特征，但基因活动模式已开始发生改变，细胞已具备了向某一特定方向分化的能力。细胞决定是一种渐变的过程。例如，在胚胎早期先有外、中、内三胚层的发生，然而在细胞形状上并无什么差别，但是各个胚层却预定要分化出一定的组织，如中胚层将分化出肌细胞、软骨细胞、骨细胞和结缔组织的成纤维细胞。

细胞决定具有遗传稳定性，典型的例子是果蝇的成虫盘（imaginal disc）细胞的移植实验。成虫盘是幼虫体内已决定的未分化的细胞群，在幼虫变态过程中，不同的成虫盘发育为成虫不同的器官，如腿、翅和触角等。人们曾把变态前幼虫的成虫盘细胞植入成虫体内，连续移植 9 年，细胞增殖多达 1800 代，然后将这种成虫盘细胞再移植回幼虫体内则依然没有失去记忆，照例发育成为相应的器官。这说明果蝇成虫盘细胞的决定是非常稳定并可以遗传的。

2. 细胞分化的有序性

在个体发育过程中，细胞有顺序地进行分裂和分化，保证了个体的正常发育。例如，血红蛋白是由 4 条珠蛋白肽链形成的四聚体，但在人体发育的各个阶段中，肽链四聚体的组成发生变化。在胚胎早期，ε 珠蛋白基因首先表达，血红蛋白为 $\alpha_2\varepsilon_2$ 四聚体。随后 ε 基因关闭，γ 基因表达，四聚体为 $\alpha_2\gamma_2$。到胎儿出生前后，γ 基因表达逐渐下降，β 基因表达逐渐升高。至生后 12～18 周，主要是 β 基因表达，四聚体为 $\alpha_2\beta_2$，并有少量 γ 和 δ 珠蛋白基因表达。在成体，四聚体保持为 $\alpha_2\beta_2$。

多细胞生物由合子经过多代细胞分裂和分化，产生了执行特定功能的**终末分化细胞**（terminally differentiated cell）。各种功能细胞都是来自于一定的干细胞。干细胞既能自我更新，又可以产生进一步分化的祖细胞。因此，从干细胞到各种分化细胞均可追踪出一定的衍生关系。在此过程中，各代细胞通过有丝分裂的传承家系关系，称为**细胞谱系**（cell lineage）。

（三）细胞分化的可逆性

细胞分化在一般情况下具有稳定性，但在某些特殊条件的诱导下失去特有的结构和功能变为具有未分化细胞的特性，即**去分化**（dedifferentiation），又称**脱分化**，这就是分化的可逆性。其根本原因是分化细胞保持有全部基因组，可以通过适当条件去分化，进行再生。不同生物的去分化的能力往往是不一样的，所以，在细胞工程中，通常采用人工的方法进行诱导去分化，如用激素等。**转分化**（transdifferentiation）是指从一种特化的细胞类型转变成为另一种分化细胞的现象。转分化经历去分化和再分化的过程。

动物细胞虽然不能完全去分化发育为新个体，但是其分化细胞的可逆性特点仍然存在，在一定条件下哺乳动物的分化细胞可以去分化或转分化成另一种细胞。例如，正常分化的细胞在射线、药物、毒物等因素的作用下可转分化为癌细胞；人的皮肤基底层细胞在离体培养时，在缺乏维生素 A 的条件下会转分化为角细胞，在富含维生素 A 的条件下则转分化为能分泌黏液的黏膜上皮细胞或具有纤毛的上皮细胞。

细胞分化的稳定性是普遍的，可逆性则是有条件的。

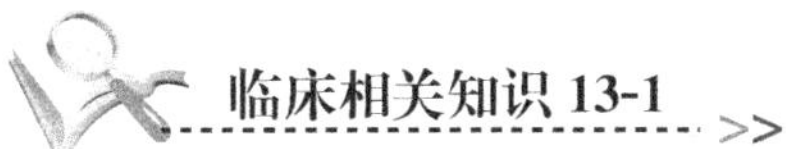

★细胞分化与肿瘤★

生物体内正常细胞分化失控或分化异常可能导致细胞恶变成为肿瘤细胞，临床上把具有恶性增殖和广泛侵袭转移能力的肿瘤细胞称为癌（cancer）细胞。细胞一旦恶变，它们的形态、功能、代谢和增殖都会发生可遗传的变化，可以看作细胞的异常分化。细胞癌变是细胞去分化的结果，即已经分化的细胞回复到未分化的状态。因此，癌细胞和胚胎细胞具有许多相似的生物学特性。

高度恶性的肿瘤细胞呈低分化状态，含有大量的游离核糖体和部分多聚核糖体；内膜系统，尤其是高尔基体不发达，微丝排列不够规律；细胞表面微绒毛增多变细；细胞连接较少。分化程度低或未分化的肿瘤细胞缺乏（或丧失）正常分化细胞的功能。分化障碍是肿瘤细胞的一个重要生物学特性。

肿瘤细胞的基本特征还包括肿瘤细胞具有浸润性和扩散性，肿瘤细胞间相互作用改变，肿瘤细胞的蛋白表达谱系或蛋白活性发生改变，肿瘤细胞的 mRNA 转录谱系发生改变等。癌细胞的特征主要归结于其基因表达及调控方向的改变。此外，由于癌细胞突变位点不同，同一种癌，甚至同一癌灶中的不同癌细胞之间也可能具有不同表型，而且其表型不稳定，特别是具有高转移潜能的癌细胞，其表型更不稳定，这就决定了癌细胞异质性的特征。

（四）细胞分化的一次性和持续性

在多细胞生物中，细胞分化可以出现在整个生命进程中，但胚胎期是最重要的细胞分化期。哺乳动物神经细胞的分化是在发育的早期一次发生的，婴儿期之后就不会再进一步的分化。但也有一些类型的细胞，分化可以在一生中不断进行。例如，红细胞、淋巴细胞和粒细胞及上皮细胞等，可在一生中连续更新。

三、细胞分化的潜能

单个细胞经分裂和分化后仍具有发育成完整个体的能力，称为细胞**全能性**（totipotency）。具有这种潜能的细胞称为全能性细胞，如哺乳动物的受精卵和桑葚期的 8 细胞前的细胞。

1. 细胞的发育潜能在发育过程中逐渐变窄

在绝大多数情况下，受精卵到形成囊胚之前，细胞的分化方向尚未决定。从原肠胚细胞发育到三胚层之后，各胚层在分化潜能上开始出现一定的局限性，只倾向于发育为本胚层的组织、器官（外胚层只能发育为神经和表皮等；中胚层只能发育成肌肉和骨等；内胚层只能发育为消化道及肺的上皮等）。三胚层的分化潜能虽然进一步局限，失去发育成完整个体的能力，但仍具有发育成多种表型细胞的能力，故将这种细胞称为**多能细胞**（pluripotent cell）。经过器官发生，各种组织、细胞的发育命运最终决定，在形态上特化，在功能上专一化（specialization）。胚胎发育过程中，呈现逐渐由全能局限为多能，最后成为稳定型单能（unipotency）的趋向。因此，就其分化潜能来讲，动物细胞的全能性随着细胞分化程度提高，而逐渐受到限制，使分化潜能变窄。

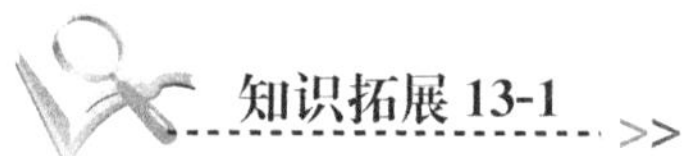

★ 造血干细胞分化的调控信号★

2012 年加州大学洛杉矶分校的干细胞研究人员发现胰岛素和营养可以阻碍果蝇中的造血干细胞分化为成熟血细胞。这一发现表明，应对饮食的变化，去研究人体的炎症反应和血液形成机制。该研究发现当造血干细胞接受到来自胰岛素和营养因子必需氨基酸的系统信号后，可帮助它们维持干性（stemness）。在果蝇中，唯一成熟的血细胞就是髓系细胞。糖尿病患者体内有着大量激活的髓系细胞，有可能是导致疾病症状的重要原因。

2. 细胞生理状态随分化水平而变化

随着分化程度的提高，细胞分裂能力逐渐下降。高度分化的细胞往往不再发生分裂，如红细胞、神经细胞等。细胞有丝分裂指数往往与细胞分化程度成反比。此外，细胞对环境因子的反应性也随分化程度的提高而降低，如分化程度高的神经细胞和肌肉细胞对电离辐射敏感性很低，而分化程度低的生殖细胞则对电离辐射具有很高的敏感性。

3. 分化细胞的细胞核的全能性

动物细胞的分化潜能随分化程度的提高而逐渐变窄，这种分化潜能的变化是对细胞整体而言。对细胞核来说则是另一种情况，高度分化的细胞仍保留着物种的全套基因，并没有因细胞分化而丢失基因（线虫例外），许多实验已证实高度分化的细胞的细胞核仍保持着全能性。

（1）细胞核移植实验

1952 年，R. Briggs 和 T. J. King 用手术法除去爪蟾卵细胞的细胞核，或者经紫外线照射使细胞核失去活性，然后用微吸管将爪蟾蝌蚪肠上皮细胞的细胞核植入去核的卵细胞中。

微吸管的刺入可以激发卵细胞开始分裂，这样的实验能够检验植入核的发育潜能。结果发现，接受小肠上皮细胞核的去核卵细胞有一些可以发育为成熟而有生育能力的爪蟾（图 13-1）。1978 年，童第周等将黑斑蛙成体红细胞的细胞核移入未受精的去核卵细胞内，卵子也发育成正常的蝌蚪，此后科学家在哺乳动物（人和鼠等）也成功地进行了细胞核移植实验。

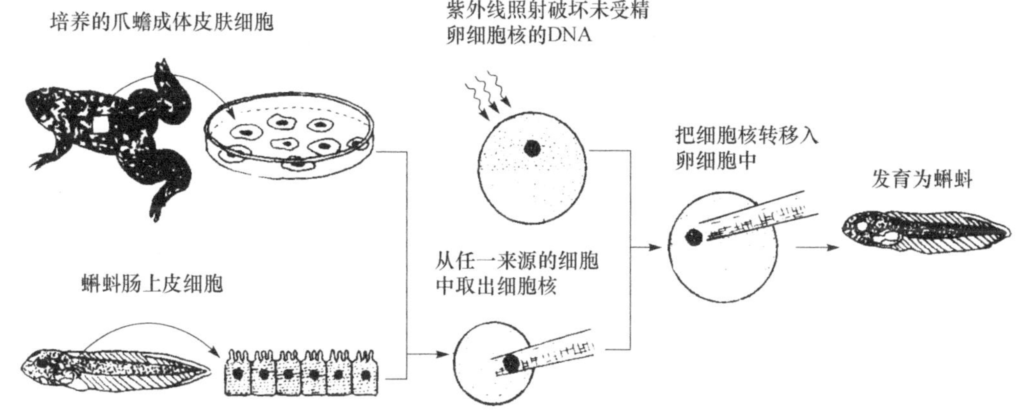

图 13-1　爪蟾细胞核移植实验的操作步骤和实验结果的图解（杨恬，2010；胡以平，2009）

1996 年，L. Wilmut 等利用体细胞克隆技术将取自绵羊乳腺细胞的细胞核移植入另一羊的去核卵细胞中，成功地培育出世界上第一只克隆动物“多莉”羊（图 13-2），这被认为是 20 世纪生物学研究的一项重大突破。实验结果进一步证明，分化成熟的体细胞的细胞核如同受精卵的核一样，具有全套基因，在发育上是全能的。

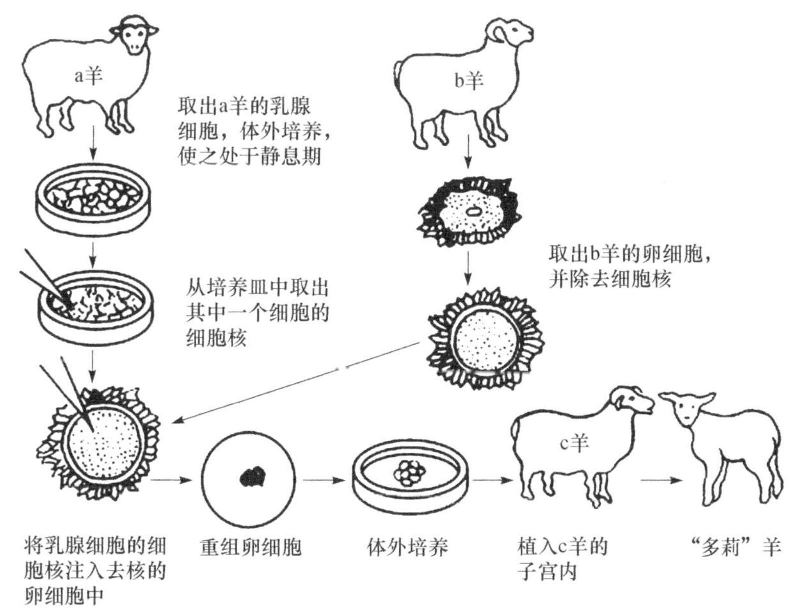

图 13-2　已分化成熟细胞的细胞核支持卵的发育（体细胞克隆技术）图解（胡以平，2009；杨保胜等，2009）

（2）分化细胞的遗传物质的数量没有变化

人类基因组大规模测序的样品来源就是分化的体细胞。在受精卵和以后的有丝分裂过程中，每个细胞的细胞核DNA都是通过严格的半保留复制方式被完整地传递下来，因此分化细胞仍然具有该生物体生长发育所需要的全部遗传信息。分子细胞遗传学实验不仅证实在正常情况下染色体是不会在细胞发育和分化中丢失的，也证明分化细胞的基因数目没有发生变化，具有同种的全部基因。

第二节　细胞分化的分子机制

细胞分化的机制极其复杂，概括而言，细胞的分化命运取决于两个方面：一是细胞的内部特性，二是细胞的外部环境。前者与细胞的**不对称分裂**（asymmetric division）及随机状态有关，尤其是不对称分裂使细胞内部得到不同的基因调控成分，表现出一种不同于其他细胞的核质关系和应答信号的能力；后者表现为细胞应答不同的环境信号，启动特殊的基因表达，产生不同的细胞行为，如分裂、生长、迁移、黏附和凋亡等，这些行为在形态发生中具有极其重要的作用。

一、基因组活动模式与细胞分化

（一）细胞分化与基因差别表达

大量研究表明，多细胞生物个体发育与细胞分化中，其基因组中的基因并不全部表达，它们按照一定的时空顺序，在不同分化类型的细胞和同一细胞的不同发育阶段发生差别表达。已分化的成体细胞中单一序列基因进行表达的比例只占基因组中全部基因的5%～10%。这些表达的基因大致可分为两类：一类是维持细胞生存所必需的，它们在各种细胞中都处于活动状态，被称为**持家基因**（house-keeping gene），如编码核糖体蛋白、线粒体蛋白和糖酵解酶等的基因。另一类是在各种组织中有不同的选择性表达的基因，称为**奢侈基因**（luxury gene）或**组织特异性基因**（tissue-specific gene），如幼稚红细胞的血红蛋白基因、输卵管上皮的清蛋白基因、皮肤的角蛋白基因等。组织特异性基因的选择性表达，合成组织专一的蛋白质产物。例如，表皮的角蛋白基因表达，指导合成了表皮细胞特有的角蛋白，胰岛中的β细胞合成胰岛素、α细胞合成胰高血糖素等。由此说明，细胞分化的本质就是细胞按照一定程序发生的差别基因表达，一些基因处于活化状态，其余大多数基因都处于抑制状态而不表达。

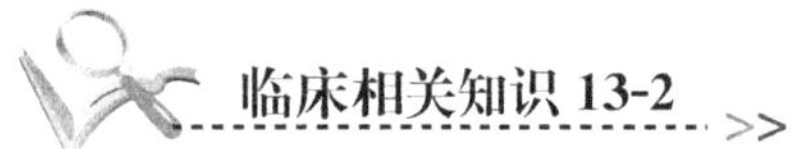

★细胞分化与肿瘤细胞的起源★

绝大多数肿瘤呈单克隆生长的特性，说明肿瘤中的全部细胞都来源于同一个恶变细胞。根据生长动力学原理，肿瘤细胞群体大致可分为4种类型：①肿瘤干细胞；②过渡细胞；③终末细胞；④G_0期细胞。肿瘤干细胞具有无限分裂增殖及自我更新的能力，它是肿瘤细胞群体的起源，在肿瘤发生、发展中起关键作用。

干细胞的增殖和分化使衰老和受损的组织、细胞更新或恢复，这些正常干细胞常是恶性转化的靶细胞。大量证据表明，肿瘤起源于一些未分化或微分化的干细胞，是由于组织更新时所产生的分化异常所致。肿瘤起源于未分化或微分化干细胞的直接证据来自小鼠的畸胎瘤实验：将12d胚龄的小鼠胚胎生殖嵴移植到同系成年小鼠睾丸被膜下，移植17d后，发现80%的睾丸有胚胎性癌细胞病灶，并且很快发展成典型畸胎瘤。同时，将早期发育阶段的胚胎包括受精卵移植至同系成年小鼠睾丸被膜下，也获得畸胎瘤。受精卵和原始生殖细胞都处于相同的未分化状态，因此正常的未分化生殖干细胞是畸胎瘤的起源细胞。上皮组织包含有许多分裂中的干细胞，作为自我更新的组织和细胞类型，易受到致癌因素的影响发生突变，更容易发生癌变。据统计，目前人类肿瘤的90%以上是上皮源性的。

一般认为，受累细胞分化程度越低所产生的肿瘤恶性程度越高；反之，若受累细胞分化程度越高，所产生肿瘤恶性程度越低，甚至只产生良性肿瘤。仍以小鼠畸胎瘤为例，若将12.5～13d的小鼠胚胎生殖嵴作异位移植，可致畸胎瘤，而将13.5d的生殖嵴作同样的异位移植，则丧失致畸胎瘤的能力，这说明分化程度不同的细胞会产生截然不同的结果。

（二）基因组改变与细胞分化

人们对分化的细胞进行了一定的研究。例如，果蝇的腺细胞和卵巢滤泡细胞在分化过程中基因组的扩增，马蛔虫个体发育中体细胞中的染色体丢失，脊椎动物B淋巴细胞分化的本质是编码抗体分子的基因片段发生了重排。基于以上结果，人们对细胞分化的机制曾提出了一些假说，如基因扩增、染色体丢失和DNA重排等。但这些基因组改变不是细胞分化的普遍规律，而只是细胞分化的特例。

二、差别基因表达的转录水平调控

（一）顺式作用元件与细胞分化调控

顺式作用元件是指可影响自身基因表达活性的DNA序列，包括启动子、增强子及沉默子等。顺式作用元件在调节组织专一性基因表达方面具有重要作用。例如，小鼠的弹性蛋白酶只在胰腺中合成；生长激素只在脑垂体合成。如果把小鼠弹性蛋白基因的启动子与人的生长激素基因的编码区相连，然后将这一构建基因导入小鼠受精卵的细胞核中，并与基因组整合。结果发现，在转基因小鼠胚胎的胰腺中合成了人生长激素。这说明启动子在控制组织专一性基因表达方面起决定性作用。同样的实验也证明，增强子在指导组织专一性基因表达方面也具有类似的作用。例如，胰岛素只在胰岛β细胞中合成，如果把胰岛素基因的增强子连同启动子一起与其他基因的编码区重组，则可指导其他任一基因的编码区在胰岛β细胞中表达。TATA盒缺失的启动子将使转录起始点变得不稳定，转录起始点不能固定在一个位置，使得转录产物长短不一，最终导致翻译产物量和质的改变。在这方面研究较多的是人类血红蛋白基因，如果人β珠蛋白基因在−30bp处的TATA盒内发生点突变，会导致基因转录活性明显减弱，临床上表现为β珠蛋白生成障碍性贫血。除上述启动子内部和周围的DNA序列外，大多数基因表达还受到远处的增强子的调控。增强子大都具有组织或细胞特异性。例如，免疫球蛋白基因的增强子，只有在B淋巴细胞中活性最高。

（二）转录因子与细胞分化调控

转录因子是调节基因表达转录中的另一类关键性成分，通过与特异的顺式作用元件结合并相互作用，从而激活另一基因的转录，故又被称为反式作用因子。按功能可将其分为两类：①通用转录因子，其与结合RNA聚合酶的核心启动子结合，是启动转录的一组蛋白质因子；②特异转录因子，其与特异基因的各种调控位点结合，决定该基因的时空特异性表达，对这些基因的转录起促进或阻抑作用。对于组织专一性调控来说，转录起始复合物除有通用转录因子外，还需要有另外一些特异转录因子参加，这些蛋白质因子与DNA的某些位点结合，共同控制基因的转录活动。基因激活的另一个机制涉及转录因子的乙酰化。研究表明，组蛋白去乙酰化酶抑制剂可以通过改变组蛋白或转录因子的乙酰化状态诱导肿瘤细胞生长、分化或凋亡。

在细胞分化过程中，转录因子比较普遍的作用方式是一个表达的转录因子能同时调控数个基因的表达，表现为某些基因的同时激活或关闭。另一种方式是其特异地参与某一特定细胞分化途径的起始基因的激活。该基因一旦打开，它就维持活化状态，表现为能充分的诱导细胞沿着某一分化途径进行，从而导致特定谱系细胞的发育。

组成人体的细胞有200多种。这些细胞是如何由一个受精卵分化而来的？如果每种类型的细胞分化都需要一种基因表达的调控蛋白的话，那么至少需要200种的调控蛋白，然而实际上是有限的少量调控蛋白最终完成了这200多种不同类型细胞的分化调控。其机制就是**组合调控**（combinational control），即每种类型的细胞分化是由多种调控蛋白协同调控完成的。按照这种理论，如果调控蛋白的数目是n，那么通过不同调控的组合在理论上就可以完成2^n种以上类型细胞的分化。当有3种调控蛋白存在时，通过不同的组合就可能启动8种不同类型的细胞分化，而在细胞分化的过程中，往往是只有一、两种调控蛋白起决定性作用。这样，单一调控蛋白就有可能启动整个细胞分化过程。

例如，在成肌细胞分化为骨骼肌细胞的过程中，如果将一种关键性调控蛋白myoD通过表达载体转入体外培养的成纤维细胞中表达，结果就能使来自皮肤结缔组织的成纤维细胞表现出骨骼肌细胞的特征，表达出大量的肌动蛋白和肌球蛋白，在质膜上产生对神经刺激敏感的受体蛋白和离子通道蛋白，并融合成肌细胞样的多核细胞等。这说明可能在成纤维细胞中本身已经具备了肌细胞特异性基因表达所需要的其他必要调控蛋白，一旦加入myoD，即形成了启动肌细胞分化的特异的调控蛋白组合。

哺乳动物特化的横纹肌纤维合成肌肉专一性蛋白质，包括肌动蛋白、肌球蛋白Ⅱ、原肌球蛋白等收缩蛋白和肌肉专一性酶（如磷酸肌酸激酶）。肌细胞是由中胚层细胞分化而来。中胚层成肌前体细胞在成纤维细胞生长因子的诱导下，引起*myoD*基因表达。*myoD*基因是生肌基因家族成员之一，它是肌肉分化的关键调控基因，一旦表达，即会导致肌肉专一基因的激活，引起某一级联反应导致肌肉分化。在生肌基因家族中，myoD和myf-5激活*MRF4*和*myogenin*基因的顺序活化，成肌细胞开始分化，细胞相互融合成肌管。*MRF4*和*myogenin*基因又进一步激活了肌肉专一基因的表达，肌管分化为成熟的横纹肌纤维（图13-3）。

myoD、*MRF4* 和 *myogenin* 基因都编码一个含有碱性的螺旋-环-螺旋的 DNA 结合域的转录因子。

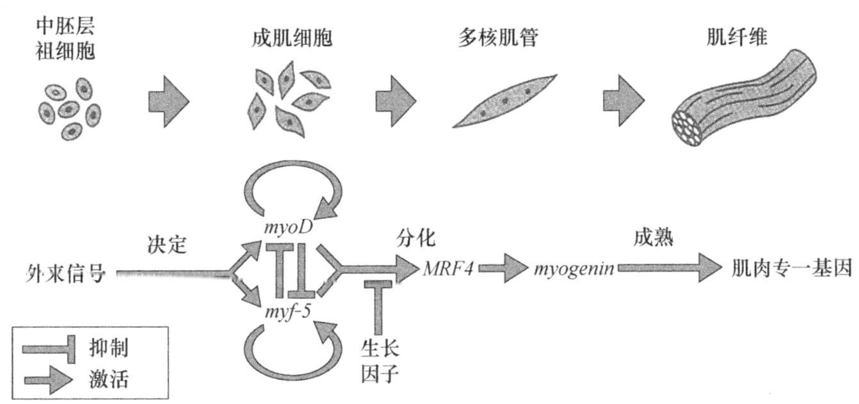

图 13-3 哺乳动物骨骼肌分化与生肌基因家族连锁开启表达关系示意图（杨恬，2010；胡以平，2009）

外部信号激活 *myoD* 和 *myf-5* 基因，启动肌肉分化。这两个基因的哪一个优先表达取决于物种的不同，且它们的基因活动形成交互抑制并维持自身状态，它们进一步激活 *MRF4* 和 *myogenin* 基因，后者进而激活肌肉专一基因的表达。

在肝细胞分化过程中，组织专一性转录因子 HNF-4 的激活可转而激活 HNF-1α 转录因子，后者随之又激活肝专一蛋白基因，如白蛋白基因和 β-血纤蛋白原基因。HNF-1α 蛋白含有多个结合部位，既与基因激活所必需的 HNF-4 结合，也同其他一些转录因子结合，其中包括转录因子 Fos 和 Jun 及 HNF-3。由几种基因调节蛋白以不同组合方式调节不同的专一基因表达，从而产生不同的分化细胞。

借助于组合调控，一旦某种关键性基因调控蛋白与其他调控蛋白形成适当的调控蛋白组合，不仅可以将一种类型的细胞转化成另一种类型的细胞，甚至可以诱发整个器官的形成。这种仅靠一种关键性调节蛋白对其他调节蛋白的级联启动，是一种高效而经济的细胞分化启动机制。复杂的有机体正是通过这一机制逐渐完成形态建成的。

真核生物基因的转录调控，包括转录激活和转录阻抑两个方面。已经发现一些负调控蛋白，它们通过与特异启动子元件结合，阻断启动转录之前起始复合体的装配，或者是与上游 DNA 序列结合，抑制转录激活子的结合及功能。

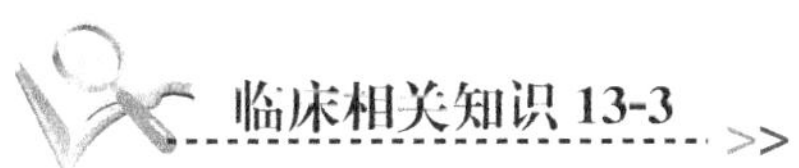

★癌基因和抑癌基因与细胞分化★

肿瘤的发生、发展是一些编码细胞增殖、分化、凋亡调控信号的基因及 DNA 损伤修复蛋白的基因发生改变，导致细胞增殖调控失衡的结果。正常细胞的基因组中存在有能引起细胞恶性转化的与病毒癌基因同源序列的原癌基因，通常不表达或低水平表达，在细胞增殖、分化或胚胎发育中具有重要功能，而且在进化上高度保守。原癌基因的表达具有细胞类型特异性、发育阶段特异性和细胞周期特异性，一旦发生突变，在不适当的细胞或时期表达，就会引起细胞无限制生长并发生恶性转化。在细胞分化过程中，癌基因表达有时空顺序。例如，*c-myc* 和 *c-neu* 等在脑组织中的表达，*c-fos*、*c-Hras*、*c-abl* 和 *L-myc* 在胚胎中晚期或出生后的表达。

目前已发现 100 多种原癌基因，多数表达产物都是细胞信号转导系统的组成成分，它们可以从多个环节改变和扰乱细胞正常代谢、生长和分化等基本过程，使这些细胞具备了恶性转化的基础，并在某些促进因素的作用下，加深了恶性转化的进程，逐步演变为恶性肿瘤。例如，人类约 30%的各种癌症是信号转导通路中的 *ras* 基因突变引起的。

除癌基因外，细胞内还存在一套抑制细胞生长并有潜在抑癌作用的抑癌基因，抑癌基因可抑制细胞进入增殖周期，诱导细胞终末分化和凋亡，抑制细胞的异常生长和恶性转化。正常情况下，癌基因和抑癌基因保持动态平衡，精确调控细胞的生长、增殖、分化和凋亡。抑癌基因突变失活或完全缺失时，使癌基因的作用不受制约，细胞调控紊乱导致肿瘤的发生。

（三）DNA 甲基化与细胞分化调控

DNA 甲基化（DNA methylation）修饰现象广泛存在于多种有机体中，DNA 甲基化导致某些区域 DNA 构象变化，从而影响蛋白质与 DNA 的相互作用，抑制了转录因子与启动区 DNA 的结合。

DNA 甲基化与基因转录阻抑有关。真核基因中有 2%～7%的胞嘧啶残基被甲基化为 5′-甲基胞嘧啶，这种甲基化常发生在某些基因 5′连接区的 CpG 序列位点（又称 CpG 岛）。动物的 DNA 约有 70%的 CCGG 被甲基化，而转录活化区则只有 30%～40%的 CCGG 被甲基化。一般认为，甲基化程度与基因表达程度呈负相关。非活跃转录的基因的 DNA 甲基化程度普遍高于活跃转录的基因，而且含有甲基化 DNA 的非活性基因在基因活化后通常伴随着失去许多甲基基团。有实验表明，在人和鸡的红细胞中，与珠蛋白合成有关的 DNA 序列几乎完全未甲基化，但在不合成珠蛋白的细胞中，这些基因则高度甲基化。处于表达中的胚胎和胎儿的 β 型珠蛋白基因是未甲基化的，而到了成体时这些基因除 β 珠蛋白基因外，其他 DNA 序列均发生甲基化。

甲基化作用可能通过两种方式抑制转录：一是通过干扰转录因子对 DNA 结合位点的识别；二是将转录因子识别的 DNA 序列转换为转录阻抑物的结合位点。在生物发育的某一阶段或细胞分化的某种状态，原先处于甲基化状态的基因，也可以被诱导**去除甲基化**（demethylation）而出现转录活性。

（四）组蛋白共价修饰与细胞分化调控

组蛋白的共价修饰可通过影响组蛋白与 DNA 双链的亲和性，从而改变染色质的松散或凝集状态，使 DNA 双链变得可以与基因调控蛋白相互作用，来调节基因的表达。组蛋白修饰信息称为**组蛋白密码**（histone code），所有这些组蛋白密码组合变化非常多。因此，组蛋白共价修饰可能是更为精细的基因表达形式。组蛋白共价修饰包括乙酰化、甲基化、磷酸化、腺苷酸化、泛素化和ADP核糖基化等，研究较为深入的是组蛋白乙酰化和甲基化。

组蛋白乙酰化主要发生在组蛋白N端的赖氨酸。组蛋白乙酰化呈多样性，核小体上有多个位点可被乙酰化，但特定基因部位的组蛋白乙酰化和去乙酰化以一种非随机的、位置特异的方式进行。例如，干扰素-β的基因启动子附近组蛋白的赖氨酸［组蛋白H_4的第8位赖氨酸（H_4K_8）、组蛋白H_3的第9位赖氨酸（H_3K_9）和组蛋白H_3的第14位赖氨酸（H_3K_{14}）］乙酰化，参与了IFN-β转录激活作用的调节。

组蛋白甲基化可发生在赖氨酸残基和精氨酸残基上，赖氨酸残基能够单、双、三甲基化，而精氨酸残基能够单、双甲基化，这就极大地增加了组蛋白修饰调节基因表达的复杂性。一系列研究揭示，H_3的精氨酸甲基化是一种相对动态的标记，精氨酸甲基化与基因激活相关，而H_3和H_4中精氨酸的甲基化丢失与基因沉默相关。相反，赖氨酸甲基化似乎是基因表达调控较为稳定的标记。例如，H_3K_4赖氨酸残基甲基化与基因激活相关，H_3K_9和H_3K_{27}赖氨酸残基甲基化与基因沉默相关。

三、差别基因表达的转录后水平调控

（一）hnRNA加工及选择性剪接

RNA转录产物分为两种类型：简单转录单元，只能加工形成一种mRNA；复杂转录单元，它可加工形成几种mRNA，进而合成几种蛋白质。简单转录单元的加工主要是切除内含子。在复杂的转录产物加工中，经不同剪接产生不同的成熟mRNA，表达不同的产物。有时某一基因的内含子在一种类型的细胞中是要被切除的内含子，而在另一种类型的细胞中却是外显子。

转录后调控有两个基本途径：①选择性地将mRNA移出细胞核；②通过外显子的不同剪接或使用不同的多聚腺苷位点，从初级转录体产生两种以上的mRNA，由此在不同的细胞类型或同一细胞系的不同时间内产生不同的蛋白质。这种对一个基因的转录产物通过不同的剪接从而产生不同的成熟mRNA，翻译出不同蛋白质的过程称**选择性剪接**（differential splicing）。选择性剪接是在RNA加工水平上调节基因表达的重要机制，通过这种方式，一个基因能编码两个或多个相关的蛋白质。例如，β原肌球蛋白的前mRNA含有11个外显子，其中外显子1～5、8和9是表达这一基因的所有mRNA共有的，外显子6和外显子11出现在成纤维细胞和平滑肌细胞中，而外显子7和外显子10则出现在骨骼肌的β肌球蛋白的合成中（图13-4）。因此，选择性剪接在细胞分化的基因调控中起重要作用。

（二）翻译水平调控

在翻译起始过程中，有大量的翻译起始因子参与，它们的活性变化与基因表达调控密切相关。翻译起始因子eIF-2的α亚基的活性可因磷酸化而降低，导致蛋白质合成受到抑制。例如，血红素对珠蛋白合成的调节就是由于血红素能抑制cAMP依赖性蛋白激酶的活化，

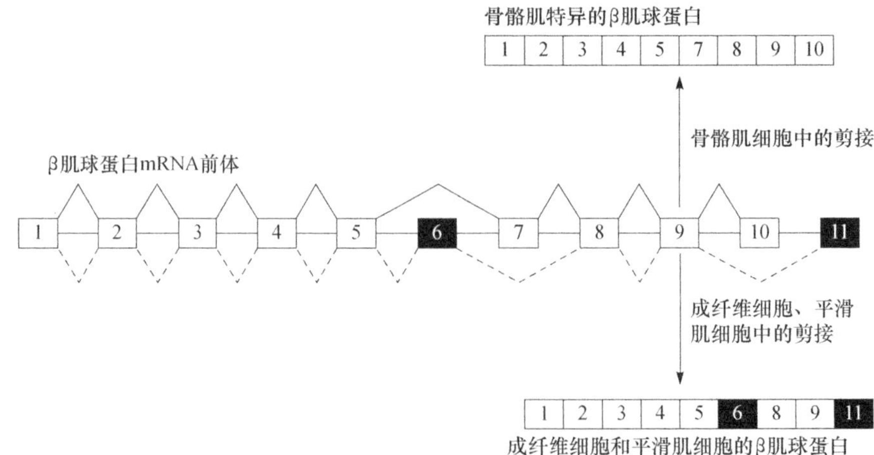

图 13-4　β肌球蛋白 mRNA 前体的选择性剪接（胡以平，2009）

在骨骼肌细胞中，外显子 6 和外显子 11 被当成内含子剪接掉了，而在成纤维细胞和平滑肌细胞中，外显子 7 和外显子 10 被当成内含子剪接掉了

从而防止或减少了 eIF-2 的失活，促进了蛋白质的合成。帽结合蛋白 eIF-4E 与 mRNA 的帽结构结合是翻译起始的限速步骤，磷酸化的 eIF-4E 与帽结构的结合力是非磷酸化的 eIF-4E 的 4 倍，因而可提高翻译的效率。胰岛素及其他生长因子都可增加 eIF-4E 的磷酸化从而加快翻译速率，促进细胞分化和生长。

四、差别基因表达的转录前水平调控

将一个基因从远离启动子的地方移到距它很近，从而启动转录的方式称为基因重排（gene recombination）。通过基因重排调节基因活性的典型例子是免疫球蛋白结构基因的表达。人类免疫细胞发育过程中，执行抗体分泌功能的 B 淋巴细胞分化的本质是由于编码抗体分子的基因片段发生了重排。例如，Ig 重链基因在胚系中由可变区（V）、多样性区（D）、连接区（J）和恒定区（C）4 组 DNA 片段组成。人的 V 基因片段为 100～150 个，J 基因片段有 9 个，其中 6 个是有功能的，D 基因片段约有 30 个；这些基因片段在同一条染色体上，间隔不一。B 淋巴细胞分化和成熟过程中，在特异性重组酶作用下，胚系时 4 个相隔较远的无功能基因片段经重排连接成一个完整的、有转录功能（产生抗体 mRNA）的活性基因（DNA 序列）。Ig 基因重排时，H 链基因首先重排，第一步发生 D 基因片段与 J 基因片段的连接，形成 D-J 基因片段，然后 V 基因片段与 D-J 基因片段连接，形成 V-D-J 基因片段，最后和 C 基因片段相连，形成一个完整的功能性 H 链基因。由于 V-D-J 重排和 V-D、D-J 接头处的灵活性，可产生 5.0×10^{6} 种重链活性基因。H 链和 L 链组合起来能够产生 4.0×10^{10} 种不同的 Ig 分子。

转录前水平的调控除基因重排外，还有基因扩增和染色体丢失等，但这些现象并不是细胞分化的普遍规律。

五、小 RNA 在细胞分化中的作用

小 RNA（small RNA）是近年来发现的长度在 20～30 个核苷酸（nt）的**非编码 RNA**（non-coding RNA），包括 20～25nt 的**微小 RNA**（microRNA，miRNA）、21～23nt 的**小干扰 RNA**（small interference RNA，siRNA）及 26～31nt 的 piRNA（piwi-interacting RNA）。小分子 RNA 可能代表了一个新层次上的基因表达调控方式。

miRNA 是由具有发夹结构、70～90 个碱基大小的单链 miRNA 前体（pre-miRNA）经过 Dicer 酶加工后生成的。这些成熟的 miRNA 与其他蛋白质一起组成 RNA 诱导的沉默复合体（RNA-induced silencing complex，RISC），主要通过与靶 mRNA 不完全互补结合（5′端非编码区域互补配对），进而抑制翻译（而不影响 mRNA 的稳定性，不改变 mRNA 的丰度）或促进 mRNA 聚腺苷酸尾巴的去除等方式调控靶基因的表达。在不同组织、不同发育阶段中 miRNA 的水平有显著差异，这种 miRNA 表达模式具有分化的位相性和时序性（differential spatial and temporal），提示 miRNA 有可能作为参与调控基因表达的分子，调控了细胞分化、增殖、凋亡等多种重要的生命活动过程，推测 miRNA 调控着人类大约 1/3 的基因。

siRNA 是一类外源性**双链 RNA**（double-stranded RNA，dsRNA）在细胞内特定环境下通过一定酶切机制，酶降解成 21～23nt 的特异长度和特异序列的小片段双链 RNA。siRNA 通过完全互补配对的方式与靶 mRNA 结合，引起 mRNA 降解，从而导致靶基因的沉默。siRNA 可以高效、特异的阻断体内特定基因的表达。这种由 siRNA 介导的基因表达抑制作用被称为 **RNA 干扰**（RNA interference，RNAi），RNAi 导致**转录后基因沉默**（post-transcriptional gene silencing，PTGS），极低浓度的 dsRNA 就能完全抑制基因表达。

piRNA 是最近从哺乳动物睾丸组织中发现的，长度分布在 26～31nt 的一类新型小分子单链 RNA，piRNA 通过与 piwi 亚家族蛋白结合形成 piRNA 复合物（piRC）来调控基因沉默途径，调节减数分裂及减数分裂后事件的发生。虽然 piRNA 的功能仍然需要研究阐明，但是生殖细胞中的 piRNA 富集现象和 *Miwi* 突变导致的男性不育表明 piRNA 在配子形成的过程中起作用，并且可能参与配子发生过程中基因表达模式及染色体组结构的调节。

第三节　影响细胞分化的因素

一、细胞质对细胞分化的影响

卵细胞的细胞质在细胞决定中起着重要的作用，即卵细胞的细胞质中含有不同的形态建成物质组分且形成一定的分布。在卵裂期，不同的细胞质组分被分配到不同类型的细胞内，这些特殊的组分被称为形态发生的决定子（determinant），它们支配细胞分化的途径。胚胎发育的细胞分化包括两个步骤：首先是细胞的决定，然后是细胞的分化。细胞质对基因组的影响引导细胞决定的方向。成熟的卵细胞中储存有 20 000～50 000 种 RNA，其中大部分是

mRNA，这些 mRNA 直到受精后才指导蛋白质的合成。其中部分 mRNA 在卵细胞的细胞质中的分布不均匀，有些特异地分布在动物极，有些则分布在植物极，它们在细胞分化命运的决定中起着非常重要的作用。通常将这些来自于母体，在卵细胞的细胞质中呈极性分布，在受精后被翻译为在胚胎发育中起重要作用的转录因子和翻译前调节蛋白的 mRNA 分子，称为**母源效应基因**（maternal effect gene）产物。实验揭示在卵细胞受精后加入 RNA 合成的抑制剂不会影响蛋白质合成，这表明合成蛋白质的 mRNA 是卵细胞带来的。这些由卵细胞带来的信息分子称为母体信息。母源效应基因产物对胚胎空间格局施加的影响是通过激活一系列胚胎自身的所谓分节基因（segmentation gene）来实现的。分节基因中的体节极性基因进一步激活同源框基因，从而决定每一体节的性质和形态特征，即选择体节向某个方向发育和分化。

细胞核移植实验是卵细胞的细胞质对细胞分化影响的最好例证。20 世纪 70 年代，我国著名科学家童第周教授将鲤鱼细胞核移植到去细胞核的鲫鱼受精卵内，发现卵细胞发育到成体后有些性状介于两种鱼之间，这种情况都显示卵细胞的细胞质对性状形成的影响。E. M. Robertis 和 J. B. Gurdon（1977）将经过培养的爪蟾肾细胞的细胞核注入蝾螈的卵母细胞内，然后测定肾细胞、正常卵母细胞和接受肾细胞核的卵母细胞的蛋白质合成。结果发现，肾细胞的细胞核在卵母细胞的细胞质的影响下，合成的蛋白质与正常卵母细胞的完全相同，但没有肾细胞合成的蛋白质。这种由细胞质中的成分直接或间接作用于基因组，使特定基因选择性表达的现象，称胞质记忆（cytoplasmic memory）。

细胞分化过程中，越来越多的基因产物生成并加入到细胞质成分中，外来的某些因素（如激素和细胞间信号）作用于细胞，也使细胞质生成新的成分。因此，基因表达的细胞内环境一直处于不断变化之中，细胞核内基因的表达状态也不断被调整，这种核-质的相互作用持续整个细胞的分化过程。

二、细胞相互作用对细胞分化的影响

在多细胞生物的个体发育过程中，细胞间的相互作用对细胞分化有较大影响。

（一）细胞诱导和抑制

1. 细胞诱导

在胚胎发育过程中，一部分细胞对邻近细胞的形态发生影响，并决定其分化方向的作用称为**胚胎诱导**（embryonic induction）。诱导现象在动物的胚胎发育过程中是普遍存在的。例如，脊索可诱导其上方的外胚层细胞分化，形成神经管。神经管前部形成脑的部位向两侧长出视杯，视杯可诱导紧邻的外胚层细胞分化为晶状体。晶状体和视杯又可诱导位于外表的上皮分化成透明的角膜。胚胎诱导是由细胞内的一些化合物所引起的，如把蛙胚的背唇干燥或煮沸后，仍能产生诱导作用。

胚孔背唇移植实验是证明胚胎诱导现象的典型实验。此实验是将蝾螈的胚孔背唇细胞移植到另一个蝾螈的腹部外胚层下面，结果发育出具有两个神经系统的双头畸胎（图 13-5）。这一结果说明脊索中胚层诱导外胚层分化为神经组织。

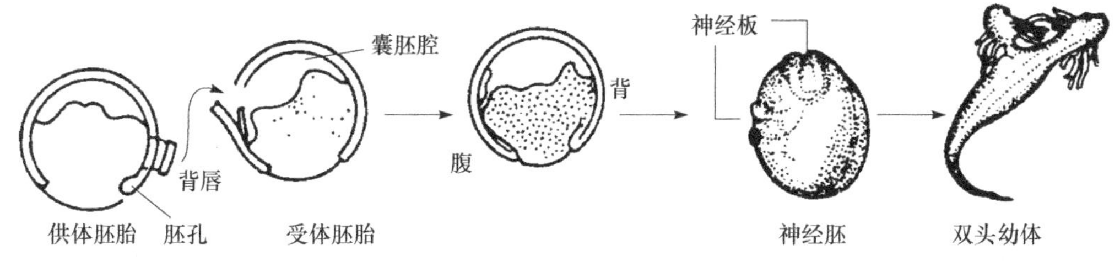

图 13-5 胚孔背唇细胞移至受体腹部形成双头幼体（杨保胜等，2009）

胚胎诱导可分成 3 级，即初级诱导、次级诱导和三级诱导。例如，脊索中胚层诱导其表面覆盖的外胚层发育成神经板，是初级诱导；神经板卷成神经管后，前端膨大成原脑，其两侧突出的视杯再诱导视杯上方的外胚层形成晶状体，为次级诱导；晶状体和视杯再诱导其表面的外胚层形成角膜，为三级诱导（图 13-6）。脊椎动物所有器官的形成是多级诱导的结果。

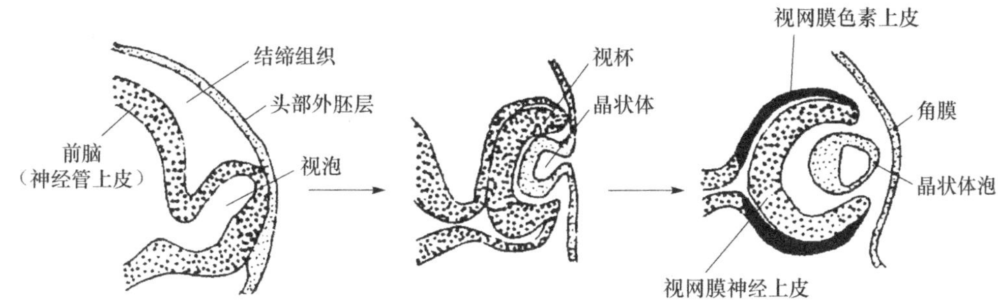

图 13-6 胚胎发育中的多级诱导作用（杨恬，2010）

2. 细胞抑制

细胞抑制（cellular inhibition）是指在胚胎发育中，分化的细胞受到邻近细胞产生的抑制物质的影响，其作用与诱导相对。例如，把发育中的蛙胚置于含成蛙心碎片的培养液中时，胚胎就不能产生正常的心脏。同样，用成体蛙脑的碎片培养蛙胚，也不能产生正常的脑。这说明，已分化的细胞可以产生抑制邻近细胞朝相同方向分化的物质，以使发育的器官间相互区别而避免重复发生。

（二）细胞黏附因子对细胞分化的影响

有人将早期蛙胚的中胚层细胞、神经板细胞及表皮细胞分离，然后任意混合在一起培养，这些细胞具有自我挑选、相互黏着的能力，依然形成一个正常的胚胎，神经管在内，表皮在外，中胚层居中。相似的两种细胞之间的识别能力，依赖其表面存在的细胞黏附分子（CAM），不同组织的 CAM 互不相同，如肝细胞含 L-CAM，神经细胞含 N-CAM。在个体发育过程中，细胞通过调节钙黏着蛋白表达的种类与数量来决定胚胎细胞间的相互作用（黏合、分离、迁移和再黏合等）从而影响细胞的分化，参与组织器官的形成；免疫球蛋白超家族可通过同亲型黏着机制与相邻细胞同类分子黏附在一起，与神经系统的发育、轴突的生长和再生及突触的形成密切相关；整联蛋白与细胞外基质之间相互作用可以产生各种各样信号，包括 Ca^{2+} 向细胞质的释放、磷酸肌醇第二信使和胞内蛋白质酪氨酸磷酸化等，从而调节细胞的运动、生长、增殖和分化。

三、信号分子对细胞分化的影响

细胞分化是一个非常复杂的过程，受到一系列信号分子的调控，这些信号分子通过不同的信号途径，以及各个途径之间的精细调节，决定了细胞特异性的基因表达方式。

细胞诱导主要是通过细胞旁分泌产生的信号分子——旁泌素（细胞生长分化因子）来实现的。这类因子包括成纤维细胞生长因子（FGF）、转化生长因子（TGF）及 Hedgehog 家族、Wnt 家族和 Justacrine 家族 5 大家族因子。Wnt 信号途径在细胞生长和分化及多种人类疾病发生的病理过程中发挥重要作用，Hedgehog 信号途径可启动相关基因转录，Notch 信号途径在细胞的定向发育和成熟过程中发挥重要作用。

细胞之间的分化调节方式中，除了相邻细胞之间的作用外，还有远距离的调节作用。随着机体发育、细胞数目增加、机体体积增大和结构逐渐复杂，远距离细胞间相互作用对细胞的分化的影响主要通过激素来调节。激素携带着特定的生物信息到达靶细胞，对靶细胞的发育和分化有着十分重要的作用。甾类激素可通过细胞膜扩散进入靶细胞到达细胞质内，与细胞质内的特异性受体分子结合形成受体-激素复合物，该复合物进入细胞核内，作为转录调控物，直接结合到 DNA 调控位点上，有选择地激活（或在一些情况下抑制）特异基因的转录。多肽类激素作为第一信使与靶细胞的细胞表面受体结合，并经过细胞内信号转导过程将信号传递到细胞核，影响核内的 DNA 转录。例如，哺乳类动物的乳腺发育自胚胎就已经开始，但直到青春期受雌激素的作用才开始迅速发育。

细胞分化涉及非常复杂的信号转导过程，信号分子可以通过不同的信号转导途径，如激活 cAMP-PKA 途径、调节细胞内 Ca^{2+} 浓度、G 蛋白 βγ 亚单位和酪氨酸磷酸化协同作用可激活 PI3K 途径、MAPK 途径、Smad 途径，还可以激活 JAK-STAT 途径，调控基因的转录。在细胞分化中不同信号转导通路之间的相互影响与调节更为突出，如 Ras/MAPK 途径可调节 Smad 途径，蛋白激酶 C 可调节酪氨酸激酶系统，正是这些信号通路之间的精细调节才使细胞分化有序地进行。

四、环境因素对细胞分化的影响

环境中的各种因子可调节或影响细胞分化与有机体的发育方向，如物理的、化学的、生物的因素均可对细胞分化和发育产生重要影响。人类 B 淋巴细胞的分化与发育依赖于外来性抗原的刺激；胚胎发育早期接受大剂量的 X 射线照射可引起 50%婴儿先天畸形。在人类胚胎发育的不同阶段，由于细胞分裂速度及分化程度的不同，对环境（致畸）因子的敏感性存在很大差异。在受精后的前 2 周受致畸因子作用，可干扰胚泡植入，引起胚泡早期死亡或流产；此期致畸因子若只损伤少量细胞，则可能通过胚胎未分化细胞的调整而完全恢复，故此期较少引起先天畸形。受精后 3～8 周，是胚胎细胞分裂和分化的高潮阶段，大部分器官原基在此期内形成，若致畸因子干扰原基可造成胚胎严重畸形甚至死亡，故此期为致畸敏感期。从孕第 9 周到出生，胚胎步入胎儿期，对致畸因子敏感性也降低，但受致畸因子作用仍会发生相对较轻的微观结构异常或功能障碍。

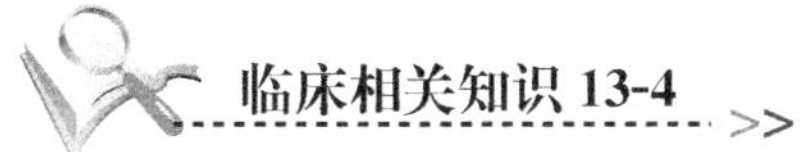
临床相关知识 13-4

★细胞分化与分子靶向抗癌药物★

肿瘤细胞可以在高浓度的细胞分化信号（某些药物）诱导下，增殖减慢，分化加强，失去恶性表型特征，走向正常的终末分化。这种诱导分化信号分子称为分化诱导剂，分化诱导剂对肿瘤的这种促分化作用，称为分化诱导作用。目前，诱导分化治疗已涉及多种人类肿瘤，如结肠癌、胃癌、膀胱癌和肝癌等。但不同肿瘤细胞可有多种分化诱导剂，并有相对的专一性，其中研究及治疗最深入的是全反式维甲酸和小剂量砒霜（As_2O_3）对人急性早幼粒细胞白血病的诱导分化治疗，诱导分化受阻的幼稚粒细胞分化成熟，使白血病症状得到缓解，其效果明显优于放疗和化疗，同时也避免化疗和放疗杀伤正常分裂细胞的不良反应。我国学者应用全反式维甲酸治疗急性早幼粒细胞白血病在大样本病例中获得成功，证明全反式维甲酸可诱导白血病细胞沿着粒细胞系进行终末分化。它揭示了一个肿瘤治疗的方向，即通过诱导肿瘤细胞分化来实现肿瘤细胞的“改邪归正”，改变肿瘤细胞恶性生物学行为，达到治疗的目的。

肿瘤细胞经分化诱导剂诱导其分化时，*c-myc* 基因表达的下降是共同的特征。*c-myc* 的过度表达是保持细胞增殖的基本前提之一。白血病细胞系诱导分化过程中 *c-myc* 的转录被阻断，整个表达水平下降，反映细胞增殖的指数 ^{3}H-TdR 渗入也降低。在此过程中，*c-myc* 表达下降是通过转录弱化作用而表现出下行调节的。

许多研究证明癌细胞的诱导分化是可能的，但要解决癌细胞的逆转问题，还需对细胞分化及其调控机制，以及分化和恶性变的关系做大量的、更深入的研究。

畸胎瘤的产生是证实细胞的外环境可影响细胞分化方向的典型例子。受精卵正常的发育环境是子宫，在任何其他环境中将不能正常发育。畸胎瘤就是在异常环境下形成的一种畸胎，即动物的卵细胞偶尔可以未经排卵就被激活，在卵巢中进行异位发育，这时细胞的增殖和分化失控，已分化的毛发、牙、骨、腺上皮等和未分化的干细胞杂乱聚集成无组织的肿块，称畸胎瘤（teratoma）。畸胎瘤的产生就表明环境影响早期胚胎细胞的决定和分化。各种途径所产生的畸胎瘤相似，都是异常环境干扰的结果。由此可见环境在细胞有序分化中的重要性。

复　习　题

1. 何谓细胞分化？试归纳细胞分化的特点。
2. 为什么说细胞分化是基因选择性表达的结果？
3. 组织特异性基因的表达是如何调控的？

4. 影响细胞分化的主要因素有哪些？请举例予以说明。

5. 说明癌症的发生与癌基因和抑癌基因的关系。

6. 概述细胞分化与疾病的关系。

（新乡医学院　杨保胜　新乡医学院三全学院　李照熙）

第十四章　细胞衰老与细胞死亡

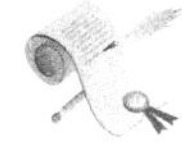

关键知识点

- 机体的衰老和死亡在一定程度上表现为细胞的衰老和死亡。细胞衰老是指随着时间的推移，细胞生理功能和增殖能力逐渐下降的变化过程，最终反映在细胞形态、结构和功能上的一系列变化，并趋向死亡的现象。细胞衰老时会出现一系列的变化。例如，细胞内原生质水分减少，高尔基体发生崩解，核固缩，染色加深，染色质的转录活性下降，脂褐色素、钙及各种惰性物质在细胞内累积等。
- 有关细胞衰老的机制有多种，主要有自由基理论和损伤-应答理论、端粒学说、体细胞突变学说和衰老基因学说等。衰老基因学说认为：衰老为细胞内基因程序化表达的过程，细胞基因组内存在的“衰老基因”和“长寿基因”决定个体的寿限。
- 细胞死亡是细胞衰老的结果，是细胞生命现象不可逆的终止，包括急性死亡（细胞坏死）和细胞凋亡（程序化性细胞死亡）。细胞坏死主要是指环境因素超过一定限度造成细胞病理性死亡。细胞凋亡是细胞的主动死亡，是维持机体正常生理功能和自身稳定的重要机制，是生物机体正常生长发育所必需的，贯穿于生物体全部生命活动。凋亡过程涉及一系列基因的激活、表达及调控作用，是细胞为适应生存环境而主动采取的死亡现象。
- 凋亡细胞的主要形态学特征是凋亡小体的形成，不发生炎症反应，最后被吞噬细胞吞噬。坏死是病理性的。二者在形态学、生理生化等特征上明显不同。细胞凋亡与艾滋病、肿瘤等多种疾病有关。

★**关键词**：细胞衰老；Hayflick 界限；衰老因子；细胞坏死；细胞凋亡；凋亡小体；DNA 梯状条带；胱天蛋白酶

人为什么会衰老和死亡？衰老和死亡是自然界的普遍规律，也是千百年来人们一直在探索的奥秘。**衰老**（aging，senescence），又称老化，通常指生物发育成熟后，在正常情况下随着年龄的增加，机能减退，内环境稳定性下降，结构中心组分退行性变化，趋向死亡的不可逆的现象。衰老和死亡是生命的基本现象，衰老过程发生在生物界的整体水平、种群水平、个体水平、细胞水平及分子水平等不同的层次。细胞在正常环境条件下发生的功能减退，逐渐趋向死亡的现象称为细胞衰老。生物体内的绝大多数细胞，都要经过增殖、分化、衰老、死亡等几个阶段。探讨细胞衰老和死亡的研究正方兴未艾，已成为目前国际上研究的热点，随着研究的深入，人类必将逐步揭开衰老和死亡之谜，有效地指导抗衰老的研究和实践工作。

第一节 细胞衰老

一、细胞衰老的概念

1961年L. Hayflick等研究发现，培养细胞是有一定寿命的，它们的增殖能力有一定限度，或者说体外传代的次数是有限的，在一个范围常数——Hayflick常数之内，又称**Hayflick界限**（Hayflick life span）。从胎儿肺得到的成纤维细胞可在体外传代40～60次，取自新生儿到青少年供体的成纤维细胞可传代20～40次，取自成年供体的成纤维细胞可传代10～30次，取自老年供体的成纤维细胞则传代数次后即退化死亡，可见细胞的增殖能力与供体年龄有关。Hayflick还发现不同寿命生物的胚成纤维细胞在体外传代的次数不同。例如，Galapagos龟的平均寿命为175年，其培养细胞传代90～125次；小鼠的平均寿命为3.5年，其培养细胞仅传14～28次。这表明细胞在体外的传代次数与生物体的寿命有关，寿命越长，传达次数越多。绝大多数体外培养的正常动物细胞经过一段快速增殖期后，细胞的分裂速率变慢，最终完全停止。

在体内环境下，衰老细胞会在组织中积累，并导致组织自稳状态的失衡及功能的丧失。由此人们提出了两种假说：一是正常细胞有限的复制抑制癌症发生；二是细胞的衰老参与生物体衰老的整体进程，即衰老的细胞假说。**细胞衰老**（cell aging，cell senescence）是指细胞在外在微环境变化或内在特定基因表达与失活等因素作用下，随着时间的推移，细胞增殖能力和生理功能逐渐下降，趋于死亡的变化过程。对机体内那些更新较快、寿命较短、分化成熟的细胞（如血细胞、表皮细胞等）来说，很快由衰老走向死亡。对于机体内基本不更新的细胞（如骨细胞、神经细胞）来说，它们在分化成熟后可以保持几乎与机体相同的寿命，在这一漫长的时期内，它们同样也经历着不断衰老的过程。细胞衰老有两层含义，一是指其增殖分化的减弱或停止；二是指其同时能够维持细胞的基本功能。

二、细胞衰老的特征

细胞衰老过程是细胞生理与生化反应发生退行性变化的过程，主要表现是细胞对环境变化的适应能力和维持细胞内环境恒定的能力降低。细胞生理生化变化必然反映在细胞形态结构和功能上的变化。

（一）细胞衰老的形态结构改变

细胞衰老的特征是生长减缓或停止，细胞内呼吸速度减慢，新陈代谢减速，但仍保持代谢功能。在形态结构上衰老细胞皱缩，质膜透性和脆性提高，线粒体数量减少，染色质固缩、断裂等。总体来说衰老细胞的各种结构呈退行性变化。

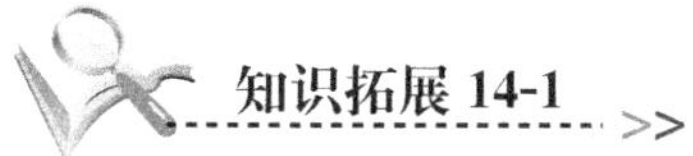
知识拓展 14-1

★细胞衰老和个体衰老★

衰老是生物界的普遍规律，细胞作为生物有机体的基本单位，也在不断地新生、衰老和死亡。细胞衰老和个体的衰老不同，细胞衰老决定着个体衰老，是生物有机体衰老的基础。对单细胞生物而言，细胞的衰老或死亡就是个体的衰老或死亡，它们是同一个过程。对多细胞生物而言，个体的衰老与死亡的过程是组成个体的细胞普遍衰老与死亡的过程。在个体发育过程中，总会伴随细胞的衰老、更替，因此，细胞的衰老并不一定代表个体衰老。

1. 细胞衰老过程中细胞核的变化

细胞衰老过程中细胞核的变化主要表现为：①细胞核增大。通过培养二倍体细胞发现，随着细胞分裂次数的增加，细胞核会不断增大。②核膜内折。细胞核结构在衰老变化中最明显的是核膜内折，这种内折随年龄增长而增加，最后可能导致核膜崩解。③染色质固缩化。染色质固缩化是衰老细胞核的另一个重要变化。培养的晚代细胞核中，染色质固缩化明显，早代细胞只有轻微的固缩；体内细胞也有这种现象，如老年果蝇的细胞等都可观察到染色质的固缩化。④核仁裂解为小体。

2. 细胞衰老过程中细胞质膜的变化

衰老细胞的细胞膜选择透性改变，物质进出膜的速度下降，细胞质膜的流动性降低。随年龄的增大，膜结构中的磷脂含量逐渐下降，使质膜中胆固醇与磷脂的比值升高。但磷脂中不饱和脂肪酸含量及卵磷脂与鞘磷脂的比值却随年龄的增大而下降，使得细胞质膜的流动性降低。

3. 细胞衰老过程中细胞内水分的变化

衰老细胞常发生水分减少的现象，使细胞收缩，体积缩小，失去正常的形状。

4. 细胞衰老过程中线粒体的变化

衰老细胞中线粒体的数目减少，形态异常，体积肿胀，嵴退化，有的出现许多大、小空泡；线粒体 DNA 及蛋白质的合成量减少。研究结果表明，细胞中线粒体的数量随着年龄的增大而减少，而其体积则随着年龄的增大而增大。

5. 内质网的变化

衰老细胞中糙面内质网总量减少，排列有序性下降，膜腔膨胀扩大甚至崩解，其上的核糖体脱落；光面内质网呈空泡状。尼氏体是由糙面内质网和核糖体组成的混合物，研究者发现小鼠和人的大脑及小脑某些神经元中尼氏体的物质含量会随着动物年龄的增长而逐渐下降，表明随年龄增大内质网量减少。

6. 致密体的生成

致密体是衰老细胞中常见的一种结构。在不同的教科书中对这种细胞成分还有一些其他的名称，比如脂褐质（lipofuscin）、老年色素（斑）、血褐质、脂色素、黄色素、透明蜡体及残体等。研究表明，致密体是由溶酶体或线粒体转化而来的。

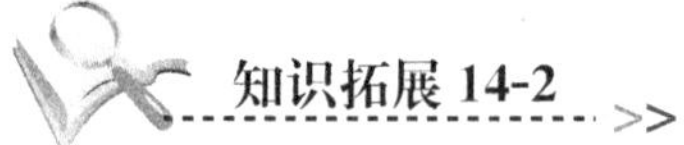

知识拓展 14-2

★衰老导致的机体变化★

人类机体随着年龄的增大在很多方面会发生显著的改变。老年人身高下降，脊柱弯曲，皮肤失去弹性，颜面皱褶增多，局部皮肤（特别是脸、手等处）出现老年斑。汗腺、皮脂腺分泌减少，使皮肤干燥，缺乏光泽。须发灰白，脱发甚至秃顶，眼睑下垂，角膜外周往往出现整环或半环白色狭带，叫做老年环（或老年弓），牙齿脱落。在行为方面，老年人反应迟钝，步履缓慢，面部表情渐趋呆滞，记忆力减退，注意力不集中，语言常喜重复。视力减退，趋于远视。听力也易退化。大多数人随着年老，身体的脂肪比例可能增加30%以上。脂肪的分布也发生改变：皮下脂肪减少，而腹部的脂肪增加。大多数的内部器官功能也随年老下降。

（二）细胞衰老的生物学功能变化

衰老细胞内的大分子物质的生物学功能，如DNA复制、RNA合成、蛋白质和酶的合成等都会发生变化。

1. DNA

从总体上DNA复制与转录在细胞衰老时均受抑制，但也有个别基因会异常激活，端粒DNA丢失，线粒体DNA特异性缺失，DNA氧化、断裂、缺失等。

2. RNA

mRNA和tRNA含量降低。

3. 蛋白质

在细胞衰老过程中蛋白质合成速度降低，原因是核糖体的效率和准确性降低及蛋白质合成延伸因子的数量和活性降低。

4. 酶分子

衰老细胞内功能性酶活性中心被氧化，金属离子Ca^{2+}、Zn^{2+}、Mg^{2+}、Fe^{2+}等丢失，酶分子的二级结构、溶解度、等电点发生改变，总的效应是衰老细胞内功能性酶的含量逐渐减少或功能降低。此外，衰老细胞往往出现一些特异的酶或蛋白质，可作为衰老细胞的一种标志。

5. 脂类

不饱和脂肪酸被氧化，引起膜脂之间或与脂蛋白之间交联，导致膜的流动性降低。

三、细胞衰老的发生机制

对于生物体而言，细胞衰老受到多种因素的影响，有自身遗传因素，还有环境、社会等因素。有关细胞衰老的学说近年提出了很多，目前得到大家普遍认可的主要有以下几种。

（一）自由基理论和损伤-应答理论

损伤-应答理论的前身是损伤累积理论及自由基理论。其核心内容是：生物体代谢过程中会产生大量毒性产物，这些毒性物质会对细胞造成一定的损伤，随着损伤的积累，细胞就会逐渐老化，当损伤积累到一定阈值，细胞的生命期就会结束。

细胞衰老的自由基理论是 1956 年 D. Harman 提出的。该学说认为，一方面生物在代谢过程中，可产生活性氧基团（ROS），包括超氧自由基、羟自由基等，统称为氧自由基。这些基团有较强的氧化活性，可引起脂类、蛋白质和核酸氧化性损伤，从而导致细胞结构损伤和破坏。当这种损伤（特别是对 DNA 的损伤）超过一定限度的时候，细胞就会走向死亡，对机体就会造成损害，引起衰老。另一方面，细胞内存在一套抗氧化酶类，包括超氧化物歧化酶（superoxide dismutase，SOD）、过氧化氢酶（catalase）等，以及某些抗氧化小分子，如抗坏血酸、谷胱甘肽等，能够清除代谢过程中不断产生的氧自由基，以降低氧自由基的损伤作用。近年来的研究证实，自由基理论在对生物衰老和某些疾病的发生和发展的关系中占有重要位置，是关于人类衰老机制的重要的现代理论之一。

损伤-应答理论认为细胞的衰老和寿命是由两方面的因素决定的：一方面是损伤的积累；另一方面是对损伤的应答，这种应答的目的是降低损伤因素、修复损伤效应，应答力量的强弱是由物种的特定基因决定的，这种特定基因实际上为不同物种设定了不同的可以耐受的损伤积累的阈值，由此决定了物种的衰老进度及寿命。对于代谢率基本相同的物种，应答力量较强的物种衰老更慢，从而具有更长的寿命。

（二）端粒学说

2009 年诺贝尔生理学或医学奖授予三位美国科学家 E. H. Blackburn、C. W. Greider 和 J. W. Szostak，以表彰他们发现了端粒和端粒酶保护染色体的机理。这一发现让人们得以从新的角度去了解细胞，进一步阐明了机体产生疾病的机理，加快了人类研发新的疾病治疗方案的进程，特别是为早衰和癌症的治疗提供了全新的思路。

端粒学说认为，细胞在每次分裂过程中都会由于 DNA 聚合酶功能障碍而不能完全复制它们的染色体，因此最后复制的 DNA 序列可能会丢失，即有一段端粒序列丢失，当端粒长度缩短到一定程度，会使细胞停止分裂，导致衰老与死亡。

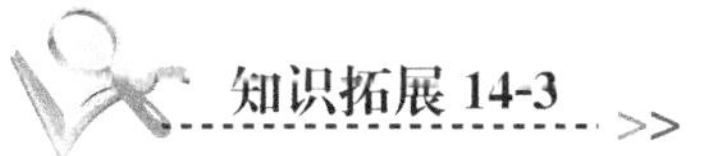

★端粒与衰老和长生★

细胞越老，其端粒越短；细胞越年轻，其端粒越长，端粒与细胞老化有关。当细胞端粒的功能受损时，出现衰老，而当端粒缩短至关键长度后，衰老加速，临近死亡。细胞分裂会使端粒变短，细胞逐渐衰老。细胞是有寿命的，细胞分裂到 50 代左右就停止活动，进入衰老期，这就限定了细胞分裂的次数，也就限定了生物的寿命。如果细胞不能再分裂，个体就出现衰老现象。人们只要设法在端粒酶的作用下，使已衰老的人体内各种干细胞的端粒长度恢复到年轻时的水平，老人就会返老还童和长生不老。

端粒（telomere）是真核细胞内染色体末端的DNA重复片段，经常被比作鞋带两端防止磨损的塑料套，由富含G的核苷酸重复序列和许多蛋白质组成。在所有的有机体中，端粒DNA的长度总是随着外界环境变化而波动变化的。在人体中，随着细胞的持续分裂，端粒会缓慢缩短。当端粒再也无法保护染色体免受伤害时，细胞就会停止分裂，或者变得不稳定。其功能是完成染色体末端的复制，防止染色体免遭融合、重组和降解。染色体复制的上述特点决定了细胞分裂的次数是有限的，端粒的长度决定了细胞的寿命，故而被称为“生命的时钟”。这种决定细胞衰老的“生物钟”可随着年龄的增长而缩短。

端粒酶（telomerase）是一种能延长端粒末端的核糖蛋白酶，是基本的逆转录酶，其含有引物特异识别位点，能以自身RNA为模板，合成端粒DNA并加到染色体末端，使端粒延长，从而延长细胞的寿命甚至使其永生化。在正常人体细胞中，端粒酶的活性被抑制，只有在造血细胞、干细胞和生殖细胞这些必须不断分裂克隆的细胞之中，才可以检测到具有活性的端粒酶。当细胞分化成熟后，端粒酶的活性渐渐消失。如果细胞被病毒感染，或者某些抑癌基因突变，细胞可越过M1期而继续分裂，端粒继续缩短，最终达到一个关键阈值，细胞进入第二致死期M2，这时染色体可出现形态异常，某些细胞由于端粒太短而失去功能，从而导致细胞死亡。极少数细胞能激活端粒酶，使端粒功能得以恢复，并维持染色体的稳定，从而避免死亡。

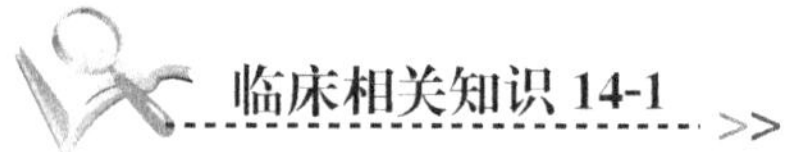

★端粒与肿瘤★

正常人体细胞中检测不到端粒酶。令人注目的发现是恶性肿瘤细胞具有高活性的端粒酶（它能维持癌细胞端粒的长度，使其无限制扩增），端粒酶阳性的肿瘤有卵巢癌、淋巴瘤、急性白血病、乳腺癌、结肠癌、肺癌等。结直肠肿瘤细胞分裂较快，端粒酶的活性就高；而细胞分裂较慢的肿瘤组织，端粒酶的活性就低。端粒酶活性的强弱与结直肠肿瘤细胞在积液中的生存时间呈正相关。端粒酶的活性是结直肠癌的早期诊断、预后判断的重要指标。

（三）体细胞突变学说

该学说认为在生物体的一生中，诱发（物理因素、化学因素及生物学因素等）和自发的突变破坏了细胞的基因和染色体，这种突变积累到一定程度导致细胞功能下降，达到临界值后，细胞即发生死亡。

（四）衰老基因学说

该学说认为物种的寿命主要取决于遗传物质，生物体基因组中可能存在一些“长寿基因”或“衰老基因”来决定个体的寿限。

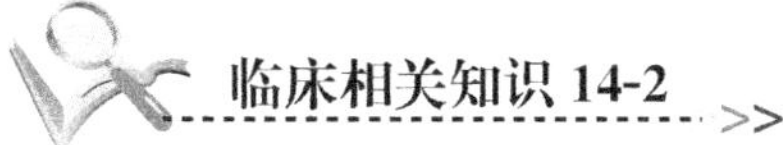

临床相关知识 14-2

★早 老 症★

早老症（progeria）又称早年衰老综合征或早衰症，是一种罕见的常染色体隐性遗传疾病。以儿童早期出现衰老为其特征。典型病例身材矮小、体重不足，典型的鸟形头、秃发，皮下脂肪减少，皮肤变薄，皱纹多，指甲短而萎缩，肌肉瘦削，普遍性骨质疏松，梨状胸，锁骨短，青筋突出。童年期即发生动脉硬化，可伴心肌梗死和脑血管病。智力大多正常。有两个与早衰症有关的基因缺陷—*CSA* 和 *CSB* 被发现，这两个基因密码产生的蛋白质都与 DNA 修复及复制转译机能有关。另外 *LMNA* 基因发生变异，导致早老蛋白产生、细胞增殖异常、端粒缩短等，也是导致早衰症的原因之一。

第二节 细胞死亡

一、细胞死亡的分类

采用不同的标准，细胞死亡可有不同的分类。按形态学特征分类，可分为凋亡、坏死、自噬性死亡等；按功能分类，可分为程序性死亡与意外死亡、生理性死亡与病理性死亡；按免疫学性质分类，则可分为免疫原性（促炎性反应）与非免疫原性（不引起炎性反应）的细胞死亡。

至今用形态学特征判断细胞死亡有四类：细胞坏死、细胞凋亡、细胞自噬、细胞角质化。细胞**坏死**（necrosis）是指由于损伤、缺血或感染引起的细胞死亡现象，伴生炎症，即在外来致病因子作用下，细胞生命活动被强行终止所致的“意外”的、被动性的死亡过程。**细胞凋亡**（apoptosis）是指在特定信号诱导下，细胞内的死亡级联反应被触发所致的“意料中”的、主动性的死亡过程。人们习惯于将细胞坏死比喻为“他杀”，而将细胞凋亡比喻为“自杀”。细胞角质化是表皮细胞名副其实的程序性死亡，表现为细胞质内细胞器消失，细胞质膜改变，脂质堆积，细胞外空隙有脂质排出，蛋白酶激活，细胞脱落。**细胞自噬**（autophagy）是细胞在饥饿或应激状态下出现的分解代谢状态，可以恢复，也会不可逆地发展为自噬性死亡。本节主要介绍细胞凋亡。

二、细胞凋亡的概念及生物学意义

（一）细胞凋亡的概念

源自古希腊语的“apoptosis”，意指花瓣或树叶的脱落、凋零。当时选用这个词，是为了强调细胞的这种死亡方式是自然的生理学过程，是受基因调控的、主动的、生理性细胞自杀行为。细胞凋亡是指细胞接受某种信号或受到某些因素刺激后为了维持内环境稳定而发生的一种主动性消亡过程，是细胞的一种自杀性死亡。2002 年诺贝尔生理学或医学奖授予 H. R. Horvitz、S. Brenner 和 J. E. Sulston 三位科学家，以表彰他们发现器官发育的遗传调控和“程序性细胞死亡”过程中的基因调节机制。这些发现对现代医学十分重要，有助于研究许多疾病的发病机理，寻找疾病的新的治疗途径。

（二）细胞凋亡与程序性细胞死亡

目前很多情况下，细胞凋亡又称**程序性细胞死亡**（programmed cell death，PCD），即在一定时间内，细胞按一定的程序发生死亡，这种细胞死亡具有严格的基因时控性和选择性。但有些学者认为细胞凋亡与 PCD 有一定的区别。PCD 是一个机制或功能性概念，描述在一个多细胞生物体中，某些细胞的死亡是个体发育中一个预定的、并受到严格控制的正常组成部分。例如，蝌蚪变成青蛙，其变态过程中尾部的消失伴随大量细胞死亡；高等哺乳类动物指间蹼的消失、颚融合、视网膜发育及免疫系统的正常发育都必须有细胞死亡的参与。这些形形色色的、在机体发育过程中出现的细胞死亡有一个共同特征，即散在的、逐个地从正常组织中死亡和消失，机体无炎症反应，而且对整个机体的发育是有利和必需的。因此，有人认为动物发育过程中存在的细胞程序性死亡是一个发育学概念。而细胞凋亡是一个形态学概念，描述一种有着一整套形态学特征的与细胞坏死完全不同的细胞死亡形式，指与细胞坏死不同的受到基因控制的细胞死亡形式。

现在一般认为，细胞凋亡是程序性细胞死亡的一种表现形态，但并不是所有的程序性细胞死亡均有细胞凋亡的形态学表现，而细胞凋亡并非都是程序化的。此外，细胞凋亡也可见于 PCD 之外的病理状态，如抗癌药所致的癌细胞死亡、循环负荷过重引起的细胞死亡等。

近年来，在讨论生理性的死亡时，人们习惯于将 PCD 与细胞凋亡互换使用。

（三）细胞凋亡的生物学意义

细胞凋亡是维持机体正常生理功能和自身稳定的重要机制，是生物有机体正常生长发育所必需的，贯穿于生物体全部生命活动过程，是多细胞生物赖以存活的需要，具有重要的生物学意义。

1. 细胞凋亡有利于个体的正常发育

细胞凋亡在生理条件下是作为机体细胞群生长消亡平衡的重要方式，与细胞增殖起着同等重要的作用，共同维持细胞群数量的稳定，同时维持正常的生理过程，发挥着不可替代的作用。细胞凋亡有利于器官形成，清除不必要的器官结构，控制细胞数量，清除异常、无功能和有害的细胞等。在成年机体中，通过细胞凋亡清除衰老的细胞并代之新生的细胞，从而维持器官中细胞数量的稳定，如皮肤细胞、血细胞的更新。皮肤的角质层和指（趾）甲的形成，也是建立在细胞凋亡基础上的。如果发育过程中细胞凋亡过程发生异常，个体就不能正常发育，发生畸形或不能存活。

神经系统发育过程包括了细胞增殖、迁移、限定、分化、建立轴通路和突触联系，产生生理功能。在这一系列的过程中，有 20%～90%的神经元发生了退化、衰老和细胞凋亡（图 14-1）。

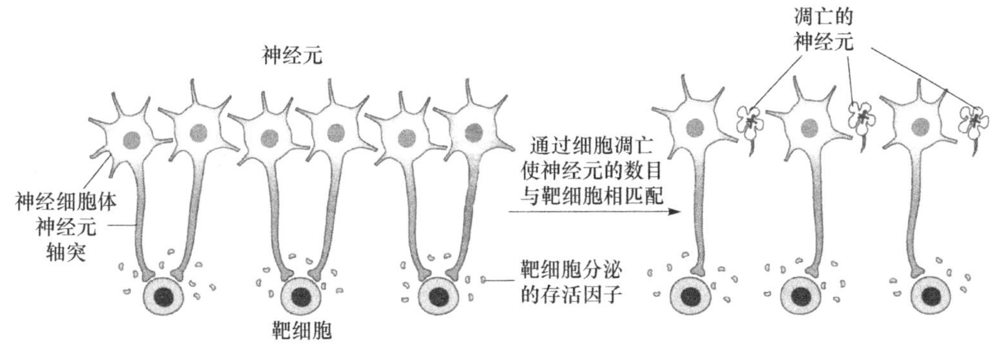

图 14-1 细胞凋亡使得神经元与靶细胞的数量相匹配（Alberts et al.，2008）

细胞凋亡在神经系统发育过程中起到如下作用：清除过剩细胞，具有进化巨大潜能；清除错误发生或发生错误的细胞；清除在生命历程中完成使命的细胞；清除经过细胞种类和数量优化组合后的细胞。如果上述清理机制发生错误，疾患就会发生。例如，阿尔茨海默病（Alzheimer disease）和帕金森病（Parkinson's disease）等就是由于不适当的神经细胞的凋亡引起的。所以，细胞凋亡在个体正常发育过程中起着重要作用。

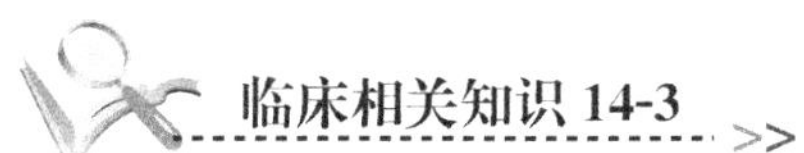

★细胞凋亡过度与神经系统的退行性疾病★

许多神经性疾病，如阿尔茨海默病（AD）、帕金森病、色素性视网膜炎、肌萎缩性侧索硬化症、脊肌萎缩症等神经系统疾病都与细胞凋亡有关。

目前人们知道阿尔茨海默病是神经细胞凋亡的加速而产生的。阿尔茨海默病是一种不可逆的退行性神经疾病，是阿尔茨海默病的主要类型之一。动物实验及尸检均表明，AD 造成神经元丧失的主要机制是细胞凋亡。由于大量神经元凋亡，致使大脑皮层大面积萎缩，脑回变窄，脑沟变宽，脑室扩大，出现痴呆的临床表现。在肌萎缩性侧索硬化症患者体内发现有与神经元凋亡抑制蛋白有关的基因突变，神经元凋亡抑制蛋白缺乏，导致脊髓前角运动神经元凋亡，肌内出现神经性萎缩。

2. 细胞凋亡有利于机体清除不需要的免疫细胞，维持正常的免疫功能

淋巴细胞发育分化成熟过程中，细胞凋亡始终伴随，并发挥着重要作用。

(1) 胸腺细胞成熟过程中的凋亡

胸腺细胞经过一系列的发育过程产生T淋巴细胞；同时，对识别自身抗原的T淋巴细胞克隆进行选择性地消除，其细胞克隆死亡的机制主要是通过程序性细胞死亡。因此，正常的免疫系统发育的结局，是形成了既有免疫活性，又对自身抗原的免疫耐受的淋巴细胞。耐受机制的形成，主要靠识别自身抗原的T淋巴细胞克隆的程序性细胞死亡机制的活化。B淋巴细胞的发育过程与上述情况相似，发生错误重组的或能产生与自身抗原起识别反应的B淋巴细胞都要发生凋亡而被清除。

(2) 活化诱导的细胞死亡

活化诱导的细胞死亡（activation-induced cell death，AICD）是T淋巴细胞程序性死亡的又一个主要类型。机体为了防止过高的免疫应答，或防止这种免疫应答无限制地发展下去，便有AICD来控制T淋巴细胞的寿命。T淋巴细胞受到刺激后开始活化，活化后的T淋巴细胞如果有生长因子的存在，即发生增殖反应，如果没有或较少的生长因子的存在，则发生AICD。

(3) 淋巴细胞对靶细胞的攻击

免疫活性细胞，特别是淋巴因子激活的杀伤细胞（LAK），在抗肿瘤、抗病毒及免疫调节中具有重要作用。这些免疫活性细胞在攻击肿瘤细胞、病毒感染的细胞时，可诱导靶细胞发生程序性死亡。

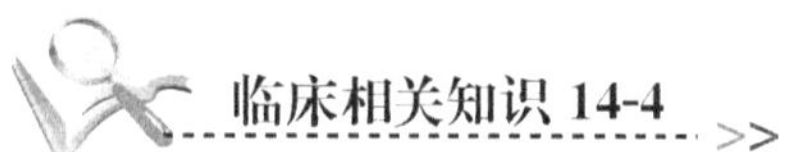

★细胞凋亡不足与自身免疫病★

自身免疫病是指机体对自身抗原发生免疫应答而导致自身组织损伤和功能障碍的一类疾病。正常情况下，在自身抗原的刺激作用下，识别自身抗原的免疫细胞被活化，从而通过细胞凋亡的机制而得到清除。但如果这一机制发生障碍，那么识别自身抗原的免疫活性细胞的清除就会产生障碍，则导致自身免疫病。例如，系统性红斑狼疮患者的外周血单核细胞*Fas*基因有缺失突变，不能有效地消除自身免疫性T淋巴细胞克隆，使大量自身免疫性淋巴细胞进入外周淋巴组织，产生抗自身组织的抗体，出现多器官损害。胰岛素依赖型糖尿病、类风湿性关节炎、多发性硬化症及慢性甲状腺炎等均是由于针对自身抗原的淋巴细胞凋亡不足，进而攻击自身组织所致。临床上治疗自身免疫性疾病常用的糖皮质激素，其主要机制之一就是诱导自身免疫性T淋巴细胞发生凋亡。

3. 细胞凋亡利于防御病原微生物的感染

细胞凋亡对于防御病原微生物的感染有着重要意义，宿主细胞可利用凋亡来清除病原微生物，防止其扩散。但病原微生物感染所致的细胞凋亡也是某些疾病（如艾滋病）的发病机制。

致病菌既可引起宿主细胞的炎症坏死，又可诱发宿主细胞凋亡。例如，百日咳杆菌可引起上皮细胞和巨噬细胞凋亡；幽门螺杆菌可引起相应细胞凋亡；大肠埃希菌、金黄色葡萄球菌与绿脓杆菌都可使胸腺细胞发生凋亡。一些细菌毒素（如白喉毒素）可诱导细胞凋亡，金葡菌肠毒素B（超抗原）可诱发被刺激的T淋巴细胞发生细胞凋亡，使T淋巴细胞数量减少。某些寄生虫（如疟原虫）感染诱导的细胞凋亡在疾病发病机制中也起重要作用。例如，引起T淋巴细胞的凋亡，诱导宿主的免疫抑制等。

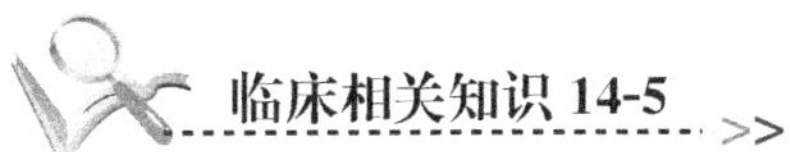

★细胞凋亡过度与感染性疾病★

病毒感染导致宿主靶细胞发生凋亡，是机体预防病毒扩散的防御机制之一。病毒的溶解性感染所产生的细胞病变作用与细胞凋亡有关；而病毒的持续性感染与病毒抑制细胞凋亡有关。艾滋病是由HIV感染所致，HIV感染后不仅可以造成直接受感染的$CD4^+$细胞内凋亡信号系统被激活，而且在其中进行复制和表达，其糖蛋白gp^{120}与未被HIV感染的$CD4^+$细胞的相应受体结合，激发细胞凋亡，因而HIV感染者可以通过上述直接或间接机制，造成HIV感染或未感染的$CD4^+$细胞大量凋亡，导致患者免疫力低下。此外，HIV也可诱导其他免疫细胞（如B淋巴细胞、$CD8^+$淋巴细胞、巨噬细胞）凋亡，因而造成机体免疫功能严重缺陷，患者容易继发各种感染及恶性肿瘤而死亡。从此发病机制出发，干预由HIV感染或其gp^{120}激发的细胞凋亡机制，是设计抗HIV治疗新方法的重要依据。

4. 细胞凋亡有利于维持机体组织稳态平衡

机体干细胞分裂产生新细胞的同时，细胞凋亡选择性地除去那些损伤的或衰老的或多余的细胞。一般的代谢活动和环境因素（如紫外线）等都能造成机体细胞损伤，造成机体组织稳态平衡被破坏，导致各种疾病的发生。细胞损伤的核心在于DNA的损伤，当DNA的损伤无法修复时，可通过细胞凋亡以清除损伤细胞。一旦这种机制受损，细胞未被清除，癌变的概率就大大增加，同时也可能引发衰老或其他疾病的发生。

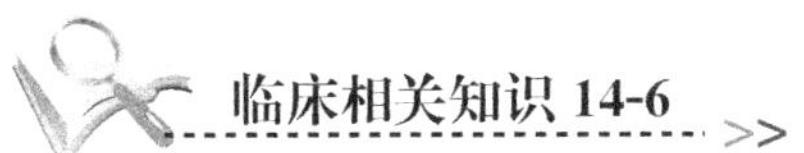

★细胞凋亡不足与肿瘤★

细胞凋亡不足，导致细胞异常增多，组织体积增大，器官功能出现异常。

一般认为肿瘤细胞是因为失控生长，过度增殖。从细胞凋亡角度理解，肿瘤的形成是肿瘤细胞生长速度远远大于其发生自发性凋亡的速度，即肿瘤细胞凋亡受阻，进而最终引起细胞数量过度积累的结果。肿瘤细胞中有一系列的癌基因和原癌基因被激活，并呈过表达状态。这些基因的激活与表达，直接刺激了肿瘤细胞的生长，这些癌基因及其表达产物也是细胞凋亡的重要调节因子，许多种类的癌基因表达以后，即阻断了肿瘤细胞的凋亡过程，使肿瘤细胞数目增加。因此，从细胞凋亡角度来理解肿瘤的发生机制，是由于肿瘤细胞减少受阻所致。正确阐明和理解细胞凋亡与肿瘤发生的关系，通过细胞凋亡机制来设计肿瘤治疗的新方法，同时为临床设计抗肿瘤药提供了一条新的途径。抗癌药物的疗效不仅取决于它们对靶细胞的直接作用，也取决于它们诱导肿瘤细胞凋亡的能力，因此设法在肿瘤细胞中诱导细胞凋亡，增加死亡/增生的比值，已成为新的治疗肿瘤的目标。

三、细胞凋亡的生物学特征

（一）细胞凋亡的形态学特征

细胞凋亡有显著的形态学特征，1972 年 Kerr 等就是根据形态学的变化将凋亡细胞和坏死细胞区分开来的。

1. 细胞质及细胞器的变化

首先由于细胞脱水致细胞质浓缩，细胞表面皱缩，凋亡细胞收缩变圆，细胞体积缩小，与邻接细胞脱离，进而失去微绒毛和细胞间连接，细胞膜皱缩内陷，分割包裹细胞质，最后形成凋亡小体。凋亡细胞的细胞器也出现不同程度的改变。例如，线粒体增殖、空泡化；内质网疏松、扩张呈泡状，并出现火山口样的空腔，在火山口处空腔与细胞膜相融合，形成芽状突起，称为出芽（budding）；溶酶体在结构上无明显改变，基本保持完整，胞内容物也无外漏，故凋亡过程不发生局部炎症反应。

2. 细胞核的变化

细胞凋亡最显著的形态学变化发生在细胞核上（图 14-2）。其主要形态学变化特征是细胞核染色质浓聚、固缩和裂解，嗜碱性增强，染色质密度增高，并呈新月形、半月形、花瓣形或马蹄形等致密地聚集在细胞核膜内面周边，称为边集（margination）。邻近的细胞核孔消失，细胞质浓缩，细胞核膜上发生复杂的凹陷，导致核仁裂解成若干碎片，细胞膜起泡，进而细胞膜卷曲、内陷并陷入核内，这样细胞膜包裹细胞质和染色质断片将细胞分割，形成多个膜结构尚完整的“小泡”及有膜包裹，并含有内含胞质成分和（或）浓缩破裂的核碎片的小体，称为**凋亡小体**（apoptotic body）。凋亡小体形成既是细胞凋亡的主要形态学特征，也是鉴别细胞凋亡与凝固性坏死的最可靠指标之一。

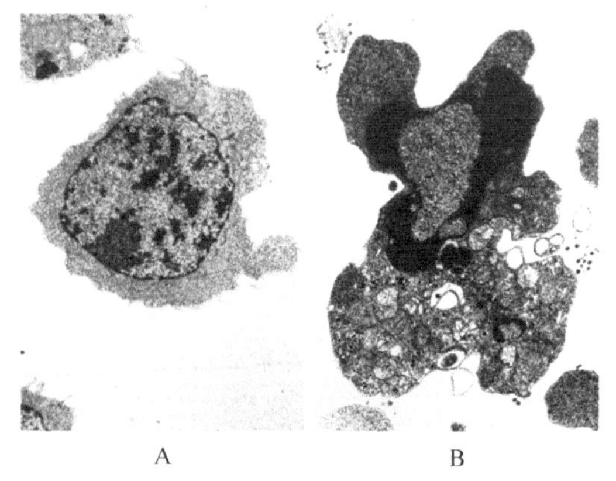

图 14-2 凋亡细胞内染色质的变化

A. 正常细胞；B. 凋亡细胞

（二）细胞凋亡的生化特征

凋亡细胞的生化变化比较复杂，其中染色质DNA片段化断裂和蛋白质降解尤为明显。

1. DNA片段化

凋亡细胞最突出的生化特征是其染色质DNA的有控降解。细胞凋亡时核酸内切酶被激活，凋亡细胞的染色质DNA被激活的核酸内切酶降解，首先将DNA切成50～300kb大小的DNA，然后进一步将染色质裂解成单个核小体和寡聚核小体，形成180～200bp的DNA片段。这样凋亡细胞的染色质DNA产生若干大小不等的多聚核苷酸片段，但它们均为50～300kb或180～200bp的整数倍，因而在琼脂糖凝胶电泳或氯化铯溴化乙锭超速离心时，呈现特征性的**DNA梯状条带**（DNA ladder）（图14-3）。这些条带是凋亡细胞DNA片段化的结果，是细胞凋亡特征性的重要生化指标，也是目前较为常用的鉴定方法之一。

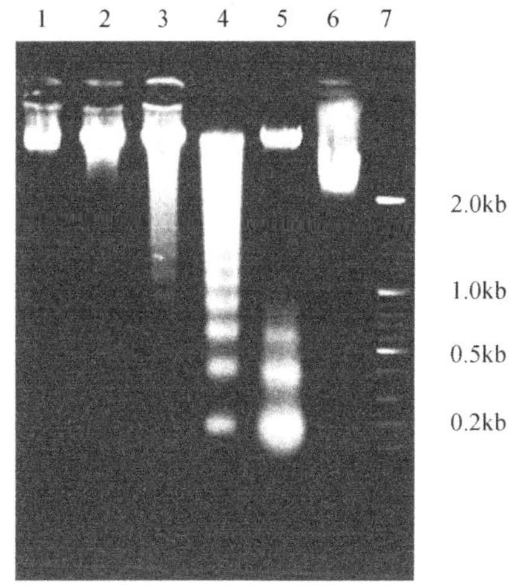

图14-3　电泳显示细胞色素c诱导的细胞凋亡的DNA片段化
泳道1. 0h；泳道2. 1h；泳道3. 2h；泳道4. 3h；泳道5. 4h；泳道6. 对照；泳道7. DNA标记

然而，在某些类型细胞凋亡过程中，尽管形态学表现完全符合细胞凋亡，但却始终没有梯状DNA出现，或者其DNA断裂为300kb及50kb的片段后便不再继续降解。因此，细胞凋亡或凋亡小体形成的机制具有异质性，包括核酸内切酶活化或能量代谢障碍等。不伴梯状DNA形成的凋亡过程有时也称作“不典型凋亡”。

2. 蛋白质降解

细胞凋亡发生过程也是蛋白酶级联切割的过程。**胱天蛋白酶**（caspase）是一组存在于细胞溶胶中的、结构上相关的、能特异地断开天冬氨酸残基后肽键的、活性中心含半胱氨酸的蛋白酶，能分解细胞蛋白质，起凋亡执行器的作用。

四、细胞凋亡的发生机制

（一）细胞凋亡的途径与过程

目前认为细胞凋亡的途径主要有两条，一条是通过胞外信号激活细胞内的胱天蛋白酶，一条是通过线粒体释放胱天蛋白酶激活因子激活胱天蛋白酶。这些活化的胱天蛋白酶可将细胞内的重要蛋白质降解，引起细胞凋亡。

细胞凋亡大致分为四个生化反应阶段。①细胞凋亡信号转导阶段：细胞凋亡诱导因素通过受体作用于细胞后，产生一系列生化反应，形成与细胞凋亡有关的第二信使物质，最后通过细胞内的信号转导途径激活后续细胞凋亡程序。②细胞凋亡基因激活阶段：调控细胞凋亡的基因接收由信号转导途径传来的死亡信号后按预定程序启动，并合成执行细胞凋亡所需的各种酶类及相关物质。③细胞凋亡的执行阶段：细胞凋亡由激活的核酸内切酶和胱天蛋白酶执行，前者彻底破坏细胞生命活动所必需的全部指令，后者导致细胞结构的全面解体。④凋亡细胞的消除阶段：凋亡细胞或凋亡小体的最终归宿主要是被邻近的巨噬细胞、上皮细胞或肿瘤细胞所吞噬。

在形态学上细胞凋亡分为 3 个阶段（图 14-4）。①细胞凋亡的开始：此阶段细胞中所表现的特征是微绒毛消失，细胞间接触消失，但是质膜保持完整性，线粒体大体完整，核糖体逐渐与内质网脱离，内质网囊腔膨胀，并与质膜发生融合，染色质固缩等。②形成凋亡小体：核染色质发生断裂，形成许多的片段，与一些细胞器聚集在一起，然后被质膜包围，形成凋亡小体。③凋亡小体被邻近的吞噬细胞所吞噬，残留物质被消化。

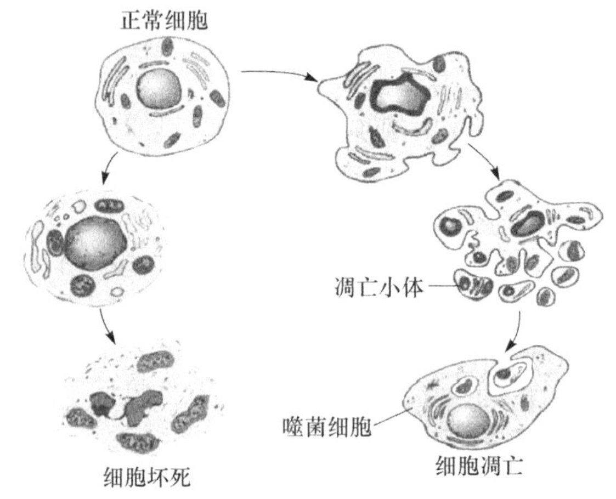

图 14-4　细胞凋亡及细胞坏死过程模式图（胡以平，2009；杨保胜等，2009）

（二）细胞凋亡的主要调控基因和蛋白

1. 胱天蛋白酶家族

胱天蛋白酶（caspase）的全称为半胱氨酸天冬氨酸特异性蛋白酶（a family of cysteine-dependent aspartate-directed protease），该家族成员在凋亡过程中起核心作用，特异性地水解细胞中的一系列底物导致细胞解体，是细胞凋亡的介导者与执行者，对于细胞凋亡的发生是必要的。无活性的胱天蛋白酶经蛋白酶切割后可以形成有活性的异二聚体，上游的胱天蛋白酶被激活，而后通过一系列的级联反应激活下游的胱天蛋白酶效应分子，最终激活胱天蛋白酶系统。激活的胱天蛋白酶系统作用于不同底物，经不同的信号转导途径，促进细胞凋亡。许多细胞凋亡刺激均可激活胱天蛋白酶，包括生长因子的撤除、受体配体的作用、药物作用及病毒感染等。

2. *P53* 基因

P53 分为野生型和突变型。野生型 *P53* 是一种抑癌基因，主要生理作用是从 G_1 期至 S 期调节细胞周期，抑制细胞的异常增生和肿瘤的发生，促进细胞凋亡。因为野生型 *P53* 基因编码的 P53 蛋白是一种 DNA 结合蛋白，该蛋白在细胞周期的 G_1 期发挥监视的功能，负责监视染色质 DNA 是否有损伤。若发现有损伤的 DNA，就启动 DNA 修复机制进行修复，

若修复失败则启动细胞凋亡机制诱导细胞凋亡。突变型 *P53* 是最具广泛突变性的基因，抑制细胞凋亡，能阻断由 FasL 和 TNF 途径介导的细胞凋亡，也能抑制胱天蛋白酶的活性，可抑制大多数的胱天蛋白酶，是天然的胱天蛋白酶抑制剂。这时由于野生型 *P53* 基因缺失或异常，失去了对细胞的监视作用，使带有 DNA 损伤的细胞进入 S 期，产生突变和染色体畸变，引起细胞癌变。

3. *Bcl-2* 基因家族

B 细胞淋巴瘤/白血病-2（B cell lymphoma/leukemia-2，*bcl-2*）基因是能够特异抑制细胞凋亡的存活基因，也称为长寿基因或原癌基因，其蛋白是哺乳动物中 ced-9 的同型异构体。研究表明 *Bcl-2* 可抑制多种凋亡诱导因素（如电离辐射、化学药物等）所引起的细胞凋亡。临床研究发现，当淋巴细胞性白血病患者外周血淋巴细胞有 20%以上呈 Bcl-2 阳性时，其预后不佳，因为 *Bcl-2* 的过高表达，可导致肿瘤细胞对放射线、抗癌药物的耐受性增强，肿瘤细胞不易凋亡。

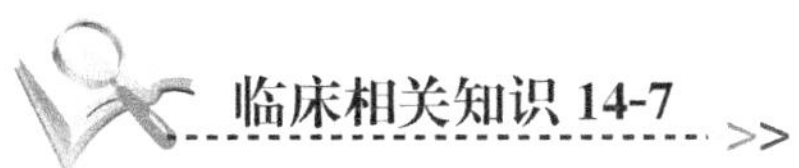

★早老性侏儒综合征★

早老性侏儒综合征又称 Cockayne 综合征或侏儒-视网膜萎缩-耳聋综合征。此病可分为两种类型，分别与 DNA 损伤修复有关的 *ERCC8* 和 *ERCC6* 基因突变有关，DNA 修复失败则启动细胞凋亡机制诱导细胞凋亡，导致该病发生。以早老为其特征，两岁后发病。面容苍老，面部皮肤皱缩，但不脱发，头围小，眼窝深陷；身材矮小、侏儒状，背躬，肢体屈曲；对光敏感性增加，常有日光性皮炎及色素沉着，暴露部位常发生水泡、红疹、脱皮等；视网膜色素变性、眼球震颤、视神经萎缩、进行性加重，大都在 10 岁以后失明传导性耳聋；脑组织及颅内血管有广泛钙化；患者均有精神发育迟缓。

4. *Myc* 基因

Myc（*c-myc*）基因属于原癌基因或凋亡调节基因的范畴，是调控细胞周期的主要基因，作为一种转录因子，与 *max*（另一种原癌基因）在溶液中可形成两种二聚体，均与相同的 DNA 特异性结合。*Myc* 既能诱导细胞增殖，又能诱导细胞凋亡，具有双向调节作用。其调节方向取决了细胞接受何种信号及细胞所处的生长环境。对大鼠成纤维细胞的研究表明，在某些抑癌因素（低浓度血清、抑制细胞周期因子、抗癌基因）存在时，Myc 蛋白促进或诱导细胞凋亡的发生；而在致癌因素（生长因子、有丝分裂原、血清）存在时，则促进细胞存活、增殖。*Myc* 基因调控凋亡的机制可能是：①Myc 蛋白可特异性地与细胞 DNA 结合，调控基因的转录。②Myc 蛋白可特异性地与 Rb 蛋白结合，参与调节细胞周期。

5. Fas/Apo-1 及 FasL 系统

Fas/Apo-1 是Ⅰ型跨膜蛋白，以膜分子或可溶性分子形式存在，广泛分布于各种有核细胞。Fas 属于肿瘤坏死因子 α 受体/神经生长因子受体（TNFR/NGFR）超家族。高表达

Fas 的细胞易接受凋亡信号而导致细胞凋亡。FasL 蛋白是Ⅱ型跨膜蛋白，属 TNF 家族成员，位于活化的 T 淋巴细胞表面。靶细胞表面 Fas 与 FasL 以细胞-细胞接触和分泌两种形式结合后，诱导 Fas 分子的三聚体化，可致表达 Fas 的细胞发生凋亡。

6. TNF-α/TNFR1 系统

肿瘤坏死因子（tumor necrosis factor，TNF）-α 是一种由单核巨噬细胞分泌的具有多种生物学活性的多肽调节因子，属 TNF 家族成员，其受体存在于多种细胞表面。利用 TNF-α/TNFR1 系统诱导细胞凋亡的病毒很多。例如，HBV 感染肝细胞产生的 HBx 蛋白可激活 *Myc* 或 *N-Myc* 基因，导致 Myc 的积累，增加 TNF-α 致肝细胞凋亡的敏感性。

7. TRAIL

TRAIL 即 TNF-related apoptosis-inducing ligand，又称 Apo2L，是新的肿瘤坏死因子家族成员，其结构与家族其他成员（如 FasL 和 TNF-α）一样。它的功能与 FasL/APO-1L 相似，也可以介导细胞凋亡。

8. 细胞毒性 T 淋巴细胞

由病毒特异性的细胞毒性 T 淋巴细胞（cytotoxic T-lymphocyte，CTL）介导病毒感染细胞的死亡，被认为是典型的没有基因表达的细胞死亡。其细胞毒性作用有两种机制：①通过分泌穿孔素使细胞膜穿孔，靶细胞因渗透作用肿胀、破裂，这是细胞坏死；②由 CTL 介导的靶细胞凋亡。CTL 调节主要组织相容性复合体（MHC）类凋亡抗原增多，抗原介导 CTL 与病毒感染的靶细胞结合后，存在于 CTL 胞质中含有穿孔素的颗粒酶释放，进入靶细胞，引起靶细胞凋亡。

9. NF-κB

NF-κB 是一种调节基因转录的核转录因子，它的活化会抑制细胞凋亡的进行。最近研究表明，NF-κB 的活化能阻止处于胱天蛋白酶级联反应顶端的胱天蛋白酶-8 的活化，从而抑制细胞凋亡。

细胞凋亡的调节是非常复杂的，参与的分子也非常多，还有很多不为人们所知的机制需要进一步探索。

（三）细胞凋亡的发生机制

细胞凋亡的发生机制尚未完全阐明，目前认为可能有下列几种机制。

1. 氧化应激与自由基的损伤作用

细胞生存环境要求氧化/还原处于动态平衡，而氧自由基可破坏这一平衡，造成生物大分子物质氧化损伤，形成氧化应激状态，诱导细胞凋亡。氧化应激引起细胞凋亡的机制为：①氧自由基对 DNA 损伤导致聚 ADP 核糖转移酶活化，ATP 大量消耗，使细胞凋亡；氧自由基还具有促进细胞凋亡的 *P53* 基因的激活作用；氧自由基可以攻击细胞膜上不饱和脂肪酸，引起脂质过氧化直接造成细胞膜损伤，导致细胞凋亡。②氧化应激可激活 Ca^{2+}/Mg^{2+} 依赖的核酸内切酶及活化核转录因子（如 NF-κB）；或者引起细胞膜结构的破坏，使 Ca^{2+} 内流增加，诱导细胞凋亡。

2. 钙稳态失衡

细胞内 Ca^{2+} 浓度升高可激活 Ca^{2+}/Mg^{2+} 依赖的核酸内切酶、需钙蛋白酶、磷脂酶、谷氨酰胺转移酶、核转录因子等，这些酶及核转录因子都可以诱发细胞凋亡。例如，激活核酸内切酶，可降解 DNA 链；激活谷氨酰胺转移酶，催化细胞内肽链间的酰基转移，在肽链间形成共价键，使细胞骨架蛋白质分子间发生广泛交联，促使凋亡小体形成。另外，Ca^{2+} 在 ATP 的配合下使 DNA 链舒展，暴露出核小体之间连接区内的酶切位点，有利于核酸内切酶切割 DNA。由此可见，细胞内 Ca^{2+} 浓度升高在细胞凋亡过程中起重要作用。

3. 线粒体损伤

线粒体内膜通透性转变既是细胞凋亡的必要条件，也是它的充分条件。在细胞凋亡期间尽管线粒体结构基本正常，但其功能已发生改变（损伤）：线粒体膜通透性增高，跨膜电位下降，能量合成减少。线粒体损伤启动细胞凋亡的机制是由于线粒体功能受损，导致 ATP 不足，进而引起跨膜电位下降、氧自由基产生、胞内 pH 下降及 Ca^{2+} 浓度升高等方面的改变，这些改变均可启动细胞凋亡的发生。

氧化应激、钙稳态失衡、线粒体损伤三者常互相联系、互为因果、形成循环作用。随着对细胞凋亡研究的深入，细胞凋亡的发生机制将得到进一步阐明。

五、细胞凋亡与细胞坏死

细胞凋亡在形态上的变化是细胞皱缩，染色质和细胞核浓缩、裂解为碎片，细胞膜内陷，细胞裂解为数个凋亡小体，并很快被吞噬，这一过程中始终没有细胞内容物的释放，不会引发组织间隙的炎症（表 14-1）。细胞坏死是在物理、化学及生物等外界因素的作用下，发生的病理性细胞死亡，在形态学上表现为细胞膜、细胞核及细胞器的进行性破坏，最后细胞崩解消亡，内容物外释，引发组织间隙的炎症反应。在细胞坏死早期，DNA 结构通常相对完整；到坏死晚期，出现了细胞自溶或异溶效应，DNA 双链发生非特异性随机断裂成连续大小的片段。坏死细胞的染色质 DNA 在琼脂糖凝胶电泳上呈现的是弥漫涂迹——连续刷子状（smear）条带，而非梯状条带。

有文献报道细胞死亡的另一种方式为胀亡（oncosis），其强调核溶解。细胞凋亡强调核碎裂和细胞皱缩。胀亡的观点能否被普遍接受，有待实践和时间的检验。

表 14-1　细胞凋亡与细胞坏死的区别

区别点	细胞凋亡	细胞坏死
性质	生理或病理性	病理性或剧烈损伤
诱导因子	特异诱导凋亡信号	毒素、严重缺氧、缺乏 ATP 等
组织反应	吞噬细胞吞噬凋亡小体或细胞	细胞内容物溶解释放
范围	单个散在细胞	成群细胞或大片组织
细胞	细胞皱缩、体积变小、细胞连接丧失	肿胀、体积变大
细胞核	皱（固）缩、DNA 片段化	弥漫性降（分）解
溶酶体	完整	破裂
线粒体	自身吞噬、通透性增加，细胞色素 c 释放	肿胀、破裂
细胞膜	保持完整，一直到形成凋亡小体	破损或通透性增加
染色质	凝聚，在核膜下呈半月状等	呈絮状
凋亡小体	有，被临近的巨噬细胞等吞噬	无
基因组 DNA	有控降解，电泳图谱呈梯状	随机降解，电泳图谱呈连续刷子状

续表

区别点	细胞凋亡	细胞坏死
蛋白质合成	有	无
调节过程	受基因调控	被动进行
酶	胱天蛋白酶激活	无胱天蛋白酶激活
能量需求	依赖 ATP	不依赖 ATP
炎症反应	无	有

六、细胞凋亡与细胞自噬

(一) 细胞自噬的概念和分类

细胞**自噬**（autophagy）是继细胞凋亡后，当前生命科学研究最热的领域之一。C. de Duve 在 20 世纪 50 年代通过电镜观察到**自噬体**（autophagosome）结构，C. de Duve 也因发现溶酶体，获得了 1974 年诺贝尔生理学或医学奖。

细胞自噬是细胞利用溶酶体降解自身受损的细胞器和大分子物质的过程，是真核细胞特有的生命现象。在细胞饥饿、生长因子缺乏和缺氧等条件下，以及一些病理状态下，自噬对维持细胞的存活有积极作用，然而，过度的自噬可以导致细胞的程序性死亡。细胞自噬的异常也会导致癌细胞的出现。

根据底物种类、转运方式和调控机制，可将自噬分为巨自噬（macroautophagy）、微自噬（microautophagy）和分子伴侣介导的自噬（chaperone-mediated autophagy，CMA）。巨自噬即通常所指的自噬，细胞质被从内质网的非核糖体区域、高尔基体等脱落的双层膜所包绕。在微自噬中也发生相同的包绕过程，但包绕底物的是自身发生内陷的溶酶体膜。分子伴侣介导的自噬为细胞质内蛋白质结合分子伴侣后转运到溶酶体腔中，被溶酶体酶消化。分子伴侣介导的自噬的底物是可溶的蛋白质分子，因此分子伴侣介导的自噬降解途径在清除蛋白质时有选择性，而前二者无明显的选择性。本节若无特殊说明都是指巨自噬。

(二) 细胞自噬的产生机制

1. 细胞自噬的诱导启动

通常状况下，细胞自噬处于一个较低的水平，以保持内环境稳定，一旦受到外界条件（如饥饿、高温等）或内部条件（如损伤等）的刺激，自噬水平会快速上调。自噬前体的诱导过程可分为选择性自噬和非选择性自噬。选择性自噬是指游离膜结构识别并包裹细胞质内的特殊底物形成自噬体，并将其降解。非选择性自噬是指游离膜结构随机包裹细胞质形成自噬体。选择性自噬主要由细胞内的底物诱导发生，而非选择性自噬主要是对细胞外刺激发生反应的结果。

2. 自噬体发生过程

诱导因素使自噬前体发生，然后游离膜包裹部分细胞质和细胞内需降解的细胞器、蛋白质等形成自噬体（autophagosome），并与内体形成所谓的自噬内涵体（autophisome），最后与溶酶体融合形成自噬溶酶体，降解其所包裹的内容物。待其功能完成后，自噬体被裂解，以实现细胞稳态和细胞器的更新。

3. 自噬活动的调节

自噬活动的调节分为依赖 mTOR（mammalian target of rapamycin）途径和不依赖 mTOR 途径两类。

依赖 mTOR 途径的自噬：mTOR 作为氨基酸、ATP、生长因子、胰岛素等的感受器，抑制自噬的发生。氨基酸丰富时，mTOR 信号激活，自噬被抑制；氨基酸缺乏时，mTOR 信号被抑制，自噬增强。不依赖 mTOR 途径的自噬：常见为某种物质与 ClassⅢ PI3K 作用，对自噬进行促进或抑制。例如，抑制剂 3-甲基腺嘌呤（3-MA）通过抑制 ClassⅢ PI3K 的活性抑制自噬形成。

（三）细胞凋亡与细胞自噬的关系

细胞自噬与细胞凋亡、细胞衰老一样，是十分重要的生物学现象，参与生物的生长发育过程。自噬本身是一种通过降解细胞内异常组分达到稳态的机制，然而多种应激导致的细胞死亡在出现自噬活性升高的同时也显示出并不完全符合凋亡或坏死等的形态特征。自噬通过过度降解细胞内蛋白质等成分，实现细胞死亡。

自噬和凋亡在某些情况下可以相互拮抗或促进，可先后发生或同时共存于同一细胞，相同诱导因素在不同细胞中可分别诱发自噬或凋亡；参与自噬和凋亡的分子也可能存在交叉，这些分子在自噬与凋亡两种程序性细胞死亡中可发挥正向或负向作用。许多实验表明，自噬被激活可限制多种药物及应激诱导的凋亡。

（四）细胞自噬在病理生理过程中的作用

细胞自噬是一种防御和应激调控机制，其既可以保护细胞免受细胞内毒物的损伤，又可以抵御病原体的入侵，对防止某些疾病（如肿瘤、神经退行性疾病）、抵御病原微生物的感染、细胞分化、延缓衰老、延长寿命等方面发挥重要作用。无论是肿瘤细胞还是正常细胞，保持一种基础、低水平的自噬活性是至关重要的。细胞中随时产生的“垃圾”（受损、变性、衰老和失去功能的细胞、长寿命蛋白质、错误合成或折叠错误的蛋白质及核酸等生物大分子等）都需要及时消除、降解和消化，而这主要靠细胞自噬来完成，因此自噬具有维持细胞自身稳定的功能。同时，自噬的产物，如氨基酸、脂肪酸等小分子物质又可为细胞提供一定的能量和合成底物，为细胞的重建、再生和修复提供必需原料，实现细胞的再循环和再利用。

七、细胞凋亡与疾病

细胞凋亡的失调，在某些疾病（包括自身免疫性疾病、神经退化性疾病、感染性疾病、心血管疾病、暴发性肝炎、骨质疏松症、老化、肿瘤等）的发生、发展中发挥重要作用。

人体由不同种类的细胞构成，由于细胞类型的不同，对致病因素的反应也有所不同。因此，在同一组织或器官中，有的细胞凋亡不足，有的细胞凋亡过度。有时在同一组织或器官中细胞凋亡不足与过度的现象并存。例如，动脉粥样硬化时，其血管内皮细胞凋亡过度，而血管平滑肌细胞凋亡不足。内皮细胞凋亡使血管内皮防止脂质沉积的屏障作用减弱，加速粥样斑块的形成。由于细胞凋亡活跃于斑块处，易于造成斑块脱落而导致严重后果。内皮细胞凋亡后，可以启动凝血机制在病变局部形成血栓，加重血管腔狭窄。在动脉粥样硬化过程中，血管平滑肌细胞增殖幅度明显升高，为了维持平滑肌细胞数目的动态平衡，细胞凋亡的幅度也会升高，但细胞增殖始终占主导地位，增殖数大于凋亡数，加之病变处非细胞成分增多，导致血管壁增厚、变硬。

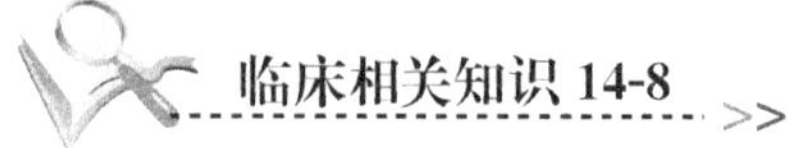

★细胞凋亡过度与心血管疾病★

人类血管内皮细胞、平滑肌细胞和心肌细胞普遍存在凋亡现象，细胞凋亡参与多种心血管疾病的病理过程，如心律失常，动脉粥样硬化，心肌梗死，缺血再灌注损伤，心肌炎，慢性心力衰竭等。

心肌细胞凋亡是缺血-再灌注损伤特征之一。急性心肌梗死的梗死灶及其周边区细胞不但有坏死，也有凋亡。一般来说，缺血早期、轻度缺血或慢性缺血细胞凋亡常先于细胞坏死，以细胞凋亡为主，随着缺血的加重，特别是炎性反应参与时以细胞凋亡为主过渡到以细胞坏死为主，坏死细胞内容物释放触发炎性反应又使细胞坏死区域进一步扩大，促使梗死面积向四周扩展。梗死灶的中央以细胞坏死为主，周边区以细胞凋亡为主。

成熟的心肌细胞几乎无分裂能力，心肌肥厚是心肌非自然的生长反应，其可缩短心肌细胞的寿命，在心肌肥厚的过程中表达的基因 *c-myc*、*c-fos* 及血管紧张素Ⅱ等生长因子使胚胎期和新生的心肌细胞出现增殖，而对成年、老年和慢性超负荷的心肌可能引起细胞凋亡。

近年来对细胞凋亡的研究受到了人们的广泛重视，并取得了明显的进展，揭示了许多以往被忽视或无知的生理或病理学机制，相信随着对细胞凋亡现象及本质的不断深入研究，将为某些疾病的临床治疗提供更合理的途径和更有效的药物。

八、细胞凋亡的常用检测方法

自 1972 年细胞凋亡作为一种特殊的细胞死亡类型被确定下来以后，人们用光镜、电镜、电泳、PCR、流式细胞仪等仪器和技术及一些特殊的形态学染色方法对细胞凋亡进行了全面的研究。下面简要介绍一些方法。

1. 细胞形态学观察法

目前认为凋亡细胞特异性的形态学改变是判断细胞凋亡最可靠的指标。

（1）光镜形态学观察

光镜切片的 HE 染色是组织形态学检测的常规方法，光镜下凋亡一般累及单个或少数几个细胞，凋亡细胞呈圆形，细胞质红染，细胞核染色质聚集成团块状（图 14-5）。凋亡细胞迅速被吞噬，无炎症反应，因此，在常规切片检查时，一般不易发现，但在某些组织（如反应性增生的次级淋巴滤泡生发中心）则易见到。病毒性肝炎时，嗜酸性小体形成即是细胞凋亡。而坏死组织则呈红染的无结构物质，细胞核染色消失。

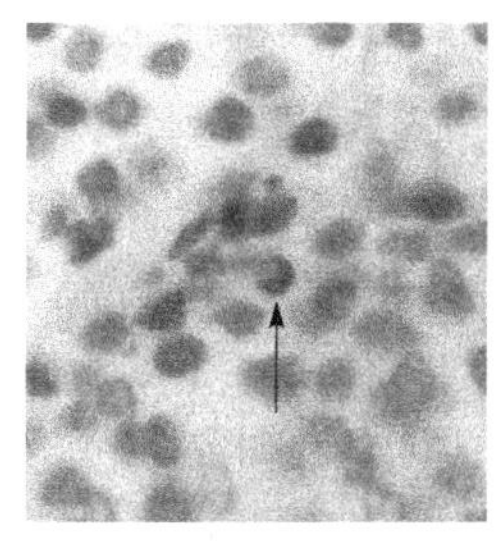

图 14-5 光镜下的凋亡细胞

(2) 电镜形态学观察

透射电镜可清楚地观察到细胞结构在凋亡不同时期的变化。电镜下细胞凋亡的形态学变化是多阶段的，可分为：①细胞质浓缩，核糖体、线粒体等聚集，细胞体积缩小，结构更加紧密。②染色质逐渐凝聚成新月状等附于细胞核膜周边，嗜碱性增强。细胞核固缩呈均一的致密物，进而断裂为大小不一的片段。③细胞膜不断出芽、脱落，细胞变成数个大小不等的由细胞膜包裹的凋亡小体；凋亡小体内可含细胞质、细胞器和细胞核碎片，有的不含核碎片。④凋亡小体被具有吞噬功能的细胞（如巨噬细胞、上皮细胞等）吞噬、降解。⑤细胞凋亡发生过程中，细胞膜保持完整，细胞内容物不释放出来，因此不引起炎症反应。电镜形态学观察是迄今为止判断凋亡最经典、最可靠的方法，被认为是确定细胞凋亡的金标准（图 14-6）。但也存在不足，如只能定性而不能定量，以及在组织切片上进行电镜观察时，有时细胞凋亡很难与正常细胞有丝分裂相鉴别等。如果同时进行荧光染色，可弥补电镜观察的不足。

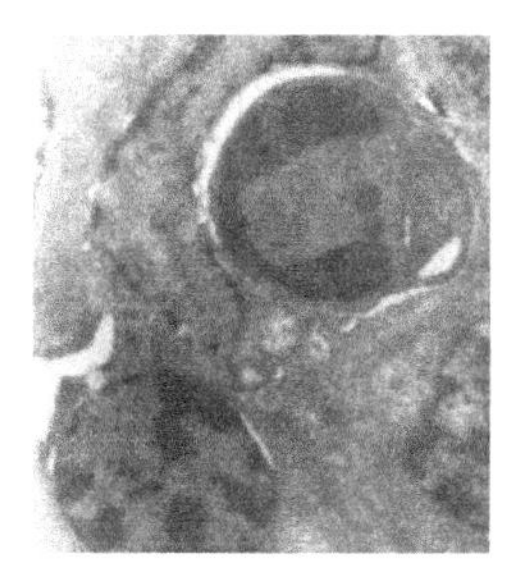

图 14-6 电镜下的凋亡细胞（染色质凝集呈“C”形）

(3) 荧光显微镜形态学观察

对体外培养的活细胞经荧光色素处理，可用荧光显微镜观察细胞形态改变，常用的荧光色素有吖啶橙、碘化丙啶、溴化乙锭（EB）等。不同的荧光色素使细胞核着染不同颜色的荧光，正常细胞呈均匀荧光染色，而凋亡细胞呈致密浓染的颗粒状或块状荧光。

2. 反映凋亡细胞质膜改变的方法

除了电镜能反映细胞质膜完整性外，还可用染料排斥法，如台盼蓝等。坏死细胞质膜破损，被染料着染。而凋亡细胞膜完整，不被着染。但在体外培养的细胞最终也会发生继发性坏死。因此，此法不能单独用来判断凋亡细胞。另一种方法是判断细胞质膜的不对称性。在正常细胞质膜上，磷脂酰丝氨酸基团（PS）位于胞内侧，而在细胞凋亡早期质膜上此基团则转向胞外侧，以利于被吞噬。因此，磷脂酰丝氨酸基团位置的改变，可作为凋亡细胞的一个标志。

3. 反映脱氧核糖核酸有规律断裂的方法

(1) 琼脂糖凝胶电泳法

细胞凋亡中 DNA 裂解是标志细胞最终走向死亡的不可逆的重要过程，DNA 琼脂糖凝胶电泳法也曾被认为是细胞凋亡判定的金标准之一。细胞悬浮液经裂解、消化，按常规法提取 DNA 后，确定样品中 DNA 的量和纯度，然后在含 EB 的琼脂糖凝胶上电泳。正常活细胞的 DNA 凝胶电泳呈单一条带；细胞凋亡时，由于 DNA 被裂解成单个核小体和寡聚核小体，电泳时呈现特征性的梯状条带（图 14-3）；坏死细胞的 DNA 是被随机破坏的，电泳时不能形成梯状条带，而呈现类似血涂片的模糊的连续刷子状条带。本方法的缺点有：①特异性较差，特征性的 180～200bp DNA 梯状条带的出现并非细胞凋亡所独有，另外对于一些特殊类型的细胞发生凋亡不发生 DNA 断裂，可能缺乏诊断价值；②不能提供单个细胞或相关细胞的组织学定位或细胞分化等凋亡信息；③不能进行准确定量，只能进行半定量；④灵敏性较差，要求所测标本细胞数在 1×10^6 以上才能使电泳清晰；⑤适用于只含有单一细胞成分标本的测定，对细胞组成复杂者，不能确定凋亡发生于哪类细胞。

(2) 酶联免疫吸附法

酶联免疫吸附法（ELISA 法）是定量检测细胞凋亡的免疫化学法，其基本原理是利用双抗体夹心 ELISA（sandwich-ELISA）法检测细胞凋亡后形成的由组蛋白及 DNA 片段组成的核小体。此方法敏感性高，所需细胞数少，可检测浓度低至 5×10^2 个/ml 个的凋亡细胞。本方法的缺点有：①不能精确测定细胞凋亡发生的绝对量；②适合单一细胞成分的检测，对于多细胞组成复杂的组织或细胞混合物，不能判定凋亡发生在哪种细胞；③不能提供单个细胞或相关细胞的组织学定位。

(3) 原位末端标记法

原位末端标记法（*in situ* end-labeling，ISEL）是通过 DNA 聚合酶Ⅰ把已标记的核苷酸结合到 DNA 的单链断裂处，以寻找有无细胞凋亡发生。标记的方法有同位素标记、荧光色素标记、地高辛或生物素标记等。

(4) 原位切口平移法

原位切口平移法（*in situ* nick translation，ISNT）是利用 DNA 聚合酶Ⅰ将核苷酸整合到凋亡细胞内断裂的 DNA 3′端，同时水解 5′端，以修复 DNA。若用已标记的核苷酸，即可显示出有断裂 DNA 的细胞。

(5) 原位切口末端标记法

原位切口末端标记法［terminal deoxynucleotidyl transferase（TdT）dUTP nick end labeling，TUNEL］检测的原理：细胞凋亡的重要特点是 DNA 断裂降解成 180～200 个碱基对的不同倍数的核苷酸片段。末端转移酶（TdT）可催化在 DNA 片段的 3′端合成多核苷酸聚合物的反应。利用 TdT 将标记的脱氧核苷酸转移到 DNA 缺口或 3′端上，作为识别凋亡细胞的标志。此法与流式细胞术相结合可定量凋亡细胞的比例，与免疫组化结合可进行形态学分析。细胞凋亡时，DNA 断裂早于形态学改变及 DNA 含量减少，因此该方法较之前介绍的各方法具有更高的灵敏性。本方法的缺点有：①坏死细胞也有 DNA 裂点形成，也可呈现 TUNEL 阳性反应，因而特异性较差；②TUNEL 结合免疫组化检测时，切片的大小、薄厚会直接影响固定效果，对检测的影响较大。

(6) 流式细胞术分析

细胞凋亡的定量分析主要依靠流式细胞术。根据细胞发生凋亡时，其细胞膜的通透性增加，但其程度介于正常细胞和坏死细胞之间，同时凋亡细胞的 DNA 断裂和丢失，用碘化丙啶使 DNA 产生激发荧光，用流式细胞仪可检出凋亡的亚二倍体细胞，同时又能观察细胞的周期状态，还能根据流式细胞仪测量细胞悬浮液中细胞荧光强度来区分正常细胞、坏死细胞和凋亡细胞。

众多研究方法各具特点，也有其局限性。因此，在研究细胞凋亡时，需将特异、灵敏的检测手段和定量的检测手段结合，来检测细胞在凋亡发生过程中的不同事件，取得更加准确、客观、全面的实验结果。

复 习 题

1. 细胞衰老的特征是什么？

2. 细胞凋亡的概念与生物学特征是什么？

3. 细胞凋亡的生物学意义有哪些？

4. 细胞凋亡与细胞坏死有哪些区别？

5. 鉴定细胞凋亡有哪些常用方法？

（河南科技大学　牛明福）

第十五章　干细胞与癌细胞

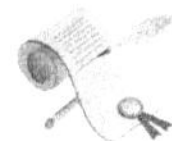

关键知识点

- 干细胞是指一类具有无限增殖或自我更新能力的细胞，它能产生一种以上类型的特化细胞。干细胞的分化具有一定的可塑性。根据细胞来源可将干细胞分为胚胎干细胞、成体干细胞和诱导多能干细胞3类。
- 干细胞的基本特点包括：①终身保持未分化和低分化特征，具有多向分化潜能；②具有无限的增殖分裂和自我更新能力；③可连续分裂数代，也可在较长时间内处于静止状态。
- 胚胎干细胞通常是指存在于囊胚期胚胎中的内细胞团细胞和早期胎儿原始生殖嵴细胞，这种细胞具有分化为个体中的任何类型细胞的潜能。胚胎干细胞具有以下特点：①体外培养可以无限增殖；②可以长期保持原始未分化的状态；③可以分化成为衍生于3个胚层的各类组织细胞。
- 成体干细胞即存在于不同组织和器官中的未分化细胞，它有保持自我更新的能力，具有分化为该组织特定形态特征和独特功能的各种类型细胞的能力。例如，造血干细胞能分化为各种血细胞，间充质干细胞能分化成骨骼、软骨、肌肉等。
- 诱导多能干细胞是指在体外将终末分化细胞去分化，而诱导获得的多能干细胞。
- 干细胞不仅是研究早期胚胎发育的良好模型，也是研究人类疾病的良好模型；干细胞在组织工程方面的应用前景可观，干细胞可用于药物筛选和新药开发。利用胚胎干细胞治疗疾病有着广泛的应用前景，但它的应用还受到社会伦理方面的制约。
- 细胞癌变是细胞分化领域的一个特殊问题，肿瘤细胞可以看成正常分裂与分化失控的一种特殊类型细胞，癌细胞与正常细胞分化明显不同，癌细胞与正常分化的细胞相比，可能其基因组或有些基因发生了突变，另外还有其他一些特征。

★关键词： 干细胞；诱导多能干细胞；肿瘤细胞；全能性；不对称分裂；转分化；癌基因；抑癌基因；原癌基因；病毒癌基因；细胞癌基因；隐性癌基因；抗癌基因

第一节 干 细 胞

干细胞（stem cell）是指一类具有无限增殖或自我更新能力的细胞，它能产生一种以上类型的特化细胞。根据这一定义，在个体发育的不同阶段的不同组织中均存在着干细胞，只是随着发育过程的延伸，干细胞的数量和分化潜能均逐渐降低。

根据研究角度的不同，干细胞的分类主要有两种方法。

一种分类方法是按其分化潜能的高低，将干细胞分为**全能干细胞**（totipotent stem cell）、**多能干细胞**（pluripotent stem cell）和**单能干细胞**（monopotent stem cell）。哺乳动物的生命起源于受精卵，受精卵经卵裂进行增殖，并分化成200多种不同类型的细胞而发育成一个完整个体，细胞的这种潜能称**全能性**（totipotency），具有这种潜能的细胞即称为全能干细胞。受精卵经卵裂分裂为8～16个细胞时，每个细胞仍保持这种全能性，此时，将其中任意一个细胞移入子宫中，均可发育成一个完整个体。进入囊胚期后整个胚胎开始最早期分化，此时形成的内细胞团细胞已失去了发育成完整个体的能力，但仍具有分化成包括生殖细胞在内的各种类型细胞的潜能，即所谓的多能干细胞。例如，造血干细胞可分化出至少12种血细胞；骨髓间充质细胞不但可以分化为中胚层的多种组织细胞（骨、软骨、肌肉和脂肪等），还可以分化为其他胚层的细胞（如神经元）。单能干细胞则只能向单一方向分化，形成一种类型的细胞，如神经干细胞只能分化成神经元。

另一种分类方法是根据细胞来源，将干细胞分成胚胎干细胞、成体干细胞和诱导多能干细胞。前者是指存在于囊胚内细胞团的**胚胎干细胞**（embryonic stem cell，ES）和存在于早期胎儿原始生殖嵴的**胚胎生殖细胞**（embryonic germ cell，EG）。**成体干细胞**（adult stem cell）是指组织和器官特异性干细胞。**诱导多能干细胞**（induced pluripotent stem cell，iPS）是指在体外将终末分化细胞去分化，而诱导获得的多能干细胞。

一、干细胞的基本特征

干细胞在形态上有一些共性，通常胞体小，呈圆形或椭圆形，核质比例相对大。不同类型干细胞的形态特征有所不同，生化特点也各有差异，如各种干细胞其表面标记性分子就有很大差异，这对于寻找和鉴定干细胞有重要的意义。

干细胞是一类具有自我更新和分化潜能的细胞，可以分化产生一种以上的“专业”细胞。干细胞的基本特点包括：①属非终末分化细胞，终身保持未分化和低分化特征，具有多向分化潜能；②具有无限的增殖分裂能力，能够进行自我更新；③可连续分裂数代，也可在较长时间内处于静止状态。

（一）干细胞的自我复制

在一定条件下，干细胞可以根据所处的内环境，通过自我复制的方式，以保持其自身数目的稳定。干细胞的分裂方式可以是**对称分裂**（symmetry division），即两个子细胞都是干细胞或都是分化细胞；也可以是**不对称分裂**（asymmetric division），即产生一个子代干细胞和一个子代分化细胞。在正常生理状态下，干细胞大多是以不对称分裂方式用于补充组织在自我更新过程中衰老和死亡的细胞；但在创伤等应激状态时，由于需要大量的细胞替代和补充坏死的组织细胞，干细胞的分裂方式可能就不再仅限于不对称分裂方式。

1. 干细胞增殖的缓慢性

干细胞缓慢增殖的意义是有利于干细胞对特定的外界信号作出反应，以决定是进入增殖状态，还是进入特定分化程序。这种缓慢增殖特性，还可以减少基因发生突变的危险，使干细胞有更多的时间发现和校正复制错误。对于那些无法修复的细胞，则进入凋亡程序。

2. 干细胞增殖的自稳定性

在生物个体生命区间中，干细胞不断自我更新并可维持自身数目恒定，这种现象称为干细胞的自稳定性（self-maintenance），是干细胞的基本特征之一。干细胞通过两种分裂方式来维持其自稳定性，即对称分裂和不对称分裂。当组织处于稳定状态时，干细胞通常进行不对称分裂，即产生一个子代干细胞和一个特定分化细胞。干细胞系的获得之所以引起整个科学领域的震动，就是因为它有可能作为“种子细胞”，用于细胞替代疗法来治疗各种难治疾病。这种巨大的医学应用前景能否得以实现，必须解决的首要问题是使干细胞在体外不断增殖的同时，又维持不分化状态。

目前的研究表明，白血病抑制因子（leukemia inhibitory factor，LIF）、白介素-6（IL-6）、转录因子 Oct-4 和 Nanog 等外源性因子可维持胚胎干细胞在体外不分化的高度增殖状态。成体干细胞相对胚胎干细胞自我更新的控制条件更难寻找，其往往在体外增殖一段时间后就会走向分化。如何改善体外增殖条件而使其延长增殖代数且保持干细胞的多能性，对于干细胞能否成功地用于临床实践，起着关键的作用。

（二）干细胞的分化

具有分化产生特定功能细胞的能力是干细胞的另一个基本特征。

1. 干细胞具有产生一种或一种以上特定功能细胞的分化潜能

在成年哺乳类动物的个体发育过程中，最初就是一个受精卵，但在发育成熟后，其细胞种类则超过 200 种，如神经细胞、上皮细胞、血细胞、成骨细胞和软骨细胞等。

2. 干细胞的分化具有一定的可塑性

干细胞分化的可塑性，是指干细胞在适当的条件下，可以发生**转分化**（transdifferentiation）或**去分化**（dedifferentiation）的现象。一种组织类型中的干细胞，在特定的条件下分化为另一种组织类型的细胞的现象，称为干细胞的转分化。一直以来，成体干细胞被认为只能向一种类型或与之密切相关的细胞分化，如神经干细胞只能向神经系统（神经元、神经胶质细胞）分化而不能分化成其他类型细胞。最近一系列的实验研究结果对这一观点提出了挑战。成体干细胞可能具有更广泛的分化潜能。例如，骨髓干细胞在适当条件下可分化为肌细胞、肝细胞、肾细胞、心肌细胞，甚至神经元，提示这种已部分特化、具有特殊功能的专能干细胞具有较大的可塑性。干细胞向其前体细胞逆向转化的现象被称为干细胞的去分化。有实验表明，当把来自成体鼠的造血干细胞注入鼠卵泡的内细胞团后，成体鼠造血干细胞的分化状态可以发生逆转，开始表达胎儿的珠蛋白，并参与胚胎造血系统的发育。这一结果在一定程度上暗示了去分化现象存在的可能性。

干细胞分化的可塑性，提示干细胞分化机制的复杂性。虽然有关干细胞可塑性的机制尚未知晓，但是其研究对于体外培养诱导干细胞的定向分化，用于细胞治疗具有重要意义。

（三）干细胞增殖分化的调控机制

干细胞自我复制和多潜能分化在体内受到严格的调控，以保持干细胞和特定功能细胞在特定组织内的平衡。目前一般认为，这个调控机制可能就与它所在的组织中的微环境有关，这种微环境被称为**干细胞巢**（stem cell niche）。干细胞增殖和分化的调控是通过干细胞和干细胞巢的相互作用而实现的。其中细胞分泌因子、细胞间的直接相互作用及细胞外基质（ECM）成分均对于细胞的生存和发育起到重要的调控作用。

1. 干细胞巢中的分泌因子是干细胞增殖分化的调控因子

干细胞巢中的分泌因子可以是干细胞自身分泌的，也可以是外围细胞或其他组织细胞分泌的。它们对于干细胞增殖与分化的调控具有重要作用。在不同的干细胞巢中，以及不同的生理或发育状态下，分泌因子的种类及其水平可以有很大差别，但它们总是与机体发育或生理状态的需求相适应的。转化生长因子（TGF-β）和 Wnt 家族的信号分子在多种干细胞的不对称分裂及维持干细胞自我更新方面起重要作用。例如，Wnt 信号分子可以通过由 β 联蛋白（β-catenin）和 Tcf/Lef 家族蛋白参与的信号通路激活转录。

2. 细胞间直接的相互作用也是干细胞增殖分化的一种调控因素

在干细胞巢中，除游离的分泌因子可以对干细胞发挥作用外，有些调控干细胞命运的信号分子则是通过细胞与细胞之间的直接接触而发挥作用的。这种相互作用通常是由整合膜蛋白所介导的。在相互作用的两个细胞中，一个细胞中跨膜蛋白的胞外段作为配体，另一个细胞的跨膜蛋白的胞外段则作为受体。许多介导细胞与细胞黏附的受体分子都是整合膜蛋白，但是这种细胞间黏附对干细胞的调节作用目前认识不多。已知 Notch 介导的细胞间直接的相互作用对果蝇感受器官的正常发育必不可少。例如，在神经系统中，分布在细胞质内的蛋白因子 Numb 可抑制跨膜分子 Notch 的活性，从而阻断 Notch 通过其 Delta 配体对神经干细胞分化的抑制作用，促使神经干细胞走向分化。

3. 整联蛋白和细胞外基质参与干细胞巢的结构体系的形成

整联蛋白（integrin）是一类细胞黏附分子，有维系干细胞在组织中正确位置的作用，否则干细胞会脱离生存环境而进行分化或凋亡。其作用依赖于 Ca^{2+} 介导的细胞与细胞间的相互作用及细胞与 ECM 间的相互作用。几乎所有动植物细胞均表达整联蛋白。

ECM 有调节干细胞巢中局部分泌因子浓度的作用，整联蛋白的激活和表达也要受 ECM 蛋白质的调节。目前研究较多的 ECM 因子为 β 联蛋白，其高表达对于表皮干细胞的维持是至关重要的。

二、胚胎干细胞

胚胎干细胞（ES 细胞）具有分化为个体中的任何类型细胞的潜能，或者说这种细胞是个体发育的起始细胞。胚胎干细胞具有以下特点：①体外培养可以无限增殖；②可以长期保持原始未分化的状态；③可以分化成为衍生于 3 个胚层的各类组织细胞，包括生殖细胞。而且还可将其与受体胚胎嵌合，形成嵌合体（可嵌合进入包括生殖腺在内的各种组织）。因此，胚胎干细胞在哺乳动物早期胚胎发育、细胞分化和基因表达调控等发育生物学问题的研究方面具有特殊的生物学意义和实用价值。

（一）小鼠胚胎干细胞

小鼠胚胎干细胞的研究始于20多年前，小鼠ES细胞是最早被分离培养的干细胞，而且人们对其生物学特性的认识也最多。

1. 胚胎干细胞的生物学特性

评价一种细胞是否为ES细胞，必须具备的条件是：①来源于胚泡的内细胞团；②在不分化的条件下能够进行无限制的自我复制；③能够保持稳定的二倍体的正常核型；④能够分化为包括内胚层、中胚层和外胚层的所有类型细胞；⑤当被注入处于发育状态的囊胚中，可以整合到任何一种组织中。

2. 小鼠胚胎干细胞的分化潜能

多潜能的定义是指ES细胞能够分化为从胚胎内胚层、中胚层和外胚层分化出的所有类型细胞，这是ES细胞独有的特性。

对胚胎干细胞的细胞分化的多能性可以利用小鼠胚胎干细胞的3个实验来证实：①体内分化。将胚胎干细胞注射到严重免疫缺陷小鼠的皮下或肾囊中，在注射部位可形成畸胎瘤。检测畸胎瘤组织可观察到来源于3个胚层的不同类型的细胞。②体外分化。若采用悬浮培养方法，将抑制ES细胞分化的因素去除后，ES细胞先形成类胚体（EB），类胚体中包含3个胚层发育形成的多种细胞类型。③嵌合体的形成。动物的各种组织器官是由供体的ES细胞和受体胚泡共同发育而来。

小鼠胚胎干细胞系的建立，已经对小鼠遗传学和小鼠的生长、发育，以及与人类健康相关的许多医学问题等方面的研究产生了重要的影响。

（二）人胚胎干细胞

1. 人胚胎干细胞的形态学特点

人的ES细胞在形态上与早期胚胎细胞相似，细胞较小，核质比高，细胞核明显，有一个或多个核仁，染色质较分散，细胞质内除游离核糖体外，其他细胞器很少；体外培养细胞呈多层集落状生长，紧密堆积在一起，无明显细胞界限。人ES细胞染色体为稳定的二倍体核型。

2. 分子标记与生化特征

ES细胞为未分化的多能性细胞，它表达早期胚胎细胞、畸胎瘤细胞的表面抗原。Oct-4为目前广泛用于鉴定ES细胞是否处于未分化状态的一个重要的标记分子，它最早表达于胚胎8个细胞时期，一直到胚胎发育至桑葚胚时期仍在表达。在每个卵裂球中都可检测到大量的Oct-4，这之后Oct-4的表达局限于内细胞团细胞。由此可见，Oct-4为细胞是否具有多能性的一个标记分子。ES细胞表达SSEA-1、SSEA-3和SSEA-4等种属阶段性胚胎细胞表面抗原（SSEA）。另外，还有一些其他的标记分子，如碱性磷酸酶、Genesis、TRA-1-60、TRA-1-81、GCTM-2和CD30等。此外，ES细胞端粒酶持续高水平表达，因此，这些细胞在分裂后保持端粒长度，维持细胞的不死性。

3. 人胚胎干细胞具有向3个胚层组织细胞分化的潜能

在人个体发育中，存在于囊胚内细胞团中的胚胎干细胞具有分化为后续发育个体的任何组织细胞的潜能。胚胎干细胞可分化为各种类型的细胞，如脂肪细胞、星形胶质细胞、心肌细胞、软骨细胞、造血细胞、树突样细胞、内皮细胞及胰岛细胞等。尽管目前在实验室里确实可以将胚胎干细胞诱导分化为许多类型的具有相应表型的细胞，但在其分化的效率、成熟的程度、分离的纯度及在活体中是否具有真正的功能等方面还有许多问题需要解决。

三、成体干细胞

生物体组织需要干细胞来维持正常的更新和损伤后修复，在已经充分发育的组织中也确实存在着这类干细胞，称为成体干细胞。成体干细胞即存在于不同组织和器官中的未分化细胞，它有保持自我更新的能力，具有分化为该组织特定形态特征和独特功能的各种类型细胞的能力。这种干细胞最典型的例子就是造血干细胞，它能分化为各种血细胞。此外，间充质干细胞也能分化成骨骼、软骨、肌肉和其他一些组织。以往认为不能再生的神经组织仍然存在神经干细胞，说明成体干细胞普遍存在。

（一）成体干细胞概述

1. 成体干细胞的来源

对成体干细胞的来源还尚未定论，目前主要有两种看法：一种认为成体干细胞是个体发育中残留下来的胚胎干细胞，是胚胎发育过程中停滞下来的尚未进入分化状态的细胞；另一种认为成体干细胞是在特殊情况下（如外伤），成体细胞发生变异并经重新编程后形成的。

尽管成体干细胞的来源不明并有可能源自胚胎干细胞，但是由于它受到所在组织微环境的影响和调控，在一般情况下，它只分化产生其所在组织和器官中的各种相应的成熟细胞（即特化细胞）。目前已经在许多组织和器官中证实了成体干细胞的存在，其中包括骨髓、外周血、脑、脊髓、牙髓、血管、骨骼、肌肉、表皮、消化管、角膜、视网膜、肝脏和胰腺等。

2. 成体干细胞和胚胎干细胞的区别

成体干细胞和胚胎干细胞二者虽然都具有干细胞的基本特征，即增殖和分化的能力，但还是有所区别，主要表现为两个方面。①增殖方面：人胚胎干细胞可在体外长期培养，仍然维持正常核型和端粒长度，在体外培养条件下可以分裂300次以上，仍然维持高水平的端粒酶活性和未分化状态的永久性；但是成体干细胞的增殖能力一般是有限的。②分化方面：胚胎干细胞潜在的分化谱较宽，可以分化为机体衍生于3个胚层的所有类型细胞；虽然成体干细胞也具有一定的多能性，但是与胚胎干细胞相比，其潜在的分化谱相对较窄。

3. 成体干细胞的形态、生化特征及其分布和数量

在体内，成体干细胞一般情况下多数处于 G_0 期，呈休眠状态，一旦环境改变便开始发挥增殖分化和修复能力。成体干细胞是出生后组织器官再生和修复的主要功能细胞，分布广泛但数量很少。例如，骨髓中只有1/15 000～1/10 000的细胞是造血干细胞，再加上不同组织的成体干细胞存在的部位不一，并缺乏形态及细胞表面标记，尤其是成体组织中成体干细胞的来源到目前为止还无定论，因此其分离与鉴定等研究均较胚胎干细胞困难得多。理论上讲，成体干细胞应该是克隆形成的，即单独一个成体干细胞应该能够产生同一类型的细胞系，然后生成该组织所有类型的分化细胞。

4. 成体干细胞的增殖

成体干细胞与胚胎干细胞一样具有自我更新的能力，即它们能在很长一段时间内准确地复制自己，这种能力靠对称分裂来实现。成体干细胞也具有分化潜能，只是分化潜能已经局限，它们只能分化成相应的成体组织的细胞，而且在达到完全分化状态之前，成体干细胞往往产生祖细胞，在祖细胞阶段产生定向分化成某种终末分化细胞的能力，因而也称定向祖细胞。这种定向祖细胞是靠成体干细胞的不对称分裂而来，即成体干细胞分裂为一个干细胞和一个定向祖细胞。不同的成体干细胞其分化的组织细胞类型不同。

（二）成体干细胞的可塑性

经典发育生物学认为成体干细胞的分化方向是稳定的，而且是不可逆的，即组织沿着一定方向发生分化，且一旦分化完成，就不会回复到原来状态。例如，造血干细胞只能分化为红细胞、白细胞、血小板、淋巴细胞等血细胞，而不能分化为其他组织细胞类型。但在1997年，Eglitis等发现将骨髓干细胞移植到骨髓系统已经被破坏的小鼠体内，结果被植入的骨髓干细胞重新分化为神经干细胞，这表明骨髓干细胞在一定的条件下可以像胚胎干细胞一样重新分化，生成其他组织类型的细胞。

成体干细胞具有分化为别种类型细胞的潜能，如源自小鼠外周血或骨髓的干细胞可分化为神经元、神经胶质细胞、少突胶质细胞，以及心肌、骨骼肌、肝、肺、胃肠道、皮肤等；骨髓基质细胞可分化为骨、软骨、脂肪，甚至形成心肌、骨骼肌等；神经干细胞则可分化为血细胞、骨骼肌细胞等。1999年，Alison等发现接受了骨髓移植的患者体内有部分骨髓干细胞生成了肝细胞，这提示人体内的成体干细胞也存在着类似的现象。由此可见，来源于各种组织的成体干细胞事实上并未定型，它们的分化潜能远较先前所认为的要宽，一旦处于一个崭新的微环境中，它们将有可能分化为其他类型的细胞，干细胞生物学家们将这种现象称为成体干细胞的可塑性，也有人称之为干细胞的横向（转）分化。

成体干细胞的一个很重要的特性就是可塑性（或称为转分化），成体干细胞不仅可以分化为其所在组织的细胞，还能够跨谱系甚至跨胚层分化。所谓细胞谱系是指从幼稚的细胞分化为各种高分化的组织细胞（终末分化细胞）的体系。例如，从骨髓中分离和纯化的造血干细胞被注入肝缺陷小鼠后，能分化为胆管上皮细胞和肝细胞。

从理论上讲，成体干细胞可塑性在生物学和医学上都有很重要的意义。

（三）几种主要的成体干细胞

近年来，除造血干细胞之外又有多种其他类型的成体干细胞被成功分离或鉴定，如间充质干细胞、神经干细胞、皮肤干细胞、肠干细胞及肝干细胞等。现介绍几种主要的成体干细胞。

1. 造血干细胞

造血干细胞（hemopoietic stem cell，HSC）是第一种被认识的成体干细胞。在外周组织中含量很低。例如，在骨髓中10 000～15 000个细胞中才有一个HSC，其主要分选标志为$CD34^+$和$CD38^+$等。HSC是体内各种血细胞的唯一来源，它主要存在于骨髓、外周血和脐带血中。

HSC是在临床治疗中应用较早的干细胞，从骨髓中分离、纯化HSC进行移植已成功地应用于临床。但是HSC并不能在人群中随意移植，正如输血需要配ABO血型一样，HSC移植需先进行人白细胞抗原（HLA）配型。只有两个个体HLA配型相同，才能进行HSC

移植，否则会发生移植物抗宿主反应或移植排斥反应，严重者可危及生命。目前发现脐带血中含有丰富的HSC，可用于HSC移植。脐血干细胞移植的长处在于无来源的限制，对HLA配型要求不高，不易受病毒或肿瘤的污染。已有人尝试用脐带血干细胞代替骨髓来源的造血干细胞重建造血系统。对不同胎龄脐带血中造血干细胞的含量，以及脐带血中HSC和骨髓HSC的性状差异，都应该做进一步的研究。

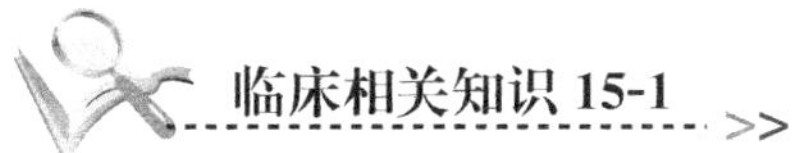

★造血干细胞的临床应用★

临床上HSC移植除了可以治疗急性白血病和慢性白血病外，也可以用于治疗重型再生障碍性贫血、珠蛋白障碍性贫血、恶性淋巴瘤和多发性骨髓瘤等血液系统疾病及小细胞肺癌、乳腺癌、睾丸癌、卵巢癌和神经母细胞瘤等多种实体肿瘤。对急性白血病无供体者，也可在治疗完全缓解后采取其自身HSC移植，即自体HSC移植进行治疗。许多研究报道证明，HSC在体内可向肝脏细胞、神经组织细胞、肌肉细胞及心肌血管内皮细胞分化，并可在体内迁移至损伤部位并参与组织和器官的修复与再生。

2. 间充质干细胞

间充质干细胞（mesenchymal stem cell，MSC）是来源于结缔组织的一类细胞，可以从皮肤、骨髓、软骨和骨组织中分离得到。这类细胞易于在体外扩增，并且在不同的诱导条件下，MSC可分化为多种间充质组织，如骨、关节、脂肪、肌腱、肌肉和骨髓基质等，因此提出MSC的概念。MSC目前还没有准确的定义。实际上，MSC是一个混合细胞群体，很难以一个表型对它进行筛选。而且，不同的培养条件、时间和种植密度都会影响到其细胞表面一系列特异性抗原的表达。目前尚无MSC的特异性标志，它可表达间质细胞、内皮细胞和表皮细胞的表面标记，其中CD29、CD44、CD105、CD144是MSC的重要标记物。

由于MSC可以在体外相对容易的诱导分化为成骨细胞和软骨细胞，所以可以预见其在治疗骨损伤和先天骨组织畸形等疾病方面将会有广泛的应用。

3. 神经干细胞

传统观点认为，中枢神经系统的神经元在出生后不久就丧失其再生能力，然而近来的一些研究证明，在中枢神经系统中部分细胞仍具有自我更新及分化产生成熟脑细胞的能力，这些细胞被称为**神经干细胞**（neural stem cell，NSC）。

在胚胎和成人脑的多个区域中，都有NSC的存在。NSC具有干细胞的特性，可以在分化前的培养过程中无限增殖。NSC的分裂方式既有不对称分裂，也有对称分裂。NSC是一种单能干细胞，受不同因子影响，神经干细胞可以进一步被诱导分化为3种主要的中枢神经系统类型：神经元、星形胶质细胞和少突胶质细胞。由于神经元、星形胶质细胞和少突胶质细胞都可以用作特定细胞移植材料，所以如何充分利用NSC多分化潜能便成为研究的热点。

有很多中枢神经系统疾病是因为某种特定的脑细胞发生退行性死亡，导致一些重要的神经递质、蛋白质因子或某些重要结构的匮乏所致。因此，在成功地培养了NSC之后，人们很自然地想到利用它直接进行移植治疗，或者利用病毒载体携带目的基因导入NSC，将筛选得到的体外高效表达目的基因的克隆进行移植，即细胞治疗。许多老年性疾病，如阿尔茨海默病、帕金森病和脑卒中（stoke）等，均伴有脑或脊髓相应部位特定神经元的死亡，而利用干细胞移植治疗这些疾病的动物模型已获成功。此外，NSC移植还可治疗脊髓损伤和脑外伤等。NSC移植的另一个特点是移植入中枢神经系统后不具有免疫排斥反应，因为脑和脊髓血脑屏障的存在使之成为免疫系统中较为特殊的器官。

尽管在体外可以分离和培养NSC，但仍有许多关键性问题尚未解决。目前，对NSC的研究集中在以下几个方面：①进一步研究NSC生物学特征及其分离、纯化和扩增的条件；②人类NSC在脑内的定位及怎样在原位诱导神经干细胞增殖分化以补充因疾病和损伤所丢失的神经细胞；③人类NSC是否也可向其他胚层的细胞转化等。

尽管成体干细胞显示出了广阔的应用前景，但仍受到一些因素的限制。首先，虽然多种不同类型的专能干细胞已得到确定，但尚未能在人体所有组织和细胞中分离鉴定出成体干细胞。其次，成体干细胞在数量上是非常少的，很难分离和纯化，且随年龄增长其数目会减少。再次，如果尝试使用患者自身的干细胞进行自体移植治疗，那么首先必须从患者体内分离干细胞，然后进行体外培养，直至有足够数量的细胞才可用于治疗。而对于某些急性病症来说，恐怕就没有足够的时间来培养细胞了。由此可见，研究成体干细胞在体外保持长期增殖和定向诱导其分化的机制极其重要。

四、干细胞研究的应用前景及面临的问题

虽然目前干细胞的研究已预示了它在基础医学及临床实用方面的广阔前景，但是技术上有很多关键性问题亟待解决，同时干细胞研究在伦理学层面上也面临着一些难题。

（一）干细胞研究的基础应用

1. 干细胞是研究早期胚胎发育的良好模型

胚胎干细胞系的建立，解决了长期悬而未决的早期胚胎模型问题。如果能弄清细胞分化的发育过程，通过对各时期基因表达的研究，可进一步了解人自身胚胎发生规律、胎儿畸形和胚胎肿瘤的发生机制等，并从中获得纠正其发生的途径，才能对各种先天缺陷进行有效的预防，具有重大的基础和临床意义。通过对胚胎干细胞的体外培养，可获得与体内发育早期胚胎相类似的胚胎小体（embryonic body），在此过程中分离鉴定各种关键的基因及蛋白质分子，并对早期胚胎发育机制进行研究将会带来突破性的进展。

2. 干细胞是研究人类疾病的良好模型

对于各种人类疾病的研究，往往需建立疾病的动物模型来探讨发病机制及影响因素，以寻求预防和治疗疾病的方法及途径。目前对很多人类疾病而言，人们尚未建立其相应的动物模型。许多疾病的研究因为缺少良好的动物模型而进展缓慢，而建立的某些疾病的动物模型，如帕金森病等，只能部分模拟疾病的进程；许多疾病的研究因缺少有效的体外模型而进展缓慢，如艾滋病、丙型肝炎等，其致病病毒只能在人类及黑猩猩的细胞中才能生长，这就限制了对该病的研究。而胚胎干细胞的出现有望解决这些难题。利用干细胞来建立相应的疾

病模型，从而将有助于人们更深入地研究疾病的发生机制及影响因素，并最终找到适宜的治疗和预防方案。目前已利用遗传工程技术在体外定向改造 ES 细胞后，建立了多种人类遗传病的动物模型，使人体内的基因功能研究大为推进，为人类疾病的基因治疗奠定了坚实的基础。

3. 组织工程方面的应用

目前可以通过将少量种子细胞经体外扩增后与可降解生物材料复合，构建新的组织或器官，用于替代和修复病变或缺损的组织或器官，重建生理功能，因而种子细胞的选择是组织工程的关键。理论上只要将干细胞分离后培养扩增，即能获得足够量的种子细胞。除成体干细胞外，胚胎干细胞因其独特的无限增殖能力和分化的全能性，已成为组织工程种子细胞研究的另一热点。

4. 用于药物筛选和新药开发

胚胎干细胞和诱导型多能干细胞（iPS）是新型药物筛选的理想模型。人胚胎干细胞经体外定向诱导，可以在体外培养出 200 多种不同类型的人体细胞，因而可以对不同药物进行不同细胞类型的细胞水平的致畸实验和药物筛选，使药物的研制过程更趋合理有效，并避免消耗大量实验动物。可为药物筛选提供更安全和廉价的模型，将使新药开发、药物筛选和药物研究更为直接可靠。目前已有 10 多家欧洲实验室建立用鼠胚胎来进行药物的敏感性、光毒性和胚胎毒性实验。人 ES 细胞系和 iPS 方法体系的建立，可从细胞水平来研究人体对药物的反应，还可对化学物质的毒性和效能进行评估，对药理学、农业和化肥工业等领域的发展有重要意义。

5. 干细胞的其他用途

胚胎干细胞可用于转基因动物模型的建立，并可以结合基因敲除、基因功能获得性突变等基因重组技术，对特定基因进行功能性研究。干细胞具有很强的增殖能力，植入体内后又可迁移到相应的病变部位，因此，可作为药物或基因的靶向转运工具，用于肿瘤或其他疾病的基因治疗。在控制条件下胚胎干细胞可以产生一定数量的稀有蛋白，这对研究这些蛋白的结构与功能有很大的帮助等。

（二）干细胞的临床应用

由于干细胞具有高度的自我更新能力和分化潜能，所以理论上干细胞可用于治疗各种外伤、病理损伤、组织缺陷性疾病、免疫缺陷性疾病和遗传疾病等，几乎涉及临床各个专业，如心血管疾病、自身免疫性疾病、糖尿病、骨质疏松、恶性肿瘤、阿尔茨海默病、帕金森病、严重烧伤、脊髓损伤和遗传性缺陷等疾病的治疗，这些在今天需要终生用药甚至被视为绝症的疾病，将来都可能在干细胞身上找到突破口，应用干细胞治疗更显示出其独特的优势。

1. 干细胞移植

对于因疾病造成组织细胞不可逆损伤而丧失器官、组织功能的患者而言，细胞移植是一种首选且行之有效的方法。干细胞提供了一个可能的器官、组织移植的来源。

目前，干细胞替代疗法的临床应用研究范围越来越广，主要集中于神经系统疾患、恶性肿瘤、糖尿病及自身免疫性疾病等。例如，用神经干细胞治疗神经退变性疾病（帕金森病、亨廷顿舞蹈症和阿尔茨海默病等），用造血干细胞重建造血功能，用胰岛细胞治疗糖尿病，用心肌细胞修复已坏死的心肌等。其中从骨髓中分离、纯化造血干细胞进行移植已成功地应用于临床。

2. 为基因治疗提供新的途径

基因治疗的关键是如何使导入的目的基因长期表达，从而达到治疗疾病的目的。理想的细胞介导的基因治疗应该能够自我更新，从而使治疗性基因在一个较长的时间内可以不断表达，发挥相应的作用。干细胞具有自我增殖的特点，其数量能够不断增加，因而可以减少或消除以往基因治疗必须不断进行的缺点，因此是细胞介导基因治疗的良好载体。如果将目的基因转入干细胞（假定干细胞能进行正确分化并迁移到正确的部位），然后进行干细胞移植，就能够克服目前基因治疗所遇到的种种难题。

ES细胞是基因治疗的良好靶细胞。利用基因打靶载体使外源DNA与ES细胞中相应部分发生重组，或靶向破坏等位基因造成基因纯合失效来治疗疾病，具有基因转移效率高和易于操作的特点。但用于基因治疗的干细胞具有多方向分化潜能，这也给人们提出了安全上的问题，不同种类的干细胞可能引起畸胎瘤和其他不同组织类型的肿瘤。因此，使用经过基因修饰的能够控制的和较成熟的干细胞可能较为安全。iPS的兴起，为基因治疗的推广应用提供了新的平台。

（三）干细胞研究面临的问题

虽然干细胞研究为人们展示了美好的前景，但随着研究不断深入，各个研究方向均面临诸多的问题亟待解决，归纳起来体现在两个方面，一是干细胞研究的技术问题，二是干细胞研究的伦理学问题。

1. 干细胞研究中面临的技术问题

（1）如何在体外维持胚胎干细胞的未分化状态

ES细胞极易分化为其他细胞，如何在体外扩增时维持胚胎干细胞未分化状态是人们目前面临的一个问题。虽然在体外培养时防止ES细胞分化已取得了一些进展，如在培养基中加入白血病抑制因子等可抑制干细胞分化，但作用机制还不十分清楚，对干细胞的培养条件仍需做大量的进一步研究。人类ES细胞在目前的培养条件下很容易发生分化。流式细胞仪分析显示，正常的人类胚胎干细胞培养中有大约10%的细胞是分化的细胞。因此，必须首先阐明人类胚胎干细胞未分化状态的维持机制，特别是各种信号通路对维持人类胚胎干细胞未分化状态的维持机制，才能为下一步的研究打下坚实的基础。

（2）如何定向诱导干细胞分化

从理论上讲，可以通过胚胎干细胞无限地提供移植所需要的特定的各种细胞类型，但目前科学家们还不能有效地定向诱导人ES细胞向单一方向分化和得到纯的分化细胞。而未分化的人胚胎干细胞植入人体内会产生畸胎瘤，影响细胞移植治疗的应用。因此，明确干细胞在体外定向分化的分子机制十分关键。胚胎干细胞定向诱导分化产生单一类型的分化细胞是至今尚未解决的难题，对人ES细胞的有效定向分化有赖于生物化学、分子生物学和组织培养等基础研究的共同发展。

（3）分离纯化问题

体外诱导分化得到的细胞大多为多种类型细胞的混合体，得到人们需要的单一的细胞不是很多，要求有一种理想的ES细胞传代培养的消化及离散方法。目前的技术还达不到人们的要求。诱导分化后得到的细胞，其许多特异性标记物尚不明确，某些表达相似标记物或共表达的细胞是否具有相似的功能还有待进一步的确定。

(4) 组织工程应用中的难题

组织工程的目标之一就是能够制造功能完善的人体器官，胚胎干细胞是实现这一目标的希望所在。但由 ES 细胞在体外发育成一完整的器官，尤其是像心、肝、肾、肺等大型精细复杂的器官，这一目标还需要技术上的突破。因为器官的形成是一个非常复杂的三维过程，退一步讲，即便是发育完整的来自健康个体的器官，目前还无法做到离体培养并维持其正常的生理功能，器官的体外保存和维持仍是器官移植中的难题。

(5) 如何克服移植排斥反应

与其他同种异体的组织器官移植相比，ES 细胞主要组织相容性复合物 MHC-Ⅰ类抗原表达极低，但分化后的细胞主要组织相容性复合物 MHC-Ⅰ类抗原表达增加。如何克服移植排斥问题并创造一种“万能供者”细胞，需要破坏或改变细胞中的许多基因，其可行性尚不清楚。而通过核移植技术，是否会激活卵细胞的沉默基因，启动 DNA 的合成，会不会改变染色体的结构等问题也需进一步探讨。如何克服移植排斥反应是 ES 细胞成功应用于临床的前提。

克服移植排斥反应的可能方法包括：建立胚胎干细胞库，提供多个主要组织相容性抗原位点以供主要组织相容性复合物（MHC）配型的需要；建立普遍适用的供者细胞系，在这些细胞系中对 MHC 进行遗传学上的修饰以避免排斥反应的发生。这一目标在小鼠中已部分实现。

(6) 成体干细胞在临床应用面临的问题

首先，组织中成体干细胞的数量很少，缺乏细胞表面标志难以将其分离纯化。就骨髓细胞来讲，每 1 万～1.5 万个细胞中仅有 1 个造血干细胞，而目前也不能确定是否所有的组织中均存在可供分离的干细胞。其次，能否实现成体干细胞的体外扩增仍有争论。

2. 干细胞研究的伦理学问题

在当今的生命科学研究领域，人胚胎干细胞及克隆技术等研究的进展和突破给医疗卫生方面带来了革命性的影响，同时相关研究成果所引发的伦理问题备受关注。

(1) 伦理学上的争议

胚胎干细胞的研究引发了当前最为激烈而敏感的伦理之争。按照传统的生物伦理学观点，生命始于受精，用受精卵发育出的胚囊分离培养多能干细胞是“扼杀生命”，有悖人类伦理道德。目前获取干细胞的最好途径是从人体胚胎获得，其过程必然会毁坏胚胎，“扼杀生命”在所难免，因而涉及伦理道德问题。

为了获得和研究胚胎干细胞，而人工制造胚胎或克隆胚胎的伦理争论十分激烈，为了取得人胚胎干细胞，二者不但都要毁坏胚胎，而且前者把人工制造胚胎作为达到该目的的手段，后者还有克隆人的危险。不管哪一个来源，提取胚胎干细胞必定会损毁胚胎，在反对者的眼里这样无异于毁灭生命。人类胚胎干细胞研究的伦理学争论之焦点：胚胎是否是生命？应不应该得到尊重？有的学者认为胚胎就是生命，因此人类干细胞的研究受到伦理和法律的限制而举步维艰。利用胚胎研究是在亵渎神灵，侮辱和践踏生命的尊严。为了科研目的，给予生命，又让它死去这是让人无法接受的。赞成者则认为利用胚胎干细胞移植治疗可为无数身患重症的病人带来生的希望，在道德上是无可非议的。

因此，许多国家都颁布了关于胚胎干细胞研究的指导原则，规定出禁止的研究领域。

（2）解决办法

目前科学工作者和伦理学家及社会公众在以下问题上已经达成共识。根据2003年中国科技部和卫生部联合发布的《人胚胎干细胞研究伦理指导原则》第5条规定，用于研究的人胚胎干细胞只能通过4种方式获得：①体外授精时多余的配子或囊胚；②自然或自愿选择流产的胎儿细胞；③体细胞核移植技术所获得的囊胚和单性分裂囊胚；④自愿捐献的生殖细胞。

《人胚胎干细胞研究伦理指导原则》还规定，进行人胚胎干细胞研究，必须遵守以下行为规范：①利用体外授精、体细胞核移植、单性复制技术或遗传修饰获得的囊胚，其体外培养期限自受精或核移植开始不得超过14d；②不得将前款中获得的已用于研究的人囊胚植入人或任何其他动物的生殖系统；③不得将人的生殖细胞与其他物种的生殖细胞结合。禁止买卖人类配子、受精卵、胚胎或胎儿组织。进行人胚胎干细胞研究，必须认真贯彻知情同意与知情选择原则，签署知情同意书，保护受试者的隐私。

伦理学的理论要适应历史的发展和需要，各国政府对于干细胞研究限制的放松，体现了生命伦理学在不断的发展变化。2009年美国总统奥巴马签署行政命令，宣布解除对用联邦政府资金支持胚胎干细胞研究的限制。人们有理由相信，随着干细胞研究的日益深入，成果的不断涌现，作为对自然科学研究具有一定指导意义的生命伦理学，也会随着干细胞的研究而不断发展，并积极地促进干细胞研究领域的健康发展。2007年，美国和日本科学家宣布独立发现将普通皮肤细胞转化为干细胞的办法，而获得了iPS。这一方法绕开了胚胎干细胞研究的伦理问题，引起了很大的反响。

干细胞研究是将来生命科学的核心内容，它可以作为工具，研究很多生命现象，改变人们对生命过程的看法。但是干细胞研究还面临着许多问题，在人类进入“干细胞时代”之前，在确切了解干细胞治疗的实际用途之前，还有许多障碍需要跨越。但必须承认的是，干细胞研究和应用的前景是相当广阔的。

第二节 癌 细 胞

癌细胞（cancer cell）是指生长失去控制，具有恶性增殖、扩散和转移能力的细胞。细胞癌变可被认为是不正常的细胞分化过程，对癌细胞的形成与特性的了解，有助于深入研究细胞增殖、分化与凋亡的调节机制及最终彻底治愈癌症。**癌症**（cancer）是各种恶性肿瘤的统称。其细胞的生长和分裂速度高于正常细胞，且往往可转移到其他组织。

一、癌细胞的基本特征

（一）细胞生长与分裂失去控制

癌细胞具有和胚胎干细胞相似的未分化和低分化的生物学特性，除了拥有其来源细胞的部分特性之外，肿瘤细胞还表现出低分化和高增殖的特征。在正常机体中大部分细胞或生长与分裂，或者处于静止状态，执行其特定的生理功能。在成体的一些组织中，会有部分细胞衰老、死亡，同时又有新生细胞的增殖和补充，它们处于动态平衡之中，维持组织与器官的稳定，这是一种受严格调控的过程。而癌细胞是正常细胞分裂过程中逐渐形成的一些增殖失去控制的细胞，成为“不死”的永生细胞，它们核质比例增大，分裂速度加快，结果最终破坏了正常组织与器官的结构和功能，使生物体逐步走向死亡。

（二）丧失生长的接触抑制

正常培养的大部分贴壁生长的动物细胞需要黏附于固定的表面才能生长，当分裂增殖达到一定的密度，汇合成单层细胞以后即停止分裂，这个过程称为接触抑制或密度依赖性抑制。而转化细胞和肿瘤细胞则失去这种生长限制，不仅可以在半固体琼脂中悬浮生长，在培养皿的底面长满后可以持续分裂，不受密度限制，达到很高密度而出现堆积生长，形成高出单层细胞的细胞灶。

（三）具有浸润性和扩散性

动物体内特别是衰老的动物体内常常出现肿瘤，有些肿瘤细胞仅位于某些组织特定部位，周围通常有完整的结缔组织膜结构包裹，称之为良性肿瘤（benign），如息肉。如果肿瘤细胞具有浸润性和扩散性，则称为恶性肿瘤，即癌。

与良性肿瘤不同的是恶性肿瘤细胞（癌细胞）的细胞间黏着性下降，具有浸润性和扩散性，易于浸润周围健康组织，或者通过血液循环或淋巴途径转移并在其他部位黏着和增殖。肿瘤细胞转移并在身体其他部位增殖产生的次级肿瘤称为转移灶（metastasis）（图 15-1）。

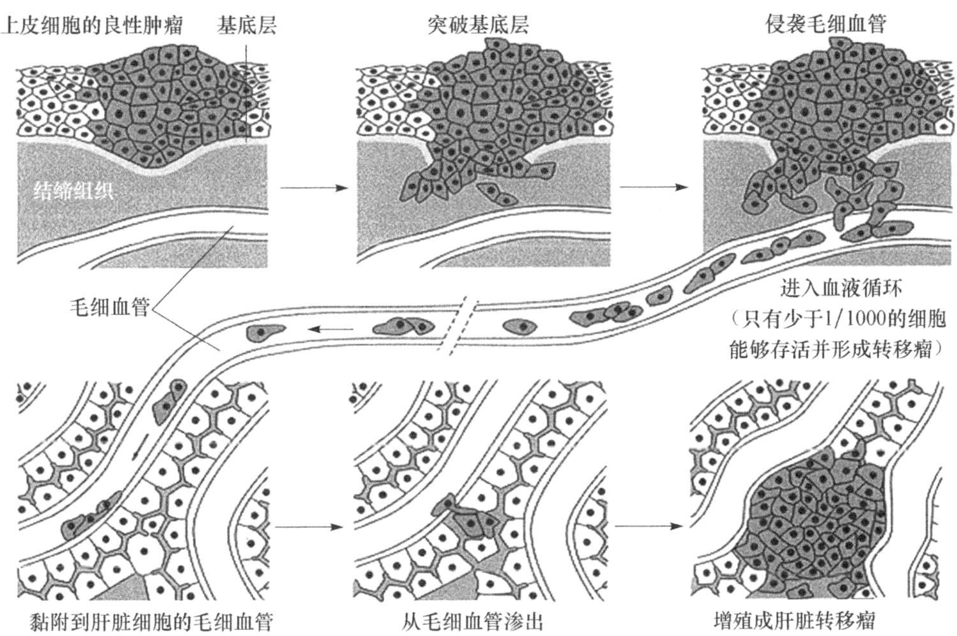

图 15-1　恶性肿瘤的转移示意图（梁卫红，2012）

（四）细胞表面特性的改变

癌细胞表面特性改变，如膜蛋白改变，引起细胞间相互作用的改变（如黏附性改变，易于附着生长，逃避免疫系统的监视和杀伤等）。

癌细胞膜的通透性表现异常，如癌细胞对某些糖类及氨基酸的运送比相应的正常细胞大得多，为癌细胞的快速生长创造条件。植物凝集素可使恶性转化细胞发生凝集，而相应的正常细胞则不凝集。与植物凝集素作用的细胞可显示出接触抑制现象，如加入植物凝集素的受体（α-甲基葡萄糖）夺去已结合在膜上的植物凝集素，肿瘤细胞又表现出不受细胞接触抑制的作用而继续分裂的特点。这种凝集反应的作用点就是膜表面的糖受体，而膜上糖受体有启动细胞 DNA 合成和影响细胞增殖的作用。

正常哺乳动物的组织，特别是上皮组织细胞彼此间有很强的黏着力。癌细胞膜表面黏着力显著降低，其机械黏着力为正常上皮细胞的 1/5～1/3。因此，癌细胞容易从原发部位脱离而发生侵袭和转移；肿瘤纤溶酶能使血纤溶酶原转变为血纤溶酶，使纤维蛋白分解，纤溶酶可降解细胞间基质或黏合物从而有助于恶性肿瘤细胞向周围组织侵犯。用化学致癌物诱发的皮肤癌、乳腺癌和肝癌的细胞培养瘤株中也有纤溶酶的活性。在各种动物和人的肿瘤细胞中也都发现有此酶的存在，故将这种酶称为肿瘤纤溶酶。该酶不存在于正常细胞中，但将正常细胞加入具有肿瘤纤溶酶体系的培养液中，可发生类似肿瘤的形态改变。

（五）蛋白质表达谱系和蛋白质活性改变

癌细胞内部基因表达调控方式发生了很大改变，癌细胞的蛋白质表达谱中，往往出现一些在胚胎细胞中表达的蛋白质，如在肝癌细胞中表达胚胎细胞中的甲胎蛋白等多种蛋白质。癌细胞蛋白质表达谱系的主要特征有出现胚胎细胞中的蛋白质（与低分化程度有关），端粒酶活性增高（与无限分裂增殖有关），异常表达与癌症的发生发展等（如细胞周期调控、凋亡、黏附、细胞扩散和移动性）相关的蛋白质，例如，纤连蛋白减少，蛋白激酶 Src、转录因子 Myc 等的表达增加。

同一种癌，由于不同的个体基因突变位点可能不同而呈现不同的表型，而且同一个体的同一种癌其表型也在不断发生变化，应用生物芯片技术检测不同患者癌细胞中 mRNA 或蛋白质的表达谱，对于肿瘤的诊断和个体化治疗具有重要意义。

二、癌基因与抑癌基因

基因的改变是肿瘤起源与发展的分子基础。而与肿瘤发生相关的基因有两大类，一类为**癌基因**（oncogene），它们能促进细胞的生长和增殖；一类为**抑癌基因**（tumor suppressor gene），它们能调节细胞的生长和分化而抑制肿瘤的发生。这两大类基因在肿瘤的发生中的作用正好相反。它们的异常，或者增强细胞生长和增殖，或者去除正常的生长抑制，结果都会导致肿瘤发生。

（一）癌基因

癌基因通常是指能够使细胞发生癌变的 DNA 片段。它首先发现于病毒的基因组，后来又发现于动物和人类的基因组中。癌基因原是正常细胞生长发育所必需的一类基因，一旦这些基因在表达时间、表达部位、表达数量及表达产物结构等方面发生异常，就可以导致细胞无限增殖，最终恶性转化。许多癌基因是由正常的**原癌基因**（proto-oncogene）突变而来，原癌基因是一类控制细胞增殖与分化的基因，本身并无致癌作用。但这些基因具有转化的潜能，可被激活成为癌基因，进而导致细胞的恶性转化。

1. 病毒癌基因

病毒癌基因（virus oncogene，v-oncogene，v-onc）是存在于病毒基因组中的，能使细胞发生恶性转化的基因。

病毒癌基因首先发现于以 Rous 肉瘤病毒（RSV）为代表的致癌 RNA 逆转录病毒中。逆转录病毒基因组内含有额外的与致癌有关的 *src* 基因，这个基因不编码病毒的结构成分，对病毒的复制也没有作用，但它能引起细胞的恶性增殖而致癌，这个基因就是病毒癌基因。在不同的致癌病毒中存在的病毒癌基因是不同的，其共同特点是可以维持细胞持续增殖，可能有利于病毒的增殖，因此这种基因在进化中不会被丢失。

2. 细胞癌基因

在正常细胞基因组中存在有与病毒癌基因同源序列的基因，其功能是控制细胞生长，这就是原癌基因，又被称为**细胞癌基因**（cellular oncogene，c-onc）。它们在进化过程中是高度保守的，很多细胞癌基因存在于多种生物体中，还有一些甚至能在酵母中见到，表明细胞癌基因在细胞增殖和分化过程中起着非常重要的作用。所有的细胞癌基因在正常情况下，其表达都受到严密的调控，多处于封闭状态，即不表达或低表达。因此，细胞癌基因在正常细胞中只能调控细胞增殖，并不具有致癌活性，当这些调控发生改变时，就可能导致细胞无限制地增生而发生恶性转化。

根据细胞癌基因产物在细胞内的定位及功能可将其分为 4 大类：①生长因子类。其通过与相应细胞受体结合刺激细胞增生，如 *sis* 癌基因的产物是血小板生长因子（PDGF）。②生长因子受体类。其与生长因子结合后，形成蛋白酪氨酸激酶，触发细胞内的一系列反应，如原癌基因 *ERBB* 的产物为表皮生长因子受体。③信号传递蛋白类。其可进一步分为两种，一是酪氨酸激酶，与膜蛋白结合，可把 ATP 末端的磷酸基转移到其他蛋白质的酪氨酸残基上，从而改变其功能，影响细胞的生长和分化；二是丝氨酸/苏氨酸激酶，位于细胞质内，可把 ATP 末端的磷酸基转移到其他蛋白质的丝氨酸或苏氨酸残基上，改变其功能，影响细胞的生长和分化。④核内转录因子类。其多与细胞核结合，调节某些基因转录和 DNA 的复制，促进细胞的增殖，如原癌基因 *Myc*、*jun* 等。

（二）抑癌基因

抑癌基因，又称为**抗癌基因**（anti-oncogene），是人类正常细胞中所具有的一类基因，具有稳定染色体、抑制细胞的生长和促进细胞的分化的功能。当一对抑癌基因因突变或缺失均丧失功能或失活后，形成隐性纯合状态时，细胞就会因为失去抑制肿瘤发生的作用而恶性转化，所以，也称为**隐性癌基因**（recessive oncogene）。例如，遗传性视网膜母细胞瘤的 *Rb* 基因，是研究较早的抑癌基因，位于 13q14，由 27 个外显子组成，全长 200kb 以上，mRNA 为 4.7kb，蛋白产物为核蛋白，含 928 个氨基酸，分子质量为 105kDa。正常情况下，它可与 DNA 结合，具有抑制细胞增殖和细胞转化作用，控制着视网膜母细胞的正常发育和分化。当 *RbRb* 基因型的个体的生殖细胞发生一次突变，使一个 *Rb* 改变为 *rb* 时，其后代的基因型为 *Rbrb*，个体不发病。而出生后发生一次基因突变或染色体丢失，使视网膜母细胞中的另一个等位基因 *Rb* 突变成 *rb* 或丢失，形成 *rbrb* 的纯合子或 *rb* 半合子，就会失去抑癌的功能而导致视网膜母细胞瘤的发生。例如，*P53* 基因也是一种抑癌基因，它的突变或缺失是胃癌、肺癌、乳腺癌、膀胱癌等许多肿瘤主要的致癌原因。常见的肿瘤抑制基因还有*P16*、*NF1*、*DCC*、*WT*、*APC*等。这些基因的共同特点是，当两个等位基因都突变时，细胞才会因正常抑制的解除而恶性转化。

三、肿瘤发生的分子细胞机制

（一）二次突变假说

各种恶性肿瘤都是由相应的正常组织细胞恶性转化生成。这种恶性转化是在个体本身具有某种肿瘤遗传易感性的基础上，致癌因子引起细胞遗传物质结构及功能改变的结果。这种改变大多数不是由生殖细胞遗传得来，而是由体细胞中新发生的基因突变所致。

1973年Knudson在研究肿瘤成因时提出恶性肿瘤形成的二次突变假说，以解释肿瘤发生的遗传机理。二次突变假说认为，人体内的肿瘤细胞都必须经过两次或两次以上的细胞突变才能形成。第一次突变发生于生殖细胞或由父母遗传而来（合子前突变），也可能发生在体细胞；第二次突变则均发生在体细胞。在遗传性肿瘤中，第一次突变发生于生殖细胞，突变的生殖细胞受精后所发育个体的每一个体细胞和生殖细胞都带有这种突变基因，因此任何细胞只要再发生一次突变（即第二次突变），就可转化为肿瘤细胞。这种肿瘤细胞在一定条件，形成增殖优势，最后演变成恶性肿瘤。例如，视网膜母细胞癌有遗传性和非遗传性。遗传性视网膜母细胞癌发病早，并多为双侧性和多发性。这是因为第一次突变已发生于生殖细胞，患儿出生时每一个视网膜母细胞均带有一个突变，在此基础上，若在出生后某个视网膜母细胞再发生一次突变，就会转变为肿瘤细胞，这种事件较易发生，故表现为发病早、双侧性和多发性的特点。非遗传性视网膜母细胞瘤的发生则需要个体出生后同一个视网膜母细胞先后发生两次突变，而且两次突变都发生在同一基因座位，才能转变为肿瘤细胞，但这样的概率很小，需要较长时间地积累，因此发病较晚，多为单侧性。神经母细胞瘤、肾母细胞瘤、嗜铬细胞瘤等都符合这一假说。二次突变假说也解释了非遗传性肿瘤发病率较低的现象，因为一个个体发生了第一次突变后再发生第二次体细胞的突变的概率是很低的，且突变基因并不一定外显。

（二）单克隆起源说

同一个肿瘤的细胞中，染色体常有许多共同的异常，表明它们来源于一个共同的突变细胞，经过多次有丝分裂而形成异常克隆，这就是肿瘤发生的单克隆起源说。然而由于内外环境的影响，单克隆起源的肿瘤细胞，其核型可有不同的变化而产生多样性，因此，同一肿瘤的各个细胞的核型常常不完全相同，而且，不同核型的细胞生存和增殖的能力也不同。在整个肿瘤发展过程中，有的细胞被逐渐淘汰，有的则逐渐形成增殖优势，不同的细胞系分化成干系和旁系。由于环境条件的改变，干系和旁系是可以发生改变和相互转化的。有的肿瘤没有明显的干系，而有的肿瘤又可能有两个或两个以上的干系。在有干系的肿瘤中，肿瘤的生长主要是干系增殖的结果。

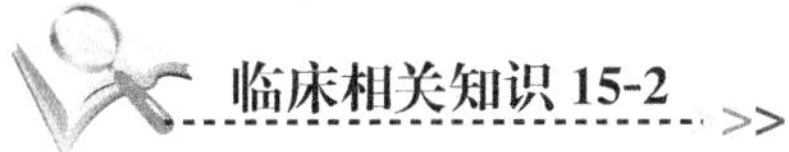

★肿瘤干细胞与肿瘤的治疗★

现有肿瘤治疗方法主要是减少肿瘤细胞的体积和数量，尽管目前使用的药物可使转移瘤体缩小，但效果常是暂时的，也不能明显地延长患者的生命。这些治疗失败的原因之一是癌细胞逐渐获得了耐药性；另一可能的原因是现有的治疗方法不能有效的杀灭肿瘤干细胞。肿瘤的生长和转移可能源自少量的肿瘤干细胞。

多数细胞及癌肿的增殖潜能是有限的，而药物或放疗缩小肿瘤的能力主要反映了杀灭这些增殖细胞的能力。来自于不同组织的正常干细胞比来源于同一组织的成熟细胞似乎更能耐受化疗药物，可能与抗凋亡蛋白的高水平表达有关或与 ABC 转运如多药耐受基因有关。如果对肿瘤干细胞也同样，那么可以预言由于肿瘤干细胞的增殖能力有限，它们将比肿瘤细胞对化疗药物更具耐药性。即使治疗使肿瘤完全衰退，可能剩下的肿瘤干细胞足以使肿瘤再生。针对肿瘤干细胞的治疗可能效果更持久，同时能阻止肿瘤的转移。

（三）癌基因理论

原癌基因在正常细胞中转录活性较低或虽有转录但对细胞无害，是细胞生长分化等生命活动所不可缺少的基因，其本身并无致癌作用。正常的原癌基因受不同的因素影响后可发生突变，成为导致细胞恶性转化的癌基因。这种变化，就称为癌基因的激活。原癌基因被活化成为癌基因后便大量地转录，或者发生突变后便转录出异常的产物，这两种情况都会导致细胞癌变。原癌基因通常通过下列几种方式被激活而过度表达。

1. 点突变

原癌基因在受到射线、化学致癌物等的诱导后，可发生单个碱基的改变即点突变，使其被激活成为有活性的癌基因，而产生异常的基因产物。也可由于点突变使基因摆脱正常的调控而过度表达，导致细胞恶性转化。最典型的例子是 *ras* 基因的活化。在正常细胞的 *H-ras* 基因中第 12 位密码子为 GGC，而在肿瘤细胞的 *H-ras* 基因中为 GTC，使这个基因编码的 P21 蛋白的第 12 位氨基酸残基在正常细胞中为甘氨酸，而在肿瘤细胞中为缬氨酸，这种肿瘤细胞的点突变，便产生了能刺激细胞发生转化的异常蛋白，使正常细胞发生恶变。现已证实在许多类肿瘤中均发生了 *ras* 基因的点突变。虽然原癌基因与点突变生成的癌基因及其编码的蛋白质彼此间仅有微小的结构差异，但在功能上却有极大的差别，一个能促进细胞的正常生长与增殖，另一个却能引起细胞恶性转化。

2. 插入

当原癌基因附近被插入一个强大的启动子，也可使该原癌基因表达增加，促使细胞恶性转化。逆转录病毒基因组的两端都有长末端重复序列（LTR），LTR 中有启动子，插入到细胞癌基因的适当位置后，可使之激活。例如，将鸟类白细胞增生病毒（ALV）接种到 1 日龄的鸡体内，4～12个月内产生B细胞淋巴瘤，但这种病毒（ALV）本身并不含有癌基因，而它的前病毒中含有LTR，当LTR插入到细胞原癌基因（*c-myc*）附近，就成为*c-myc*的启动子。这个强启动子可促使*c-myc*基因的表达水平比正常时增高30～100倍。这表明*c-myc*基因已被激活。此外，原癌基因除了可因连接病毒基因的启动子而被激活，还会因获得正常细胞的强启动子而活化。例如，*c-myc*基因因染色体易位而与免疫球蛋白的重链或轻链基因的启动子相连接，结果导致*c-myc*基因激活成癌基因。

3. 染色体易位或重排

由于染色体断裂与重排导致原癌基因在染色体上的位置发生改变（易位），使原来无活性或低表达的原癌基因移至某些强大的启动子、增强子或转录调节元件附近而被活化，或者由于易位改变了原癌基因的结构并与其他高表达的基因形成所谓的融合基因，以至原癌基因表达增强，癌细胞的正常调控机制作用减弱，导致肿瘤发生。

在慢性粒细胞白血病（CML）的造血干细胞中可观察到第9号染色体与第22号染色体的易位，结果9q34.1处的原癌基因*abl*易位到22q11的*bcr*基因处，*bcr* DNA序列与*abl* DNA序列相连形成融合基因*bcr/abl*，表达形成一个嵌合蛋白，它比正常的abl蛋白要长，但具有较高的酪氨酸激酶活性。用逆转录病毒载体构建的*bcr/abl*融合基因导入健康鼠的骨髓中，结果实验鼠发生了造血细胞肿瘤，其中也包括慢性粒细胞白血病，这个结果表明染色体易位可能是引起癌变的原因。

4. 基因扩增

正常细胞中，原癌基因DNA不断复制可使其拷贝数大量增加，称为**基因扩增**（gene amplification）。原癌基因过量的表达也会导致肿瘤的发生，而原癌基因表达所产生的蛋白质的量取决于原癌基因的量及其表达活性。研究资料表明，在人体肿瘤细胞中可见到原癌基因的大量扩增，扩增的拷贝数可达正常细胞的10倍至百倍，甚至数千倍。例如，人早幼粒白血病细胞株HL-60中，*c-myc*比相应的细胞多20倍。在许多癌细胞中发现了*c-myc*扩增，最高可达140倍。显然，基因扩增的直接后果就是这些原癌基因的过量表达。基因扩增在细胞遗传学上往往以两种方式存在而可检测到，即均质染色区（HSR）和双微体（DM），均质染色区为染色体某个节段上出现相对解旋的浅染区，这些区中扩增的DNA脱离染色体后，即可形成多数分散的、成双的点状染色质小体，称为双微体。

（四）多步骤遗传损伤学说

大量研究证明，肿瘤的发生是一个多步骤、多阶段、连续发生的过程，涉及多个基因（癌基因和抑癌基因）的改变。一种肿瘤会有多种基因的变异，而同一种基因的改变也会在不同肿瘤的发生中起作用，大多数肿瘤的发生一方面是细胞癌基因的激活，促进细胞增殖，使正常细胞转变为恶性，另一方面是抑癌基因的缺失或失活，也促进细胞的恶变。这两方面的变化都是肿瘤发生不可缺少的因素。研究表明，细胞癌变至少需要两种致癌基因的联合作用，每一个基因的改变只是完成其中的一个步骤，而与其他变异基因的共同作用才最终完成癌变过程。这就形成了肿瘤发生的多步骤致癌假说，也称多步骤遗传损伤学说。例如，结肠癌的逐步发生就涉及多个基因的改变。一开始只有体细胞或生殖细胞中的抑癌基因*APC*基因突变，在另一等位基因丢失（LOH）后，则发生细胞分化形成良性肿瘤或息肉。随后，$KRAS_2$基因突变而使其增生加速，而*DCC*、*P53*基因的缺失最终使其转变为恶性的结肠癌

（图 15-2）。

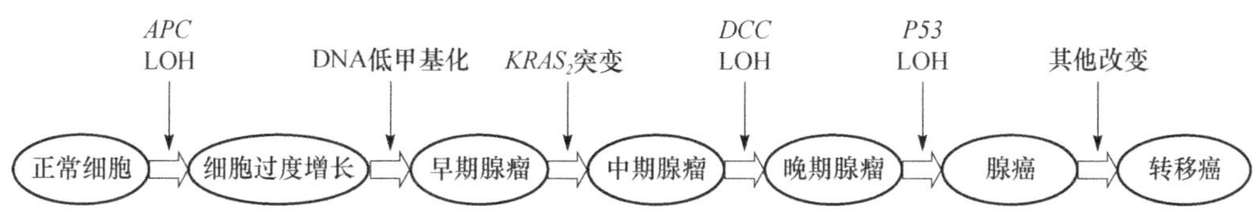

图 15-2 肿瘤多步骤发生的图解（杨保胜等，2011）

在对大量的肝炎病毒导致肝癌的患者进行多角度研究之后，我国科学家于 2011 年找到了肝癌发病的两条主要基因传导途径：一条是较为活跃、能够引起肿瘤的高表达基因，另一条是正常情况下能够抑制肿瘤的低表达基因。当抑制肿瘤的基因急剧减少，而引起肿瘤的基因迅速增加时，人体细胞调控就会出现紊乱，最终引发肝癌。

复 习 题

1. 简述胚胎干细胞的生物学特性和来源。
2. 归纳和比较各种类型干细胞的共同特点和各自的独特性。
3. 说明癌症的发生与癌基因和抑癌基因的关系。
4. 为什么说肿瘤的发生是基因突变逐渐积累的结果？
5. 什么是肿瘤干细胞？肿瘤干细胞的研究对肿瘤的治疗有何意义？

（新乡医学院 丰慧根 杨保胜）

主要参考文献

陈仁彪，孙岳平. 2003. 细胞与分子生物学基础 [M]. 2版. 上海：上海科学技术出版社

陈诗书，汤雪明. 2004. 医学细胞与分子生物学 [M]. 2版. 北京：科学出版社

陈誉华. 2009. 医学细胞生物学 [M]. 4版. 北京：人民卫生出版社

陈竺. 2011. 医学遗传学 [M]. 2版. 北京：人民卫生出版社

郭凌晨，殷明畅. 2004. 分子细胞生物学 [M]. 上海：上海交通大学出版社

韩贻仁. 2007. 分子细胞生物学 [M]. 3版. 北京：高等教育出版社

何亦騉，曾宪录. 2009. 细胞生物学 [M]. 北京：科学出版社

胡以平. 2005. 医学细胞生物学 [M]. 北京：高等教育出版社

胡以平. 2009. 医学细胞生物学 [M]. 2版. 北京：高等教育出版社

贾弘褆，冯作化. 2010. 生物化学与分子生物学 [M]. 北京：人民卫生出版社

金坤林. 2011. 干细胞临床应用——基础、伦理和原则. 北京：科学出版社

李继承. 2005. 医学细胞生物学 [M]. 杭州：浙江大学出版社

李明刚. 2004. 高级分子遗传学 [M]. 北京：科学出版社

李志勇. 2008. 细胞工程学 [M]. 北京：高等教育出版社

梁卫红. 2012. 细胞生物学 [M]. 北京：科学出版社

刘凌云，薛绍白，柳惠图. 2002. 细胞生物学 [M]. 北京：高等教育出版社

刘旭阳，张清炯. 2010. 眼病的细胞和分子生物学基础. 北京：科学出版社

鲁润龙，顾月华. 1992. 细胞生物学 [M]. 北京：中国科学技术大学出版社

罗深秋. 2011. 医学细胞生物学 [M]. 北京：科学出版社

潘大仁. 2007. 细胞生物学 [M]. 北京：科学出版社

屈伸，冯友梅. 2009. 医学生物化学与分子生物学 [M]. 2版. 北京：科学出版社

全国科学技术名词审定委员会. 2006. 遗传学名词 [M]. 2版. 北京：科学出版社

全国科学技术名词审定委员会. 2009. 细胞生物学名词 [M]. 2版. 北京：科学出版社

阮绪芝，梁玉华，杨保胜. 2002. 医学细胞生物学 [M]. 北京：科学出版社

沈大棱，吴超群. 2006. 细胞生物学 [M]. 上海：复旦大学出版社

宋今丹. 2003. 医学细胞生物学 [M]. 北京：人民卫生出版社

孙开来. 2004. 人类发育与遗传学 [M]. 北京：科学出版社

孙开来. 2008. 人类发育与遗传学 [M]. 2版. 北京：科学出版社

孙树汉，胡振林，颜宏利. 2009. 染色体、基因与疾病 [M]. 北京：人民卫生出版社

孙同天. 2010. 细胞生物学 [M]. 2版. 北京：人民卫生出版社

汪堃仁，薛绍白，柳惠图. 1998. 细胞生物学 [M]. 2版. 北京：北京师范大学出版社

王金发. 2004. 细胞生物学 [M]. 北京：科学出版社

王金发. 2005. 英汉细胞生物学词典 [M]. 北京：科学出版社

王培林，杨康娟. 2010. 医学细胞生物学 [M]. 2版. 北京：人民卫生出版社

王亚平. 2009. 干细胞衰老与疾病. 北京：科学出版社

徐晋麟，徐沁，陈淳. 2001. 现代遗传学原理 [M]. 北京：科学出版社

杨保胜. 2010. 遗传与优生 [M]. 北京：人民军医出版社

杨保胜. 2012. 遗传病分子生物学 [M]. 北京：科学出版社
杨保胜，郭化山. 2011. 医学遗传与优生 [M]. 北京：人民军医出版社
杨保胜，贺艳敏. 2002. 遗传与优生学 [M]. 北京：中国人口出版社
杨保胜，李晓文. 2005. 形态学实验指导：细胞生物学与遗传学分册 [M]. 北京：人民卫生出版社
杨保胜，孙银平. 2009. 基础医学概要（四）[M]. 北京：人民卫生出版社
杨保胜，孙银平. 2012. 基础医学概要（四）[M]. 2 版. 北京：人民卫生出版社
杨保胜，丰慧根，王天云. 2005. 医学遗传学——原理与应用 [M]. 2 版. 北京：中国人口出版社
杨保胜，金政，李晓文. 2008. 医学遗传与生殖科学 [M]. 3 版. 郑州：郑州大学出版社
杨保胜，金政，苗聪秀. 2004. 遗传与生殖科学 [M]. 北京：人民军医出版社
杨保胜，田中伟，石如玲. 2010. 分子医学：基础与临床 [M]. 郑州：郑州大学出版社
杨抚华. 2007. 医学细胞生物学 [M]. 5 版. 北京：科学出版社
杨抚华. 2011. 医学细胞生物学 [M]. 6 版. 北京：科学出版社
杨富愉. 2005. 生物膜 [M]. 北京：科学出版社
杨恬. 2005. 细胞生物学 [M]. 北京：人民卫生出版社
杨恬. 2010. 细胞生物学 [M]. 2 版，北京：人民卫生出版社
易静，汤雪明. 2009. 医学细胞生物学 [M]. 上海：上海科学技术出版社
翟中和，王喜忠，丁明孝. 2000. 细胞生物学 [M]. 北京：高等教育出版社
翟中和，王喜忠，丁明孝. 2007. 细胞生物学 [M]. 3 版. 北京：高等教育出版社
翟中和，王喜忠，丁明孝. 2011. 细胞生物学 [M]. 4 版. 北京：高等教育出版社
张景海，杨保胜，颜真. 2011. 药学分子生物学 [M]. 4 版. 北京：人民卫生出版社
周柔丽. 2006. 医学细胞生物学 [M]. 2 版. 北京：北京大学医学出版社
左伋. 2009. 医学细胞生物学 [M]. 4 版. 上海：复旦大学出版社
Adams GB, Alley IR, Chung UI, et al. 2009. Haematopoietic stem cells depend on Galpha (s)-mediated signalling to engraft bone marrow [J]. Nature, 459: 103-107
Alberts B. 2008. 细胞的分子生物学 [M]. 张新跃，钱万强，译. 北京：科学出版社
Alberts B, Bray D, Johnson A, et al. 1998. Essential Cell Biology [M]. New York, London: Garland Publishing Inc
Alberts B, Bray D, Johnson A, et al. 2002. 基础细胞生物学 [M]. 赵寿元，金承志，丁小燕，等，译. 上海：上海科学技术出版社
Alberts B, Bray D, Lewis J, et al. 1990. Molecular Biology of the Cell [M]. 2nd ed. New York, London: Garland Publishing Inc
Alberts B, Bray D, Lewis J, et al. 1994. Molecular Biology of the Cell [M]. 3rd ed. New York, London: Garland Publishing Inc
Alberts B, Johson A, Lewis J, et al. 2002. Molecular Biology of the Cell [M]. 4th ed. New York, London: Garland Publishing Inc
Alberts B, Johson A, Lewis J, et al. 2008. Molecular Biology of the Cell [M]. 5th ed. New York, London: Garland Publishing Inc
Allis CD, Jenuwein T, Reinberg D, et al. 2009. 表观遗传学 [M]. 朱冰，孙方霖，译. 北京：科学出版社
Avers CJ. 1986. Molecular Cell Biology [M]. Massachusetts: Addison Wesley Publishing Company
Celis JE. 2008. Cell Biology: A Laboratory Handbook 1 [M]. Beijing: Science Press
Celis JE. 2008. Cell Biology: A Laboratory Handbook 2 [M]. Beijing: Science Press
Celis JE. 2008. Cell Biology: A Laboratory Handbook 3 [M]. Beijing: Science Press

Celis JE. 2008. Cell Biology: A Laboratory Handbook 4 [M]. Beijing: Science Press

Chung KY, Rasmussen SG, Liu T, et al. 2011. Conformational changes in the G protein Gs induced by the beta-2 adrenergic receptor [J]. Nature, 477: 611-615

Cooper GM. 2000. The Cell: A Molecular Approach [M]. 2nd ed. Sunderland: Sinauer Associates Inc

Devlin TM. 2008. 生物化学：基础理论与临床 [M]. 6 版. 王红阳，等，译. 北京：科学出版社

Gilben SF. 2000. Developmental Biology [M]. 6th ed. Sunderland: Sinauer Associates Inc

Gilben SF. 2006. Developmental Biology [M]. 8th ed. Sunderland: Sinauer Associates Inc

Goodman SR. 2008. Medical Cell Biology [M]. 3rd ed. Beijing: Science Press

Ishibashi K. 2009. New members of mammalian aquaporins: AQP10-AQP12 [J]. Handb Exp Pharmacol, 190: 251-262

Karp G. 1984. Cell Biology [M]. 2nd ed. New York: McGraw-Hill Book Company

Karp G. 2002. Cell and Molecular Biology: Concepts and Experiments [M]. 3rd ed. New York: John Wiley Sons Inc

Karp G. 2007. Cell and Molecular Biology: Concepts and Experiments [M]. 4th ed. New York: John Wiley Sons Inc

Karp G. 2010. Cell and Molecular Biology [M]. 6th ed. New York: John Wiley & Sons Inc

Kathleen PT. 2008. Foundations in Microbiology [M]. 7th ed. Columbus: Mcgraw-Hill Companies Inc

Leduc C, Padberg-Gehle K, Varga V, et al. 2012. Molecular crowding creates traffic jams of kinesin motors on microtubules [J]. Proc Natl Acad Sci, 109 (16): 6100～6105

Lewin B. 2004. Gene Ⅷ [M]. New York: Oxford Uni Press

Lewin B. 2005. 基因Ⅷ [M]. 余龙，江松敏，赵寿元，译. 北京：科学出版社

Lewin B. 2009. 细胞 [M]. 桑建利，连慕兰，译. 北京：科学出版社

Lewin B, Krebs JE, Goldstein ES, et al. 2011. Lewin's Genes X [M]. Jones and Bartlett Publishers

Lodish H, Baltimore D, Beak A, et al. 1990. Molecular Cell Biology [M]. 2nd ed. New York: Scientific America Books Inc

Lodish H, Baltimore D, Beak A, et al. 1995. Molecular Cell Biology [M]. 3rd ed. New York: Scientific American Books Inc

Lodish H, Beak A, Kaiser CA, et al. 2007. Molecular Cell Biology [M]. 6th ed. New York: AM Imprint of W. H. Freeman and Company

Lodish H, Beak A, Zipursky SL, et al. 2000. Molecular Cell Biology [M]. 4th ed. New York: AM Imprint of W. H. Freeman and Company

Marisa B, Ernesto C. 2009. Calcium pumps in health and disease [J]. Physiol Rev, 89: 1341-1378

McKusick VA. 1997. 人类孟德尔遗传 [M]. 11 版. 罗会元，译. 北京：北京医科大学，中国协和医科大学联合出版社

McKusick VA. 1998. Mendelian inheritance in man [M]. 12th ed. Baltimore: The Johns Hopkins University Press

Rasmussen SG, deVree BT, Zou Y, et al. 2011. Crystal structure of the beta-2 adrenergic receptor-Gs protein complex [J]. Nature, 477: 549-555

Rynearson AL, Sussman CR. 2011. Nuclear structure, organization, and oncogenesis [J]. J Gastrointest Cancer, 42 (2): 112-117

Thiele S, de Sanctis L, Werner R, et al. 2011. Functional characterization of GNAS mutations found in patients with pseudohypoparathyroidism type Ic defines a new subgroup of pseudohypoparathyroidism affecting selectively Gs-alpha-receptor interaction [J]. Hum Mutat, 32: 653-660

Watson JD, Baker TA, Bell SP, et al. 2009. 基因的分子生物学［M］. 6版. 杨焕明，等，译. 北京：科学出版社

Wen Q, Janmey PA. 2011. Polymer physics of the cytoskeleton［J］. Curr Opin Solid State Mater Sci, 15（5）：177-182

Wolfe SL. 1993. Molecular and Cellular Biology［M］. Belmont：Wadsworth Publishing Company

Xiao X, Zhang Q. 2009. Iris hyperpigmentation in a Chinese family with ocular albinism and the GPR143 mutation［J］. Am J Med Genet, 149：1786-1788

主要参考网址

http://bioscience.jbpub.com/cells

http://jpkc.sysu.edu.cn/sysujpkc

http://life.nenu.edu.cn/xbswx

http://www.cbi.pku.edu.cn/chinese/documents/cell

http://www.cell.com

http://www.cella.cn

http://www.cellbio.com/recommend.html

http://www.cellsignal.com

http://www.cscb.org.cn

http://www.hgmd.cf.ac.uk/ac

http://www.ncbi.nlm.nih.gov/omim

http://www.ncbi.nlm.nih.gov/pubmed

http://www.xxmu.edu.cn/zlgc

http://www.zoology.ubc.ca

http://www.zxshc.com/download/view-software-2372.html

中英文索引

A

K

L

M

N